郑州大学2020年度校级教育教学改革研究与实践项目：
基于"虚拟病人"软件的医学生临床思维翻转课堂的实践与探索（2020ZZUJXLX044）
2020年郑州大学教育教学改革研究与实践重大项目：
一流大学建设背景下的临床医学"5+3"一体化人才培养体系改革与实践(2020zzuJXLX001)
2021年全国医学教育发展中心医学模拟教育研究项目：
基于大数据及"互联网+"构建医学模拟教育形成性评价系统（2021MNZC30）
郑州大学2021年度"四新"教学改革研究与实践项目：
"医教协同"育人背景下临床医学专业学生临床实践能力培养改革与实践(2021-12)
郑州大学2021年度课程思政教育教学改革示范课程立项重点项目：
临床技能综合训练及测试(2021ZZUKCSZ032)
2021年郑州大学教育教学改革研究与实践项目：
"新医科"建设背景下医学生临床实践能力培养研究与探索（2021ZZUJGLX191）

全科医师
临床诊疗思维

主编◎冯慧芬　张景华

郑州大学出版社

图书在版编目(CIP)数据

全科医师临床诊疗思维／冯慧芬，张景华主编 . — 郑州：郑州大学
出版社，2021. 11(2024.6 重印)

ISBN 978-7-5645-8293-7

Ⅰ. ①全… Ⅱ. ①冯… ②张… Ⅲ. ①临床医学 Ⅳ. ①R4

中国版本图书馆 CIP 数据核字(2021)第 218222 号

全科医师临床诊疗思维
QUANKE YISHI LINCHUANG ZHENLIAO SIWEI

策划编辑	张 霞	封面设计	苏永生
责任编辑	刘 莉 张馨文	版式设计	凌 青
责任校对	董 珊	责任监制	李瑞卿

出版发行	郑州大学出版社	地 址	郑州市大学路 40 号(450052)
出 版 人	孙保营	网 址	http://www.zzup.cn
经 销	全国新华书店	发行电话	0371-66966070
印 刷	廊坊市印艺阁数字科技有限公司		
开 本	787 mm×1 092 mm 1 / 16		
印 张	22.5	字 数	530 千字
版 次	2021 年 11 月第 1 版	印 次	2024 年 6 月第 2 次印刷

书 号	ISBN 978-7-5645-8293-7	定 价	98.00 元

本书如有印装质量问题，请与本社联系调换。

作者名单

主　编　冯慧芬　张景华

副主编　杜　曼　闫　超　刘艳伟

　　　　姚要兵　王秋红　南　岚

编　委　（以姓氏笔画为序）

　　　　王俊义　刘　悦　张　永　陈　婕

　　　　郑　珊　封　爽　徐　晶　卿莒莒

前言

临床基本技能作为医生和医学生的基本功，能否熟练掌握是衡量临床教学质量的重要指标。临床基本技能主要包括问诊和病历书写、全身体格检查、外科手术学基本技能、临床常用操作技术、无菌术、妇产科基本技能、儿科基本技能，以及临床诊疗思维和综合分析能力等。临床诊疗思维是医生认识疾病、判断疾病和治疗疾病等临床实践过程中所采用的一种推理方法，包括临床实践和科学思维两大要素。临床实践是通过各种临床实践活动，如病史采集、体格检查、选择必要的实验室和其他检查以及诊疗操作等工作，细致而周密地观察病情，发现问题、分析问题并解决问题。科学思维是对具体的临床问题进行比较、推理和判断的过程，在此基础上建立疾病的诊断。即使是暂时诊断不清，也可对各种临床问题的属性范围做出相对正确的判断。临床医师的从医之路是没有捷径的，必须扎扎实实地打好基本功，全面提高临床技能和诊疗思维能力，才能使诊疗技术精益求精。由此可见，作为一名医学生和临床医师需要认真学习，在学习和实践中不断强化专业技能，不断总结提高。就目前国内的医学教育而言，前期课堂教学阶段主要是基本知识、基本理论的学习和基本技能的培养，而临床实践阶段则需要注重医学生临床诊疗主动思维能力和创造能力的培养。正确的临床诊断包括问诊、体格检查、实验室检查和辅助检查四个步骤。大量的临床经验表明，许多常见病、多发病或典型疾病，通过详尽有序的问诊和严格规范的体格检查便可得到初步的诊断；再通过实验室和辅助检查，将所获得的信息进行分析、评价和整理，最终可得出无误的临床诊断。这就要求临床医师不仅有扎实的临床技能，还要有缜密的临床综合分析的思维和判断能力，倘若临床综合分析的思维和判断能力不足，就有可能找不准疾病的关键问题所在，得不出准确的判断结果，可能导致严重的不良后果。

《全科医师临床诊疗思维》是一部理论与实践相结合的参考书，旨在培养临床医师科学缜密的临床诊疗思维。首先，书本上"最典型的"，实际临床中则不一定是典型的。教科书当然要对疾病案例进行总结从而提取最典型的症状与体征，以求完整、全面且具有代表性，但临床上则通常不会悉数表达，甚至扑朔迷离。本书的案例,既有比较典型的,也有不典型的,并有分析导引,推理思考,可与教科书相得益彰,相辅相成。但即便是案例,也只是思维方法的训练,不可就此按图索骥、刻舟求剑。诊断如此,治疗也如此,有通常情况下的治疗原则,即规范化;也有不同的治疗选择,为个体化。其次,诊治的决策是成败的关键,决策在于思维。诊治的决策基于临床资料的采集、整理、分析,诊断及鉴别诊断,检查、诊断及处理选择,以及相关问题的讨论、评估与对策,甚至包括医患交流和医疗文件,以期达到良好的诊治结局。临床决策的基本原则是:充分的事实或证据,周密的设计或方案,审慎的实施或操作,灵活的应急或应变以及全面的考量或考虑。还应强调决策形成的严格性、严密性和可行性,追求安全诊疗、优化诊疗和节约诊疗。因此,起主导和根本作用的是医生,特别是决策医生的思维方法及其知识、技能和经验等。第三,思维既在思维中,更在思维外。一个人的经历、意志、魄力、想象力、心理素质、品格修养,以至情感兴趣、理想追求等都对我们的临床思维中起作用,不仅仅在于知识与技能,也不仅仅在于具体案例的诊治思维。

本书侧重点不仅仅是对病史、体格检查、辅助检查结果的分析,还着重为读者展现了作者逐步获取这些诊疗信息的思维过程,使全科医师临床思维训练有章可循、有据可依,临床思维能力的提升更加科学化、规范化、系统化、标准化。这对全面提高临床医师的综合素质和临床实践能力具有重要意义,有利于推进临床医师的课程体系、教育方法、教育内容、教育模式等的改革与发展,全面推进医学教育质量,培养高素质、创新型的优秀医学人才。

《全科医师临床诊疗思维》一书的成功出版得益于全体编写组成员和出版社的大力支持,在此,向为此书付出辛勤汗水的工作人员表示诚挚的感谢。限于本书篇幅较大,编者的水平有限和时间紧迫,会有许多考虑不周和错漏之处,恳切希望同行专家一如既往,不吝赐教,敬请广大读者在使用本书的过程中从严要求,惠于指正。以便在下次修订时进一步改进和完善。

编者

2021 年 8 月

目录

第一篇　症状学

第二篇　临床诊疗思维案例

第一篇　症状学

第一节　发热

发热(fever)是指机体在致热源(pyrogen)作用下或各种原因引起体温调节中枢的功能障碍时,体温升高超出正常范围。正常人的体温受体温调节中枢所调控,并通过神经、体液因素使产热和散热过程呈动态平衡,保持体温在相对恒定的范围内。根据不同时间内的体温波动幅度可分稽留热、弛张热、间歇热、波状热、回归热和不规则热等。以口腔温度为标准,可将发热分为:低热(37.3～38 ℃)、中等热度(38.1～39 ℃)、高热(39.1～40 ℃)及超高热(≥41 ℃)。长期低热是指低热状态持续 1 个月以上。长期中等度热或高热则是指发热持续 2 周或更长时间。

诊断线索

一、长期低热应考虑的疾病

1. 五官科疾病　慢性鼻窦炎、中耳炎、扁桃体炎及牙周脓肿等(这类病变大多都有各自的特征性临床表现,但有时起病十分隐匿,其表现常被病人所忽视,所以详细的体格检查可能是发现上述部位感染灶的关键步骤。局部体格检查的草率或缺如是这类疾病误诊的最常见原因之一)。

2. 消化系统疾病　慢性肝炎,肝炎后肝硬化(常有肝病面容、脾大及肝功能异常等表现。表现有腹水者,应除外有自发性腹膜炎的可能性)。

3. 泌尿系统疾病　隐匿的尿路感染和前列腺感染(前者是女性低热的常见原因,后者多见于中、老年患者,尿液和前列腺液的检查常可明确诊断)。

4. 结缔组织病　非典型性风湿病、系统性红斑狼疮、硬皮病、结节性动脉炎等(这类疾病常伴有关节疼痛、皮肤损害及血中 γ 球蛋白增高等表现)。

5. 内分泌性疾病　甲状腺功能亢进症、嗜铬细胞瘤(有心率增快或脉率加速者应考虑这两种疾病。前者常有特殊面容和甲状腺肿大,而后者多表现有发作性高血压)。

6. 结核病　肺、胸膜、肠、腹膜、肠系膜淋巴结、肾脏及尿路、盆腔等处的结核病变(除了局部表现外,常伴有消瘦、乏力、盗汗及两颧潮红等结核中毒症状,患者多为年轻人)。

7. 神经功能性低热　昼夜体温波动很少超过 0.5 ℃,临床上常缺乏有临床意义的阳性体征及实验室检查异常发现,患者多见于年轻女性。

二、反复发热应考虑的疾病

1. 感染性疾病　伤寒、疟疾、慢性支气管扩张、泌尿系感染、胆道感染等(常有相应的临床表现及体征,亦有周围血象的改变和特殊检查的异常)。

2. 肿瘤　霍奇金淋巴瘤、腹膜后恶性淋巴瘤(常伴有全身或局部淋巴结肿大,或肝、脾肿大等)。

3.结缔组织病 风湿热、系统性红斑狼疮(前者往往有大关节游走性疼痛、心脏炎、皮肤环形红斑或舞蹈样症状;后者以多系统或多器官损害表现为特点)。

三、长期中、高度发热应考虑的疾病

1.感染性疾病 粟粒性肺结核、感染性心内膜炎、各种细菌性败血症等(前者确诊依赖于胸部X射线片,但早期胸部X射线检查为阴性时不能除外本病;若有心脏器质性杂音时,应警惕感染性心内膜炎;血培养是确诊各种细菌性败血症的重要检查手段)。

2.脓肿形成 阑尾、肾或肾周、肺、肝、脑、腰大肌、胆道系统的脓肿、化脓性门静脉炎、脓胸或化脓性腹膜炎、膈下或肛周脓肿等(患者大多有明显的全身中毒症状,且在未行脓肿引流之前已经用多种抗生素治疗效果欠佳或无效,局部疼痛或压痛常常是诊断的重要线索)。

3.肿瘤 原发性肝癌、淋巴瘤、恶性组织细胞病及白血病等(此类疾病有着相应的临床特征,也都有特异性检查的发现,所以只要考虑到,典型病例通常不易误诊)。

四、超高热应考虑的疾病

1.重症脑病是一种脑病后引起的中枢性高热,常伴有明显的意识障碍和其他神经系统体征,是预后较差的征兆。

2.强烈的肌阵挛后,各种原因所致的癫痫大发作或持续状态,体温通常急骤上升,在抽搐停止60～90 min后,体温则逐渐下降。若体温持续不降者,应考虑有合并吸入性肺炎的可能。

3.各种严重感染或是临终前的一种特征性的表现。

4.体温调节功能衰竭,产热过多(甲状腺危象、氟烷等麻醉药所致恶性热等)、散热障碍(中暑、烧伤、脱水、阿托品中毒)等。

五、下列热型可能提示的疾病

1.稽留热(sustained fever) 体温恒定地维持在39～40 ℃以上的高水平,达数天或数周,24 h体温波动在1 ℃以内、体温持续在39～40 ℃,常见于大叶性肺炎、斑疹伤寒及伤寒高热期。

2.弛张热(remittent fever) 又称败血症热型。体温常在39 ℃以上,波动幅度大,24 h内体温波动超过2 ℃,但都在正常水平以上,常见于重症结核病、败血症、风湿热及化脓性炎症。

3.间歇热(intermittent fever) 体温骤升达高峰后持续数小时,又迅速降至正常水平,无热期可持续1 d至数天,如此高热期与无热期反复交替出现,常见于疟疾、急性肾盂肾炎。

4.波状热(undulant fever) 体温逐渐上升达39 ℃或以上,数天后又逐渐下降至正常水平,持续数天后又逐渐升高,如此反复多次。常见于布氏杆菌病。

5.回归热(recurrent fever) 体温急剧上升至39 ℃或以上,持续数天后又骤然下降至正常水平。高热期与无热期各持续若干天后规律性交替一次。可见于回归热、霍奇金

病等。

六、发热伴有下列表现时,应考虑的疾病

1. 严重寒战　见于细菌感染、急性传染病、药物反应、肿瘤、应用退热药。

2. 能耐受的高热　见于粟粒性肺结核、变应性亚败血症及风湿热等。

3. 淋巴结肿大　见于淋巴瘤、白血病、药物热、结节病。

4. 相对缓脉　见于伤寒或副伤寒、有房室传导阻滞的心脏病、假热。

5. 关节疼痛　见于结缔组织病、风湿热、药物热、肺部燕麦细胞癌、结节病。

6. 血沉明显增快(>50 mm/h)　见于血管炎、结核病、化脓性感染、多发性骨髓瘤、肿瘤。

7. 皮疹　见于脑膜炎球菌感染、细菌性败血症、风湿热、药物热、淋巴瘤、部分急性传染病。

8. 横膈抬高　见于膈下或肝脓肿。

9. 腰背部疼痛　见于脊椎骨髓炎、椎旁脓肿、肾周脓肿、肾盂积脓。

10. 发热5~10 d与相同周期的无热期交替出现(称Pel-Ebstein热)　见于霍奇金淋巴瘤。

11. 累及副鼻窦和乳突,肺部呈现非特异性浸润　见于Wegener肉芽肿。

12. 热性惊厥　见于有严重的脑部疾病患者(常见于儿童,尤其是有癫痫家族史者)。

13. 脾肿大　见于感染性疾病、白血病、淋巴瘤。

14. 肝和脾肿大　见于淋巴瘤、白血病、慢性感染、肝硬化(早期)、类风湿关节炎。

15. 明显肝大而脾未触及者　见于肝脓肿、肝转移癌。

16. 视力减退、颞动脉触痛　见于颞动脉炎(又称风湿性多发性肌痛症)。

17. 缺乏感染灶的菌血症、心脏杂音　见于感染性心内膜炎。

18. 唇疱疹　见于肺炎球菌感染、链球菌感染、疟疾、脑膜炎球菌血症、立克次体病等。

🌿 **思维提示**

1. 由于近年来抗生素种类日益增多及其广泛的应用,加之菌株变异或新型菌株的产生,传统地凭热型作为诊断某种疾病的参考价值及其重要性似乎日趋下降,但这并不意味着因此完全失去对疾病诊断的参考价值,其中某些热型仍具有较大的诊断特异性。如间歇热提示疟疾的诊断,以及1 d内有2次体温的升降(称双峰热)常是革兰氏阴性杆菌败血症的特征。值得提出或强调的是,在发热原因的诊断过程中,重视其伴随症状远比热型更有价值。

2. 在大多数情况下,发热伴有某个系统的症状时,应首先考虑该系统疾病的可能性最大。如伴有咳嗽、胸痛则多为肺实质或胸膜病变;伴有腹痛、腹泻常提示胃肠道或腹腔内脏器病变;有腰痛和尿路刺激征时首先想到泌尿系统感染;头痛、颈强直及意识障碍者,应高度怀疑中枢神经系统感染;呈现贫血或出血倾向者则务必先考虑血液病;伴有心

悸气短、心脏增大或心脏杂音者则多为风湿热、感染性心内膜炎或心房黏液瘤；伴有多系统损害者常提示结缔组织病。

3. 根据发热病因出现的概率，"三大类"疾病（感染占 40% 以上，肿瘤占 20%，结缔组织病约占 15%）是构成所有发热的最常见原因。所以每遇发热者都应首先考虑是否系感染所致。即使可能暂时缺乏感染的某些证据时（如外周血象中白细胞总数不高，或一次血培养阴性等），都不应轻易放弃对感染的诊断，除非临床已经获得非感染性疾病的确凿证据。

4. 许多短于 2 周的发热性疾病的病例，即使经过全部病程，最后完全恢复也尚未能做出明确诊断。但其中大部分病例依然可以认为发热的病因可能还是感染引起。虽然短期发热也可能是非感染性（药物热、溶血危象、痛风等）所致，但毕竟还是少数。此外当出现下列表现时，应高度怀疑有感染的存在：①突然起病；②体温高达 39 ~ 40 ℃，有或无寒战；③全身症状（包括不适、肌肉或关节疼痛、畏光、头痛等）；④呼吸道症状（咽痛、鼻塞、流涕、咳嗽等）；⑤消化道症状（恶心、呕吐、纳差、腹泻）；⑥急性淋巴结肿大或脾肿大；⑦排尿困难，尿频或腰痛；⑧脑膜刺激征，有或无脑脊液淋巴细胞增多；⑨白细胞计数 $>10.0×10^9/L$ 或 $<4.0×10^9/L$。虽然上述所列症状或体征没有一个属于感染性疾病所特有，但在一个急性发热的病例中，确实具有上述某些或全部临床表现时，感染性疾病的可能性极大。

5. 如果临床已有感染的充分依据，但在治疗过程中发热或其他症状无明显好转，甚至加重时，切勿随意动摇、更改亦或放弃感染的诊断，此时最大的可能性要考虑是否有感染部位的脓肿形成（如肺炎合并肺脓肿或脓胸、急性肾盂肾炎合并肾或肾周脓肿、胆囊炎合并胆道系统的积脓，以及胸腔感染后合并膈下脓肿等）；其次才是考虑是否系抗生素的剂量不足或对病原菌不敏感；最后才考虑是否系药物热所致（要特别指出，少数药物热可无皮疹和嗜酸性粒细胞增多等其他过敏表现）。后者的诊断有时可以成为临床医生感到最为棘手问题，因为感染本身的发热，再加上应用某种抗生素过敏所致的发热相互重叠，可以造成临床非常混淆的表现。关键在于是药物热的所有临床表现只要在停药后，其带来的任何问题即能迅速解决。另外，对于那些体弱、衰竭、长期应用抗生素或糖皮质激素的患者出现持续高热时，应考虑合并有霉菌感染的可能性。

6. 在发热的同时若伴有寒战或皮疹可能是诊断感染性疾病的重要线索或强烈信号，但也可见于像淋巴瘤、肾上腺瘤、输血或输液反应等非感染性疾病，如果确系感染所致，寒战或皮疹往往意味着处于感染的急性期，多样性皮疹是感染性疾病的另一特征。

7. 鉴于恶性肿瘤的发热仅次于感染的发生率，所以对中、老年患者（即所谓的"癌症年龄组"）不明原因的发热，且在短期内进行性消瘦，或除发热外始终找不到任何感染的依据，或经系统的抗感染治疗后症状无显著改善者，都应高度警惕肿瘤的可能性。除了全面细致的体格检查外，早期应进行活组织检查。

8. 当热程超过 2 周以上时，则很少需要考虑上呼吸道感染。感染性发热患者通常随热程的终止，其一般情况即可迅速好转。而肿瘤性发热即使在发热的间歇期，其消耗和衰竭的症状也常无改善或继续加重。当感染和肿瘤性发热出现混淆而难以鉴别时，可以口服萘普生药物进行鉴别观察；若服药后体温只是短暂下降，随后很快上升者多提示感染性发热；若服药后体温下降能维持相当长时间（1 周或数周）则多提示肿瘤性发热。

9. 发热伴白细胞减少者,应考虑伤寒、系统性红斑狼疮、淋巴瘤或恶性组织细胞病等。这一现象在恶性组织细胞病中可特别显著,而且常合并有明显的出血倾向,往往成为与系统性红斑狼疮及淋巴瘤鉴别的重要依据。不要总认为外周血中白细胞总数或中性粒细胞数不增高可以作为排除感染性发热的依据,事实上在某些严重的感染性疾病时也经常可以见到白细胞总数并未增高,如许多革兰氏阴性杆菌败血症或体弱者发生感染时经常会出现这一现象。

10. 对于女性患者而言,其不明原因的发热在任何时候都应常规除外泌尿系感染的可能,切勿仅以因缺乏尿路刺激征或腰痛等症状而除外本病,尿液的细胞数和细菌学检查十分必要。而对肥胖体型的女性发热患者,应考虑发热的病因可能由胆道系统结石合并感染引起。在育龄女性中,长期或不规则的发热已明确排除感染所致时,应考虑和警惕结缔组织病,尤其是系统性红斑狼疮。

11. 由于假热(即人工造成的)对临床的诊断干扰性极大,所以对有下列表现者,都应高度怀疑假热的可能性:缺乏每日正规的体温记录曲线;骤起的发热而无脉搏增快;体温骤降而无出汗表现;经一段时间观察,其体温波动或变化无规律性,且临床检查始终无任何阳性发现等。如果在医务人员的监督下测量体温或测定新鲜尿液的温度即可明确诊断。

12. 近年来由于伤寒的临床表现多不典型,所谓伤寒的 5 大特征(稽留高热、相对缓脉、玫瑰疹、脾大及精神障碍)已变得模糊不清,然而唯独长期发热(尽管热型在变化)的特点却依然未变。因此对于不明原因的发热超过 5 d 以上者,且伴有白细胞数不高的都应考虑伤寒的可能性。外周血嗜酸性粒细胞的消失亦可作为本病早期诊断的重要线索。

13. 对于一位不明原因的发热患者而言,在寻找病因时由于有诸多的可能性,所以不可能拟出单一方案供全面探索未明热的每一个问题。对任何病人均应根据病史、体检以及当时流行情况来决定诊断步骤。此外,骨髓穿刺检查(包括骨髓培养)在某种程度上对长期未明热的病因诊断可能比某些特殊检查更具有参考价值,其重要性至少在于能够较准确地反映发热是感染还是非感染所致;某些细菌性感染的病原体做骨髓培养的阳性率高于血培养;部分肿瘤性疾病的发热可通过骨髓涂片或骨髓活检得到确诊依据。

第二节　皮肤苍白

皮肤苍白是指由贫血或皮肤毛细血管舒缩状态异常所致的皮肤颜色变白。前者通常是全身性的,但往往在睑结膜、唇甲等处最为显著,而后者多为局限性,常发生在肢体远端或身体的末梢部位。

诊断线索

皮肤苍白伴有下列表现时,应考虑的疾病

1. 四肢厥冷,皮肤潮湿,血压下降,脉率或呼吸增快,尿量减少　见于休克。

2.主动脉听诊区有舒张期哈气样杂音,脉压差增大,水冲脉阳性　见于主动脉瓣关闭不全。

3.肢冷,皮肤干燥,毛发稀疏,眉毛外 1/3 脱落,面部臃肿,腱反射松弛时间延长　见于黏液性水肿。

4.发作性皮肤苍白,且伴头痛、心悸、出汗及高血压(亦可表现为直立性低血压)　见于嗜铬细胞瘤。

5.分娩有大出血史,闭经,乳房萎缩　见于席汉综合征。

6.皮肤苍白发生于卧位或蹲位后突然站起时　见于体位性(直立性)低血压。

7.症状几乎都发生在排尿时,常伴有头昏及眩晕　见于排尿性晕厥。

思维提示

1.凡遇皮肤苍白者应除外如皮肤嫩薄、浮肿、皮肤色素减少或长期不见阳光等情况。一过性皮肤苍白可因精神紧张、惊恐、饥饿或体位性低血压等所致,患者常可同时伴心悸、脉率过速或过缓、出汗等表现。这类原因所致者,一经相应处理或平卧休息后,大多可迅速缓解。

2.渐进性加重的全身性皮肤苍白常见于各种慢性贫血,所以检查红细胞和血色素尤为重要,若皮肤苍白确系贫血所致则必须去寻找病因。例如发生在育龄妇女时应注意了解有无月经过多;发生在中老年应注意询问有无上腹部饱胀、疼痛或黑便(除外消化道恶性肿瘤);而发生在青少年或儿童时均应除外有无钩虫病。

3.若下肢在抬高时足趾部皮肤苍白明显,而在下垂时苍白消失,往往提示血栓性脉管炎或动脉硬化性血管闭塞症。对于有下肢疼痛,常在遇冷或退热后加重或夜间自发性足疼痛及间歇性跛行者,都应仔细检查足部有无局限性苍白。

4.指或趾端苍白者还应注意了解有无皮肤发红或发绀等表现。如果先以指(趾)端苍白(缺血),继之又呈紫色(发绀),最后又转为发红(为充血)的这样一种典型过程,常提示为雷诺现象,这种现象常因遇冷或因精神紧张而诱发,能够引起雷诺现象的常见疾病有硬皮病、皮肌炎、系统性红斑狼疮、类风湿关节炎及白塞病,亦可见于真性红细胞增多症及阵发性血红蛋白尿等。

第三节　紫癜

皮肤黏膜出血(mucocutaneous hemorrhage)是机体止血或凝血功能障碍引起的,临床症状通常变现为全身性或局限性皮肤黏膜自发性出血或损伤后难以止血。皮肤黏膜出血表现为血液淤积于皮肤或黏膜下,形成红色或暗红色斑,压之不褪色,视出血面积大小可分为瘀点(亦称出血点,直径≤2 mm)、紫癜(直径 3~5 mm)和瘀斑(直径>5 mm)。本章主要介绍紫癜。

诊断线索

一、作为血管因素异常引起紫癜伴有下列表现时,应考虑的疾病

1. 有家族史,常在青春期前发病,病程迁延,且易复发　见于遗传性家族性单纯性紫癜、血管性假血友病。

2. 紫癜好发于四肢远端伸侧及躯干两侧,伴有关节疼痛或腹痛者　见于过敏性血管性紫癜。

3. 若患部先有刺痛或灼热感,继之出现痛性瘀斑(或血肿),一周后逐渐消退见于自体红细胞过敏(又称痛性挫伤综合征)　本病常见于中年妇女,若以自体红细胞作皮内注射,可引起典型紫癜。

4. 先有踝部水肿,伴局部起病的上行性紫癜,且瘙痒剧烈　见于瘙痒性紫癜(又称播散性瘙痒性血管皮炎)。

5. 挫伤或自发性瘀斑或瘀点,好发于双下肢　见于单纯性紫癜。本病常见于女性,易在劳累或月经期诱发。

6. 伴有皮肤感觉过敏或血管性水肿　见于中年女性血管神经性紫癜。需与自体红细胞过敏相鉴别,本病无自体红细胞过敏现象。

7. 关节部位大量紫癜,伴贫血,牙龈炎,四肢肿胀及皮肤毛囊角化等　见于维生素 C 缺乏。

8. 骨折后 24～36 h 内出现肩、胸及腋窝等处紫癜　见于脂肪栓塞性紫癜。

9. 紫癜发生于急性或重症感染性疾病的过程中(如猩红热、流行性脑膜炎等)　见于暴发性紫癜,此系最严重的血管性紫癜,病情常凶险。

10. 皮肤伴有结节者见于坏死性血管炎　见于结节性多动脉炎、变应性肉芽肿、变应性血管炎、韦格肉芽肿病及颞动脉炎。

11. 伴有雷诺现象或全身系统性损害者　见于结缔组织病。

二、作为血小板异常性紫癜伴有下列表现时,应考虑的疾病

1. 自出生至 4 个月内发生紫癜　见于新生儿血小板减少性紫癜(系母体内的抗血小板抗体经胎盘传递给胎儿致使血小板破坏过多所致)。

2. 男性儿童紫癜伴肝脾肿大,皮肤湿疹　见于 Wiskott-Aldrich 综合征。本病系性染色体隐性遗传病,常伴有酸性粒细胞增高、血清 IgA 及 IgM 低下。

3. 紫癜伴一个或多个部位出血倾向,发作期血小板可显著减少　见于原发性血小板减少性紫癜。

4. 若血小板计数>$300×10^9$/L,且有明显出血者　见于有相关的凝血机制缺陷疾病。

5. 伴有溶血性贫血及中枢神经系统症状(头痛、意识障碍,轻瘫或昏迷等),肝脾肿大见于血栓性血小板减少性紫癜。

6. 若紫癜发生在严重感染、骨髓病变、脾肿大疾病及肾功衰竭等时,伴有明显血小板

计数低下者 见于继发性血小板减少性紫癜。

7. 若血小板计数>$450×10^9$/L 见于血小板增多症。本病常伴有肝脾肿大。

8. 症状发生急骤,且发展迅速,伴有明显的自发性出血或穿刺部位出血或伤口渗血 见于弥漫性血管内凝血。

三、引起紫癜的常见药物

1. 阿托品、皮质类固醇激素、碘化物、青霉素、非那西丁、奎尼丁及磺胺等见于导致血管因素异常。

2. 骨髓抑制药、保泰松、噻嗪类等见于抑制血小板生成。

3. 洋地黄毒苷、甲基多巴、奎尼丁、某些镇静剂、碘胺及肝素等见于导致免疫性血小板破坏。

4. 羧苄青霉素、青霉素、阿司匹林、安妥明、右旋糖酐、潘生丁及消炎痛等见于导致血小板功能异常。

5. 肝素及其他抗凝药见于引起凝血障碍。

思维提示

1. 引起紫癜的病因甚多,其诊断亦是一个复杂的过程。通常可将紫癜先分成两大类来考虑,即血管性和血小板异常性。至于凝血性疾病引起紫癜远较前两者少见,通常表现为肌肉深部血肿或关节腔积血,且出血时间和束臂试验多为正常。另外在诊断中亦应排除药物所致。

2. 假如是由血小板减少所致,就应该考虑到有下列 3 种可能性:即血小板数量的减少;血小板数量正常,但有质量(功能)的缺陷;血小板数量的增加。临床上以血小板减少所致的紫癜最为常见。血小板数量增加所致的紫癜或出血,几乎都见于骨髓增生性疾病。必须记住,紫癜患者若血小板计数正常,不能断然排除血小板异常所致的紫癜,必须要有血小板功能检查的充分的实验室依据才能除外。

3. 当已明确血小板数量减少时,亦应考虑是血小板产生减少还是血小板破坏增加亦或血小板消耗过多。若系血小板产生减少则常见于原发性再生障碍性贫血,B 族维生素或叶酸缺乏,骨髓被肿瘤组织、白血病细胞及肉芽肿所取代,或者骨髓受到电离辐射及药物抑制等。原发性血小板减少性紫癜、脾功能亢进、结缔组织病及某些感染性疾病等是导致血小板破坏增加的常见病因。由血小板消耗过多(如弥漫性血管内凝血)所致的紫癜较为少见。

4. 特发性血小板减少性紫癜患者,尽管血小板破坏加速,但若骨髓代偿功能处于加强状态则可表现血小板计数的正常,这一点在诊断时应考虑在内。若有脾脏肿大者,常不应优先考虑本病。

5. 老年人的手、足或前臂伸侧出现紫癜被认为是由于皮肤脂肪萎缩、血管硬化及毛细血管脆性增加所致,称为老年性紫癜。如果老年人出现紫癜的同时伴有体重下降及不明原因的贫血症状,应高度警惕体内有无恶性肿瘤或是否系骨髓功能障碍所致。

6.如果紫癜的病程进展缓慢,有明显的色素增深,又能除外上述各种引起紫癜的病因时,应考虑色素性紫癜(病因尚未明了,可能与静脉回流障碍以及变态反应有关),常见有进行性色素性皮肤病(多见于中年男性,皮损好发于踝部或累及整个小腿,病程可长达数年至数十年)、紫癜性色素性苔藓样皮炎(皮损呈集簇性,自觉瘙痒)、毛细血管扩张性环状紫癜(皮损呈暗红色,主要由毛细血管扩张形成,其间掺杂压之不退色的暗红色斑点)及瘀积性皮炎(常发于下肢,皮肤呈棕褐色,且发硬,并有静脉曲张、湿疹或溃疡)。

第四节　皮肤黄疸

黄疸(jaundice)是由于血清中胆红素升高致使皮肤、黏膜和巩膜发黄的症状和体征。正常血清总胆红素为 $1.7 \sim 17.1 \ \mu mol/L(0.1 \sim 1 \ mg/dL)$。胆红素在 $17.1 \sim 34.2 \ \mu mol/L(1 \sim 2 \ mg/dL)$,临床不易察觉,称为隐性黄疸,超过 $34.2 \ \mu mol/L(2 \ mg/dL)$ 时出现临床可见黄疸。巩膜的黄染有时可先于皮肤所见。确定黄疸的类型主要靠实验室检查,但有时患者的表现也可作为诊断参考的线索。

诊断线索

一、皮肤黄染者伴有下列任何一项时,应考虑有胆汁淤积性黄疸的可能性

1. 伴有胆总管结石、胆道蛔虫病、术后胆道狭窄、原发性硬化性胆管炎等。
2. 无症状性黄疸,且呈持续性加深或有陶土样便。
3. 皮肤黄染呈深绿或褐黄。
4. 有严重皮肤瘙痒(由胆酸盐刺激所致)。
5. 全身症状(如寒战,发热等)及局部体征(如右上腹触痛,肌紧张等)显著者。
6. 上腹部触诊提示胆囊显著增大。

二、皮肤黄染伴有下列任何一项时,提示有肝细胞性黄疸的可能性

1. 有密切的肝炎接触史。
2. 发病前有食用生鱼或蛤类史,且有群体发病或流行病史。
3. 症状发生在菌血症休克时。
4. 皮肤颜色呈金黄或橘黄色。
5. 腹水、蜘蛛痣、手掌红斑及男性乳房发育等体征。
6. 肝功检查有明显受损者。

三、皮肤黄染伴有下列任何一项时,应考虑有溶血性黄疸

1. 症状发生在输血后或蚕豆成熟季节。
2. 皮肤色泽呈浅柠檬色。

3. 剧烈腰痛或少尿者。

4. 尿液呈酱油色。

5. 贫血显著(且网织红细胞显著增高)。

6. 脾大显著者。

四、皮肤黄染伴有下列表现时,应考虑的疾病

1. 起病急骤,病情凶险,短期内肝脏明显缩小 见于急性肝坏死。

2. 发热,全身不适或疼痛(以腓肠肌疼痛最为显著),有接触水田或流行病史 见于钩端螺旋体病。

3. 新生儿黄疸在2周后不退或持续加深 见于先天性胆管闭锁。

4. 短期内的高热、大汗、脾大及精神或意识障碍 见于恶性疟疾。

5. 黄疸发生在化脓性阑尾炎后 见于门静脉炎或肝脓肿。

6. 寒战、高热、胆囊区触痛及胆囊进行性增大 见于胆管疾病合并感染。

7. 腹水、脾大、腹壁静脉曲张、肝掌(手掌红斑)及蜘蛛痣等 见于门脉性肝硬化。

8. 贫血,酱油色尿,肾功能衰竭 见于溶血性尿毒症综合征。

9. 口腔损害,淋巴结肿大,高热,嗜异凝集试验阳性 见于传染性单核细胞增多症。

10. 颈静脉充盈或怒张、肝大、腹水、双下肢浮肿 见于全心衰竭。

11. 长期酗酒者 见于酒精性肝病。

12. 早期无痛性黄疸,后期上腹部钝痛,并可向左腰背部放射(常伴强迫前倾坐位)见于胰头癌。

13. 皮肤黄染呈间歇性减退或加深,右上腹疼痛后发热,大便潜血阳性 见于壶腹癌。

14. 肥胖女性,右上腹疼痛 见于胆石症或胆囊炎。

15. 神经肌肉症状表现突出,角膜周围呈现褐色素环 见于肝豆状核变性。

16. 有家族史而无其他症状或体征者 见于家族性良性反复性肝内胆汁淤积症。

思维提示

1. 在诊断中首先应除外其他因素所致的皮肤或巩膜的黄染,如药物性胆汁淤积(如应用氯丙嗪、甲睾酮、避孕药)或肝功能减退和甲状腺功能减退症时的体内胡萝卜素蓄积,亦可见于过多食用胡萝卜、桔子汁等,但其发黄部位多在手掌和足底。

2. 每遇皮肤黄染者都必须除外药物或重金属中毒引起,如异烟肼、利福平、对氨基水杨酸钠、甲基多巴、保泰松、磺胺类、鲁米那等及铅、汞、锰、有机磷、有机汞、四氯化碳等。如果有明确的接触史,潜伏期较短,除黄染外常伴有肝大或肝功能异常(转氨酶增高者),应高度怀疑急性化学中毒所致(其黄疸既可以表现肝细胞性,也可以是溶血性)。

3. 实际上许多急性全身的感染性疾病都可能出现皮肤黄染,可以是肝细胞性或溶血性黄疸,也可以是二者兼而有之。常见于大叶性肺炎、感染性心内膜炎、疟疾、伤寒及急性粟粒性肺结核等。若这类疾病一旦出现明显的肝细胞性黄疸,常提示病情严重或预后

较差。

4. 如果皮肤黄染者伴心前区闷痛或绞痛,且心电图提示心脏缺血性改变(ST-T 改变)或心律失常时,应首先考虑是胆囊或胆道疾病所致,称为胆心综合征。若胆道疾病经内科或外科治疗后,心脏自觉症状和有关检查得以改善者则可确诊。

5. 中年以上男性的皮肤呈进行性黄染时,应警惕肝、胆的肿瘤。如果同时有肝和胆囊肿大常提示胰头癌的可能性。

6. 一旦临床上确诊为胆汁淤积性黄疸之后,务必进一步鉴别其为肝内或肝外阻塞。有时仅根据临床表现和体征作为鉴别点颇为困难,而 B 超、造影及实验室检查具有重要的鉴别意义,尤其是后者。

第五节　发绀

发绀(cyanosis)是指血液中还原血红蛋白增多使皮肤和黏膜呈青紫色改变的一种表现,又称紫绀。这种改变常发生在皮肤较薄、色素较少和毛细血管较丰富的部位,如口唇、指(趾)、甲床等。发绀是由于血液中还原血红蛋白的绝对量增加所致。当毛细血管内的还原血红蛋白超过 50 g/L(5 g/dL),皮肤黏膜可出现发绀。根据引起发绀的原因可将其作如下分类:

1. 血液中还原血红蛋白增加(真性发绀),包括中心性发绀、周围性发绀和混合型发绀。

2. 血液中存在异常血红蛋白衍生物,包括高铁血红蛋白血症、硫化血红蛋白血症。

诊断线索

一、急骤发生发绀伴有下列表现时,应考虑的疾病

1. 吸气性呼吸困难,吸气时相延长,可伴有三凹征(吸气时胸骨上窝、锁骨上窝及肋间隙明显凹陷)　见于大气道阻塞(常见于异物、肿瘤等)。

2. 突然胸痛,发热、咯血,呼吸急促或窒息感　见于肺梗死。

3. 在重症疾病或创伤、手术等状态下出现发绀,并迅速加重的呼吸困难　见于呼吸窘迫综合征。

4. 呼气性呼吸困难,呼气时相延长,双肺常有哮鸣音　见于支气管哮喘。病情轻者可不出现紫绀,严重支气管哮喘或哮喘持续状态时则常伴有发绀。

5. 用力或排便后突然发生胸痛,气促及发绀,患侧胸廓饱满,叩诊呈鼓音,气管移向健侧　见于自发性气胸。症状以张力性气胸最为突出。

6. 心前区疼痛,血压下降,脉率过速　见于急性心肌梗死(心电图具有特征性的改变)。

7. 大量进食含亚硝酸盐的变质蔬菜而引起的中毒性高铁血红蛋白血症　见于肠原

性紫绀。

8.寒战,发热,胸痛,咳铁锈色痰　见于大叶性肺炎。

9.血压下降,四肢寒冷,尿少,脉率增快且纤细　见于休克。以感染性休克出现发绀最为常见。

二、长期慢性发绀伴有下列表现时,应考虑的疾病

1.心脏杂音,杵状指　见于先天性心脏病(发绀常自幼发生)。

2.桶状胸,颈静脉怒张,肝大,双下肢浮肿,剑突下可触及收缩期搏动等　见于慢性肺源性心脏病(紫绀多在中年后发生)。

3.自幼发绀,且无心、肺疾病等依据　见于先天性高铁血红蛋白血症、硫化血红蛋白血症(后者常有眼用硫化物或便秘史)。

三、肢端发绀伴有下列表现时,应考虑的疾病

1.在寒冷的环境下暴露过久　见于寒冷性发绀(本病好发于冬季)。

2.肢端皮肤颜色先苍白,继之发绀,最终转红　见于雷诺现象。其病因可参见皮肤苍白章节。

3.手、足心多汗,且发绀前后无皮肤苍白和发红改变　见于肢端发绀症。

4.长期吸烟的中年人伴肢痛,间歇性跛行　见于血栓性闭塞性脉管炎。

思维提示

1.除了四肢及颜面发绀外,也累及躯干和黏膜,但受累部位的皮肤是温暖的,且发绀部位予以加温发绀不消退,甚至反趋加重者;或呼吸困难明显者则常提示中心性发绀,诊断范围就可缩小到严重心肺疾病方面。

2.若发绀仅见于肢体末端与下垂部位,加温后发绀逐渐减轻或消失者,往往提示周围性发绀,通常不伴有呼吸困难。其病因则更多地考虑为血管痉挛、动脉供血不足,血流速度缓慢及静脉瘀血等。

3.中心性发绀与周围性发绀同时存在,被称作所谓"混合型发绀"见于心力衰竭。

4.若患者全身发绀十分显著,但却不表现有呼吸困难的症状,此时应首先考虑是否系肠原性发绀或其他异常血红蛋白血症所致。

第六节　淋巴结肿大

淋巴结肿大可根据望诊或触诊确定,但触诊更为准确。临床上通常可将淋巴结肿大分为局限性(1组浅表淋巴结肿大)和全身性(2组以上淋巴结肿大)两类。淋巴结分布于全身,一般体格检查仅能检查身体各部表浅的淋巴结。正常情况下,淋巴结较小,直径多为 0.2～0.5 cm,质地柔软,表面光滑,与毗邻组织无粘连,不易触及,亦无压痛。

诊断线索

一、有下列淋巴结肿大的表现时,应考虑

1. 起病急骤,淋巴结质软或中等,表面红肿,热痛,与周围组织无粘连,且肿大具有限制性　见于感染性(炎症性)淋巴结肿大。

2. 局限性淋巴结肿大,坚硬如石,无触痛,局部皮肤正常,且无移动性　见于肿瘤转移性淋巴结肿大。

3. 淋巴结肿大相对缓慢,质韧似橡皮,多无压痛,早期活动,后期可粘连成巨块,肿大常无限制性　见于原发性肿瘤性淋巴结肿大(如霍奇金淋巴瘤、淋巴细胞或组织细胞淋巴瘤)。

4. 淋巴结渐进性缓慢肿大,质地中等或硬,常为多个相互粘连,可发生软化,局部皮肤发红,常可破溃形成瘘管　见于结核性淋巴结肿大。

二、淋巴结肿大伴有下列表现时,应考虑的疾病

1. 低热,盗汗,乏力,消瘦,两颧潮红　见于淋巴结结核。

2. 高热,黄疸或咯血,腓肠肌疼痛明显　见于钩端螺旋体病。

3. 耳后、枕后或乳突部淋巴结肿大,伴皮肤浅红色斑丘疹,常融合成片状,瘙痒明显　见于风疹。

4. 寒战、高热、口腔损害,全身淋巴结肿大,血清嗜异凝集试验阳性等　见于传染性单核细胞增多症。

5. 伴有皮肤焦痂　见于立克次体感染(如恙虫病)。

6. 发热、盗汗、消瘦伴全身皮肤显著搔痒　见于霍奇金淋巴瘤。

7. 发热,贫血,胸骨下段压痛,血中有大量幼稚细胞　见于急性白血病。

8. 腹痛腹泻、脂肪泻、悬雍垂及软腭肿胀及有红斑,贫血伴脾大　见于 γ-重链病。

9. 脱发,口腔溃疡,关节疼痛,皮疹及指尖掌面红斑,多脏器损害　见于系统性红斑狼疮。

10. 颈部淋巴结肿大,伴头痛,鼻塞及晨起口腔咯血　见于鼻咽癌。

11. 消瘦,易怒,突眼,脉率增快,甲状腺肿大　见于甲状腺功能亢进症。

12. 皮肤黏膜色素沉着,消瘦,易疲乏　见于肾上腺皮质功能减退症。

13. 四肢小关节对称性疼痛,晨僵,近端指间关节梭形样变　见于类风湿性关节炎。

14. 对抗生素无反应的发热,无痛性淋巴结肿大,一过性白细胞减少　见于坏死性增生性淋巴结病(本病病程通常 3~5 个月,预后良好)。

15. 女性腹股沟淋巴结肿大,发热,剧烈下腹疼痛　见于淋病性盆腔炎(常有冶游史)。

思维提示

1.局限性淋巴结肿大常由局部感染所致,往往提示邻近器官或组织有活动性感染灶。如耳后、乳突或枕后淋巴肿大,常提示头皮有炎症;颏下淋巴结肿大常应考虑唇、舌的感染;颌下淋巴结肿大多由咽、扁桃体的感染所致;腋窝及滑车上淋巴结肿大多为上肢或前臂的感染;腹股沟淋巴结肿大时其感染灶往往在下肢或外生殖器。

2.如果局限性淋巴结肿大确实无邻近组织活动性感染灶时,则应多考虑是否为慢性非特异性淋巴结炎或淋巴结结核。

3.若中老年者不明原因地出现局限性淋巴结肿大则应高度警惕淋巴结的恶性肿瘤转移,务必要对该组淋巴结肿大的范围进行仔细的搜寻。如发生于颈部者多为鼻、咽、口腔及甲状腺肿瘤的转移;锁骨上淋巴结肿大多为支气管、乳房、胃、食管、结肠、胰腺或生殖器肿瘤的转移;而生殖器或直肠的癌肿常转移至腹股沟,引起腹股沟淋巴结肿大。临床高度怀疑肿瘤转移者,应尽早进行淋巴结活检,以便进一步明确诊断。

4.急性全身性淋巴结肿大者除了药物或其他因素过敏所致外,大多数也由感染性疾病引起。慢性淋巴结肿大者以结核感染最为常见,此外也应考虑有结缔组织病或血液系统恶性肿瘤的可能性。

5.对淋巴结肿大的诊断无论何时都应鉴别是感染性还是非感染性,是良性还是恶性。当临床上无充分依据排除或肯定时,原则上多考虑为感染性和良性。

6.临床上采取试验性治疗对淋巴结肿大的诊断亦有一定的帮助。

第七节　肌力减弱或消失

肌力(muscle strength)是指肌肉运动时的最大收缩力。当其减弱或消失时临床上就表现出不同程度的瘫痪。肌力评定采用0～5级的六级分级法。0级完全瘫痪,测不到肌肉收缩。1级仅测到肌肉收缩,但不能产生动作。2级肢体在床面上能水平移动,但不能抵抗自身重力,即不能抬离床面。3级肢体能抬离床面,但不能抗阻力。4级能做抗阻力动作,但不完全。5级正常肌力。根据肌力减退的程度可分为完全性瘫痪和不完全性瘫痪(轻瘫)。根据瘫痪部位的不同可分别命名为:单瘫、偏瘫、交叉性偏瘫、截瘫。

诊断线索

一、单瘫有下列表现时,应考虑的疾病

1.表现为某组肌肉的瘫痪,但缺乏感觉障碍者　见于脊髓前角病变。急性起病者多为脊髓灰质炎;慢性发病者则提示进行性脊肌萎缩症。

2.若伴有躯干节段性疼痛,温度觉丧失而触觉尚存在者　见于脊髓空洞症。

3. 伴有根性疼痛,且有节段性感觉障碍　见于前(后)根损害。常见于脊膜或脊椎的肿瘤、炎症、结核及椎间盘突出等。

4. 整个上肢或下肢瘫痪,伴患侧感觉功能障碍　见于神经丛病变。

5. 若伴有局限性癫痫样发作或精神症状者　见于皮层病变。

6. 病变侧为上运动神经元瘫痪,且伴同侧深感觉障碍,对侧痛温觉障碍　见于脊髓半切综合征。

二、偏瘫伴有下列表现时,应考虑的疾病

1. 伴偏身感觉障碍及偏盲　见于内囊病变。最常见为脑血管病变。

2. 有局限性癫痫,精神障碍或皮质型感觉障碍(即实体觉及两点辨别觉缺失等)　见于皮层或皮层下病变。所引起的瘫痪多为不完全性。

3. 患侧深感觉障碍,对侧半身呈现传导束型浅感觉障碍　见于颈髓半切综合征。

三、截瘫伴有下列表现时,应考虑的疾病

1. 病变部位以下有深、浅感觉障碍,伴尿潴留等　见于脊髓横贯性损害。

2. 如果有大脑皮层损害所引起的精神活动衰退或障碍,以及椎体外系或小脑系统损害的症状　见于大脑半球旁中央小叶病变。

3. 伴有第Ⅴ、Ⅵ、Ⅶ、Ⅷ颅神经损害表现者　见于桥脑病变。

大脑半球旁中央小叶或桥脑病变所引起截瘫临床上极为少见,但在理论上推测由于两侧大脑半球的旁中央小叶左右相对,半球矢状面的病变可以损害两侧旁中央小叶发生两下肢截瘫。桥脑两侧椎体束比较靠近,且支配下肢纤维位于后部,因此在桥脑锥体束的后部损害亦可导致两下肢截瘫。

四、四肢瘫痪伴有下列表现时,应考虑的疾病

1. 上肢为下运动神经元瘫痪,下肢为上运动神经元瘫痪　见于颈膨大病变。

2. 四肢均为上运动神经元瘫痪　见于颈膨大以上病变。

3. 瘫痪呈下运动神经元特点,且有对称性末梢型感觉障碍　见于周围神经病变。

4. 伴有近端明显肌萎缩,肌肉呈假性肥大　见于进行性肌营养不良。

5. 眼睑下垂,咀嚼无力,全身肌肉无力,运动后无力加重,且多为朝轻暮重　见于重症肌无力。

五、交叉瘫伴有下列表现时,应考虑

1. 一侧偏瘫,对侧舌下神经麻痹　见于延髓前部综合征。

2. 一侧偏瘫,对侧面神经和外展神经麻痹　见于桥脑外侧部综合征。

3. 一侧偏瘫,对侧眼球向左侧侧视麻痹及外展麻痹　见于桥脑内侧部综合征。

4. 一侧偏瘫、对侧动眼神经麻痹　见于中脑腹侧部综合征。

六、肌力减弱或消失者伴有低血钾时,出现有下列表现应考虑的疾病

1. 高血压　见于原发性醛固酮增多症。

2.消瘦,突眼,甲状腺肿,心动过速等   见于甲状腺功能亢进症。

3.满月脸,向心性肥胖,腹部或臀部皮肤紫纹   见于库欣综合征。

4.乏力,骨痛,贫血,血液呈酸性,尿液呈碱性   见于肾小管酸中毒。

5.长期应用胰岛素、利尿剂等   见于药物性低钾血症。

思维提示

1.肌力的大小取决于平素的劳动及体育锻炼,在某种意义上可以认为全身肌力强弱的改变,其临床价值不如局限性肌力强弱改变大。对未经细致检查和周密观察的肌力减弱者,切勿随便作出癔症性瘫痪的诊断。

2.对肌力减弱或消失者应首先作出瘫痪系中枢性亦或是周围性的诊断。前者常伴有肌张力增高、腱反射亢进、病理反射阳性及无明显肌肉萎缩(除废用性外),伴有上述体征者临床又称为上运动神经元性瘫痪;反之则为周围性瘫痪,又称下运动神经元性瘫痪。

3.需强调指出的是急性和严重的上运动神经元性病变在临床上常可表现出一种所谓的"休克状态"或"休克期",此时表现形式和下运动神经元性瘫痪的特点酷似,但随着休克状态(2～4周)的解除或消失,则表现出上运动神经元瘫痪的体征。这在临床上应加以注意。

4.如果患者的肌力减弱或消失确系周围性瘫痪,则应注意其所伴随的其他体征。如体征为纯运动性,则必须除外肌病、肌营养不良或脊髓前角病变;如仅为感觉异常、共济失调及有深感觉障碍,则必须除外脊髓后根疾病。

5.单纯根据瘫痪这一体征的分布作为定位诊断的依据是不够确切的,必须结合患者有无反射异常、肌肉萎缩及感觉障碍等诸类体征进行综合分析判断。如病变下肢重于上肢,而下肢远端又重于近端或感觉丧失多呈手、袜套型分布,且越向远端越明显等,就可以更进一步明确系周围神经病变。

6.在另一些情况下,肌力减弱亦可符合某特殊神经根或周围神经的分布,但若肌肉和感觉受累的范围不符合任何单个周围神经或神经根时,则可能提示由神经丛臂丛或腰骶丛病变引起。

7.偏瘫患者往往提示锥体束病变,而且瘫痪侧常位于病灶的对侧。然而在少数情况下偏瘫是在病灶的同侧,这常提示病变可能累及脑岛。故在偏瘫的定位诊断中要考虑到这一点。

8.如果瘫痪患者伴有躯干肌肉、膀胱和肛门括约肌受累时,则应多考虑是中枢性病变。若表现有明显的肌肉萎缩,病变又以近端为重,则提示肌病性瘫痪可能性较大(若为获得性肌病,常见某些内分泌性疾病、结缔组织病或肿瘤等)。

9.对于反复发作性的四肢瘫痪要考虑到周期性麻痹(大多为低钾血症,亦可为正常血钾,偶可见于高钾血症);若表现发作性或极其短暂的偏瘫者或半瘫者,应考虑短暂性脑缺血发作(本病瘫痪症状一般不超24 h即可恢复)。

10.如果瘫痪的原因确实是神经系统病变,那么无论是中枢性还是周围性,其病因不外乎包括感染、血管性或代谢性疾病、肿瘤、中毒、退行性病变、外伤等。由于这些疾病都有相应病史和实验室检查特征,所以诊断一般都比较容易明确。其中发病形式的急、慢及年龄的大小,在病因诊断中颇为重要。

第八节　水肿

水肿(edema)是指人体组织间隙有过多的液体积聚使组织肿胀。水肿可分为全身性与局部性。当液体在体内组织间隙呈弥漫性分布时呈全身性水肿(常为凹陷性);液体积聚在局部组织间隙时呈局部水肿;发生于体腔内称积液,如胸腔积液、腹腔积液、心包积液。一般情况下,水肿这一术语,不包括内脏器官局部的水肿,如脑水肿、肺水肿等。本章主要简述局部性水肿。

诊断线索

不同部位的水肿伴有其相应表现时,应考虑的疾病

1. 局部皮下水肿,伴发红、灼热及疼痛,红肿部分与正常皮肤无明显分界　见于急性蜂窝组织炎。

2. 局部皮肤鲜红,按压后可使红色消退,病变区边缘清楚,通常不发生组织坏死　见于丹毒。

3. 面、颈、肩背部处水肿,伴颈静脉或胸壁静脉曲张　见于上腔静脉阻塞综合征。

4. 下肢水肿伴小腿静脉曲张　见于下肢静脉曲张。若伴有下肢皮肤苍白提示股静脉受阻。

5. 局部可触及痛性条索状血管　见于血栓性静脉炎。

6. 颈静脉怒张,肝脏肿大,腹水征阳性　见于缩窄性心包炎或右心衰竭。

7. 面色黝黑,蜘蛛痣,肝掌,腹水,脾大,腹壁静脉曲张　见于肝硬化。

8. 慢性消耗性疾病或长期腹泻、呕吐及摄入不足或减少　见于营养不良。

9. 下肢水肿伴四肢麻木,运动障碍,腱反射消失等　见于维生素 B_1 缺乏症。

10. 面部臃肿,目光呆滞,眉毛稀疏,皮肤干燥,眉毛外 1/3 脱落等　见于黏液性水肿。

11. 高度水肿,大量蛋白尿　见于肾病综合征。

12. 水肿,高血压,尿检异常,有或无肾功损害　见于肾炎综合征。

13. 满月面,向心性肥胖,皮肤紫纹　见于肾上腺皮质功能亢进症。

14. 散发皮疹,发热,关节疼痛,淋巴结肿大　见于血清病。

15. 皮肤光滑,且坚硬呈皮革样　见于硬皮病。

16. 水肿好发于面部及踝部,发生水肿与月经期有密切关系　见于经前期水肿。

17. 水肿与情感变化有关,临床检查无其他阳性发现　见于特发性水肿(常见于绝经期前后的妇女)。

18.下肢肿胀,尿液呈米汤或牛奶状,尿液乳糜试验阳性 见于丝虫病。

思维提示

1.局部性水肿常见的有:①炎症性水肿,见于蜂窝织炎、疖、痈、丹毒、高温及化学灼伤等;②淋巴回流障碍性水肿,见于非特异性淋巴管炎、淋巴结切除后丝虫病等;③静脉回流障碍性水肿,见于静脉曲张、静脉血栓和血栓性静脉炎、上腔静脉阻塞综合征、下腔静脉阻塞综合征等;④血管神经性水肿;⑤神经源性水肿;⑥局部黏液性水肿。

2.全身性水肿通常是由心源性、肾源性、肝源性、内分泌代谢疾病所致。营养不良性、妊娠性、结缔组织病所致、变态反应性、药物所致、经前期紧张综合征、功能性及特发性因素所引起水肿。这些疾病一般都有比较明确的病史和体征,通常不易混淆。但值得提出的是根据皮下水肿发生的先后部位作为某种病因的诊断线索或依据,并不像传统提出的那样具有特异性,即心源性水肿呈上行性,肾源性水肿呈下行性。经大量临床观察证实,肾源性水肿在病初先表现下肢水肿者并不少见,而心脏疾病所致的浮肿以面部浮肿为首发也屡见不鲜。所以水肿出现的先后部位在某种程度上与病人平时经常保持的体位或自己察觉浮肿的细致程度有密切关系。

3.对伴发水肿疾病的患者,切勿因面部或双下肢无水肿而认为病情好转,应仔细检查经常容易被忽略的腰骶部有无水肿,尤其是近期内由站(坐)位变为卧位的患者。

4.如果水肿确系肾脏疾病所致,其水肿程度越明显、越疏松,提示肾病综合征的可能性则越大,尤其是肾病综合征 I 型。若皮下水肿显得紧张或压陷性不甚明显者,则多为肾炎性水肿。

5.水肿病人若血浆白蛋白测定依然在正常值,通常不考虑营养不良性因素所致。

6.任何一种全身性水肿都可因水、钠摄入的增加而致使水肿加重。判断全身水肿加重或好转的较为确切的指标是每日体重的变化。

7.要强调指出,皮下水肿只是反映体内液体量过多,但不能完全真实地说明血管内容量增加,如肾病综合征 I 型或营养不良所致皮下水肿通常十分显著,但其有效血容量实际并不多,甚至是减少的。如全身水肿伴有血压的升高、肺动脉瓣第二音的亢进或颈静脉的充盈或怒张则往往提示血管内容量可能是增加的。所以对水肿病人通过临床表现准确地判断其血容量的多少,对于拟定治疗计划具有十分重要的意义。若有条件作血容量的测定则更好。

8.当高度水肿伴有意识障碍、精神异常,甚至抽搐者,要高度警惕是否已合并有严重的低钠血症、低渗综合征及水中毒。

9.如果皮下水肿的原因是心脏或肝脏等疾病,而其中又合并有低蛋白血症时,尽管采取各种治疗措施,其水肿的减轻或消退远不如没有合并低血浆蛋白者那么容易和迅速。

10.当患者有下列表现之一时即应考虑有甲状腺功能减低的可能:浮肿显著而指压痕不明显;食欲不振,进食少而体重反而增加;有全心增大或心包积液而心力衰竭症状不明显,心包填塞症状轻或缺如。对本病可疑者做 T_3、T_4 及 ^{131}I 试验等检查可及早确诊。

第九节　呼吸异常

呼吸异常是指呼吸频率过快、过缓或节律不规则。呼吸异常者可表现呼吸困难。不同年龄组其呼吸频率的正常值各异,新生儿40~45次/min,随年龄的增长而逐渐减少。正常成年人在平静呼吸时为16~20次/min。

诊断线索

一、突然发生的呼吸频率增快并伴有下列表现时,应考虑的疾病

1.双肺哮鸣音　见于支气管哮喘、心源性哮喘(前者常反复发作,多无心脏病体征;后者多发生在夜间或平卧位时,严重时可咳粉红色泡沫痰,常有心脏病体征)。

2.不明原因的咯血,发热及胸痛　见于肺梗死(好发于肥胖者、长期卧床、下肢或骨盆等处骨折的患者)。

3.气管向健侧移位,患侧胸部叩诊呈鼓音,呼吸音消失　见于气胸(以张力性气胸的症状最为突出)。

4.症状在严重感染、外伤或手术后突然发生者,且有明显呼吸困难或发绀　见于呼吸窘迫综合征。

5.症状发作常与精神因素有关,任何检查缺乏阳性体征　见于癔症。本病多见于女性患者,在入睡后呼吸型式往往恢复正常。

6.伴发绀　见于严重心、肺疾病。

7.意识障碍或瞳孔改变　见于脑实质病变、中毒及代谢紊乱或内分泌疾病。

8.肢端湿冷、少尿、血压下降　见于各种原因所致的休克。

二、有下列呼吸表现时,应考虑的疾病

1.呼吸浅快而不费力　见于急性胸膜炎、肋骨骨折或胸背部严重外伤等。

2.深大呼吸(Kussmaul呼吸)　见于代谢性酸中毒(糖尿病酮中毒、尿毒症)。

3.呼吸不规则或间停呼吸(Biot's呼吸)　见于呼吸中枢衰竭。

4.潮式呼吸(Cheyne-Stokes呼吸)　见于中枢神经系统疾病、心力衰竭。

5.吸气费力并延长　见于上呼吸道阻塞(喉头水肿)、气管内异物或肿瘤。

6.呼气费力并延长　见于支气管哮喘、慢性支气管炎、慢性阻塞性肺气肿。

7.抽泣样呼吸伴吸气过快或伸颈动作　见于严重脑缺氧。常为临终前的征兆。

8.呼吸慢而不规则,且呼吸毫不费力　见于安眠药中毒。重者可表现潮式或间停呼吸。

9.端坐呼吸　见于充血性心力衰竭、肺源性心脏病。

10.阵发性(夜间)呼吸困难　见于急性肺水肿、慢性阻塞性肺部疾病。

11.劳力性呼吸困难　见于心脏疾病(左、右心衰)、严重的慢性肺部疾病。

三、下列呼吸异常在颅内病变时,常提示的疾病

1.潮式呼吸　见于大脑病变。

2.深而快呼吸　见于中脑或脑桥上部病变。

3.间停呼吸　见于脑桥下部病变。

4.不规则呼吸　见于延髓病变。

思维提示

1.呼吸频率的增加与否,必须是在安静状态下所作出的判断,要避免剧烈运动等因素的影响。虽然正常人在劳力后也可出现"呼吸困难",但与心力衰竭引起劳力性呼吸困难的主要区别是,引起呼吸困难所需的劳力活动程度不同。此外,部分正常老年人在熟睡时也可出现呼吸节律的不规则,但多无临床意义。

2.由于大多数患有呼吸困难的病人具有心脏病或肺部疾病的临床表现,两者之间的鉴别容易混淆,尤其是心源性哮喘和支气管哮喘。此时若根据呼吸困难发生快慢、有无夜间阵发性或双肺的湿啰音等作为鉴别线索可能毫无帮助,能够进一步区别心源性哮喘与支气管哮喘的临床症状是前者有大量的出汗,更多地出现发绀。肺功能测定有助于鉴别,臂至舌循环时间的测定对诊断也有帮助。

3.发热可使呼吸频率增快(体温每升高 1 ℃,呼吸可增加 4 次/min)。如果在发热时呼吸频率的增加失去上述比例关系或伴有呼吸节律不规则时,应考虑可能其他因素的掺杂。

4.弥漫性浸润性肺部病变的病因诸多,其临床的突出表现为呼吸困难,因此对呼吸困难有下列情况时应考虑本病:用力深吸气时胸廓不能充分扩张,临床缺乏心脏(或肺部)疾病的征象;胸部 X 射线呈网状结节状阴影;弥漫性响亮的肺底部捻发音。

5.无法解释的突然发生的呼吸困难,提示肺血栓栓塞。对下列病人出现的呼吸急促而又缺乏肺实变体征者应高度怀疑本病:手术时期、妊娠期(特别是产后时期)、充血性心力衰竭、下肢骨折或其他损伤、下肢或盆腔静脉炎、长期卧床以及肿瘤等。因为这些疾病具有静脉血栓栓塞的高度危险性。

6.呼吸异常若表现有发绀、心动过速、意识障碍(嗜睡、精神错乱)或血压下降等预示病情危重。

7.尿毒症的患者常出现所谓的深大呼吸,然而这种深大呼吸通常见于急性肾功衰竭和慢性肾功衰竭急性发作者。对于没有突然使病情加重的慢性肾功衰竭者而言,即使肾功能损害已达到尿毒症晚期或血气分析与二氧化碳结合力的结果提示已进入严重代谢性酸中毒,亦可不出现明显的深大呼吸。有时临床上可以利用这一点作为鉴别急性和慢性肾功衰竭的重要线索之一。

第十节　胸部触痛

胸部触痛(或压痛)可以仅局限于某一点,也可以是某一范围(如一侧)的触痛。常常以触诊时病人对疼痛的应答或其痛苦表情的反应作为判断依据。

诊断线索

一、下列部位的触(压)痛伴有相应表现时,应考虑的疾病

1.肋骨局部增粗隆起,而缺乏局部皮肤发红　见于肋软骨炎。本病多见于女性。

2.胸骨柄与胸骨体交界处明显触痛,心电图正常,无血液系统疾病的表现　见于胸骨柄综合征。

3.发热,贫血,淋巴结肿大,胸骨下端(下 1/3 连接处)触痛显著,血中有大量幼稚细胞　见于白血病。胸骨下端触痛亦可见于多发性骨髓瘤及溶血性贫血等骨髓明显增生性疾病。

4.胸骨旁、腋中线或脊柱旁肋缘下触痛,且疼痛沿肋缘放射　见于肋间神经痛。

5.局部呈现实质性肿块,触痛显著　见于胸壁肿瘤。

6.胸背部某一块或多块肌肉触痛,呈牵扯样疼痛,常伴有活动受限,且易复发　见于肌纤维炎或肌筋膜炎。

7.局部隆起,触诊时可闻及骨擦声　见于肋骨骨折。常有外伤史。

8.伴有胸壁局部皮肤红、肿、热、痛　见于皮肤或软组织的急性炎症。

思维提示

1.触诊时手法的轻重与病人对疼痛反应的敏感性差异等,都可能会造成判断上的误差,所以在检查时务须耐心细致。

2.若触诊时可闻及骨擦声是提示肋骨骨折的重要临床体征,如果病人缺乏明确的外伤史,这种骨折应高度怀疑肋骨转移瘤、多发性骨髓瘤、肾小管酸中毒等引起的病理性骨折。这类病人往往可在剧烈咳嗽或打喷嚏时发生预料不到的骨折。

第十一节　呼吸音异常改变

肺部呼吸音异常是指在各种肺部或胸壁等疾病时所能发现的异常呼吸音,本章节内容主要包括肺泡呼吸音的强弱改变及病理性支气管肺泡呼吸音与支气管呼吸音。

诊断线索

出现下列异常呼吸音时，应考虑的疾病

1. 双肺肺泡呼吸音减弱　见于肺气肿（肺组织弹性减弱所致，可伴桶状胸及肺部叩诊呈过清音等）。

2. 肺的某一部位肺泡呼吸音减弱　见于大叶性肺炎、节段性肺炎、支气管扩张合并感染、肺脓肿、肺结核、肺肿瘤等（肺组织通气受限所致，常伴有局限性叩诊呈浊音）。

3. 双肺底肺泡呼吸音减弱（除外肺胸膜病变）　见于大量腹水、腹腔巨大卵巢肿瘤等（系膈肌上升与运动减弱所致，伴有明显的腹部膨隆）。

4. 一侧肺泡呼吸音消失　见于大量胸腔积液，气胸、胸膜广泛粘连增厚（音响传导障碍所致，常伴有胸廓外形异常及叩诊音的改变）。

5. 肺部可闻及病理性支气管肺泡呼吸音　见于支气管肺炎、肺结核及其他较深部位的肺实变（是由于肺内小的实变区与正常肺组织掺杂存在或深部的病灶有正常肺组织所遮盖而产生，常可伴有局部叩诊呈浊音）。

6. 肺部可闻及病理性支气管呼吸音（又称管性呼吸音）　见于肺炎实变期、肺结核、肺梗死等（因实变组织对声音传导性增强所致，常伴有病变区的叩诊呈浊音）。亦可见于肺内大空洞（系空洞和支气管相通或空洞周围组织的实变引起，局部叩诊多为过清音或鼓音）。

7. 空瓮音（又称空洞性呼吸音）　见于肺内大空洞及与支气管相通的气胸（系呼吸音在空腔内产生共鸣所致，亦可呈现病变区叩诊过清音或鼓音）。

8. 金属音　见于水气胸、血气胸（由肺内瘘管随呼吸有气体从水或血液脓液中逸出所致，可有病侧胸廓饱满、气管向健侧移位等）。

9. 粗糙性呼吸音（又称呼吸音粗糙）　见于肺炎早期、支气管周围炎等（是当炎症时，空气吸入受阻及肺泡不能均匀扩张所致）。

10. 局限性断续性呼吸音　见于局部支气管炎、肺结核等（系由小气管狭窄或肺泡发炎时，使在吸气过程中空气断断续续进入肺泡内而引起）。

11. 广泛性断续性呼吸音　见于神经官能症、精神紧张、寒冷等（可能和呼吸肌断续不均地收缩有关）。

12. 变调性呼吸音　见于肺空洞（是呼吸往返的气流使与病灶相连的支气管内分泌物移动，引起管腔时开时闭所致）。

思维提示

1. 当肺泡呼吸音的强度有改变时，应首先除外下列正常生理状况下可能发生的变异，如肥胖者较瘦长者弱；老年人较儿童弱；女性较男性弱。此外其强弱还受部位的影响，其强弱依次分别为乳房以下处>肩胛下角下方>腋窝下部>肺下缘。

2.不同的疾病可以出现相同的病理性呼吸音,如肺实变和肺空洞都可以出现支气管呼吸音;然而同一种疾病也可在病程中出现几种异常呼吸音,如大叶性肺炎在病程早期可能仅有呼吸音粗糙或肺泡呼吸音的减弱,随着实变期的发生则可呈支气管呼吸音。所以对呼吸音异常者,对其病因诊断必须结合其他体检资料及病史等进行综合判断。

3.凡能使声音传导障碍(如气道阻塞、肺组织受压)、胸廓活动受限(如胸痛、肋骨骨折及呼吸肌麻痹等)及腹内压增高(如腹水、妊娠晚期等)均可使肺呼吸音减弱,熟悉各自发生的机理对疾病诊断颇有帮助。

4.肺泡呼吸音的增强在病理情况下可见于发热、缺氧、酸中毒及一侧肺组织病变另一侧发生代偿性呼吸增强时。由于这类疾病其肺泡呼吸音增强往往不是主要临床体征,故其诊断价值远不如其他呼吸音异常。

第十二节　心音异常

心音(heart sound)指由心肌收缩、心脏瓣膜关闭和血液撞击心室壁、大动脉壁等引起的机械波现象所产生的声音。按其在心动周期中出现的先后次序,可依次命名为第一心音(S_1)、第二心音(S_2)、第三心音(S_3)、第四心音(S_4),通常情况下,只能听到第一、第二心音。第三心音可在部分青少年中闻及。第四心音一般听不到,如听到第四心音,属于病理性。

诊断线索

一、有下列心音改变时,应考虑的疾病

1. S_1增强　见于甲状腺功能亢进症、重症贫血、发热、高血压、情绪激动、二尖瓣狭窄、三尖瓣狭窄、房间隔缺损、心动过速、心房黏液瘤、P-R间期缩短、房室脱节等。

2. S_1减弱　见于二尖瓣关闭不全、重症主动脉瓣狭窄、心肌炎、心肌病、P-R间期延长、左心衰竭、主动脉瓣关闭不全、心包积液、心包缩窄、左侧胸腔积液及气胸、肺气肿等。

3. S_1和S_2同时增强　见于甲状腺功能亢进症、剧烈运动等。

4. S_1和S_2同时减弱　见于甲状腺功能减退症、心肌炎、心肌病、心肌梗死、休克、心力衰竭等。

5. S_1和S_2强度相似(称钟摆律、常伴有心率增快)　见于心肌炎、心肌梗死、周围循环衰竭等。是提示心肌严重受损的体征之一,常提示预后不良。

6. S_1强弱不等(常伴有心律的绝对不齐)又称"大炮音"　见于心房纤颤和完全性房室传导阻滞。

7. 拍击样S_1　见于二尖瓣狭窄。

8. 主动脉瓣区第二音(A_2)增强　见于高血压、甲状腺功能亢进症、轻或中度主动脉瓣关闭不全、法洛四联症、主动脉硬化、梅毒性主动脉扩张等。

9. A$_2$减弱 见于主动脉瓣狭窄或关闭不全、主动脉瓣瓣上或瓣下狭窄、休克、肺梗死等。

10. 肺动脉瓣区第二音(P$_2$)增强 见于高血压、动脉粥样硬化、肺源性心脏病、动脉导管未闭、房间隔缺损、室间隔缺损等。

11. P$_2$减弱见于肺循环或体循环阻力减低、血流少、半月瓣钙化或严重纤维化时,如低血压、主动脉或肺动脉狭窄等均可导致 A$_2$ 或 P$_2$减弱。

12. 病理性 S$_3$额外心音(指在正常 S$_1$、S$_2$之外听到的附加心音,与心脏杂音不同,如奔马律、开瓣音和心包叩击音)发生在舒张期(额外心音大部分出现在 S$_2$之后即舒张期,与原有的心音 S$_1$、S$_2$共同构成),由于心率增快,额外心音与原有的 S$_1$ 和 S$_2$组成类似马奔跑的蹄声,故称奔马律见于心力衰竭、急性心肌梗死、重症肌炎与扩张型心脏病。

二、有下列心音分裂时,常提示的疾病

1. S$_1$分裂 见于完全性右束支传导阻滞(三尖瓣关闭明显迟于二尖瓣关闭所致,若有右室肥厚可无心音分裂)、肺动脉高压等。

2. S$_2$生理性分裂(pHysiologic spliting,由于深吸气时胸腔负压增加,右心回心血量增加,右室排血时间延长,使肺动脉瓣关闭延迟,如果肺动脉瓣关闭明显迟于主动脉瓣关闭,则可在深吸气末出现 S$_2$分裂) 无心脏疾病存在,尤其在青少年更常见。

3. S$_2$通常分裂(general spliting,是临床上最为常见的 S$_2$分裂,也受呼吸影响) 见于某些使右室排血时间延长的情况,如二尖瓣狭窄伴肺动脉高压、肺动脉瓣狭窄等,也可见于左室射血时间缩短,使主动脉瓣关闭时间提前(如二尖瓣关闭不全、室间隔缺损等)。

4. S$_2$固定分裂(fixed splitting,指 S$_2$分裂不受吸气、呼气的影响,S$_2$分裂的两个成分之间的时距较固定) 见于先天性心脏病房间隔缺损。

5. S$_2$反常分裂[(paradoxical spliting),又称逆分裂(reversed spliting),指主动脉瓣关闭迟于肺动脉瓣吸气时分裂变窄,呼气时变宽。S$_2$反常分裂是病理性体征] 见于完全性左束支传导阻滞。另外主动脉瓣狭窄或重度高血压时,左心排血受阻,排血时间延长使主动脉瓣关闭明显延迟,也可出现 S$_2$反常分裂。

思维提示

1. 在确定 S$_1$ 和 S$_2$时,切勿以桡动脉或其他表浅动脉的搏动作为判断标志,较为准确的是选用颈动脉的搏动与心尖搏动 S$_1$ 与其搏动同时发生,而 S$_2$ 则在搏动之后发生。

2. S$_1$强度的改变主要反映心脏本身功能状态如心室收缩速率、瓣膜的位置、瓣膜活动及房室瓣的完整性。心室收缩速率增加,瓣膜位置低垂(即充分开放),瓣膜活动度良好及保持房室瓣的完整性即可使 S$_1$增强,反之亦然。

3. S$_2$强度的改变则是受大血管(主动脉和肺动脉)根部压力及半月瓣(主动脉瓣和肺动脉瓣)的完整性和弹性的影响。血管内舒张压愈高,S$_2$则愈强。此外要提出 S$_2$中含有主动脉瓣关闭音(称 A$_2$)和肺动脉瓣关闭音(称 P$_2$)两种成分。由于年龄的不同 A$_2$ 和 P$_2$强度也有各异,在儿童与青少年中 P$_2$常大于 A$_2$,中年人 P$_2$常等于 A$_2$,而老年人中 A$_2$通常

大于 P_2。了解这一点对判断 S_2 强度改变是否真正具有临床意义是十分有帮助的。

4. S_1 分裂多属生理性的。听取 S_2 分裂最好的体位是半坐位或直立位,因平卧位能增加回心血量,可加重分裂而造成假象,所以通常只在半坐位或直立位时听到的 S_2 通常分裂对诊断才有意义。

5. 引起 S_2 通常分裂一般是由肺动脉瓣关闭延迟或主动脉瓣关闭提前所致。肺动脉瓣关闭延迟引起的原因主要是左室电激动延迟、右室机械收缩延迟及肺血管床阻力下降,然而主动脉瓣关闭提前引起的 S_2 通常分裂为瓣膜关闭顺序正常,只是在呼吸变化正常情况下,仅因左室异常而使主动脉瓣提前关闭。

6. 下列情况常容易被误诊为 S_2 固定分裂。如儿童呼吸过快,右心搏出量变化微小;心房纤颤合并频发室性异位搏动;右束支传导阻滞伴心搏量变化不定(如合并心房纤颤);完全性左束支传导阻滞合并心力衰竭及 A_2 前有收缩晚期喀喇音或其后跟有二尖瓣开放性拍音。

7. S_2 反常分裂几乎总是病理性的,是重要的心脏病体征,故在听诊时尤须注意。虽然 P_2 提前也可引起 S_2 反常分裂,但大多数是由 A_2 延迟所致。在听诊时应注意首先在胸骨左缘第二肋间隙明确 S_2,再将听诊器逐渐向心尖部移动,若分裂的第一个成分减弱或消失则提示该成分为 P_2 分裂呈 P_2A_2 顺序,可认为是反常分裂。若减弱或消失的是第二个成分,则表示 P_2 在后,呈 A_2P_2 顺序,为正常分裂关系。

8. 生理性的 S_2 有时可见于健康的青少年,但随着年龄的增长 S_2 逐渐减弱或消失。若在 40 岁以上者听到 S_2,常提示可能系病理性所致,病理性 S_2 通常反映心肌功能低下,左室充盈压、左房压和肺动脉压明显升高,心脏指数、心搏量及左室射血分数下降。所以这类患者在临床往往可伴有心力衰竭的表现及心脏的其他异常体征。

9. 当听到 S_4 时,若为青年人或压迫颈动脉窦后 S_4 强度不变时,加之缺乏心脏病的临床表现,可认为是生理性的 S_4,反之应多考虑病理性 S_4,提示或反映心肌肥厚和结构异常,是诊断心肌异常的重要体征之一。

10. 判断心音是否异常在临床上是一个难点,在很大程度上与听诊技巧的娴熟度和临床经验的丰富度有密切关系。只有通过长期的临床实践,才能达到较高准确率。部分心音异常者需要通过心音图检查才能明确。

第十三节　心脏杂音

心脏杂音(cardiac murmurs)是指除心音与额外心音外,在心脏收缩或舒张过程中的异常声音,杂音性质的判断对于心脏病的诊断具有重要的参考价值。杂音产生的机制:正常血流呈层流状态。在血流加速、异常血流通道、血管管径异常改变等情况下,可使层流转变为湍流或旋涡而冲击心壁、大血管壁、瓣膜、腱索等使之振动而在相应部位产生杂音。

常见的杂音形态有 5 种。①递增型杂音:杂音由弱逐渐增强,如二尖瓣狭窄的舒张期隆隆样杂音;②递减型杂音:杂音由较强逐渐减弱,如主动脉瓣关闭不全时的舒张期叹气样杂音;③递增递减型杂音:又称菱形杂音,即杂音由弱转强,再由强转弱,如主动脉瓣狭窄的收缩期杂音;④连续型杂音:杂音由收缩期开始,逐渐增强,高峰 S_2 处,舒张期开始渐减,直到下一心动周期的 S_1 前消失,如动脉导管未闭的连续性杂音;⑤一贯型杂音:强度大体保持一致,如二尖瓣关闭不全的全收缩期杂音。

诊断线索

一、在下列部位听到杂音时,应考虑的疾病

1. 心尖部和胸骨下缘左侧收缩期杂音　见于二尖瓣关闭不全、三尖瓣关闭不全、二尖瓣脱垂、室间隔缺损、主动脉瓣狭窄、特发性肥厚性主动脉瓣下狭窄、乳头肌功能紊乱。

2. 胸骨右缘第二肋间收缩期杂音　见于主动脉瓣狭窄、主动脉瓣硬化、老年人升主动脉粥样硬化、二叶式主动脉瓣、主动脉瘤或主动脉扩张、伴有收缩期每搏量增加的主动脉瓣关闭不全、颈动脉杂音。

3. 胸骨左缘第二肋间收缩期杂音　见于房间隔缺损、肺动脉瓣狭窄、部分肺静脉畸形分流、特发性肺动脉扩张、二尖瓣关闭不全、良性及生理性肺动脉瓣收缩期杂音。

4. 心尖部舒张期杂音　见于二尖瓣狭窄、二尖瓣关闭不全(舒张期血流杂音)、继发于肺动脉血流增多的病变(房间隔缺损、室间隔缺损、动脉导管未闭)、三尖瓣狭窄,左房黏液瘤、球瓣血栓、主动脉瓣关闭不全(传导的)、主动脉瓣关闭不全(Austin-Flint 杂音)。

5. 胸骨右缘和左缘第二肋间舒张期杂音　见于主动脉瓣关闭不全、肺动脉瓣关闭不全、Graham-Stell 杂音、连续性杂音的舒张部分(传导的)。

6. 心脏连续性杂音　见于动脉导管未闭、静脉嗡嗡音、动脉杂音、妊娠晚期的乳房杂音(常见)、主肺动脉窗、冠状动脉瘘、主肺动脉瘘、梅毒性主动脉瘤破裂、动静脉瘤、法洛四联症合并大小循环吻合支、主肺动脉缩窄伴侧支循环、室间隔缺损合并主动脉脱垂、肺动脉栓塞(少见或罕见)。

二、各瓣膜损害的可能病因

1. 二尖瓣狭窄　大多数为风湿性,极少数是先天性。

2. 二尖瓣关闭不全　半数系风湿性所致,部分为先天性或乳头肌功能失常,少数为系统性红斑狼疮、类风湿关节炎、强直性脊椎炎、二尖瓣脱垂及感染性心内膜炎等。

3. 主动脉瓣狭窄　见于风湿性、先天性、不明原因的主动脉瓣尖钙化。若为风湿性几乎都伴有二尖瓣的受累。

4. 主动脉瓣关闭不全　大多数为风湿性,其他有感染性心内膜炎、先天性心脏病的主动脉关闭不全、梅毒升主动脉炎、主动脉扩张或变形(包括主动脉窦瘤、马方综合征、巨细胞性主动脉炎、高血压)、先天性、创伤、结缔组织病及黏多糖病等。

5. 三尖瓣狭窄　多为风湿性(常合并二尖瓣狭窄或同时合并二尖瓣和主动脉瓣狭窄),少数见于类癌性心脏病,弹力纤维增生症和心内膜心肌纤维变性等。

6. 三尖瓣关闭不全　多为功能性(任何原因引起的右心衰竭),少数为先天性、风湿

性、感染性心内膜炎、外伤及右室乳头肌功能不全等。

7. 肺动脉瓣狭窄 绝大多数系先天性所致。

8. 肺动脉瓣关闭不全 最常见的原因是肺动脉高压使肺动脉瓣环扩大引起。除了原发性肺动脉高压外,肺源性心脏病、风湿性心脏病(二尖瓣狭窄)、先天性心脏病等都是肺动脉高压的常见病因(由二尖瓣狭窄伴严重肺动脉高压引起肺动脉瓣关闭不全的杂音称之 Graham-Steel 杂音)。

三、明确瓣膜病变在伴有下列情况时,常提示的疾病

(一)二尖瓣狭窄

1. 听诊有第一心音增强和收缩期前杂音 见于合并有严重的二尖瓣关闭不全。

2. 听诊有第一心音柔和或听不到开瓣音 见于有明显的二尖瓣关闭不全或二尖瓣叶严重钙化。

3. 心尖部可闻及第三心音 见于二尖瓣关闭不全较严重。

4. 伴左室肥厚或增大 见于合并有二尖瓣关闭不全、主动脉瓣病变或高血压等附加病变。

5. 伴有颈静脉搏动 见于三尖瓣关闭不全、肺动脉高压。

6. 在胸骨左缘第二肋间听到高音调、递减型的舒张期杂音(Graham-Stell 杂音) 见于肺动脉高压。

7. 二尖瓣狭窄的杂音减弱或消失 见于充血性心力衰竭、严重肺动脉高压、心动过速。

8. 二尖瓣狭窄的杂音随体位有明显改变 见于左房黏液瘤、瓣膜血栓。

9. 沿胸骨左缘可听到响亮的全收缩期杂音(吸气时增强,用力呼气或作屏气动作时减轻) 见于三尖瓣关闭不全。

10. 伴有房间隔缺损体征 见于鲁登巴赫综合征。

(二)二尖瓣关闭不全

1. 杂音突然出现、伴胸痛及收缩期喀喇音 见于二尖瓣脱垂。影响二尖瓣装置(如瓣叶、瓣环、腱索、乳头肌或左心室等)的任何部位都可形成二尖瓣脱垂。

2. 左房左室大小正常,窦性心律,肺瘀血,早、中期收缩期杂音 见于急性病程。

3. 二尖瓣关闭音增强 见于不严重的二尖瓣关闭不全。

4. 伴有"海鸥鸣"样杂音 见于腱索断裂。

5. 二尖瓣关闭不全的杂音在心力衰竭时较响,而在心力衰竭控制后杂音减轻或消失 见于原发性心肌病、相对性二尖瓣关闭不全(常见于高血压心脏病、贫血性心脏病、主动脉瓣病变、反复心肌梗死、急性风湿性心肌炎等)。

6. 第二心音分裂明显加宽 见于严重的二尖瓣关闭不全。

7. 出现开瓣音 见于合并二尖瓣狭窄,但不排除以关闭不全为主。

8. 二尖瓣关闭不全者可听到第三心音 见于重度二尖瓣关闭不全。

(三)主动脉瓣狭窄

1. 伴心房纤颤或左房扩大 见于伴有二尖瓣病变。

2.主动脉瓣狭窄缺乏其他瓣膜损害体征 见于非风湿性主动脉瓣病变(如二叶主动脉瓣、主动脉瓣尖钙化等)。

3.发生于老年人 见于主动脉硬化。

4.右上肢血压较左上肢高(>26 mmHg) 见于主动脉瓣上狭窄。

5.心脏普大,A_2不减弱,缺乏收缩期杂音 见于梗阻性心肌病。

6.主动脉瓣狭窄和二尖瓣狭窄并存时 多有主动脉瓣狭窄临床表现减轻或被掩盖。

(四)主动脉瓣关闭不全

1.主动脉瓣关闭音减弱或消失 见于严重的主动脉瓣关闭不全。

2.单纯或孤立性主动脉瓣关闭不全 见于非风湿性病变。

3.迅速发生的主动脉瓣关闭不全,心尖部第一心音明显减弱或消失(回流的血液使二尖瓣过早关闭所致) 见于预后不良的征兆(常由感染性心内膜炎、瓣叶破裂或主动脉瓣手术等引起)。

4.关闭不全伴有乐音性 见于感染性心内膜炎、创伤性或自发性撕裂、梅毒性瓣膜病。

5.缺乏周围血管体征 见于高血压所致的相对性主动脉瓣关闭不全。

6.关闭不全杂音在胸骨右缘听诊较胸骨左缘清楚 见于主动脉瓣环扩张、主动脉根部动脉瘤。

7.关闭不全杂音在胸骨左缘听诊较胸骨右缘清楚 见于瓣膜性病变为主。

8.在窦性心律时听不到心尖部的开瓣音或收缩期前杂音增强,多不存在二尖瓣狭窄。

四、心脏杂音伴有下列表现时,应考虑的疾病

1.伴有杵状指 见于先天性心脏病、亚急性感染性心内膜炎。

2.发热,多汗,关节疼痛 见于风湿活动、类风湿关节炎、感染性心内膜炎。

3.面部蝶形红斑,全身多系统或多器官损害 见于系统性红斑狼疮。

4.骶髂关节疼痛 见于关节强直性脊椎炎。

5.蜘蛛足样指,体型瘦高 见于马凡(Marfan)综合征。

五、当下列体位和动作使杂音改变时,常考虑的疾病

1.体位 左侧卧位可使二尖瓣狭窄的舒张期隆隆样杂音更明显;前倾坐位时,易于闻及主动脉瓣关闭不全的叹气样杂音;仰卧位则二尖瓣三尖瓣与肺动脉瓣关闭不全的杂音更明显。此外,迅速改变体位,由于血流分布和回心血量的改变也可影响杂音的强度,如从卧位或下蹲位迅速站立,使瞬间回心血量减少,从而使二尖瓣、三尖瓣、主动脉瓣关闭不全及肺动脉瓣狭窄与关闭不全的杂音均减轻,而肥厚型梗阻性心肌病的杂音则增强。

2.呼吸 深吸气时,胸腔负压增加,回心血量增多和右心室排血量增加,从而使与右心相关的杂音增强,如三尖瓣或肺动脉瓣狭窄与关闭不全。如深吸气后紧闭声门并用力作呼气动作(Valsalva 动作)时,胸腔压力增高,回心血量减少,经瓣膜产生的杂音一般都减轻,而肥厚型梗阻性心肌病的杂音则增强。

3.运动　使心率增快,心搏增强,在一定的心率范围内亦使杂音增强。

思维提示

1.当心脏听诊发现有杂音时,应注意杂音发生的时间、杂音的性质、强度、部位和有无传导,还应注意杂音与呼吸和体位的关系。心尖部的杂音在左侧卧位时可更为清晰,而主动脉瓣区的杂音往往在前倾坐位时更为明显。通常杂音最响的部位往往与瓣口病变的位置一致,但有时临床上也并不完全是这样。

2.一般而言,杂音愈响其临床意义可能愈大。但要强调指出,杂音的强度并非是判断疾病程度轻重的确切指标,因当瓣膜狭窄到一定程度时,可无杂音发生。所以了解杂音的长短可能要比强度更为重要。

3.发生在舒张期的杂音几乎总是病理性的,而收缩期的杂音既可以是病理性的,也可以是非病理性的(包括生理性和功能性)。后者的杂音强度通常小于3/6级,大于3/6级或全收缩期杂音则多为病理性的。然而在描述杂音特征时,应该如实具体地写出其强度。切勿轻易冠以"病理性杂音"或"功能性杂音"的字样来形容。因为某些冠心病、高血压心脏病,心肌炎和心肌病可能已处于相当严重程度,但杂音可能很轻,甚至缺如,若此时把一个可能很轻的杂音描写成功能性杂音就不一定很恰当。

4.杂音的性质和特征在某种程度上可反映心脏病理解剖和血流动力学的改变。粗糙的喷射性杂音常反映收缩期血流前向受阻或通过瓣口血流速率增强;吹风样或哈气样的回流性杂音则主要是提示收缩期或舒张期瓣膜关闭不全;隆隆样或滚筒性杂音常说明舒张期血流充盈受阻;乐音性杂音提示有器质性心脏病;收缩期和舒张期的连续性机器样杂音是大血管的狭窄或扩张的体征。注意瓣膜杂音的性质比过分注意杂音的部位更具有临床意义。

5.当听诊提示或怀疑有瓣膜杂音或病变时,应经常注意有无相应瓣膜损害的临床表现及其体征。比如二尖瓣狭窄的患者,除了心尖部隆隆样舒张期杂音伴收缩期前增强外,常可伴有第一心音增强,开放性拍击音,房性心律失常,体循环栓塞或肺栓塞,有左房增大的体征;二尖瓣关闭不全者心尖部收缩期杂音向腋部传导的同时,亦可有心尖部第一心音减弱及左房、左室扩大的体征;主动脉瓣狭窄除了听诊在右侧第二肋间响亮粗糙的喷射性杂音、可向颈部传导外,第二心音中主动脉成分常减低或缺如,易发生心绞痛或劳累性晕厥;而主动脉瓣关闭不全的则常出现有脉压差增大,水冲脉及大动脉的枪击音等周围血管体征。上述各瓣膜损害的表现对明确诊断是很有帮助的,切勿忽视。

6.如果听诊发现有心脏瓣膜杂音,应认真判断是一个瓣膜的病变还是多个瓣膜病变,是仅仅只有瓣膜的关闭不全还是同时合并有狭窄,杂音是局部产生的还是由远距离传导而来,这对提示病因诊断和预后判断十分重要。比如当二尖瓣关闭不全时收缩期杂音有时可放射到心底部,易于主动脉狭窄的杂音相混淆(容易误诊为主动脉瓣狭窄或二尖瓣与主动脉瓣同时受累);又如在主动脉瓣关闭不全时,在心尖部可听到 Austin-Flint 杂音而误诊为二尖瓣狭窄(前者在窦性心律听不到开瓣音或收缩期前杂音增强时,可不考虑二尖瓣狭窄);再如肺动脉瓣返流的 Graham-Steel 杂音可与更常见的轻度主动脉瓣返流性杂音难以区别,常容易将因肺动脉瓣环的扩张而误诊为主动脉瓣病变(Graham-Steel 杂音很少在右侧第二肋间听到)。若能掌握心脏听诊的基本方法和原则,结合临床其他表现和体征,可将人为的误诊降低到最低水平。

7. 明确心脏杂音的性质后,应进一步作出病因诊断,尤其是不要忽略感染性心内膜炎、系统性红斑狼疮等疾病。如果心脏的杂音发生在无瓣膜病变的患者身上,也应该解释该杂音与其他有关疾病之间的关系。如心尖部的收缩期杂音几乎可以出现在各种类型的心力衰竭,因此当没有明确的依据时,不要草率地下瓣膜器质性损害的定论。

8. 及时随诊心脏杂音的改变,其临床的重要性不亚于发现心脏杂音。对于一个有心脏杂音的住院患者而言,心脏杂音的改变(包括增强、减弱、消失,甚至突发的杂音音调的改变)都和病情的转归有着密切关系。例如心肌病引起充血性心力衰竭时便可出现明显的二尖瓣关闭不全的杂音,当心功能改善之后,杂音即可减弱或消失;感染性心内膜炎患者原有杂音变成乐音样或"海鸥鸣"样杂音,往往提示预后不良。

9. 要明确心脏杂音是否系心脏器质性病变所致,心电图、X 射线、心导管和心血管造影术、心脏 B 超及彩色多普勒等检查是不可少的手段。但是忽略心脏杂音的听诊,而一味追求这些特殊检查作为诊断依据是不可取的。

第十四节　腹痛

正常腹部触摸时不引起疼痛,重按时仅有一种压迫感。真正的压痛(tenderness)多来自腹壁或腹腔内的病变。腹壁病变较表浅,抓捏腹壁或仰卧位作曲颈抬肩动作时,腹壁肌肉紧张,触痛更明显,有别于腹腔内病变。腹腔内的病变,如脏器的炎症、淤血、肿瘤、破裂、扭转以及腹膜的刺激(炎症、出血等)等均可引起压痛,压痛的部位常提示存在相关脏器的病变。

当医师用手触诊腹部出现压痛后,用并拢的 2、3 个手指(示、中指)压于原处稍停片刻,使压痛感觉趋于稳定然后迅速将手抬起,若此时患者感觉腹痛骤然加重,并常伴有痛苦表情或呻吟,称为反跳痛(rebound tenderness)。反跳痛是腹膜壁层已受炎症累及的征象,当突然抬手时腹膜被激惹,是腹内脏器病变累及邻近腹膜的标志。

诊断线索

一、下列部位的压痛,常应考虑的脏器病变

1. 右季肋部　见于肝、胆、右肾及结肠肝曲病变。
2. 左季肋部　见于脾、胰尾、左肾及结肠脾曲病变。
3. 上腹部　见于肝、胃、十二指肠、胰及横结肠病变。
4. 右腰部　见于右肾、升结肠病变。

5.左腰部　见于左肾、降结肠病变。

6.脐部　见于小肠、肠系膜、横结肠病变。

7.右髂部　见于阑尾、回盲部、右输卵管病变。

8.左髂部　见于乙状结肠、左输尿管病变。

9.下腹部　见于膀胱、子宫、盆腔病变。

二、若腹部出现下列部位压痛时,常提示的疾病

1.腹直肌外缘与肋弓交界处压痛(胆囊压痛点,又称墨菲征)　见于胆囊炎。

2.右髂前上棘与脐连线的中1/3和1/3交界处压痛(阑尾压痛点,又称麦氏点)　见于阑尾炎、阑尾脓肿。

3.第10肋骨前端(称季肋点)压痛　见于肾周脓肿、急性肾盂肾炎。

4.脐水平线与腹直肌外缘的交点(上输尿管压痛点)或两髂前上棘连线通过耻骨所作垂直线的交点(中输尿管压痛点)压痛　见于输尿管结石、结核及其化脓性炎症。

三、急性起病者伴腹部压痛或反跳痛,有下列表现应考虑的疾病

1.肝浊音界消失,全腹呈鼓音　见于胃肠穿孔(上腹部体征最为明显)。

2.左腰部皮肤呈蓝色　见于急性出血坏死型胰腺炎(上腹部偏左体征最为突出)。

3.上腹部可见胃型或胃蠕动波　见于幽门梗阻(体征在上腹部)。

4.腹部见有肠型或肠蠕动波　见于肠梗阻、肠套叠、乙状结肠扭转。

5.转移性右下腹疼痛,腰大肌及闭孔肌试验阳性　见于急性阑尾炎(体征在右下腹最为突出)。

6.发作性绞痛,尿中有红细胞或肉眼血尿　见于肾或输尿管结石(压痛沿输尿管走行部位或季肋点处最明显)。

7.女性有停经史伴妇科检查有宫颈牵痛,后穹隆部饱满(穿刺见血)　见于宫外孕破裂(体征以下腹显著)。

8.右上腹疼痛,可向右肩胛区放射　见于急性胆道感染、胆石症(右上腹压痛明显)。

9.女性白带多,肛门指检髂窝两侧触痛　见于急性盆腔炎(下腹部体征突出)。淋病性盆腔炎体征更为明显。

10.女性、下腹部可触及肿块　见于卵巢囊肿蒂扭转。

思维提示

1.腹部压痛的检查首先应从病史中获取疼痛的确切或最为明显的部位,然后从远距离逐渐触压至疼痛部位,称为向心性触诊。切勿离心性触诊,即先按压疼痛部后再向疼痛远端部位按压。这样极易使病人作出全腹疼痛回答的假象,会造成判断错误。

2.对每一个腹部压痛者,都应仔细鉴别压痛是由腹壁还是腹腔内病变所致。通常可让病人取仰卧位将两腿伸直,并嘱患者作屈颈抬肩动作再进行触压或将腹壁抓起,若此时疼痛依然显著者,则说明病变来自于腹壁;若疼痛反而减轻或消失者,多提示病变位于

腹腔内。

3.触诊手法的轻重将直接影响结果的判断,故应保持手法的适中。要强调的是,明确而有固定的压痛通常都具有一定的临床意义,然而对缺乏压痛者不要草率地除外或否认病变的存在,因许多腹腔内慢性病变常常可以缺乏压痛。应结合其他临床资料进行综合判断。

4.一般而言出现压痛的部位常常是病变所在之处,但也不能忽略某些疾病可以通过牵涉痛的原理而出现病变部位的远处有显著的压痛点或压痛区域,相反病变处体征可能相对较轻。如阑尾炎的早期可仅有上腹部压痛,而右下腹压痛则很轻或缺如,极易被误诊为上腹部病变。许多非腹腔疾病也是通过上述原理而引起腹部有触(压)痛,如肺炎、胸膜炎及急性心肌梗死等。因此对腹部有压痛者进行全面细致的体格检查是十分重要的。

5.凡是腹部(包括腹腔内)的炎症、淤血、肿瘤、外伤、血管的堵塞等都可引起腹部的触痛,当病变累及腹膜时则可产生肌紧张和反跳痛(即腹膜刺激征)。腹部压痛这一体征对病因诊断帮助甚小,临床上应更多地了解其起病的形式及伴随症状等。

6.患者伴有明显的呼吸困难或气促要除外心肺疾病。中老年患者,仅有腹部压痛而缺乏其他体征者应常规做心电图检查,以除外极易致命的心肌梗死。女性下腹部压痛,首先除外妇科疾病。若腹部压痛者伴有移动性浊音阳性时,腹腔穿刺取液体检查常可对诊断提供极为重要的线索。

7.腹部压痛者容易被忽略或误诊的疾病有铅中毒、血卟啉病、肠系膜淋巴腺炎、血管栓塞性疾病及腹部过敏反应等。

第十五节　腹部肿块

腹部肿块是指除正常脏器外,腹部还可能触及的异常肿块。包括肿大或异位的脏器,良、恶性肿瘤,炎症性肿块,血肿,囊肿,胃内结石,肠内粪块,肿大的淋巴结或积液(脓)。表浅或巨大的肿块可能会表现为腹部的隆起(详见腹部外形异常及其皮肤改变章节),但深部的或较小的肿块常需通过触诊,甚至还需借助于超声波,CT 等仪器检查方能明确。本节内容不涉及肝、脾肿大。

诊断线索

腹部肿块伴有下列表现时,应考虑的疾病

1.长期低热,体重下降,乏力,腹痛,大便次数或性状改变,腹部触诊呈揉面感等　见于结核性肿块(肿块多位于回盲部)。

2.便血,排便习惯改变,粪便变细条状　见于结肠下段肿块(多发生在左下腹)。

3.呕血,持续性黑便,上腹部无规律性疼痛　见于上消化道肿瘤(多在上腹部触及肿块)。

4.若女性有月经改变,不规则阴道流血 见于盆腔肿块(肿块在下腹部可被触及)。

5.血尿,脓尿,膀胱刺激征或排尿困难等 见于泌尿系肿块(若系肾脏肿块则在两腰部,若下腹部可触及肿块则提示膀胱肿瘤)。

6.伴有颈部和腋窝等处淋巴结肿大,且有不规则发热 见于恶性淋巴瘤(肿块可发生在腹部的任何部位)。

7.若触及肿块在排尿后迅速缩小,尿量减少时则增大 见于肾盂积水、膀胱尿潴留(可在腰部或膀胱区触及囊样肿块)。

8.高热,寒战,腹痛 见于腹腔内脓肿(肿块可发生在腹部的任一部位)。若伴呃逆者常提示膈下脓肿。

9.伴有皮肤或巩膜黄染者 见于胆囊肿大、胰腺肿块(常在右上腹或剑突下偏左触及肿块)。

10.伴腹水者 见于结核性腹膜炎、腹膜转移癌、卵巢肿瘤。

11.发作性高血压,多汗等 见于嗜铬细胞瘤(可在肋腰部触及肿块)。本病能触及肿块者少见。

12.增加腹内压包块可增大,咳嗽时肿块局部有膨胀性冲击感 见于腹壁疝(多位于腹中线或腹股沟等处)。

13.腹痛剧烈,呕吐,便秘,腹壁可见肠型 见于肠梗阻。

14.平卧位时腹部肿块上移,站立时可下垂 见于肾下垂、游走脾。

15.肿块伴有膨胀性搏动感 见于腹主动脉瘤。

16.无痛性黄疸,且无发热者 见于梗阻性胆道肿块。

17.伴有明显的腰部胀痛或钝痛 见于多囊肾、肾盂积水、胰腺肿瘤等。

18.包块移动度大,范围广泛 见于腹腔内带蒂的肿瘤、大网膜肿物等。

19.腹痛每发作一次,肿块范围就加大一步 见于肠套叠。

思维提示

1.当腹部触及肿块时,首先须区别肿块是来自于腹壁、腹腔亦或腹膜后。若让病人取仰卧位,在屈颈抬肩后肿块更为明显者提示为腹壁肿块,反之则为腹腔内肿块。此外若让病人取肘膝位俯卧检查,肿块触及反而不如仰卧俯位时明显,则说明肿块可能是来自腹膜后,若肿块触及更清楚,且活动度增强伴有下垂感,则可认为腹腔内肿块。

2.充盈尿液的膀胱、妊娠子宫、结肠内的粪块或肠袢自发性痉挛等都可误认为是病理性腹部肿块,应尽量予以避免。

3.下腹部肿块患者除了作腹部触诊检查外,必要时作直肠指检与阴道检查可能对直肠、盆腔肿物或阑尾脓肿的诊断提供较有价值的诊断线索。

4.触及肿块的部位大都是所在部位器官的病变。如果肿块出现时间短,肿块部位压痛明显,且伴有全身感染症状,常提示炎性包块;若肿块发生在外伤后的数天内,则为外伤性包块;肿块发生时间较长,且生长缓慢者,应多考虑可能是良性肿瘤;肿块在短期内迅速生长,伴有体重明显下降者应警惕恶性肿瘤;若肿块出现后又逐渐缩小,大多为血肿或炎症性肿块。

5. 注意腹部肿块与呼吸运动之间的关系。若肿块可随呼吸上下移动者,多为胃、横结肠、肝、脾及肾脏的肿块,其中肝脾受呼吸运动的影响最大。胰腺、腹膜后及下腹部肿块或腹主动脉瘤等一般不受呼吸运动的影响。

6. 若腹部肿块表面呈囊样感,且平滑,常提示胰腺、胆总管、肠系膜、网膜、胆囊、肾盂积水及卵巢囊肿。此外腰椎结核引起的椎旁脓肿破溃注入腹腔也可引起囊性包块,此病极易被误诊。

7. 如果腹部肿块性质不详者,必要时可行腹腔探查明确病因。

第十六节　脑膜刺激征

脑膜刺激征是脑膜及神经根受刺激后而引起反射性地痉挛所致,包括颈强直、克尼格(Kernig)征及布鲁金斯基(Brudzinski)征。

诊断线索

一、脑膜刺激征伴有下列表现时,应考虑的疾病

1. 颅腔、脊柱内或及其附近有化脓性感染灶者(如化脓性中耳炎、面颈部疖肿等)见于化脓性脑膜炎。

2. 起病大多缓慢,身体其他部位有结核病灶或结核中毒症状　见于结核性脑膜炎。

3. 在冬夏季发病,皮肤有出血点　见于流行性脑脊髓膜炎。

4. 发生在夏秋季节,起病常急骤　见于流行性乙型脑炎。

5. 发热,贫血,胸骨疼痛,全身淋巴结及肝脾肿大,血液中可见大量幼稚细胞　见于脑膜型白血病。

6. 有高血压病史伴意识障碍及明确的定位体征(如偏瘫、偏盲及偏身感觉障碍等)见于脑出血。

7. 突然发生抽搐和运动障碍　见于上矢状窦血栓形成。

8. 眼底检查发现脉络膜结节　见于结核性脑膜炎。

9. 突然发生的剧烈头痛,兴奋躁动,且无发热　见于蛛网膜下腔出血。

10. 各种原因引起的高热,且脑脊液检查正常　见于虚性脑膜炎。

二、伴有下列脑脊液检查异常时,应考虑的疾病

1. 脑脊液压力增高,外观微浑,细胞数常>10^3,分类以中性分叶核粒细胞为主,蛋白增高,糖与氯化物明显减低　见于化脓性脑膜炎。

2. 脑脊液压力增高或正常,细胞数常<10^3,分类以淋巴细胞为主(早期亦可为中性粒

细胞稍增高),蛋白增多。糖与氯化物大多正常　见于浆液性脑膜炎(最常见于病毒所致、结核菌、螺旋体、真菌及寄生虫等感染亦可引起)。

3.脑脊液外观呈血性,但白细胞也增多,白细胞:红细胞>1:500,蛋白质增多,糖与氯化物正常或减少见于出血性脑炎。本病常先有发热等感染症状。

4.脑脊液压力大多增高,外观呈毛玻璃状。将脑脊液标本静置后有薄膜形成,细胞数多在50~500,分类以淋巴细胞增高为主(但早期常以中性分叶核粒细胞稍占优势)。糖与氯化物明显下降见于结核性脑膜炎。

5.脑脊液外观呈血性或镜下红细胞增多,但白细胞:红细胞数等于1:500,且能除外穿刺损伤所致　见于蛛网膜下腔出血、脑出血。

6.脑脊液外观呈黄色　见于颅内出血、脑肿瘤。

7.脑脊液中呈现幼稚细胞　见于急性(脑膜型)白血病。

思维提示

1.凡发热或陈述头痛的患者,都须仔细检查有无脑膜刺激征。如果病人表现有低头受限或疼痛,则常常提示可能是脑膜刺激征的早期表现。

2.老年人及体弱者即使患有脑膜炎,在病程中也可能不出现典型的脑膜刺激征。因此只要怀疑本病时,都应及时作脑脊液检查,以免漏诊或误诊。

3.一旦发现病人有脑膜刺激征时,应注意寻找身体各部有无其他感染病灶。尤其是化脓性鼻窦炎、中耳感染、皮肤脓包、肺炎及肺结核等,这对病因诊断尤为关键。如果发现患者有唇疱疹,则可不考虑结核性脑膜炎的诊断。

4.对于呈现或可疑脑膜刺激征者,应及时行腰椎穿刺做脑脊液检查。脑脊液的异常改变是诊断各种脑膜炎的主要依据,但在疾病早期脑脊液常接近正常,此时往往会给诊断和鉴别诊断带来困难。对有脑膜刺激征者缺乏脑脊液的动态观察,过分相信第一次脑脊液的检查结果或忽略病史及其他临床症状,可能是误诊的主要原因之一。

5.婴儿脑膜炎的症状极不典型,年龄愈小和成人的表现相差愈远,这是因为婴儿颅骨缝和前囟门未闭合或闭合不全,受颅内压增高的影响较少,以及中枢神经系统和其他器官功能尚未成熟,对病因反应较差的缘故。然而前囟饱满则是重要的体征,若患儿因腹泻、呕吐、高热或厌食等脱水时,其囟门常不隆起或反呈凹陷。

第十七节　意识障碍

意识障碍(disturbance of consciousness)是指人对周围环境及自身状态的识别和觉察能力出现障碍。多由高级中枢功能活动(意识、感觉和运动)受损引起,可表现为嗜睡、意识模糊、昏睡和谵妄,严重的意识障碍为昏迷。

诊断线索

一、意识障碍伴有下列表现时,应考虑的疾病

1.体温过低　见于甲状腺、垂体及肾上腺皮质功能减退症。各自都有相应的临床表现,诊断一般不易混淆。

2.寒战,高热,血象白细胞总数和中性粒细胞增高　见于各种重症感染性疾病。

3.脉细速,四肢湿冷,血压下降,尿量减少　见于各种原因的休克。

4.脉率过缓或过速,心律不齐。心脏杂音或心脏增大　见于心脏疾病。

5.超高体温(>41 ℃)伴皮肤干燥　见于中暑。

6.低体温　见于酒精或巴比妥类药物中毒、血容量不足、周围循环衰竭、黏液性水肿等。

7.呼吸缓慢　见于吗啡或巴比妥类药物中毒、甲状腺功能低下。

8.呼吸深快　见于肺炎、糖尿病或尿毒症性酸中毒、颅内疾病。

9.周期性呼吸伴血压升高　见于颅内高压。

10.低血压　见于酒精或巴比妥类药物中毒、内脏出血、心肌梗死、败血症(多为革兰氏阴性杆菌)、肾上腺皮质功能低下症。

11.皮肤黏膜呈樱桃色　见于一氧化碳中毒。

12.头皮擦伤或头皮有凹陷发软区　见于头颅外伤。

13.虚胖、球结膜充血　见于酒精中毒。

14.皮肤过度出汗　见于低血糖、休克。

15.意识障碍在 24 h 恢复者　见于晕厥、短暂性脑缺血综合征。

16.双瞳孔缩小,呼吸有大蒜味,流涎,皮肤潮湿　见于有机磷中毒。

17.皮肤干燥,有异常呼吸气味　见于糖尿病酸中毒、尿毒症、肝昏迷。

18.有明确的神经系统定位体征　见于中枢神经系统疾病。

19.两侧瞳孔针尖样大小　见于脑干出血、吗啡中毒。

20.两侧瞳孔扩大而固定,皮肤发红而干燥　见于阿托品中毒。

21.脑膜刺激征阳性　见于脑出血、蛛网膜下腔出血、脑膜炎或脑炎、脑疝。

22.浮肿及少尿或原有水肿加重　见于尿毒症、水过多(水中毒)。

23.症状发生在大剂量应用利尿剂后　见于低钠综合征。

24.扑翼样震颤　见于肝性、肺性及尿毒症性脑病。

25.大量或长期应用降糖药或胰岛素,表现异样安静　见于低血糖。

26.鼾声呼吸,血压增高,出现三偏症状(偏瘫、偏盲及偏身感觉障碍)　见于高血压性脑出血。

27.抽搐、尿便失禁　见于癫痫大发作。

28.骨疼、贫血、蛋白尿　见于多发性骨髓瘤。

二、昏迷者缺乏局灶性或一侧性神经体征或无脑脊液细胞改变时,应考虑的疾病

1.中毒　见于酒精、巴比妥类、鸦片制剂。

2.代谢紊乱　见于糖尿病酸中毒、尿毒症、Addison 病危象、肝昏迷、低血糖。

3.严重的全身感染　见于肺炎、伤寒、疟疾。

4.其他各种原因的休克、癫痫、高血压脑病、子痫、体温过高或体温过低、脑震荡等。

三、昏迷者伴有脑膜刺激征及脑脊液(或血)中白细胞增高时,应考虑的疾病

1.蛛网膜下腔出血。

2.急性细菌性脑膜炎。

3.某些类型的病毒性脑炎。

4.急性出血性白质脑炎。

四、昏迷者伴有局灶性或一侧性神经体征而有或无脑脊液改变时,应考虑的疾病

1.脑出血。

2.血栓和栓塞引起的脑软化。

3.脑脓肿。

4.硬膜外或硬膜下出血及脑挫伤。

5.脑肿瘤。

6.血栓性静脉炎及某些类型的病毒性脑炎。

思维提示

1.意识障碍可由诸多病因引起,因此意识障碍的各种表现对疾病诊断的特异性并不强。但仔细地了解每个患者意识障碍发生的全过程及其伴随症状,常会给疾病的诊断提供十分有价值的线索,对判断疾病的预后也颇有帮助。如症状发生急骤或较重者,常为颅脑疾病;起病缓慢且呈进行性加重者,多提示酸碱失衡或水、电解质平衡紊乱;若意识障碍呈间断性发作者,应注意有肝昏迷或低血糖的可能性。在大多数情况下,重视意识障碍的伴随症状对明确诊断显得更为重要。

2.如果意识障碍是由颅内疾病引起,应按神经系统疾病诊断步骤一一进行,即做出定位和定性诊断。虽然在严重意识障碍时,因病人不能配合检查,可能会给临床定位诊断带来困难,但通过检查病人是否伴有脑膜刺激征,注意观察其残存的运动、身体的一般姿势、呼吸节律和频率,以及颅神经的状况等,仍可获得大脑半球、间脑、中脑、脑桥或延髓病变的证据。就呼吸节律和频率而言,潮式呼吸常提示大脑病变;深而快的呼吸(酷似酸中毒性呼吸)常是中脑或脑桥上部病变的特征;若出现间停呼吸(Biot 呼吸)应考虑脑

桥下部受累;如果呼吸混乱无序多为延髓病变;一旦能观察到由最初的潮式呼吸→呼吸深快→间停呼吸→混乱无序呼吸,常提示某种幕上的大脑病变已累及到颞叶和小脑,可能发生脑疝。

3. 在诊断中应尽可能地除外有无药物或化学物品中毒的可能性。药物中毒者,其意识障碍的轻重和药物种类、剂量,应用时间的长短及个人吸收状态等密切有关,因此药物中毒所致的意识障碍的临床表现可以是多样化的。对于过去有精神病史或病前有明显精神创伤者,应高度怀疑有药物中毒的可能。在临床实践中,还发现女性在月经期服药自杀的发生率极高,故了解女性患者的月经周期,亦可能揭示诊断。

4. 严重意识障碍者也可以伴有循环或呼吸衰竭的表现,如脉细、心率和节律的改变、血压下降或升高及呼吸频率和节律的异常。当患者有上述表现时,诊断则很容易与由心血管疾病、休克或内分泌疾病所致的意识障碍相混淆,应注意鉴别。如果意识障碍发生在冬季,都应常规地除外或由一氧化碳中毒所致。

5. 若在意识障碍的同时伴有某种特殊的抗拒行为或特殊的情感反应,常提示为癔症。本病常见于女性患者。

第二篇　临床诊疗思维案例

第一章 内科

第一节 心血管系统疾病

病例一 原发性高血压

患者男性,45岁,私营业主,既往身体健康,6年前体检时发现血压升高,于2019年5月14日来院。

一、主诉

发现血压升高6年。

二、病史询问及思维提示

【问诊主要内容】

1.有无高血压、糖尿病、血脂异常、冠心病、脑卒中、肾脏疾病或内分泌系统疾病的家族史?

2.血压升高的特点　阵发性、持续性或在持续性高血压的基础上阵发性加重?

3.血压升高时伴随症状　有无头晕、头痛、心悸、血尿、视物模糊、恶心、呕吐、眼睑或下肢水肿?

4.生活习惯　有无吸烟、高钠饮食,精神压力等。

5.年轻患者询问有无鼾症　阵发性睡眠呼吸暂停综合征是一个独立于肥胖、年龄等因素以外的高血压危险因素,是继发性高血压的一个重要原因。

6.有无应用特殊药物　如吸毒、滴鼻药等。

【问诊结果】

患者为私营业主,工作压力较大。既往身体健康,平时无任何不适症状,6年前体检发现血压升高,平时偶测血压,血压多在140~150/90~100 mmHg,一直未服用降压药,父母亲均患有高血压,体检前一天晚上加班至第2天凌晨2点,且睡眠不佳,体检发现血压高达185/118 mmHg,要求住院进一步检查。

【思维提示】

1.患者发现高血压时较年轻,应优先考虑排除继发性高血压。因此,问诊主要围绕继发性高血压的常见原因、主要临床表现、是否曾降压治疗及效果如何、是否有高血压家族史等问题展开,以寻找符合继发性高血压的证据。

2.通过问诊得知患者无继发性高血压的相关症状,本次入院源于体检时发现血压升高,且患者有高血压家族史,不符合继发性高血压的特点。但在体格检查时仍应进一步重点注意支持继发性高血压的线索,并通过实验室检查和影像学检查寻找继发性高血压的证据。

三、体格检查

【重点检查内容】

在对患者进行系统、全面的心肺检查的同时,应重点注意准确测量血压和心率,为除外大动脉狭窄,应检查四肢动脉搏动,同时测定四肢血压,听诊颈动脉、胸主动脉、腹部动脉和股动脉有无杂音;对心脏大小,是否有心脏杂音,奔马律及双肺底是否有湿啰音等应格外注意。

【检查结果】

T 36.6 ℃,R 18 次/min,P 92 次/min,BP 169/105 mmHg(1 mmHg=0.133 kPa)(左上肢)、166/103 mmHg(右上肢)、174/106 mmHg(左下肢)、176/106 mmHg(右下肢)。神志清楚,呼吸平稳,自动体位。体型正常,口唇无发绀,气管居中,甲状腺不大,胸廓对称,双侧呼吸运动一致,双肺叩诊呈清音,双肺听诊呼吸音清晰,心界不大,心音钝、律整,未闻及奔马律和各瓣膜区杂音,腹部、四肢,神经等系统检查未见异常。

【思维提示】

体格检查结果与问诊不支持继发性高血压的诊断。通过实验室和影像学检查进一步为继发性高血压寻找依据。

四、实验室和影像学检查

【重点检查内容】

1.血生化(钾、空腹血糖、血清总胆固醇、甘油三酯、高密度脂蛋白胆固醇、低密度脂蛋白胆固醇和尿酸、肌酐)。

2.全血细胞计数、血红蛋白和血细胞比容。

3.尿液分析(尿蛋白、糖和尿沉渣镜检)。

4.心电图、血浆肾素活性,血和尿醛固酮、血和尿皮质醇、血游离甲氧基肾上腺素(MN)及甲氧基去甲肾上腺素(NMN)、血儿茶酚胺、肾动脉B超,排除肾性、肾血管性等继发性高血压可能。

【检查结果】

1.血常规、肝肾功能电解质、空腹血糖血脂以及尿常规正常。

2.肾素-血管紧张素-醛固酮(RAAS)结果正常,血清皮质醇节律正常,肾动脉超声正常。

3.入院时血压142/94 mmHg,血儿茶酚胺(CA)大致正常3.71 nmol/L(正常参考值

3.00±0.91 nmol/L)、肾上腺素（E）1.29 nmol/L（正常参考值 1.91±0.60 nmol/L）、去甲肾上腺素（NE）2.5 nmol/L（正常参考值 1.77±0.53 nmol/L）。

4．住院 6 d，期间患者血压波动 2 次，最高 162/100 mmHg 时查血 CA 异常 5.2 nmol/L、E 2.01 nmol/L、NE 3.2 nmol/L。

【思维提示】

考虑到患者阵发性血压高伴儿茶酚胺升高，建议行肾上腺 CT 排除肾上腺髓质增生性高血压可能。肾上腺 CT 见双侧肾上腺形态正常。建议行肾上腺 ECT 检查排除异位嗜铬细胞瘤可能。半月后肾上腺 ECT 结果正常。患者平时压力较大，考虑精神紧张导致交感神经张力升高，交感神经末梢释放儿茶酚胺增加所致。完善上述检查后，排除了继发性高血压可能，诊断为原发性高血压。

【临床诊断】

原发性高血压。

五、治疗方案

1．一般治疗　建议患者戒烟、戒酒、减少钠盐摄入、减轻体重，可进行规律的中等强度运动（如快走、慢跑、骑车、游泳、太极拳等常见健身方式），协助患者减轻精神压力、保持心理平衡。

2．药物治疗　硝苯地平控释片 30 mg，1 次/d，口服。美托洛尔缓释片 47.5 mg，1 次/d，口服。

六、病例思考

1．高血压的评估　应全面评估患者的总体危险，并在危险分层的基础上做出治疗决策（表 1-1）。

表 1-1　高血压危险分层

其他危险因素和病史	血压（mmHg）		
	1 级	2 级	3 级
无其他危险因素	低危	中危	高危
1～2 个危险因素	中危	中危	很高危
3 个以上危险因素或靶器官损害	高危	高危	很高危
临床并发症或糖尿病	很高危	很高危	很高危

①很高危病人：立即开始对高血压及并存的危险因素和临床情况进行综合治疗；②高危病人：立即开始对高血压及并存的危险因素和临床情况进行药物治疗；③中危病人：先对患者的血压及其他危险因素进行为期数周的观察，评估靶器官损害情况，然后决定是否以及何时开始药物治疗；④低危病人：对患者进行较长时间的观察，反复测量血压，尽可能进行

24 h 动态血压监测,评估靶器官损害情况,然后决定是否以及何时开始药物治疗。

2.高血压治疗的基本原则 达标、平稳、综合管理。治疗高血压的主要目的是降低心脑血管并发症的发生和死亡风险。首先要降压达标,不论采用何种治疗方法,将血压控制在目标值以下是根本;其次是平稳降压,告知患者长期坚持生活方式干预和药物治疗,保持血压长期平稳至关重要;此外,长效制剂有利于每日血压的平稳控制,对减少心血管并发症有益,推荐使用;再次,要对高血压患者进行综合干预管理,选择降压药物时应综合考虑其伴随合并症情况;最后,对于已患心血管疾病的患者及具有某些危险因素的患者,应考虑给予抗血小板及降脂治疗,以降低心血管疾病再发及死亡风险。

3.高血压的个体化治疗 目前高血压个体化治疗仍然是根据流行病学和临床调查来做出的,多半属于群体化治疗。只有对不同患者高血压病因、发病机制、病理生理,靶器官损害和合并症及其危险因素有明确的认识后,针对性地选择药物才能做到合理的个体化治疗。如本例患者交感神经活性增高,β 受体阻滞剂效果较好。

病例二 继发性高血压

患者男性,56 岁,以双下肢水肿为首发表现,在检查原因时发现血压升高,于 2019 年 4 月入院。

一、主诉

双下肢水肿、血压升高 5 个月。

二、病史询问及思维提示

【问诊主要内容】

1.水肿的主要特点及伴随症状 水肿的特点,包括水肿出现时间、缓急、部位、是否对称、与体位活动关系,以及各系统的伴随症状和外院检查情况。

2.高血压的特点、伴随症状 发现血压升高时的血压水平、最高血压水平、一般血压水平,血压有无波动;伴随的症状,主要包括高血压本身的症状及可能继发性高血压的症状等。

3.水肿与高血压有无关系 水肿与高血压的先后关系、有无治疗等。

4.治疗情况及效果 水肿、高血压的治疗情况、治疗效果及有无不良反应。

5.既往病史、个人史及家族史 有无引起水肿的相关疾病,特别是慢性肝病、慢性肾病及心脏病史,有无高血压家族史。

【问诊结果】

患者为公司职员,既往身体健康,无传染病接触史,无高血压家族史。发病无明确诱因,水肿进展缓慢,两侧对称,清晨减轻,下午及行走后加重,无特别的伴随症状,曾在外院进行一般检查,包括尿常规、肝肾功能、胸片及心脏超声等,未发现异常,未作特别治疗。在检查水肿原因时发现血压升高,当时 150/90 mmHg,多次测量在 140 ~ 160/90 ~ 100 mmHg,波动不大,最高未超过 160/100 mmHg,血压最高时无头痛、心慌、出汗等不适,未用药物治疗,此次住院主要是寻找水肿原因。

【思维提示】

患者中年男性,水肿发病缓慢,位于双下肢,站立及下午加重,清晨减轻,提示可能与静脉压升高或低蛋白血症等有关。无药物应用史,可排除药物所致水肿;外院资料未发现有心脏、肝脏、肾脏异常,如检查结果无误,则应考虑其他原因所致水肿。患者血压为轻中度升高,中年发病,无高血压家族史,可能为原发性,也可能是继发于肾性、原发性醛固酮增多症、皮质醇增多症等。此病人应考虑存在除肾脏疾病外可引起水肿的继发性高血压,特别是原发性醛固酮增多症、皮质醇增多症、甲状腺疾病等内分泌性疾病。当然两者也可分别存在,需进一步收集相关体检资料。

三、体格检查

【重点检查内容】

结合病史,体检时重点注意有无内分泌疾病异常的体征,特别是皮质醇增多症、甲状腺疾病体征,同时要注意水肿是否凹陷、水肿部位张力,以及高血压器官损害的体征、其他可能的继发性高血压体征。

【检查结果】

P 76 次/min,BP 150/94 mmHg,超力体形,皮肤无紫纹,甲状腺不大,颈静脉无怒张,双肺无异常,心律齐,心尖搏动无移位,心界不大,各瓣膜区无杂音,腹软,肝脾肋下未触及,主动脉走行及肾区无杂音,双下肢中度压凹性水肿,张力较高。神经系统检查未见异常。

【思维提示】

患者体检发现血压升高、超力体型、张力较高的压凹性水肿等阳性体征,结合病史特点进一步提示患者水肿与静脉压升高有关;患者无右心衰的体征,结合病史及外院检查基本可排除心源性水肿;另外体检为凹陷性水肿,甲状腺疾病的可能性也小。因此,患者高血压、水肿重点考虑原发性醛固酮增多症、皮质醇增多症,典型的皮质醇增多症虽然有典型的体征,但早期或亚临床阶段可以无满月脸、水牛背、紫纹、多血质等体征,应行实验室和影像学检查。水肿还需考虑是否有下肢静脉、下腔静脉回流受阻的可能,需行相关影像学检查。

四、实验室和影像学检查

【重点检查内容】

1. 肝功能、肾功能、尿常规、心脏超声,了解有无心脏、肝脏、肾脏等常见引起水肿的疾病。

2. 血常规、电解质、血皮质醇、肾素-血管紧张素-醛固酮、儿茶酚胺、甲状腺功能,了解有无常见的内分泌性高血压。

3. 血糖、血脂,了解有无其他心血管危险因素;胸片、颈动脉超声、眼底检查了解高血压靶器官损害情况。

4. 双下肢静脉、下腔静脉超声,了解有无静脉压迫所致水肿。

【检查结果】

1. 血常规　WBC $11.0×10^9$/L，N 78%，RBC $5.2×10^{12}$/L，Hb 148 g/L，PLT $189×10^9$/L。

2. 肝功能、肾功能、血糖血脂、尿常规　正常范围。血电解质 Na^+ 145 mmol/L，K^+ 3.2 mmol/L；余正常。

3. 心脏超声、胸片、颈动脉超声正常，眼底检查为 1 级改变。

4. 血皮质醇 0 am 123 μg/L，8 am 198 μg/L（正常参考值 37.0～194.0 μg/L），4 pm 154 μg/L（正常参考值 29～173 μg/L）；肾素-血管紧张素-醛固酮、儿茶酚胺、甲状腺功能正常范围。

5. 双下肢静脉超声未见异常，下腔静脉超声示肾脏上极附近占位病变，下腔静脉轻度受压。

6. 小剂量地塞米松抑制试验　8 am 血皮质醇 176 μg/L，不被抑制。

7. 血浆促肾上腺皮质激素（ACTH）2.1 pg/mL（正常参考值 6.0～40 pg/mL）。

8. 肾上腺 CT　右侧肾上腺内侧见 1.8 cm×1.5 cm 低密度结节影，边界清楚，平扫及三期增强 CT 值分别为 0 HU、33 HU、29 HU、24 HU，考虑肾上腺腺瘤，请结合临床生化结果，见图（2-1）。

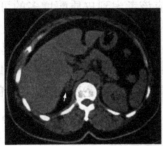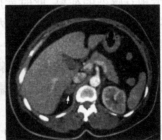

图 2-1　肾上腺 CT 平扫+增强

【思维提示】

1. 根据检查结果，原发性醛固酮增多症、甲状腺疾病可排除，重点考虑皮质醇增多症，该病人为超力体型、血压轻中度升高、水肿、血象升高、血钾偏低均支持其诊断。虽然血皮质醇水平仅轻微升高，但其昼夜节律消失，亦是皮质醇增多的常见表现，小剂量地塞米松抑制试验有助于诊断。皮质醇增多症分为 ACTH 依赖性和非 ACTH 依赖性，前者多见于垂体瘤、异位 ACTH 综合征、后者见于肾上腺肿瘤、肾上腺增生等，可查血 ACTH 鉴别。此病人超声发现肾脏上极附近有占位病变，应高度考虑为肾上腺肿瘤，需行肾上腺 CT 确诊。此病人下腔静脉轻度受压，虽有可能引起双下肢水肿，但应不是主要原因，由皮质醇增多症导致的水钠潴留可能性大。

2. 小剂量地塞米松抑制试验显示患者皮质醇水平不能被抑制，提示诊断应考虑为皮质醇增多症，血浆 ACTH 降低提示为肾上腺疾病可能性大，CT 检查进一步证实，明确为肾上腺占位并皮质醇增多症。肾上腺占位可能为皮质瘤，也可为皮质腺癌，影像学有助于区分，本例患者包膜光滑、腹膜后淋巴结无肿大，考虑为腺瘤可能性大，未作进一步检查,直接泌尿外科手术,病检明确诊断。

【临床诊断】

1. 肾上腺腺瘤。

2. 继发性高血压。

五、治疗方案

腹腔镜肾上腺腺瘤切除术。理由:占位诊断明确,良性可能性大,手术切除为根治术。

六、病例思考

1. 对于继发性高血压,除应了解常见的原因外,一定要熟悉各种继发性高血压的临床特点,才能在诊疗时有的放矢,在问诊、体检和检查时有所侧重。本例皮质醇增多症的诊断并不复杂,但在当地检查半年未明确诊断,当地医生仅在寻找水肿的原因,未把水肿和高血压联系在一起,致使临床思维出现偏差。其原因可能是对皮质醇增多症不太熟悉,对于典型的满月脸、水牛背等表现,绝大多数人都会想到是皮质醇增多症,但水肿其实也是其常见症状。

2. 一般化验结果分析的重要性。此病人外院多次检查,均发现有血象升高的表现,但各系统检查未发现有感染的征象,此时就应该考虑到皮质醇增多的可能。另外,多次电解质检查有血钾偏低,此时也应该想到有内分泌性高血压的可能。

3. 对于皮质醇增多症,不应仅满足于这一诊断,还需明确其原因,是垂体疾病、异位ACTH 综合征,还是肾上腺占位?如是肾上腺占位,良性还是恶性?需要以最简单的方法区分,否则,可能做了大量检查,均是阴性结果,增加患者花费增加,医疗浪费资源。

病例三　冠心病

患者男性,66 岁,于 2018 年 5 月 10 日入院。

一、主诉

间断胸痛半年,再发 15 h。

二、病史询问及思维提示

【问诊主要内容】

1. 发病前是否有劳累、情绪激动、饱食、受寒等?心肌梗死患者发病前的诱发因素不明显,且常发生于安静时。

2. 发作性胸痛的部位、性质、持续时间、伴随症状?心肌梗死患者胸痛发作较以往频繁,多出现在清晨,持续加剧,持久,硝酸甘油疗效差,并可伴有恶心、呕吐、大汗和心动过速、心功能不全、严重心律失常、血压大幅度波动等伴随症状。

3. 入院前是否接受了相应检查及治疗?使用过什么药?效果如何?通过了解院外

诊疗的情况来考虑心肌梗死的可能性,并进一步分析药物的选择是否合理等问题。

4.既往有何种疾病,是否有心血管系统症状、病史或家族史?冠心病发病可能是缓慢而隐匿性的,但若在过程中急性加重,应警惕近期内发生心肌梗死的可能。

5.重要鉴别诊断涉及相关问诊要点?心肌梗死尚需与其他相关疾病相鉴别,如主动脉夹层、急性肺栓塞、急性气胸、急腹症、肋间神经痛、食管病变、神经官能症等。

【问诊结果】

患者男性,66岁,半年前于劳累后出现胸痛,呈钝痛感,主要位于胸骨中段之后,伴左肩疼痛,在当地以"胃病"治疗(具体用药不详),症状缓解。15 h前患者于睡眠休息中突发胸骨后胸痛,呈压榨样疼痛,程度较前剧烈,伴左肩痛。全身大汗,恶心呕吐,呕吐物为胃内容物,不伴头晕头痛、黑蒙晕厥等症状,胸痛持续3 h后有所好转。为求进一步诊疗遂来就诊。既往有"高压病史"15年,最高血压180/100 mmHg,规律服用降压药物(具体用药及剂量不详),血压控制尚可。有吸烟史35年,平均20支/d。

【思维提示】

1.患者为中老年男性,近半年间断出现胸痛症状并于近期加重,按常见病优先考虑的原则应将冠心病急性冠脉综合征放在首位,胸痛时间过长,需重点考虑急性心肌梗死的可能。因此,问诊目的主要围绕冠心病的诱因、发病时因心肌缺血所致相应的临床表现、伴随症状、持续时间、相关危险因素、是否曾接受治疗及效果如何等问题展开,并兼顾重要鉴别疾病的临床表现。

2.通过问诊可明确,患者有冠心病高危因素。发作性胸痛的诱因部位、性质、持续时间、伴随症状等符合冠心病的特点,且本次发病症状恶化,就诊前48 h内出现急性静息型胸痛,需着重考虑急性冠脉综合征;应在体格检查时重点注意心率、血压,肺部听诊是否有啰音,心尖部是否有新发收缩期杂音等;并通过实验室检查和影像学检查寻找心肌缺血的证据。

三、体格检查

【重点检查内容】

心肌梗死患者平时一般无异常体征。发作时可有心率增快,血压升高、表情焦虑、烦躁、皮肤冷汗、恐惧甚至濒死感等。如有乳头肌缺血导致功能失调引起二尖瓣关闭不全,则可出现心尖部收缩期杂音,第二心音可有逆分裂或出现交替脉。

【检查结果】

T 36.5 ℃,R 19次/min,P 100次/min,BP 160/92 mmHg(左上肢)、166/96 mmHg(右上肢)。神志清楚,自动体位。胸廓对称,双侧呼吸运动一致,双肺叩诊呈清音。心界不大,心音低钝,心率100次/min,律齐,各瓣膜区未闻及病理性杂音。腹部平软,无压痛及反跳痛,MurPHy's征(-),脐周、双侧肾动脉听诊区、髂总动脉听诊区未及血管杂音,双侧桡动脉,足背动脉搏动正常对称,双下肢无明显水肿。

【思维提示】

心脏检查未见明显异常。需进一步实验室和影像学检查并判断病情,为治疗方案提供依据。

四、实验室和影像学检查

【重点检查内容】

1. 血常规、尿常规、大便常规　明确是否有感染、贫血、血小板异常或消化道出血。

2. 凝血功能　明确是否有凝血功能障碍,冠脉造影前准备。

3. 肝肾功能、电解质、心肌酶谱(TnI)　评价病情,明确诊断。

4. 血脂血糖、甲状腺功能　明确是否有其他合并症。

5. 心电图、心脏超声及胸片　明确诊断。

6. 感染性疾病筛查　包括乙肝、丙肝、梅毒、艾滋病筛查,冠脉造影前准备。

7. 冠状动脉造影及 PCI 检查结果　明确或修正诊断。

【检查结果】

1. 血常规　WBC $12.13×10^9$/L;N%75.9%;RBC $4.67×10^{12}$/L;Hb 154 g/L;PLT $258×10^9$/L。尿常规、大便常规在正常范围。

2. 凝血功能在正常范围。

3. 肝肾功能、电解质、心肌酶谱　ALT 23 U/L;AST 18 U/L;BUN 4.2 mmol/L;Cr 68.2 μmol/L;Na^+ 140.9 mmol/L;K^+ 3.91 mmol/L;CK-MB 9.5 μg/L(正常参考值<6.6 μg/L);TnI 2.474 μg/L(正常参考值<0.3 μg/L)。

4. 血脂血糖、甲状腺功能　空腹血糖 4.0 mmol/L;总胆固醇 4.11 mmol/L;甘油三酯 1.63 mmol/L;HDL-C0.77 mmol/L;LDL-C 2.59 mmol/L;甲状腺功能正常。

5. 心电图、心脏超声及胸片

(1)入院时心电图Ⅱ、Ⅲ、aVF 导联可见 Q 波,T 波Ⅱ、Ⅲ、aVF 低平(见图 3-1)时,测 CK-MB 9.5 μg/mL;TnI 2.474 μg/mL。

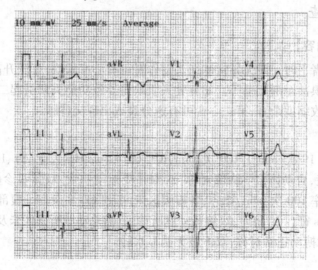

图 3-1　入院时心电图

（2）起病24 h复查心电图：Ⅱ、Ⅲ、aVF 导联可见 Q 波，Ⅱ、Ⅲ、aVFT 波倒置较前加深（见图3-2）时，测 CK-MB 8.2 μg/mL；TnI 1.735 μg/mL。

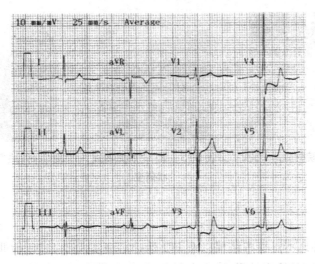

图3-2　起病24 h复查心电图

（3）起病48 h复查心电图：Ⅱ、Ⅲ、aVF T 波倒置程度逐渐变浅（见图3-3）时，测 CK-MB 4.2 μg/L；TnI 0.849 μg/L。

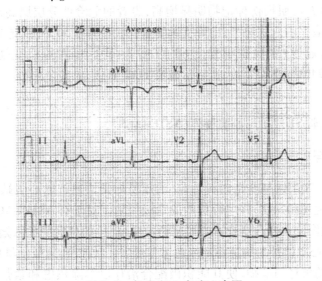

图3-3　起病48 h复查心电图

（4）心脏超声：左房饱满，左室肥大，左室舒张功能降低，左室下壁基底段运动减弱。

（5）胸片：主动脉结稍迂曲，钙化，见图3-4。

6.感染性疾病筛查　正常范围。

7.冠状动脉造影及 PCI　患者呈右冠优势型，前降支远端管腔狭窄程度50%，回旋支近中段欠光整,远段轻度狭窄,右冠近-中段狭窄程度80%(图3-5)。于右冠病变处植入2.5 mm×36 mm,3.0 mm×24 mm 支架2枚,造影示血流 TIMI Ⅲ级,无残余狭窄(图3-6)。

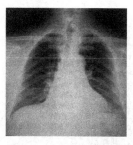 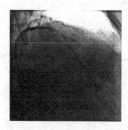 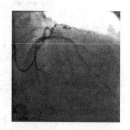

图3-4　入院时胸片所见　　图3-5　GAG 所见右冠　　图3-6　右冠 PCI 术后
状病变

【思维提示】

患者的主要临床特点检查结果以及 PCI 治疗均证实"冠心病急性非 ST 段抬高心肌梗死"的诊断。重要的检查结果:①心电图Ⅱ、Ⅲ、avF 导联可见 Q 波。②心肌酶谱中 CK-MB 及 TnI 增高,且呈动态变化。③心脏超声提示"左室下壁基底段运动减弱"。结合患者的病史和体格检查结果,暂行"冠心病,非 ST 段抬高心肌梗死(NSTEMI),Killip Ⅰ级"诊断,根据患者的缺血症状在48 h 内恶化,并出现长时间(≥20 min)静息性胸病且心电图出现病理性 Q 波,心肌损伤标记物明显增高,患者的危险性分层属高危组。④冠状动脉造影及 PCI:患者呈右冠优势型,前降支远端管腔狭窄程度50%,回旋支近中段欠光整,远段轻度狭窄,右冠近-中段狭窄程度80%(图3-5)。于右冠病变处植入2.5 mm×36 mm,3.0 mm×24 mm 支架2枚,造影示血流 TIMI Ⅲ级,无残余狭窄。

【临床诊断】

冠心病:急性非 ST 段抬高心肌梗死(NSTE-ACS)。

五、治疗方案

1. 一般治疗　NSTE-ACS 是内科急症,治疗目标是快速解除心肌缺血症状,防止进一步演变成心肌梗死和死亡,并进行长期的二级预防。对于有 NSTE-ACS 相关症状(包括症状复发、心电图缺血样改变或者心肌肌钙蛋白阳性)的患者应收入冠心病监护病室,给予至少24 h 的心电监护。病情稳定或血运重建后症状控制,应鼓励早期活动。应尽量对患者进行必要的解释和鼓励,使其能积极配合治疗以解除焦虑和紧张,可以应用小剂量的镇静剂和抗焦虑药物(常用苯二氮䓬类),使患者得到充分休息和减轻心脏负担。保持大便通畅,如便秘可给予缓泻剂。最初饮食应以容易消化的流质、半流质为主,宜少量多餐。

2. 抗血小板治疗

(1)替罗非班:血小板 GPⅠb/Ⅲa 受体拮抗剂,与阿司匹林、氯吡格雷联用是目前最强的抗血小板措施。本例中 PCT 术中使用盐酸替罗非班氯化钠注射液,首先负荷量

10 μg/(kg·min),静推>3 min;维持量 0.15 μg/(kg·min),静脉泵入 24～36 h,并密切关注是否出现出血并发症。

(2)环氧化酶抑制剂:所有无禁忌证的急性心梗患者起病后都应迅速给予阿司匹林,起始负荷剂量为 150～300 mg(非肠溶型),首剂应嚼碎可加快吸收,以便迅速抑制血小板激活状态,以后改用小剂量 75～100 mg/d,如无禁忌证或不耐受应无限期使用。

(3)二磷酸腺苷(ADP)P2Y12 受体抑制剂:氯吡格雷和噻氯匹定能不可逆地选择性阻断血小板 ADP 受体,从而抑制 ADP 诱导的血小板聚集。只要无禁忌证,均应在阿司匹林基础上联合血小板 P2Y12 受体抑制剂治疗 12 个月,可以选择氯吡格雷负荷剂量为 300～600 mg,以后 75 mg/d 维持;或替格瑞洛 180 mg 负荷剂量,之后 90 mg 每日 2 次维持,其中优选替格瑞洛,尤其是对于中高缺血风险(如 cTn 升高)的患者。对于阿司匹林不能耐受的患者,氯吡格雷可替代阿司匹林作为长期的抗血小板治疗药物。

3.抗凝治疗 除非有禁忌证(如活动性出血或已应用链激酶或复合纤溶酶链激酶),所有 NSTE-ACS 患者,无论初始治疗策略如何,应在抗血小板治疗的基础上常规接受抗凝治疗,但成功的 PCI 治疗后如无特殊情况应停止抗凝治疗。常用的抗凝药包括普通肝素、低分子肝素、磺达肝癸钠和比伐卢定。

4.抗心肌缺血治疗

(1)硝酸酯类药物:于舌下含服硝酸甘油 0.3～0.6 mg(国内剂型为 0.5 mg),每 3 min 1 次,共 3 次。出现持续缺血、高血压急性左心衰竭的患者,在最初 24～48 h 的治疗中,静脉内应用硝酸甘油有利于控制心肌缺血发作,还可以通过降低心脏负荷与扩张血管等作用对心力衰竭和高血压患者发挥治疗作用:开始用 5～10 μg/min,每 5～10 min 增加 5～10 pg,直至症状缓解或平均压降低 10% 但收缩压不低于 90 mmHg。静脉滴注二硝基异山梨酯的剂量范围为 2～7 mg/h,初始剂量为 30 pg/min,如滴注 30 min 以上无不良反应则可逐渐加量。目前推荐静脉应用硝酸甘油的患者症状消失 24 h 后,就改用口服制剂或应用皮肤贴剂。近期使用过磷酸二酯酶抑制剂的患者禁用硝酸酯类药物。

(2)镇痛剂:如硝酸酯类药物不能使疼痛迅速缓解,应立即给予吗啡,10 mg 稀释成 10 mL,2～3 mL/次静脉注射,必要时 5 min 重复 1 次,总量不宜超过 15 mg。吗啡的不良反应有恶心、呕吐、低血压和呼吸抑制。一旦出现呼吸抑制,可每隔 3 min 静脉注射纳洛酮 10.4 mg(最多 3 次)拮抗。

(3)β 受体阻断药:在无心力衰竭、低输出量状态、心源性休克风险或其他禁忌证(PR 间期>0.24 s 的 I 度、II 度或 III 度房室传导阻滞但未安装起搏器等)的情况下,应在最初 24 h 内早期口服 β 受体阻断药,推荐使用琥珀酸美托洛尔、卡维地洛、比索洛尔。急性期一般不应用于静脉,除非患者有剧烈的缺血性胸痛或伴血压显著升高且其他处理未能缓解时。口服从小剂量开始(相当于目标剂量 1/4),逐渐递增,使静息心率降至 55～60 次/min。静脉用药多选择美托洛尔,静脉推注,5 mg/次,共 3 次,如果心率低于 60 次/min 或收缩压低于 100 mmHg,则停止给药,静脉注射总量为 15 mg,末次静脉给药后应以口服制剂维持。

(4)钙通道阻断药(CCB):在无相关禁忌证(心功能不全心源性休克风险增加、PR 间期>24 s 或者二度/三度房室传导阻滞)情况下,使用 β 受体阻断药和硝酸酯类药物后仍出现复发缺血症状，或有使用β受体阻断药禁忌证或不耐受，推荐给予非二氢吡啶类CCB治疗。

（5）肾素－血管紧张素－醛固酮系统（RASS）抑制剂：如果不存在低血压（收缩压<100 mmHg或较基线下降30 mmHg以上）或其他已知的禁忌证（如肾衰竭、双侧肾动脉狭窄和已知的过敏），对于左心室 EF≤40%、高血压、糖尿病、稳定 CKD 的 NSTE ACS 患者，应给予口服 ACEI，不能耐受 ACEI 者可用 ARB 替代。

（6）调脂治疗：入院24 h之内评估空腹血脂谱。如无禁忌证，无论血基线 LDL-C 水平和饮食控制情况如何，均建议早期和持续应用高强度的他汀类药物，使 LDL-C 水平降至<70 mg/dL或自基线降低50%，并长期使用他汀类药物。目前推荐的高强度的他汀类药物主要包括阿托伐他汀 20～80 mg/d 或瑞舒伐他汀 10～20 mg/d，剂量因人而异，要考虑患者的体重、肝功能、肾功能等情况。

六、病例思考

1. 急性非ST段抬高　心肌梗死的诊断主要依据临床表现，心电图检查和实验室检查：急性非ST段抬高心肌梗死的临床表现与不稳定型心绞痛类似，但是比不稳定型心绞痛更严重，持续时间更长。急性非ST段抬高心肌梗死的心电图ST段压低和T波倒置比不稳定型心绞痛更明显和持久，并有系列演变过程，如T波倒置逐渐加深，再逐渐变浅，部分还会出现异常Q波。此外，血液中还可检测到升高的心肌酶学标记物。25%的急性非ST段抬高性梗死可演变为有Q波心肌梗死，其余75%则为无Q波心肌梗死。

2. 冠状动脉血管重建治疗　急性非ST段抬高心肌梗死患者进行血管重建的目的是治疗反复发作的心肌缺血，造影所示的病变程度和特征将决定有无血管重建的指征和选择方式。高危患者应尽早行冠状动脉造影检查并行血运重建术。辅以充分的抗缺血及抗血小板及调脂治疗，相比保守治疗有更好的疗效。

病例四　心绞痛

患者女性，70岁，2年来反复出现胸闷心慌症状，于2019年5月21日入院就诊。

一、主诉

反复胸闷心慌2年余。

二、病史询问及思维提示

【问诊主要内容】

1. 发病前诱因是否有劳累、情绪激动、饱食或受寒等。

2. 发作性胸痛的部位、性质、持续时间、伴随症状胸部不适的部位、范围、持续时间，是否放射至左肩、左臂内侧达无名指和小指，或至颈、咽或下颌部，性质为压迫、发闷或紧缩性？是否有乏力、气短、恶心、胸痛、呼吸困难等表现？休息后是否缓解？

3. 入院前是否接受了相应检查及治疗？缓解方式是什么？效果如何？

4. 既往有何种疾病是否有冠心病相关的危险因素？即吸烟、血脂异常、高血压、糖尿病、肥胖、早发冠心病、家族史等。

5. 重要鉴别诊断涉及相关问诊要点是否有食管病变、胆道疾病、消化性溃疡、胸壁疾病、肺部疾病、神经官能症等。

【问诊结果】

患者 2 年前开始间断出现胸闷心慌，主要在左前胸心前区，有手掌大小范围，常放射至左肩、左臂内侧，与活动劳累、情绪激动相关联，每次持续时间约 5 min，休息后症状缓解。胸闷发作时曾自行服用"速效救心丸"，2 ~ 3 min 症状明显改善。为求进一步诊治，遂来入院。既往有高血压病史 2 年，最高血压 160/90 mmHg，未曾正规服药降压及规律检测血压，另有"血脂异常"病史 2 年，未经正规治疗。

【思维提示】

通过问诊可明确，患者为老年绝经后妇女，既往有循环及代谢性疾病，具有明确的冠心病高危因素。发作性胸痛的诱因、部位、性质、持续时间、伴随症状等符合冠心病稳定型心绞痛的特点；应在体格检查时重点注意心率、血压，心尖部是否有新发收缩期杂音等，亦需注意是否有颈动脉杂音或周围血管病变等动脉粥样硬化表现；并通过实验室检查和影像学检查寻找心肌缺血的证据。

三、体格检查

【重点检查内容】

心绞痛患者平时一般无异常体征。心绞痛发作时可有心率增快、血压升高、表情焦虑、皮肤出冷汗等。如有乳头肌缺血导致功能失调引起二尖瓣关闭不全，则可出现心尖部收缩期杂音，第二心音可有逆分裂或出现交替脉。

【检查结果】

T 36.0 ℃，R 20 次/min，P 59 次/min，BP 150/70 mmHg。神志清楚，呼吸平稳，自主体位。胸廓对称，双侧呼吸运动一致，双肺呼吸音清。心界不大，心律齐，各瓣膜区未闻及明显病理性杂音及附加音。腹部、四肢、神经等系统检查未见异常。

【思维提示】

心脏检查未见异常。需进一步实验室和影像学检查并判断病情，为治疗方案提供依据。

四、实验室和影像学检查

【重点检查内容】

1. 血常规、尿常规、大便常规　明确是否有感染、贫血、血小板异常或消化道出血。

2. 凝血功能　明确是否有凝血功能障碍，冠脉造影前准备。

3. 肝肾功能电解质心肌酶谱（TnI）　评价病情，明确诊断。

4. 血脂血糖、甲状腺功能　明确是否有其他合并症。

5. 心电图、心脏超声及胸片 明确诊断。

6. 感染性疾病筛查 包括乙肝、丙肝、梅毒、艾滋病筛查,冠脉造影前准备。

【检查结果】

1. 血常规 WBC $6.28×10^9$/L;N 61.3%;RBC $4.36×10^{12}$/L;Hb 136 g/L;PLT $259×10^9$/L。尿常规、大便常规在正常范围。

2. 凝血功能 正常范围。

3. 肝肾功能 电解质心肌酶谱 ALT 17 U/L;AST 18 U/L;BUN 5.17 mmol/L;Cr 49.3 μmol/L;Na^+ 139 mmol/L;K^+ 4.2 mmol/L;CK-MB 1.1 μg/L(参考值<6.6 μg/L);Tnl 0.001 μg/L(参考值<0.3 μg/L)。

4. 血脂、血糖、甲状腺功能 空腹血糖5.6 mmol/L;总胆固醇4.89 mmol/L;甘油三酯1.46 mmol/L;HDL-C 1.36 mmol/L;LDL-C 3.17 mmol/L;甲状腺功能正常。

5. 心电图、心脏超声及胸片

(1)静息时心电图:窦性心律,T 波 V1-V6 倒置(图4-1)。

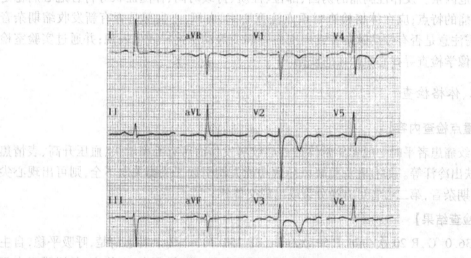

图 4-1 静息时 ECG 所见

(2)发作时心电图:入院后患者于病区步行活动时胸闷再发,T 波 V1-V6 双向低平,"假性正常化"(图4-2)时,测 Tnl 0.003 μg/mL(参考值<0.3 μg/mL)。

(3)缓解时心电图:立即给予舌下含服硝酸甘油 0.5 mg,2~3 min 后症状缓解,T 波恢复静息时倒置状态(图4-3),第 2 天复查 Tnl 0.001 μg/mL(参考值<0.3 μg/L)。

(4)心脏超声:升主动脉稍宽,左房稍大。

(5)胸片:未见明显异常。

6. 感染性疾病筛查:正常范围。

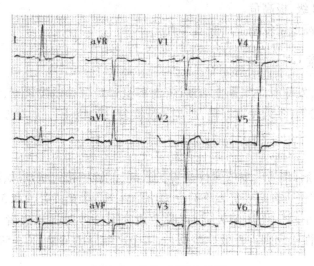

图 4-2　发作时 ECG 所见

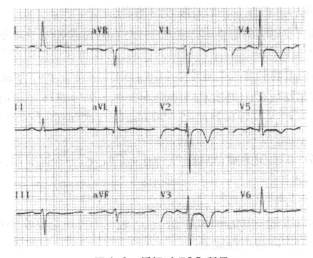

图 4-3　缓解时 ECG 所见

【思维提示】

患者心肌酶谱中 CK-MB 及 TnI 始终处于正常范围,静息心电图即有 T 波倒置,提示可能存在心肌缺血,而胸闷发作时心电图又出现"假性正常化",结合患者的病史和体格检查结果,考虑"冠心病,稳定型心绞痛"的诊断,但仍需行冠状动脉造影帮助明确诊断、评价预后、指导治疗。进一步的处理应是完善稳定型心绞痛药物治疗及经皮冠状动脉介入治疗,通过治疗明确或修正诊断。

【临床诊断】

1. 冠心病,稳定型心绞痛,前降支支架植入术后。

2. 高血压病 2 级,极高危。

3. 血脂异常,高低密度脂蛋白胆固醇血症。

五、治疗方案

1. 一般治疗　发作时立刻停止活动,平时尽量避免各种诱发因素,如过度的体力活动、情绪激动、饱餐等,冬天注意保暖,避免油腻饮食,戒烟限酒。如有发绀或呼吸困难则行吸氧。

2. 药物治疗

(1)硝酸酯制剂:作为内皮依赖性血管扩张剂,能够扩张冠状动脉,减少心肌需氧和改善心肌灌注。本例患者心绞痛发作时立即给予舌下含服硝酸甘油 0.5 mg,1 ~ 2 min 即开始起作用,约半小时后作用消失,延迟见效或完全无效时提示患者并非患心绞痛或 ACS 可能;长期慢性治疗则需长效硝酸酯类,如单硝酸异山梨酯,20 ~ 50 mg,1 ~ 2 次/d,口服。

(2)β 受体阻滞剂:β 受体阻滞剂可通过负性肌力和负性频率作用,降低心肌需氧量和增加冠状动脉灌注时间,减少心绞痛发作和增加运动耐量。用药后静息心率目标值为 50 ~ 60 次/min,本例中患者自主心率偏慢,暂不使用。

(3)钙通道阻断药或钙拮抗剂:非二氢吡啶类 CCB(维拉帕米及地尔硫草)具有对窦房结的抑制作用,能减慢心率。对于心绞痛的控制,CCB 和 β 受体阻断药效应相同,两者可合用。但 β 受体阻断药和非二氢吡啶类 CCB 合用时应谨慎,因常导致心动过缓及房室传导阻滞。CCB 常用制剂有:①维拉帕米 40 ~ 80 mg,3 次/d 或缓释制剂 240 mg/d;②地尔硫卓 30 ~ 60 mg,3 次/d,其缓释制剂 45 ~ 90 mg,1 ~ 2 次/d;③硝苯地平控释制剂 30 ~ 60 mg,1 ~ 2 次/d。

(4)代谢性药物:①曲美他嗪,口服,40 ~ 60 mg/d,分 2 ~ 3 次服用;②雷诺嗪,口服,500 ~ 1000 mg,2 次/d。

3. 改善预后药物治疗

(1)阿司匹林:口服 75 ~ 100 mg/d 维持治疗,通过不可逆抑制血小板内环氧化酶-1 防止血栓烷 A2 形成,阻断血小板聚集。

(2)调脂治疗:他汀类药物能有效降低 TC 和 LDL-C 浓度,从而降低心血管事件。所有冠心病稳定型心绞痛患者如无明显禁忌均应接受他汀类药物治疗,LDL-C 目标值< 2.6 mmol/L(100 mg/dL),如合并糖尿病则应使 LDL-C<2.07 mmol/L(80 mg/dL)。本例中使用瑞舒伐他汀,10 mg 口服,每晚一次。具有调脂、抗炎及稳定斑块作用,改善预后,降低终点事件。

(3)血管紧张素转缓酶抑制剂(ACEI):培哚普利,4 mg/d,口服,减少冠心病心绞痛患者的主要终点事件的危险性,如果合并糖尿病、心力衰竭或左室收缩功能不全者更应考虑使用 ACEI。

六、治疗效果

经过抗心肌缺血、抗血小板、ACEI 及他汀等药物治疗,患者在住院期间仍有心绞痛发作,且发作时心电图变化特点类似,进一步行冠脉造影及 PCI,从而进一步印证诊断并做治疗。冠状动脉造影及 PCI:冠脉呈左冠优势型,前降支近段狭窄,程度约 80%;中段狭窄,程度约 30%;第二对角支开口狭窄,程度约 30%。回旋支未见明显病变征象。右冠细小,近段、中段狭窄,程度约 40%（图 4-4）。前降支近段病变处经球囊扩张后植入 4.0 mm×36 mm 支架 1 枚,复查造影示支架植入处无残余狭窄,血流 TIMI HI 级（图 4-5）。

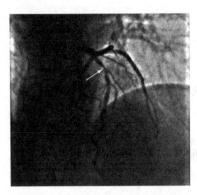 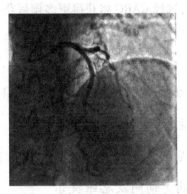

图 4-4　CAG 所见前降支近段狭窄　　　图 4-5　前降支 PCI 术后

七、PCI 术后调整治疗方案(新方案)

1. 阿司匹林 300 mg/d,1 月后减为 100 mg/d,长期维持。

2. 氯吡格雷二磷酸腺苷(ADP)受体拮抗剂,有效减少 ADP 介导的血小板激活和聚集,主要用于支架植入后或阿司匹林禁忌证患者。剂量为 150 mg/d,半月后减为 75 mg/d,维持 12 个月。

3. 培哚普利 4 mg/d,口服维持。

4. 瑞舒伐他汀 10 mg/晚,口服维持。

5. 硝苯地平控释片 30 mg/d,口服维持。

6. 曲美他嗪 20 mg/次,3 次/d,口服维持。

八、病例思考

稳定型心绞痛的诊断主要依据临床表现、体格检查、心电图和实验室检查等相关无创检查及 CAG 等有创检查。慢性稳定型心绞痛发作的部位、程度、性质、频率及诱发因素在数周内无明显变化。静息心电图正常不能除外冠心病心绞痛。胸痛发作时可记录到一过性 ST-T 改变,缓解后 ST-T 缺血改善;或者发作时倒置 T 波呈"假性正常化",发作后恢复原倒置状态,均提示心肌缺血,并有可能是严重冠脉病变。静息心电图无明显异常者需进行心电图负荷试验。通常稳定型心绞痛检测心肌损伤标记物在正常范围。稳定型心绞痛药物治疗主要目的是预防心肌梗死和猝死,改善生存,减轻症状和缺血发作,改善生活质量。

稳定型心绞痛是否进行血管重建需要遵循如下标准:若患者药物治疗无法成功控制

症状、无创检查提示较大面积心肌存在风险、手术成功率高、相关并发症和死亡率在可接受范围内,可以考虑进行血管重建治疗。稳定型心绞痛的血管重建治疗主要包括经皮冠状动脉介入治疗(PCI)和冠状动脉旁路移植术(CABG)。PCI创伤小、恢复快、危险性相对较低。对于高危患者及单支血管病变患者,PCI缓解症状更为显著。尤其是应用药物洗脱支架减少了再狭窄风险及包括靶血管重建在内的主要负性心血管事件。CABG亦可改变中危、高危患者的预后,尤其在左主干明显狭窄或三支主要冠状动脉近段的明显狭窄情况下,选择CABG将获得更多预后获益。

病例五 心力衰竭

患者女性,72岁,于2018年11月6日入院。

一、主诉

活动后气促、乏力10年,再发加重伴夜间呼吸困难、四肢水肿2年。

二、病史询问及思维提示

【问诊主要内容】

1. 发病诱因　什么情况下出现气促、乏力等症状,是活动后出现还是静息状态下就有?如果是活动后出现,多大的活动量能导致气促、乏力等症状?发病前是否有情绪激动或者体力劳动等?

2. 伴随症状　是否伴有咳嗽、咳痰?如有咳痰,性状如何?缓解因素如何?是晨起或下床活动后缓解还是咳出痰后缓解?老年患者常伴有慢性肺阻塞性疾病,也可出现夜间的呼吸困难,因此须鉴别是心源性还是肺源性的呼吸困难。是否伴有下肢水肿?

3. 询问　患者夜间能否平卧?是否需要高枕卧位?

4. 既往病史　有无高血压、糖尿病、冠心病等基础疾病,有无慢性肾脏疾病等。

【问诊结果】

患者为72岁女性,10年前出现劳力性气促、乏力,从上楼喘气到走平路出现气促,休息后可缓解。近2年患者症状逐渐加重,从夜间阵发性呼吸困难到静息状态下持续呼吸困难,不能平卧,伴心悸、胸闷、四肢水肿、腹胀、纳差等症状。曾因"心力衰竭"在外院反复多次住院治疗效果不佳,遂来院就诊。患者否认高血压和糖尿病史,无吸烟、饮酒史,无类似疾病家族史。

【思维提示】

1. 患者为老年女性,有10余年活动后气促、乏力病史,近两年有夜间呼吸困难、水肿等症状,按常见病优先考虑的原则应将心力衰竭放在首位。因此,问诊目的主要围绕心力衰竭的原因、按照NYHA心功能分级询问患者引起气促、乏力等症状的诱因,询问缓解因素以及存在的并发症及危险因素等。

2. 通过问诊可以明确,患者既往有心力衰竭病史,近2年症状加重,出现静息状态下持续呼吸困难、不能平卧以及四肢水肿等心衰症状,且反复多次因"心力衰竭"住院治疗,效果不佳,因此,应考虑"难治性心力衰竭"的诊断。

三、体格检查

【重点检查内容】

考虑患者诊断为心力衰竭,因此在对患者进行系统,全面地检查同时,应重点注意心力衰竭伴随体征的检查。如心界有无扩大,心脏听诊有无杂音、奔马律,肺部听诊有无啰音,有无颈静脉充盈,有无肝颈静脉回流征阳性,有无四肢水肿,肝、脾肿大,胸、腹水等体循环瘀血表现。

【检查结果】

T 36.5 ℃,R 23 次/min,P 70 次/min,BP 100/60 mmHg。神志清楚,呼吸急促,半卧体位,皮肤巩膜无黄染。颜面水肿,颈静脉充盈,双侧中、下肺可闻及湿啰音,下肺呼吸音减弱。心界向两侧扩大,心尖部可闻及 3/6 级收缩期杂音,心律不齐,心室率为 90～112 次/min,心音强弱不等。腹部膨隆,肝肋下 3 cm,腹部移动性浊音(+),四肢凹陷性水肿。神经系统检查未见明显异常。

【思维提示】

问诊及体格检查结果证实患者心力衰竭诊断,有肺循环和体循环瘀血表现。患者心脏听诊可闻及 3/6 级收缩期杂音,考虑瓣膜性心脏病导致的心力衰竭可能。心脏听诊心音不齐,强弱不等,提示房颤可能性大,进一步实验室和影像学检查的主要目的是明确有无心脏瓣膜病变,评估患者心功能,肝肾功能等情况。为进一步的治疗提供依据。

四、实验室和影像学检查

【重点检查内容】

1. 血常规　明确有无感染,有无贫血。
2. 尿常规　明确有无蛋白尿等,评估有无肾脏损害。
3. 肝功能、肾功能、电解质　明确有无肝、肾功能损害及电解质异常,并为治疗提供用药依据。
4. 动脉血气分析　评价病情。
5. 胸部影像学　明确诊断并了解病变部位和范围。
6. 冠脉造影　明确狭窄部位及程度。

【检查结果】

1. 血常规　WBC $10.7×10^9$/L,RBC $3.32×10^{12}$/L,N% 86.67%,Hb 103 g/L。
2. 尿常规　尿比重 1.010,尿白细胞(++),尿蛋白(-)。
3. 肾功能及电解质　BUN 14.2 mmol/L,肌酐 196.9 μmol/L,尿酸 515 μmol/L,钠 126 mmol/L,钾 4.8 mmol/L。肝功能总胆红素 31.8 μmol/L,直接胆红素 17.1 μmol/L,ALT、AST、碱性磷酸酶均正常,清蛋白 33.5 g/L,球蛋白 43.2 g/L。

4.其他　NT-proBNP 11.024 pg/mL。血糖空腹7.3 mmol/L,餐后2 h 11.5 mmol/L。肾脏灌注显像 eGFR 55 mL/min。ECG 心房纤颤。

5.胸部正、侧位片　肺瘀血,全心扩大(图5-1)。

6.UCG　全心扩大,二尖瓣前叶脱垂伴重度关闭不全,三尖瓣重度关闭不全,肺动脉增宽并中度肺动脉高压,少量心包积液。LA 5.9 cm,LV 5.8 cm,RA 5.9 cm,RV 4.7 cm,EF 34%,FS 18%。

7.胸、腹部超声　双侧胸腔积液,腹腔积液。肝肋下3 cm,肝静脉增宽。

8.冠脉造影检查　未见严重动脉粥样硬化。

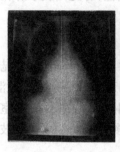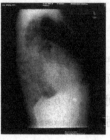

图5-1　心脏正、侧位片

【思维提示】

检查结果提示:①UCG 证实患者存在瓣膜性心脏病;②肾功能和肾脏灌注显像提示患者存在肾功能异常;③患者否认糖尿病史,但入院检测空腹血糖为7.3 mmol/L,餐后2 h血糖为11.5 mmol/L,符合糖尿病诊断标准;③行冠脉造影检查未见严重动脉粥样硬化。

【临床诊断】

1.难治性心衰。

2.2型糖尿病。

五、治疗方案

1.一般治疗　对心力衰竭的基本病因和危险因素进行评价并积极治疗,消除心力衰竭的诱因如控制感染、治疗心律失常;改善生活方式,降低新的心脏损害危险性,如戒烟戒酒,肥胖患者应减轻体重;低盐、低脂饮食,适当运动训练提高运动耐力;避免应用某些药物如非甾体抗炎药物吲哚美辛、I类抗心律失常药及大多数的钙拮抗药;密切观察病情演变及定期随访。

2.洋地黄制剂　长期应用不能提高心力衰竭患者的生存率,但可改善症状,增加活动能力。地高辛剂量个体差异大,目前多采用开始即用固定的维持量给药0.125～0.25 mg/d。本例患者为老年女性,应用地高辛剂量为0.125 mg/d,需结合心功能改善表现、药物血清浓度和有无洋地黄中毒反应来调整剂量;多巴酚丁胺60～80 mg 稀释后微泵iv qd,持续6 d。

3. 利尿剂　减轻水肿改善症状的疗效肯定,但对心力衰竭远期转归的影响不明。本例患者可给予应用螺内酯,20~40 mg,bid~tid;托拉塞米20~60 mg 稀释后静脉微泵 qd,持续7 d,间断停用2~3 d,反复使用。

4. ACEI 类药物　可抑制心肌纤维化,改善心肌重构,治疗前应注意利尿剂已维持在最合适剂量,应用的基本原则是从小剂量开始,如能耐受则逐渐增大剂量,直达最大耐受量或靶剂量并长期维持应用。一般每隔3~7 d 倍增一次。培哚普利起始剂量2 mg,qd,目标剂量4~8 mg,qd。注意监测肾功能和血钾。

5. 甘精胰岛素8 h 睡前,拜糖平50 mg tid。

6. 行冠脉造影检查未见严重动脉粥样硬化,心外科行二尖瓣置换术,术后给予抗感染、利尿、强心、扩管、降糖、抗凝等治疗。

六、病例思考

1. 难治性心力衰竭又称顽固性心力衰竭,是指排除因治疗不当或可逆性心衰诱因、病因未纠正等因素,并确认所有常规心衰治疗均得到合理应用的条件下,患者仍有静息或轻微活动时气促和乏力等心衰症状,并需要反复住院治疗。此期的心衰患者死亡率高,治疗目的是改善症状,提高生活质量、减少死亡率和病残率。

2. 明确难治性心力衰竭患者的诊断,首先应该确定患者是否真正存在心衰,有无诊断错误,注意与呼吸系统疾病,如阻塞性肺气肿、肺功能不全鉴别,下肢水肿应注意与肾脏疾病、肝脏疾病、静脉炎、淋巴水肿等鉴别。此外,心衰的诱因是否已合理祛除,如感染(特别是呼吸道感染)、妊娠、风湿活动、感染性心内膜炎、肺栓塞等。治疗上已用治疗心衰、呼吸系统疾病,治疗措施是否合理适当,包括利尿剂,洋地黄。血管扩张剂、ACEI 制剂等使用是否合理,是否严格限制水、钠摄入,电解质紊乱、酸碱平衡失调是否已纠正。

病例六　心律失常

患者男性,18 岁,在读学生,既往身体健康,于2017 年9 月5 日入院。

一、主诉

阵发性心悸2 年,再发3 h。

二、病史询问及思维提示

【问诊主要内容】

1. 发病诱因　心悸发作前是否有情绪激动、突然用力、劳累或者饱餐史? 阵发性室上性心动过速发作时可能有以上诱因,也可能无任何诱因。

2. 心悸发作时是否有突然发生、突然终止的特点　心悸每次发作持续时间、发作频率? 症状发作后缓解的方法? 阵发性室上性心动过速发作时具有突发突止的特点,是疾病临床诊断的重要线索。心悸持续时间通常不等,可数秒钟、数分钟或数小时,发作频率亦无规律性,可间隔数小时、数天抑或数月。阵发性室上性心动过速可以通过按压颈动脉窦、眼球、深吸气后憋气(Valsalva 动作)、刺激咽后壁诱发恶心等增加迷走神经张力的方法而终止,是阵发性室上性心动过速的一项重要特征。

3. 伴随症状　心悸发作后有无呼吸困难、头晕、黑矇、晕厥及胸闷乏力的症状? 阵发性室上性心动过速伴有快速的心室率时可有心排出量减少致器官供血不足,出现上述诸症,甚至有心功能不全和血流动力学紊乱的表现。

4. 诊疗过程　心悸发作时是否在医院就诊,有无行心电图检查,是否应用药物治疗?如能捕捉到心悸发作时的心电图有确诊价值。阵发性室上性心动过速发作时通常应用非二氢吡啶类钙离子拮抗剂、β_2 受体阻滞剂及 I c 类抗心律失常药、腺苷、三磷酸腺苷等可以终止发作。

5. 既往有何种疾病,是否有心血管系统疾病症状　心悸可以是生理性的,例如在剧烈运动,大量吸烟,饮酒或服用某些药物后出现,也可以是病理性的,如贫血、甲亢、低血糖、发热等疾病时伴发心悸。

【问诊结果】

患者为在读学生,心悸多在剧烈运动后发生,每次都突然发作,伴黑矇、胸闷、乏力及全身大汗,可自行突然缓解或者在深吸气继而憋气后缓解,每次持续 2 min 到 1 h 不等,无晕厥、胸痛及手足抽搐。心悸发作时曾于当地医院就诊,行心电图检查示窄 QRS 波群心动过速,心率 220 次/min,未予任何治疗。3 h 前,心悸再次发作,于入院门诊行心电图检查示窄 QRS 波群心动过速,心率 210 次/min,为求进一步诊治遂入院。既往身体健康,否认有引起心悸的其他系统疾病。

【思维提示】

1. 青年患者,心悸发作为阵发性,呈反复发作,按常见病优先考虑的原则首先考虑阵发性室上性心动过速。因此,问诊时主要围绕阵发性室上性心动过速的诱因、发作特点、持续时间、发作频率、缓解和终止的方式、伴随症状、心电图表现以及是否应用药物治疗及效果如何等问题展开,同时兼顾鉴别疾病的临床表现。

2. 通过问诊可明确,患者诉心悸反复发作,具有突发突止及深吸气后憋气可缓解的特点,发作时心电图示窄 QRS 波群心动过速,并且否认既往有心血管系统及其他系统疾病,符合阵发性室上性心动过速的诊断,应在体格检查时重点注意心率是否增快、心律是否规整,有无低血压并通过实验室和影像学检查排除心血管系统及其他系统疾病,并通过经食管电生理及心内电生理检查进一步明确阵发性室上速类型,为治疗方式的选择提供依据。

三、体格检查

【重点检查内容】

考虑患者阵发性室上性心动过速的可能性最大,因此在对患者进行系统、全面体检的同时,应重点注意发作时的心率、心律及血压。由于大多数患者就诊时处于心悸等未发作状态,体检的重点可放在发作时的心率及心律,有无心界扩大、心脏杂音等。

【检查结果】

T 36.4 ℃,P 76 次/min,R 20 次/min,BP 110/80 mmHg。神志清楚,呼吸平稳,查体合作。口唇无发绀,全身皮肤黏膜无黄染,浅表淋巴结无肿大,气管居中,甲状腺无肿大,未闻及血管杂音。双肺呼吸音清晰,未闻及啰音。心尖搏动位于左锁骨中线内侧 0.5 cm,心率 76 次/min,律齐,各瓣膜听诊区未闻及杂音。腹软,无压痛及反跳痛。双下肢不肿。神经系统查体未见异常。

【思维提示】

心脏体格检查无异常发现,并不能否定阵发性室上性心动过速的诊断。阵发性室上性心动过速通常发生于无器质性心脏病的患者,若患者有心脏扩大、心脏杂音等体征,应通过 X 射线胸片、心脏超声等检查进一步明确是否并存其他疾病。

四、实验室和影像学检查

【重点检查内容】

1. 血常规　排除感染、贫血等疾病。

2. 甲状腺功能　排除甲状腺功能亢进。

3. 心电图　观察有无异常节律、预激、QT 间期延长、ST-T 异常等。

4. 胸部 X 射线　检查有无心脏、大血管和肺部疾病。

5. 心脏超声　明确有无心脏形态结构和功能改变。

6. 食管电生理　诱发临床心律失常并初步判断其类型,为评估治疗效果和预后提供参考。

【检查结果】

1. 血常规　正常范围。

2. 甲状腺功能　正常范围。

3. 心电图　窦性心律,正常心电图(图 6-1)。

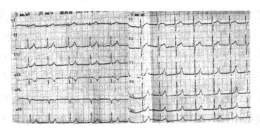

图 6-1　心悸未发作时心电图窦性心律,正常心电图

4. 胸部 X 射线　心影大小、形态未见明显异常。

5. 心脏彩超　冠状静脉窦扩张(左位上腔静脉),余心脏形态结构及瓣膜活动正常。

6. 食管电生理　SVT 特征,HR 为 224 次/min,RP 为 50 ms,PR 为 220 ms,窄 QRS 波群 0.08 s,结论为房室结折返性心动过速(慢-快型)。

【思维提示】

重要的检查结果有两项:①发作时心电图(图6-2)示窄 QRS 心动过速,未发作时心电图示窦性心律,正常心电图;②食管电生理提示窄 QRS 型心动过速。根据发作时食管心电图记录到RP<PR,并且 RP 为 50 ms,慢-快型房室结折返性心动过速(AVNRT)的初步诊断成立。如果进行导管射频治疗,需要进行心电生理检查,以进一步明确诊断室上性心动过速类型。

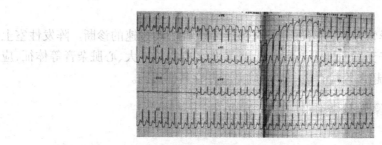

图6-2 心悸发作时心电图(窄 QRS 波群,心动过速)

【临床诊断】

阵发性室上性心动过速。

五、治疗方案

心电生理检查+射频消融术。

六、病例思考

慢-快型 AVNRT 的心电图特点:慢-快型 AVNRT 又称典型 AVNRT,成年人最常见,约占 AVNRT 的90%,系慢径路前传,快径路逆传。①突然发作,突然终止。②P 波呈逆行性:心动过速时,心房与心室几乎同时激动。多数患者因 P 波埋在 QRS 波群中而见不到,约30%的患者 P 波紧随 QRS 波之后(R 后 P),R-P 间期/P-R 间期<1,P 波在Ⅱ、Ⅲ、aVF 导联倒置,在 aVR 导联直立。部分病例在 V1 导联 QRS 波终末部有 r 波,实为 P 波的一部分。③QRS 波形正常:频率为 140~220 次/min,发作时大多为 150~160 次/min,多在 200 次/min 以下,节律规则。④诱发心动过速发作起始的房性期前收缩是经慢径路下传,所以 AVNRT 的第 1 个心搏的 P-R 间期延长,即显示有双径路特征。⑤适时的房性期前收缩电刺激可诱发及终止 AVNRT 发作,窦性期前收缩、交界区性期前收缩、室性期前收缩也可诱发(少数情况下)。⑥颈动脉窦按压刺激迷走神经方法:可使部分患者终止发作;或仅使心动过速频率有所减慢。⑦伴有房室或室房传导阻滞而使心房心室频率不一致者罕见。

第二节 呼吸系统疾病

病例七 上呼吸道感染

患者女性,23 岁,于 2017 年 7 月 14 日来诊。

一、主诉

咳嗽 2 周。

二、病史询问及思维提示

【问诊主要内容】

1. 是干咳还是伴咳痰?干咳或刺激性咳嗽常见于急性上呼吸道感染、急性支气管炎、肺部炎症早期、肿瘤、咳嗽变异性哮喘、间质性肺疾病、过敏或烟雾吸入等。咳嗽伴咳痰常见于支气管炎、肺炎、肺结核、肺脓肿、支气管扩张等呼吸系统感染性疾病。

2. 是否伴咽痛、鼻塞、流涕等症状?如果发病初期有这些症状提示上呼吸道感染,流黄涕或脓涕常提示可能有鼻窦炎。经常有鼻塞、打喷嚏、流清水样鼻涕或于季节变化、冷空气吸入时出现,提示有过敏性鼻炎。

3. 是否发热?咳嗽伴发热常提示呼吸系统感染性疾病可能性大。

4. 咳痰量及痰的颜色?是否伴咯血?咳黄痰或脓痰常见于下呼吸道细菌感染,如果咳大量脓臭痰提示肺脓肿的可能。肺结核活动和支气管扩张时可伴咯血,急性支气管炎和肺炎偶尔可痰中带血,大叶性肺炎时可有铁锈色痰。

5. 是否伴喘鸣?急性喉炎、支气管炎、支气管异物或内膜病变、哮喘、气道受压狭窄等疾病咳嗽可伴有喘鸣。

6. 是否伴胸痛和气短?肺炎、胸膜炎、肺脓肿、肺栓塞等疾病咳嗽可伴胸痛,哮喘、胸腔积液或气胸时咳嗽可伴气短。

7. 既往是否有慢性咳嗽或咳嗽反复发作史?如果过去有过类似的反复咳嗽,尤其是与季节有关或有过敏性鼻炎病史,可能是咳嗽变异型哮喘。如果有慢性咳嗽史,此次咳嗽也可能是慢性呼吸道疾病的急性发作。

8. 来诊前是否用过药物?效果如何?通过了解药物治疗及反应情况协助诊断并为制订治疗方案提供参考。

9. 周围人群中是否有类似咳嗽症状?普通呼吸道病毒感染、肺炎支原体感染时可出现咳嗽人群聚集现象或小的流行。密切接触开放性肺结核患者容易感染上肺结核。

【问诊结果】

患者为大学生,既往身体健康。2 周前洗凉水澡后咽痛、鼻塞、流清涕、打喷嚏、周身不适,继之咳嗽,多为干咳,偶尔可咳出少量白痰,咳嗽重时可听到少量喘鸣声,偶尔气短,伴乏力,不爱活动,未觉发热,未测体温,无咯血,无胸痛,自服感冒药 3 d、阿莫西林 5 d,咽痛、鼻塞、流涕等症状消失,但咳嗽症状无明显减轻来诊。

【思维提示】

1. 患者年轻,病史较短,以咳嗽为主要症状,首先考虑可能由呼吸系统急性感染性疾病所致。但因咳嗽可由多种原因引起,也可能是非感染性呼吸系统疾病的早期症状或其他系统疾病的伴随症状。因此,问诊时除了重点询问咳嗽的性质及有无呼吸系统感染的伴随症状外,还应详细询问发病的诱因、用药情况等,以寻找支持或排除呼吸系统感染性疾病的证据。

2. 患者发病前有一定诱因(着凉),发病时有咽痛、鼻塞、流涕等感冒症状,虽然未感觉发热,仍提示有急性上呼吸道感染。患者年轻,病史短,既往体健,无慢性咳嗽或咳嗽反复发作史,除乏力外,无其他呼吸系统以外症状。因此,由非感染性呼吸系统疾病或其他系统疾病引起咳嗽不能完全除外,但可能性不大。

三、体格检查

【重点检查内容】

因考虑患者急性呼吸系统感染的可能性大,体格检查时应重点检查上呼吸道(咽、扁桃体)及肺部,注意肺部听诊有无啰音,同时准确测量体温,观察是否有发热。

【检查结果】

T 37.3 ℃,R 16 次/min,P 82 次/min,BP 115/75 mmHg。神志清楚,呼吸平稳,自主体位。口唇无发绀,皮肤黏膜及巩膜无黄染,眼结膜无充血,浅表淋巴结未触及。咽部略充血,双侧扁桃体无肿大,气管位置居中,甲状腺不大。胸廓对称,双侧呼吸运动度一致,双肺叩诊清音。听诊在深吸气时右上肺可闻及少许干啰音。心界不大,心音钝、律整,各心脏瓣膜听诊区未闻及杂音。腹部平软,肝脾肋下未触及,脊柱、四肢及神经系统未见异常。

【思维提示】

根据病史及体格检查阳性结果(低热、右上肺深吸气时少许干鸣音)提示患者可能在急性上呼吸道感染基础上并发急性支气管炎或肺炎。进一步实验室和影像学检查目的主要是确定感染部位和寻找病原学证据,并为下一步治疗提供依据。

四、实验室和影像学检查

【重点检查内容】

1. 血常规、ESR 进一步证实感染性疾病。

2. 血清肺炎支原体抗体,肺炎衣原体抗体,病毒抗体检测 明确病原。

3. 胸部正侧位片 明确病变部位及范围,或排除肺部疾病。

4. 肺功能测定 排除支气管哮喘。

【检查结果】

1. 血常规　WBC $6.8×10^9$/L,S 56%,L 38%,M 4%,EC 2%,RBC $4.31×10^{12}$/L,Hb 136 g/L,PLT $254×10^9$/L;ESR 26 mm/h。

2. 血清肺炎支原体抗体　1:80(IgM+),衣原体抗体及病毒抗体均阴性。

3. 胸部正侧位片　双肺纹理略增强(图7-1)。

4. 肺功能通气功能正常,支气管激发试验阴性。

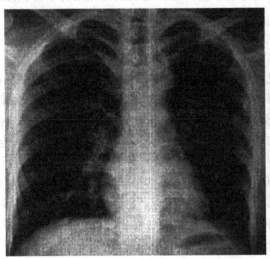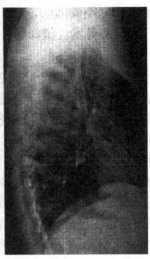

图7-1　发病时胸部正侧位片

【思维提示】

检查阳性所见只有血沉增快、胸片示双肺纹理略增多和血清肺炎支原体抗体滴度略升高(1:80),目前可以排除典型肺炎、肺脓肿、肺结核、支气管扩张、支气管哮喘等疾病,但支原体肺炎暂时尚不能除外,因为肺炎支原体抗体滴度的上升速度有个体差异,上升的高峰可能在发病2周以后。结合病史及查体右上肺闻及少许干啰音,初步诊断考虑为急性上呼吸道感染引起急性支气管炎,干啰音可能由分泌物阻塞气道或支气管局部痉挛所致。急性支气管炎的病原学尚不清楚,可以根据患者咳嗽的性质(干咳)、肺炎支原体抗体的滴度[略升高(1:80)],患者在院外口服5 d阿莫西林效果不佳,考虑肺炎支原体或病毒感染可能性大。

【临床诊断】

肺炎(支原体感染)。

五、治疗方案

1. 对症治疗　有急性咳嗽、鼻后滴漏和咽干的患者可给予伪麻黄碱治疗以减轻鼻部充血,亦可局部滴鼻应用,必要时加用解热镇痛类药物。

2. 抗生素治疗　普通感冒无需使用抗生素。有白细胞升高、咽部脓苔、咯黄痰和流鼻涕等细菌感染证据,可根据当地流行病学史和经验选用口服青霉素、第一代头孢菌素、大环内酯类药物或喹诺酮类药物。极少需要根据病原菌选用敏感的抗生素。

3.抗病毒药物治疗　由于目前药物滥用而造成流感病毒耐药现象,所以对于无发热、免疫功能正常、发病不超过2 d的患者一般无需应用抗病毒药物。利巴韦林和奥司他韦有较广的抗病毒谱,对流感病毒、副流感病毒和呼吸道合胞病毒等有较强的抑制作用,可缩短病程。

4.中药治疗　可辨证给予清热解毒或辛温解表和有抗病毒作用的中药,有助于改善症状,缩短病程。

六、病例思考

1.上呼吸道感染是人类最常见的传染病之一,多发于冬春季节,多为散发,且可在气候突变时小规模流行。主要通过患者喷嚏和含有病毒的飞沫空气传播,或经污染的手和用具接触传播。可引起上呼吸道感染的病原体大多为自然界中广泛存在的多种类型病毒,同时健康人群亦可携带,机体对其感染后产生的免疫力较弱、短暂,病毒间也无交叉免疫,故可反复发病。

2.急性上呼吸道感染70%～80%由病毒引起,包括鼻病毒、冠状病毒、腺病毒、流感和副流感病毒以及呼吸道合胞病毒、埃可病毒和柯萨奇病毒等。另有20%～30%的上呼吸道感染为细菌引起,可单纯发生或继发于病毒感染后发生,多见口腔定植菌溶血性链球菌,其次为流感嗜血杆菌、肺炎链球菌和葡萄球菌等,偶见革兰氏阴性杆菌。但接触病原体后是否发病,还取决于传播途径和人群易感性。淋雨、受凉、气候突变、过度劳累等可降低呼吸道局部防御功能,致使原存的病毒或细菌迅速繁殖,或者直接接触携带病原体的患者,由喷嚏、空气以及污染的手和用具诱发本病。老幼体弱,免疫功能低下或有慢性呼吸道疾病,如鼻窦炎、扁桃体炎者更易发病。

病例八　支气管哮喘

患者女性,42岁,于2017年9月20日入院就诊。

一、主诉

反复发作性喘息20年,加重1周。

二、病史询问及思维提示

【问诊主要内容】

1.因患者病程较长,要重点询问第1次发病时的情况,如诱发因素(女性患者注意询问月经期有无喘息症状加重)、发病时症状的特点、缓解方式、自行缓解还是用药物缓解,用何种药物缓解。有无伴随咳嗽、咳痰症状,有无发热症状。能够引起喘息的疾病很多,特别要注意鉴别诊断,如询问喘息的特点,是否活动后出现或加重,以和慢性支气管炎进行鉴别;有无夜间呼吸困难、憋醒史,以和心源性哮喘鉴别。还要询问20年中喘息发作的频次,是否有季节性,药物治疗的情况,此次发病的诱因,来诊前用了哪些药物,治疗的反应如何。有些有喘息症状的患者在院外常常应用了糖皮质激素类或茶碱类的抗炎平喘药物,要询问24 h内使用的累计剂量也给入院后下一步的用药提供参考,以免药物过量,引起毒性反应。

2.有无过敏史,如儿时有无湿疹史,是否发生过荨麻疹,有无青霉素过敏史,有无花粉过敏史,有无过敏性鼻炎症状(如经常有打喷嚏、鼻塞、流涕、鼻痒等症状)。还要注意询问有无慢性咳嗽、咳痰史,有无心脏疾病史,以便与引起喘息症状的其他心肺疾病鉴别。

3.有无吸烟史?如果有长期吸烟史,注意与慢性支气管炎鉴别。是否有职业性过敏物质接触史?

【问诊结果】

1.患者20年前无明确诱因喘息发作,发作时端坐呼吸、喘息伴咳嗽,咳少许白色稀薄痰,用地塞米松静脉注射后症状缓解。以后10年中喘息症状发作频繁,经常在冬春和秋冬季节交替、气候变化的时候喘息发作,月经期无症状加重。有时休息可缓解症状,有时需吸入沙丁胺醇或用静脉注射地塞米松缓解症状,一直未采用吸入激素治疗。近10年来喘息发作次数减少,但发作时症状越来越重,静脉注射地塞米松治疗效果欠佳。1周前感染后喘息发作,夜间不能平卧,采用肘膝位,呼吸困难,伴满头大汗,呼吸时可听到拉风箱样的喘鸣音。喘息逐渐加重,持续48 h不缓解,来诊前一天用地塞米松10 mg静脉注射,氨茶碱0.5 g静脉点滴。发病以来无发热,二便正常。

2.职业护士,既往有青霉素过敏性休克史,对多种抗生素过敏,因此调离护士工作岗位。

3.对花粉过敏,10年前有荨麻疹史,无吸烟史。

【思维提示】

1.患者病史长达20年,初始起病时年纪较轻,20年来反复发作性喘息,诊断首先考虑支气管哮喘。问诊的应围绕着喘息症状的特点,如起病情况、诱发因素、发作时的特点、缓解方式、药物的治疗情况及治疗反应,以及与哮喘有关的过敏史、家族史、职业史,并注意鉴别诊断,以获得符合支气管哮喘的诊断证据。

2.通过问诊可明确,患者为过敏体质,有慢性呼吸道家族病史,主要表现为反复发作性喘息,用糖皮质激素类药物地塞米松可缓解症状,符合支气管哮喘的特点。

3.患者长期以来一直未规范化治疗,从未使用过吸入糖皮质激素抗气道炎症治疗,导致此次以呼吸道感染为诱因哮喘急性发作,应在体格检查时注意患者的生命指征,一般状态,神志,发绀情况,肺部听诊是否存在啰音,以进一步明确哮喘的诊断和对病情的严重程度进行评估。

三、体格检查

【重点检查内容】

考虑支气管哮喘急性发作的诊断可能性最大,因此在对患者系统、全面地检查同时,应重点注意患者的生命指征(血压、脉搏、呼吸、体温)、一般状态、神志、体位、出汗的多少、谈话的方式、口唇发绀情况,肺部听诊是否存在啰音,以进一步明确哮喘的诊断和对病情的严重程度进行评估,同时为除外心源性哮喘,应注意心脏的大小,是否有心脏杂音和奔马律,双肺底是否有湿啰音等方面的体格检查。

【检查结果】

T 36.5 ℃,R 34 次/min,P 130 次/min,BP 120/70 mmHg,一般状态差,神志清,端坐呼吸,满头大汗,话语不连贯,口唇颜面发绀。双肺满布哮鸣音,散在小水泡音,心界不大,心音钝,心率 130 次/min,节律规整,各瓣膜区未闻及心脏杂音和奔马律,腹部、四肢和神经系统检查未见异常。

【思维提示】

体格检查结果与问诊后考虑支气管哮喘急性发作的诊断思路相吻合。呼吸和心率快,端坐呼吸,满头大汗,话语不连贯,口唇颜面发绀,均提示哮喘急性发作的病情严重程度可能为中度,心脏检查未见异常,不支持心源性哮喘,进一步的实验室和辅助检查的目的是更准确地判断哮喘急性发作的严重程度,并进一步除外其他肺部疾病,为下一步的治疗提供依据,尽管肺功能检查是判断哮喘严重程度最客观的检查方法,但此时患者已无法进行肺功能检查,因此首选动脉血气分析检查,胸部 X 射线片起到对肺部疾病的鉴别作用,血常规的测定有助于判断此次急性发作是否以感染为诱因。

四、实验室及辅助检查

【重点检查内容】

1. 血常规　如果白细胞总数增高,中性粒细胞增高,有助于判断感染是此次哮喘发作的诱因;如果嗜酸细胞增高,提示过敏反应。

2. 动脉血气分析　对哮喘急性发作严重程度的评估。

3. 胸部影像学　与其他肺部疾病鉴别。

4. 心电图　与心脏疾病鉴别,如果有心动过速、心律失常,既往无心脏基础疾病史,提示哮喘发作的病情较重。

【检查结果】

1. 血常规　WBC 12.0×10⁹/L,N 76%,L 18%。

2. 动脉血气分析(未吸氧)　pH 7.321,PaO₂ 65.5 mmHg,PaCO₂ 43.7 mmHg,HCO₃⁻ 22.1 mmol/L。

3. 胸部 X 射线　双肺透过度增强,余未见异常。

4. 心电图　心动过速,心率 130 次/min,节律规整。

【思维提示】

重要的检查结果有白细胞升高,结合病史中 1 周前感冒,以后喘息症状加重,考虑此次哮喘喘息性发作以呼吸道感染为诱因,治疗中应采用抗生素抗感染。

1. 动脉血气分析出现低氧血症,但>60 mmHg,尚不够Ⅰ型呼吸衰竭的诊断标准。尽管二氧化碳分压在正常范围(35～45 mmHg),但是对于哮喘急性发作的患者来说,呼吸频数(34 次/min),过度通气,二氧化碳应当是过度排出的,低于正常值,此例患者二氧化碳并不降低,反而正常,且 pH 值有降低,表现酸血症,应当高度警惕病情严重导致失代偿性呼吸性酸中毒的发生。如果哮喘急性发作不能尽快控制,可能会发生二氧化碳潴留,低氧血症进一步加重,导致 Ⅱ 型呼吸衰竭,因此依据动脉血气分析,结合病史和体格检查,对哮喘急性发作的病情评估为中度。

2. 心电图出现窦性心动过速,患者既往无心脏基础疾病史,检查结果的异常考虑与哮喘急性发作、低氧血症有关,是继发的改变,进一步的处理应当是氧疗,纠正低氧血症,抗感染治疗,立即采取适当的措施尽快缓解气道痉挛,气道抗炎治疗,控制哮喘发作,防止发生二氧化碳潴留。

【临床诊断】

支气管哮喘急性发作。

五、治疗方案

1. 部分患者能找到引起哮喘的变应原或其他非特异性刺激因素,使患者脱离并长期避免接触这些危险因素是防治哮喘最有效的办法。

2. 抗感染头孢呋辛 1.5 g,2 次/d,静脉滴注;阿奇霉素 0.5 g,1 次/d,口服。

3. 舒张支气管药物

(1)β_2 受体激动剂:可分为短效(作用维持 4～6 h)和长效(作用维持 12 h)β_2 受体激动剂。①短效 β_2 受体激动剂(SABA):常用的如沙丁胺醇和特布他林等,可吸入、口服和注射给药。吸入的 SABA 有气雾剂、干粉剂和溶液,通常在数分钟内起效,疗效可维持数小时,是缓解轻中度急性哮喘症状的首选药物,也可用于运动性哮喘的预防。如沙丁胺醇每次吸入 100～200 μg 或特布他林 250～500 μg,必要时每 20 min 重复 1 次。需间歇使用,不宜长期、单一和过量应用。②长效 β_2 受体激动剂(LABA)有吸入、口服和透皮给药等途径。沙美特罗:经气雾剂或准纳器给药,给药后 30 min 起效,平喘作用维持 12 h 以上,推荐剂量 50 μg,2 次/d 吸入。福莫特罗经都保装置给药,给药后 3～5 min 起效,平喘作用维持 8～12 h 以上。平喘作用具有一定的剂量依赖性,推荐剂量 4.5～9 μg,2 次/d 吸入。福莫特罗因起效迅速,可按需用于哮喘急性发作的治疗。临床推荐联合糖皮质激素(ICS)和 LABA 治疗哮喘。

(2)茶碱类:具有舒张支气管平滑肌的作用,也有强心、利尿、扩张冠状动脉兴奋呼吸中枢和呼吸肌等作用,低浓度茶碱还具有抗炎和免疫调节作用。①口服给药:短效氨茶碱用于轻中度哮喘急性发作的治疗。控(缓)释型茶碱口服后昼夜血药浓度平稳,可用于慢性哮喘的长期控制,一般剂量为每天 6～10 mg/kg,作用可维持 12～24 h。茶碱与糖皮质激素和抗胆碱药物联合应用具有协同作用。但与 β_2 受体激动剂联合应用时,易出现心率增快和心律失常,应慎用并适当减少剂量。②静脉给药:氨茶碱加入葡萄糖溶液中,缓慢静脉注射[注射速度不宜超过 0.25 mg/(kg·min)]或静脉滴注,适用于中重度哮喘的急性发作。负荷剂量为 4～6 mg/kg,维持剂量为每小时 0.6～0.8 mg/kg。由于茶碱"治疗窗"窄,安全血药浓度范围为 6～15 mg/L,超出这一范围容易引起心律失常、血压下降、甚至死亡等不良反应。建议监测其血药浓度,避免不良反应。

(3)抗胆碱能药物:通过降低迷走神经张力而舒张支气管,吸入给药,有气雾剂、干粉剂和雾化溶液3种剂型。溴化异丙托品气雾剂,常用剂量为40～80 μg,3～4次/d;经雾化泵吸入溴化异丙托品溶液的常用剂量为125～250 pg,3～4次/d。噻托溴铵为长效抗胆碱能药物,1次/d吸入给药。与β₂受体激动剂联合应用具有协同、互补作用。

4.抗炎药物

(1)糖皮质激素(ICS):是最有效的抗变态反应性炎症的药物。①吸入给药:目前常用有丙酸倍氯米松、布地奈德、丙酸氟替卡松3种药物及定量气雾剂、干粉吸入剂和雾化溶液3种剂型。②口服给药:推荐剂量泼尼松龙40～50 mg/d,3～10 d。具体使用要根据病情的严重程度,当症状缓解时应及时减量或停药。③静脉给药:哮喘重度急性发作时,应及时静脉给予琥珀酸氢化可的松(400～1000 mg/d)或甲基泼尼松龙(80～240 mg/d,分次给予),剂量应个体化。

(2)白三烯调节剂:口服给药,扎鲁司特20 mg,2次/d;孟鲁司特10 mg,1次/d。

六、病例思考

支气管哮喘为呼吸系统常见病,长期规范化地吸入糖皮质激素抗炎治疗可以得到良好控制。但是本例患者在20多年的患病期间从未采用过吸入激素抗炎治疗,导致反复的哮喘发作,以至于严重的哮喘急性发作,甚至危及生命需要入住ICU病房机械通气治疗。该患者为职业护士,有一定的医疗常识,仍不能做到哮喘的规范化治疗,可见对哮喘患者的教育尤为重要。

病例九 慢性阻塞性肺疾病

患者女性,75岁,于2017年7月10日入院。

一、主诉

反复咳嗽、咳痰20余年,加重伴呼吸困难1个月。

二、病史询问及思维提示

【问诊主要内容】

1.描述痰的特点 ①量急性炎症时痰量较少,多为黏痰,而慢性炎症急性加重时,痰量增多,呈脓性或者黏液脓性,大量浆液性泡沫痰为肺泡癌的特征。②性状可分为黏液性、浆液性、黏液脓性、血性等,清水样痰中伴有粉皮样囊壁是肺泡囊虫病的特征;支气管扩张、肺脓肿等痰量较多,且排痰与体位有关,痰液静置后可出现分层现象:上层为泡沫,中层为浆液或浆液脓性,底层为坏死组织。③色泽白色黏液痰提示慢性支气管炎或哮喘;黄色脓性痰提示化脓性支气管炎、肺炎、肺脓肿、支气管扩张症及肺结核,铁锈色痰多见于肺炎链球菌肺炎;黄绿痰多见于铜绿假单胞菌感染,黑色或灰色痰液多见于炭末沉着病、硅沉着病;砖红色胶冻样痰提示克雷伯杆菌肺炎,灰白色或白色黏痰提示白色念珠菌肺炎;脓血痰多见于金黄色葡萄球菌肺炎、肺脓肿、支气管肺囊肿;粉红色泡沫痰为急性左心功能不全所致肺水肿;单纯血性痰可见于支气管扩张症、肺部肿瘤及肺结核等;果酱样痰常提示肺阿米巴病。④气味粪臭味痰提示肺部有大肠埃希菌感染,恶臭痰见于肺部厌氧菌感染,真菌感染的痰有特殊发酵气味。⑤其他链球菌性肺炎和纤维素性支气管炎的痰液可见管型,慢性支气管炎及支气管扩张症的痰液中可见痰块,有时在痰液中也可发现寄生虫。

2. 是否有反复咳嗽,咳痰? 要注意相应的伴随症状如是否有咳痰带血、活动后气短、发热、乏力,儿时是否患麻疹肺炎,有否结核接触及高血压史? 在慢性支气管炎、支气管哮喘、支气管扩张、肺结核及左心功能不全发作症状学上的初步鉴别,本例患者要注意是否为慢性支气管炎,某些慢性呼吸系统疾病在发病过程中,可因为细菌感染致症状短期内加重,如慢性阻塞性肺疾病(COPD)。

3. 近期内应用抗生素的情况及疗效? 通过了解院外治疗的情况考虑感染的可能致病原,为进一步合理选择药物提供依据。

【问诊结果】

患者近 20 年来反复咳嗽,咳白色黏痰,无咯血,偶有胸闷气短,冬季好发,经常口服阿莫西林,1 个月前淋雨受凉后,咳嗽加重,痰量增加,为白色黏液痰,不易咳出,伴呼吸困难,无发热及下肢水肿。到当地医院就诊,给予阿莫西林、头孢呋辛治疗 1 周后气短加重,遂入住入院。

【思维提示】

1. 通过问诊可明确患者既往有慢性咳嗽、咳痰病史,本次受凉后,出现咳嗽、咳痰加重,伴呼吸困难,符合 COPD 急性加重的特点。同时患者在应用多种抗生素后症状无缓解,可能为抗生素未能抑制致病原或存在着耐药菌感染。

2. 咽、喉、气管和肺急慢性炎症及肿瘤、心血管疾病、过敏或化学物理因素等均可刺激气道致使咳嗽、咳痰。咳嗽与咳痰常同时存在,即使是干咳,也并非绝对无痰,对于咳嗽、咳痰的患者应注意询问咳嗽、咳痰的特点,如时间、频率、伴随症状(如气短、咯血),季节性等,以确定诊断的大体方向。

3. 患者年龄较大,既往有慢性咳嗽、咳痰多年,近 1 个月症状加重,应先考虑呼吸道慢性感染加重,因此,问诊目的主要围绕既往病史,发病时咳嗽、咳痰特点,既往的用药情况,以进一步寻找符合感染性疾病表现的证据,特别是病原学证据。

三、体格检查

【重点检查内容】

检查是否存在 COPD 的体征,如肺部的呼吸音状况及心律、心音,是否有舒张期奔马律,在体征的层面对上述诊断作进一步的鉴别。

【检查结果】

T 36.3 ℃,R 28 次/min,P 72 次/min,BP 150/70 mmHg,消瘦,慢性病容,神清,自主体位。口唇发绀,呼吸表浅。扁桃体无充血红肿,胸廓前后径增大,剑突下胸骨下角增宽,双肺触觉语颤减弱,叩诊呈清音,听诊双肺下野闻及水泡音和散在干啰音,心音强,律整,未闻及舒张期奔马律,腹部、四肢、神经等系统检查未见异常。

【思维提示】

体检结果符合 COPD 急性加重表现。下一步需进行实验室和影像学检查以获得客观证据。痰液检查可能为疾病的诊断、治疗提供重要的线索。

四、实验室和影像学检查

【重点检查内容】

1. 血常规　如果白细胞总数增高,中性粒细胞分数增高,有助于判断感染是此次 COPD 急性加重的诱因。

2. 痰培养及痰结核菌培养　明确是否存在肺结核。

3. 动脉血气分析　对 COPD 急性加重严重程度的评估。

4. 肺功能　明确 COPD。

5. 胸部影像学　与其他肺部疾病鉴别。

6. 心电图　与心脏疾病鉴别,如果有心动过速、心律失常,既往无心脏基础疾病史,提示哮喘发作的病情较重。

【检查结果】

1. 血常规　WBC $10.9×10^9/L$,S 75%,L 20%。

2. 痰涂片查　细菌未见异常,痰查结核菌阴性,痰细菌培养+药敏阴性,PPD 试验阴性。

3. 血气分析(未吸氧)　pH 7.20,PaO_2 60 mmHg,$PaCO_2$ 64 mmHg。

4. 肺功能　吸入支气管舒张剂后 FEV/FEV<70%,FEV<60% 预计值。

5. 胸部影像学　桶状胸,双侧肺纹理增强。

6. 心电图　窦性心律,正常心电图。

【思维提示】

结合患者的病史、体格检查及实验室检查结果,支持 COPD 急性加重的诊断。患者曾经多种抗生素治疗,症状未能缓解,考虑可能未覆盖病原体或者耐药菌感染,一次痰涂片查到真菌,需提高警惕,应多次进行痰病原学检查,同时应尽早开始抗生素的经验性治疗。

【临床诊断】

慢性阻塞性肺疾病急性加重。

五、治疗方案

1. 避免危险因素　戒烟,减少吸入有害粉尘气体,控制性给予低流量吸氧(1～2 L/min),注意监测动脉血气分析。

2. 支气管舒张药　COPD 治疗的基础药物。异丙托溴铵/沙丁胺醇 2.5 mL 用痰液溶解剂盐酸氨溴索 30 mg 3 次/d 雾化吸入,多索茶碱 2.0 mg 2 次/d 静脉滴注。

3. 吸入糖皮质激素(ICS) 反复急性加重(每年大于等于 2 次或 1 次需住院)和严重气流受限(FEV1<60% 预计值),不能被长效支气管扩张剂控制的患者有吸入 ICS 的指征。推荐长期吸入 ICS 和长效 β_2 受体激动剂(LABA)联合制剂(ICS/LABA),避免单药吸入 ICS。

4. 抗生素 头孢哌酮舒巴坦 2.0 g/次,2 次/d 静脉滴注。

六、病例思考

1. 患者在慢性肺部炎症和长期应用抗生素基础上并发念珠菌感染,其临床表现和影像学表现不具备特异性。长期多种抗生素治疗和首次痰培养未见真菌生长更容易被误导为耐药菌感染造成治疗效果不佳。故明确痰液相关信息对该病的诊断起到了关键作用。

2. 咽、喉、气管和肺急慢性炎症及肿瘤、心血管疾病、过敏或化学物理因素等均可刺激气道导致咳痰,详细描述咳痰的特点及伴随症状有助于缩小诊断的范围。正确留取痰标本并客观评价痰液检查结果可为肺部感染性疾病的诊断和治疗提供重要线索。患者的慢性病史,且长期抗生素治疗后咳白色黏痰,黏稠不易咳出,痰液留取不确定因素较多,研究表明国内常规送检的标本约半数为唾液标本或唾液污染严重的痰标本,且送检时间及温度对致病菌生长影响也很大,为了最大限度地减少因留取方式不当对痰液常规结果的影响,提供一个更为准确的检验依据,应向患者讲解如何正确留取痰标本,留取标本及检验过程应严格按标准操作,保证痰标本质量,不合格者重新留取。同时判定痰培养结果时应考虑到由于痰液易受口、咽部污染,所得细菌不一定代表深部呼吸道致病菌,因此必须结合临床或多次培养。一般连续 3 次以上痰培养出同一菌种才对诊断有辅助作用,此外,尚可对痰标本进行细胞学的检查。

3. COPD 急性加重严重度分级目前尚无一致意见,可以参考以下标准:Ⅰ级,门诊治疗;Ⅱ级,需住院治疗;Ⅲ级为急性呼吸衰竭。很难以准确测量和评估,因此不推荐急性加重期患者进行肺功能检查。重症患者应及时行动脉血气分析,海平面的大气压呼吸空气时 PaO_2<8.0 kPa (60 mmHg),SaO_2<90%,伴或不伴 $PaCO_2$>6.7 kPa(50 mmHg)提示出现呼吸衰竭。COPD 急性发作患者的入院指征:①基础病变为重度或极重度慢阻肺;②明显的症状加重(如突然出现静息状态的呼吸困难);③出现新的体征(如发绀、周围性水肿等);④初始治疗无效;⑤出现严重并发症或合并症;⑥新发的心律失常;⑦年迈或缺乏家庭支持者。不管是否住院,符合入院指征即为Ⅱ级。ICU 收治指征:①严重呼吸困难,经初始治疗不缓解;②嗜睡、淡漠、昏迷者;③持续或进行性加重的低氧血症[PaO_2<5.3 kPa (40 mmHg)]和(或)氧疗和 NPPV 后仍然出现严重或进行性加重的高碳酸血症[$PaCO_2$>8.0 kPa(60 mmHg)]伴或不伴严重呼吸性酸中毒(pH<7.25)者;④需要有创机械通气;⑤血流动力学不稳定,需要血管活性药物治疗者。

病例十 社区获得性肺炎

患者女性,25 岁,于 2018 年 9 月 20 日入院。

一、主诉

发热、咳嗽10 d。

二、病史询问及思维提示

【问诊主要内容】

1. 发病前是否有淋雨、过度疲劳、酗酒、上呼吸道感染史？是否接触过动物皮毛、发霉物质等有机粉尘？社区获得性肺炎常有一定的诱因，淋雨感冒，易感染肺炎链球菌，醉酒后误吸可导致吸入性肺炎，接触有机粉尘后可致过敏性肺炎。

2. 发热、咳嗽的特点以及起病缓急、发热的程度，是否有寒战？咳嗽是否伴咳痰或黄痰？痰中是否带血丝、异味？长期午后低热，起病缓慢提示肺结核，急起高热多见于大叶性肺炎，痰有臭味提示合并厌氧菌感染，干咳可见于支原体肺炎，间质性肺疾病等。

3. 有无胸痛、咯血、气短等其他呼吸道症状？有无皮疹、口腔溃疡、关节肿痛等提示风湿免疫系统疾病的症状？水样腹泻应考虑军团菌感染，鼻窦炎、血尿提示血管炎性疾病。

4. 入院前应用了哪些药物？效果如何？通过了解院外用药及疗效情况初步分析疾病的性质，如大环内酯类抗生素对支原体肺炎有效，过敏性肺炎用激素有效。

5. 既往有何疾病？是否有呼吸系统症状？是否患过麻疹、百日咳？是否经常患肺炎？有无免疫力低下及先天性心脏病等？是否为过敏性体质、有无过敏性鼻炎？肺部反复感染可致支气管扩张症，过敏性体质易患哮喘、过敏性肺炎等。

6. 何种职业，近期有无到过特殊地区，周围是否有人患肺结核？职业接触有机粉尘可致过敏性肺炎，询问是否到过疫区可初步排除一些传染病如禽流感、流行性出血热等。

【问诊结果】

患者为在读研究生，既往身体健康，未发现对何种物质有过敏现象。本次发病无明显诱因，起病缓慢，发热、T 37.5～38.5 ℃，无特殊规律，无寒战，无盗汗，咳嗽为干咳、呈阵发性，自服"阿莫西林"5 d，症状无缓解，遂入院进一步治疗，发病以来有咽痛，无胸痛气短，自觉乏力，食欲差，无腹痛腹泻，尿色及尿量正常，精神状态差，体重无明显下降。

【思维提示】

通过问诊可明确，患者既往无呼吸系统疾病，本次发病无诱因，以低热、阵发性干咳为特征，伴咽痛，考虑呼吸系统感染可能性大，其中社区获得性肺炎重点考虑，查体时应重点注意肺部体征，并通过实验室检查和影像学检查寻找证据。病史不支持过敏性肺炎。

三、体格检查

【重点检查内容】

考虑患者呼吸系统感染可能性大，因此对患者进行系统、全面检查的同时应重点注意肺部体征，尤其是啰音。另外，患者为年轻女性，应重点排除风湿免疫系统性疾病，重点查有无皮疹、口腔溃疡、脱发、面部红斑及肌肉握痛等。

【检查结果】

T 38.3 ℃,R 20 次/min,P 96 次/min,BP 110/70 mmHg,神志清,结膜无充血,口唇无发绀,咽稍充血,气管居中,锁骨上及腋窝淋巴结未触及。胸廓对称,双侧呼吸运动一致。双肺听诊呼吸音清,左下肺偶可闻及少量干啰音。心界不大,心率 96 次/min,律齐,各瓣膜听诊区未闻及病理性杂音,腹软无压痛,肝大肋下 1 cm,无触痛,脾肋下未触及,未见皮疹、肌肉无握痛,四肢神经系统检查未见异常。

【思维提示】

问诊及体格检查后初步诊断考虑与呼吸系统感染的思路相吻合,T 37.8 ℃,肺部干啰音提示气道内可能有分泌物或炎症所致痉挛,或局部气道内占位堵塞,需借助影像学明确,心脏检查未见异常,皮肤及肌肉关节未见异常,不支持风湿免疫系统性疾病,无鼻窦炎及肾脏受累表现,不支持血管炎性疾病,无职业接触史,无气短表现不支持过敏性肺炎,进一步实验室和影像学检查主要目的是明确病变部位、病原学,并判断病情,为明确诊断及治疗方案的制定提供依据。

四、实验室和影像学检查

【重点检查内容】

1. 血常规,CRP,血沉　进一步证实感染性疾病。

2. 血清支原体、军团菌、病毒、结核抗体检查　明确病原。

3. 痰菌涂片、痰菌培养　明确病原。

4. 肝肾功能、血离子、凝血项、HIV、肝炎八项　评价全身状态及排除特殊病原体感染。

5. PPD 试验　评价肺结核及全身免疫状况。

6. 胸部影像学　明确诊断并了解病变部位及范围。

【检查结果】

1. 血常规　WBC $10.9×10^9$/L,S 75%,L 21%,E 1%,RBC $3.58×10^{12}$/L,Hb 127 g/L,PLT $145×10^9$/L,CRP 正常,ESR 43 mm/h。

2. 血清　支原体抗体 IgM、IgG 均阴性,军团菌、病毒、结核抗体检查阴性。

3. 痰培养　患者无痰,未做。

4. 肝功能　AST 87U/L,ALT 94U/L,余正常。

5. PPD 试验　阴性。

6. 肺 CT　示左下肺斑片影(图 10-1)。

【思维提示】

重要的检查结果 4 项:①血象 WBC 总数升高,粒细胞比例增高;②血沉增快;③肺 CT 示左下肺斑片影;④肝功能异常。结合患者的病史和体格检查结果,进一步支持感染性疾病—社区获得性肺炎,患者未用过能损伤肝脏的药物,无嗜酒、无肝炎病史,肝酶学升高考虑为肺内感染引起肝损伤,进一步处理应立即选择对社区获得性肺炎有效的药物进行经验性治疗,同时注意保护肝功能。

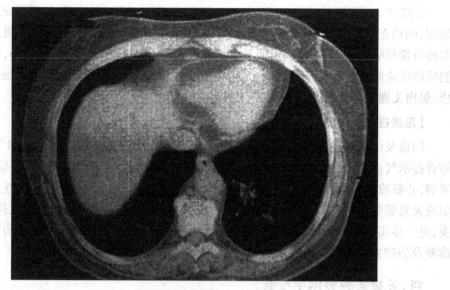

图 10-1　治疗前肺 CT 所见(肺窗)

【临床诊断】

社区获得性肺炎。

五、治疗方案

1. 氧疗　正常流量给氧,改善呼吸。

2. 抗感染　判断何种病原微生物感染。按照患者年龄,有无基础疾病,临床表现,是否有旅游经历,实验室及影像检查,判断革兰氏阴性或阳性感染,以及最有可能的微生物,在此基础上根据经验或微生物检查结果针对性使用药物。用药疗程一般 5 ~ 7 d,但若有基础疾病,如合并慢阻肺、支气管扩张等,疗程可延长至 10 ~ 14 d。影像学上肺部阴影完全消失不是抗生素停用的指征。对金黄色葡萄球菌、铜绿假单胞菌、克伯菌属或厌氧菌等容易导致肺组织坏死的致病菌所致的感染,建议抗菌药物疗程≥2 周。对于非典型病原体,疗程应略长,如肺炎支原体、肺炎衣原体感染的建议疗程为 10 ~ 14 d,军团菌属感染的疗程建议为 10 ~ 21 d,本例患者选用阿奇霉素,0.5 g,1 次/d 静脉滴注。

3. 给予保肝治疗　保肝宁口服,一次 4 ~ 5 片,3 次/d。

六、病例思考

1. 支原体是介于病毒和细菌之间能独立生活的最小微生物,是成人和学龄年儿童呼吸道感染的常见病原菌之一。在社区获得性肺炎中,支原体肺炎具有相当高的比例,有逐年增高的趋势。国内的报道显示,在社区获得性肺炎中,支原体肺炎占 22.3% ~ 36%。支原体肺炎的感染起病隐匿,临床症状不典型,极易被误诊或漏诊。支原体培养法为金标准,但培养难度较大、时间较长,阳性率不高,酶联免疫吸附法(ELISA)和间接血凝法(1HA)测定血清支原体抗体有较高的敏感性和特异性。肺炎支原体抗体分为 IgM 和 IgG 两种,IgM 抗体在发病后 1 周左右可检出,3~4 周达高峰,以后逐渐下降,12~16 周转阴,IgM 是支原体感染最早出现的特异性抗体,作为早期诊断支原体肺炎的指标;IgG 较 IgM 抗体上升较晚,需动态观察,若早期 IgG 抗体阴性,不能否定肺炎支原体感染,如显著升高提示近期感染。单项 IgM 抗体或 IgM 和 IgG 双项抗体弱阳性时提示应进一步观察分析,此时有可能是隐匿性感染,即当人体初次感染肺炎支原体后临床上可无明显的呼吸道症状,此时产生的特异性抗体效价较低,当以后再次感染支原体肺炎时,特异性抗体效价逐渐升高,并出现典型症状,若是低效价的 IgM 阳性或较高效价的 IgG 阳性不一定符合当前感染支原体肺炎,动态变化 4 倍及以上才有确诊意义。

2.此外,肺炎支原体感染不仅引起呼吸道、肺部炎症,还可导致肺外多器官系统的并发症,表现在肝脏、肾脏、心血管、神经、血液、皮肤等器官系统。支原体肺炎感染累及肺外脏器的机制尚不完全清楚,国内外学者普遍认为与细胞吸附损害及免疫损伤有关,可能因为肺炎支原体与宿主组织有共同成分引起交叉免疫反应所致。因此,在诊断支原体肺炎时,要高度警惕其并发症的发生,当"肺炎"患者同时伴肝功能损害等多系统受累表现且用其他疾病无法解释时,应考虑肺炎支原体感染的可能。

病例十一　急性肺栓塞

患者男性,62 岁,于 2017 年 6 月 2 日入院。

一、主诉

左侧胸痛,呼吸困难 5 d。

二、病史询问及思维提示

【问诊主要内容】

1.起病情况、疼痛部位、范围及放射部位? 对以胸痛、呼吸困难为主要症状的患者,自发性气胸、肺栓塞、心绞痛等多表现为急性起病,肺癌、食管病变多起病相对缓慢。胸壁疾病疼痛部位较局限,局部有压痛,病变波及神经根时(如带状疱疹)疼痛剧烈,向相应皮肤区域内呈带状放射,肝胆疾病与膈下脓肿所致疼痛,多为右下胸部,胸膜炎、自发性气胸、小面积肺栓塞的胸痛多位于患侧腋中线或腋后线附近;纵隔气肿、大面积肺栓塞、心包疾病、食管疾病多表现为胸骨后疼痛,心绞痛、心肌梗死的疼痛多位于心前区、胸骨后或剑突下,并常放射至左肩、左臂内侧或左颈、面部。

2.疼痛的性质、持续时间、伴随症状? 自发性气胸、肺栓塞多为突然剧烈刺痛或刀割样疼痛,伴呼吸困难;肺栓塞时可伴随咯血。带状疱疹呈刀割样痛或灼痛伴成簇水疱沿一侧肋间神经分布;心绞痛呈绞窄性压榨性疼痛伴窒息感;心肌梗死疼痛更剧烈并伴恐惧、濒死感,干性胸膜炎常呈尖锐刺痛或撕裂痛,咳嗽或深呼吸时胸痛加重;肺癌多为闷痛,食管炎多为烧灼痛伴吞咽困难,夹层动脉瘤破裂为突发胸背部难以忍受的撕裂样剧痛。炎症、肿瘤、肺栓塞所致的疼痛多呈持续性,血管平滑肌痉挛所引起的疼痛多呈阵发性,心绞痛多持续 1～5 min 后疼痛缓解,心肌梗死疼痛多持续 30 min 以上。

3. 本次发病有无发热、咳嗽、咳痰、咯血、呼吸困难等咳嗽,咳痰和(或)伴发热多提示为支气管-肺、胸膜疾病;咯血多见于肺癌、肺栓塞,呼吸困难多见于气胸、胸膜炎、肺栓塞等;大汗、血压下降或休克时多考虑为大面积肺栓塞或心肌梗死等,吞咽疼痛多提示为食管病变。

4. 既往有何种疾病? 许多种疾病表现为相同的临床症状,所以应仔细询问既往史,寻找与本次发病可能相关的诊断依据。既往有冠心病史,胸痛应注意是否为心绞痛或心肌梗死所致;近期有术后长期卧床史、下肢深静脉血栓形成或肿瘤病史,胸痛可能为肺栓塞所致;如有结核病史,应注意是否为结核性胸膜炎所致胸痛,若曾有自发性气胸史,本次胸痛亦可能为再次气胸所造成。

5. 个人史　长期大量吸烟是引起肺癌及心血管疾病的高危因素,有石棉接触史时要注意是否由胸膜间皮瘤等病引发的胸痛。

6. 家族史　肺癌与遗传因素相关,冠心病的家族史是较强的独立危险因素。

7. 本次就诊前曾给予何种治疗? 效果如何? 该患者为老年人,发病时以左侧胸痛及咳血痰为主要症状,要重点询问胸痛为突发性还是隐袭性,以区别肺栓塞和肺癌,询问既往有无高血压、冠心病史,注意与心绞痛、心功能不全相鉴别;注意病程中是否伴随发热、咳脓痰、盗汗、乏力等症状,需与肺炎或肺结核相鉴别,近期有无手术史,平素有无下肢水肿,尤其是不对称下肢肿胀等引起肺栓塞的高危因素。

【问诊结果】

患者平素健康,无呼吸系统及心血管系统病史,本次发病起病急,突发左侧胸外侧针刺样疼痛,无放射,伴呼吸困难及咳嗽,咳嗽或深呼吸时胸痛加重,2 d 后咳痰带少许新鲜血丝,病程中无发热,胸片提示左肺淡片影,诊为"肺炎"于外院予静脉滴注抗生素未见好转(具体药名及剂量不详),追问病史,本次发病前 1 个月因"胆囊结石"行胆囊切除术,术后卧床 8 d,否认下肢水肿病史。

【思维提示】

1. 胸痛是呼吸系统常见症状之一,患者病程较短,问诊时应注意既往有无胸痛的病史,若有类似病史,曾做过何种相关检查,诊断什么疾病,此次发病时胸痛的特点,伴随症状,是否治疗及治疗效果如何等,同时兼顾鉴别引起胸痛的常见疾病的临床表现,协助做出初步的临床诊断。

2. 患者既往无心血管疾病史,本次发病以突发胸痛为主,伴有呼吸困难,继之出现咳痰带血丝,应首先考虑肺栓塞、肺炎等疾病,同时注意与急性心肌梗死等其他具有类似症状的疾病相鉴别。

三、体格检查

【重点检查内容】

胸痛多数为胸部疾病引起,考虑该患者为呼吸系统疾病,在进行全面、系统地检查同时应重点注意有无口唇发绀、胸膜摩擦音、啰音、肺动脉瓣第二心音亢进及双下肢水肿，同时应注意心脏大小、有无杂音及双肺底部水泡音，以排除心功能不全引起的症状。

【检查结果】

T 37.5 ℃，R 22 次/min，P 94 次/min，BP 130/75 mmHg。神志清楚，呼吸稍急促，自主体位，口唇轻度发绀，无三凹征，颈静脉无怒张，气管居中，颈部及锁骨上淋巴结未触及，胸廓对称，双侧呼吸运动一致，双肺叩诊清音，双肺听诊呼吸音清，未闻及干湿啰音及胸膜摩擦音，心界不大，心音强，律整，肺动脉瓣第二心音亢进，未闻及奔马律，腹软，无压痛，肝脾肋下未触及，双下肢对称无水肿，余正常。

【思维提示】

呼吸略促，口唇发绀，可能有缺氧因素存在。肺动脉瓣第二音亢进，提示右心负荷重，应进一步进行相关实验室检查及影像学检查。协助判断病变的部位、性质，排除其他疾病。

四、实验室和影像学检查

【重点检查内容】

1. 血常规、血型、凝血三项　排除感染性疾病；观察有无出凝血机制异常，咯血的患者应常规测血型，以备大咯血时输血需要。

2. 血浆 D-二聚体　血肿瘤标志物作为肺栓塞的初步筛查及肺癌的检测。

3. 血气分析　明确有无低氧或呼吸衰竭的存在，判断病情的严重程度。

4. 心脏超声　测定肺动脉内径，估测肺动脉压力，观察有无右心增大。

5. 胸部影像学　必要时应肺血管造影，明确肺受累的部位及范围。

【检查结果】

1. 血常规　WBC 6.7×10^9/L，S 69%，L 30%，M 1%，RBC 4.02×10^{12}/L，Hb 134 g/L，PLT 273×10^9/L。

2. 凝血三项、肿瘤标志物　均在正常范围内。

3. D-二聚体　明显升高 18.5 mg/L（正常值 0~0.5 mg/L）。

4. 血气分析（未吸氧）　pH 7.43，PaO_2 64 mmHg，$PaCO_2$ 32.7 mmHg。

5. 心脏彩超　间接估测到肺动脉收缩压 56 mmHg。

6. 胸部影像学　3D 肺血管造影提示肺动脉内充盈缺损（图 11-1）。

【思维提示】

该患者既往身体健康，本次发病前因腹部手术有卧床史。血浆 D-二聚体升高，低氧血症，3D 肺血管造影提示肺动脉内充盈缺损，心脏彩超间接估测肺动脉压力升高，结合病史及体征，相关辅助检查，确诊为急性肺栓塞。

【临床诊断】

急性肺栓塞。

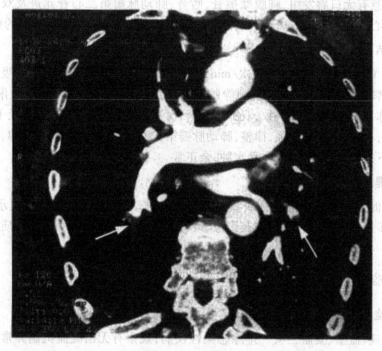

图 11-1 肺 3D-CT

五、治疗方案

1. 药物治疗是肺栓塞的基本治疗方法,可分为抗凝、溶栓降低肺动脉压力以及病因治疗等。对于由一过性可逆性继发的肺栓塞患者,建议抗凝疗程为 3 个月左右。不明原因者在抗凝 3~6 个月后,可评估抗凝利弊,如果无出血风险,可考虑抗凝至少 1 年。

2. 抗凝治疗是肺栓塞的标准治疗方法,目前指南推荐临床上最常使用的抗凝药。①低分子肝素:皮下注射,计量根据体重计算;②华法林:首剂 3~5 mg,维持量根据 INR 值调整,治疗目标 INR 维持在 2~3。不需溶栓、溶栓后以及拟诊的患者,无抗凝禁忌则可立即开始抗凝治疗。应用肝素、低分子肝素前应测定基础 APTT、PT 及血常规,注意是否存在抗凝禁忌,如活动性出血、凝血功能障碍、血小板减少、未予控制的严重高血压等。大部分属相对禁忌证。

六、病例思考

胸痛是呼吸系统疾病的常见症状之一,问诊时应注意询问发病年龄、胸痛部位、胸痛性质、疼痛持续时间、影响疼痛的因素以及伴随症状,综合分析判断引起胸痛可能性最大的病因,该患者是老年女性,胸痛伴气短首先应考虑是否有心绞痛、心肌梗死、肺栓塞、结核性胸膜炎、自发性气胸、肺癌等。心绞痛或心肌梗死表现为胸骨后压榨性疼痛,心电图有心肌缺血相应的表现及心肌酶学改变,结核性胸膜炎表现胸痛、气短的同时可伴有高热,随着胸腔积液的增多,呼吸困难逐渐加重,查体时患侧语颤减弱,呼吸音减弱或消失,肺癌患者多有乏力、消瘦,部分患者伴有肺外表现,如声音嘶哑或上腔静脉回流受阻等,增强 CT 有所提示,D-二聚体阳性时,要警惕肺栓塞的可能,3D 肺血管造影可明确诊断,大面积肺栓塞,尤其伴有心室功能不全、心力衰竭是溶栓治疗的适应证,需给予足量的肝素抗凝治疗,1 周后加用华法林,根据凝血三项指标调整华法林的用量。疗程需 6 个月左右,对于有近期手术史、长期卧床患者或存在引起高凝状态的某些高危因素的患者,出现胸痛、呼吸困难、咯血时,要警惕是否由肺栓塞所致,通过相应检查,对疾病做出准确的早期诊断,为治疗赢得宝贵时间。

第三节 消化系统疾病

病例十二 急性胃炎

患者男性,60 岁,于 2019 年 11 月 2 日入院。

一、主诉

上腹痛 2 天,黑便 1 天。

二、病史询问及思维提示

【问诊主要内容】

1. 诱因 发病前是否有饮食不当、大量饮酒等诱因? 有无误服或有意吞服毒物、强酸、强碱等,若有,需详细询问吞服时间、吞服药物性质及量等。近期是否有服药史? 包括非甾体类抗炎药(NSAIDs)、肾上腺皮质激素、抗肿瘤的药物等。急性胃炎往往与进食不当(过冷、过热、过硬、刺激性食物)、大量饮酒等有关;油腻食物可导致急性胆囊炎发作;暴饮暴食、大量饮酒等可引发急性胰腺炎。故需要详细询问发病前的诱因。吞服毒物、强酸、强碱等均可造成胃黏膜损伤而出现临床症状。

2. 临床症状 腹痛的部位、性质、持续时间和缓解方式如何? 黑便的性状,次数、颜色、每次的量及总量? 来源于胃的腹痛多位于上腹部,可为绞痛、胀痛或隐痛不适,多伴有反酸、烧心、恶心、呕吐、食欲下降等,若急性胃炎伴有发热、腹泻,应考虑到合并急性肠炎可能。来源于肝胆系统的腹痛多位于中上腹及右上腹,可有肩背部放射,部分出现黄疸、发热等,若为结石所致,可出现阵发绞痛,伴恶心呕吐,若为炎症或肿瘤所致,可出现持续胀痛;来源于胰腺的腹痛多位于中上腹,可有背部放射,隐痛至胀痛,弯腰可减轻;此外需除外其他外科急腹症(包括消化道穿孔、肠梗阻、急性阑尾炎、急性腹膜炎等)以及非消化系统所致腹痛包括急性肺炎,心肌梗死,泌尿系结石,妇科疾病等,这些疾病应有其相应的临床表现,需仔细问诊以排除。

3. 伴随症状 是否伴有恶心、呕吐、呕血? 是否伴有反酸、烧心? 是否伴有里急后重,有无黏液或脓血? 是否伴有头晕、乏力、四肢湿冷等周围循环衰竭的表现? 是否有脱水、电解质紊乱等表现？急性出血糜烂性胃炎部分患者可出现少量呕血或黑便,需要按"消化道出血"详细询问呕血的次数、每次的量及总量,黑便的次数、颜色、每次的量及总量,是否伴有头晕、乏力、四肢湿冷等周围循环衰竭的表现。急性胃炎或急性胃肠炎的患者,呕吐量或腹泻量大而未能及时补充水及电解质的患者,可出现口渴、眼眶凹陷、皮肤弹性减退、呼吸深大等脱水、酸中毒、电解质紊乱情况;在明确病因前需对症处理,维持水、电解质、酸碱平衡。

4. 治疗过程　是否接受过胃镜、腹部超声等检查？通过外院已行辅助检查(包括胃镜、腹部超声等),更进一步判断腹痛的定位及性质,若胃镜提示有胃黏膜炎症、溃疡伴出血,则支持腹痛原因为胃炎或胃溃疡;若腹部超声提示胆囊内结石,胆囊壁增厚水肿,则更支持腹痛来源于胆系结石。

5. 既往史　既往有何种疾病？是否有消化道溃疡、胆系结石、冠心病病史？是否有手术史？是否有长期服用阿司匹林或氯吡格雷等抗血小板药物史？

【问诊结果】

患者发病前无不洁饮食、毒物接触、大量饮酒等诱因,于2019 年10 月31 日逐渐出现中上腹部胀痛,阵发性加重,伴有恶心、轻度反酸,无呕吐,无发热、腹泻,自服"吗丁啉"等药物,腹痛缓解不明显。2019 年11 月01 日晨起出现黑便,共3 次,每次量约50 ~ 100 mL,无呕血,无头晕、乏力等,就诊于当地医院,查血常规WBC $9.0×10^9$/L,N 0.80,Hb 106 g/L,PLT $250×10^9$/L,肝肾功能(−),便潜血(+),心电图检查较前无明显变化,予以禁食、雷尼替丁抑酸、补液等治疗,未再有黑便,腹痛略减轻,发病以来患者精神可,食欲下降,无胸闷胸痛,体重无变化,为进一步诊治入院,既往患者无溃疡病史,无胆系结石及胰腺炎病史,平素吸烟,不饮酒,近2 个月因胸闷胸痛,当地医院心电图检查提示"冠心病",予以"阿司匹林"100 mg 1 次/d,无手术史及药物过敏史。无肿瘤家族史。

【思维提示】

通过问诊可明确,患者腹痛为急性发作,腹痛部位于中上腹,性质为胀痛,阵发性加重,伴有恶心、反酸暖气等上消化道症状,并在1 d 后出现黑便,总量约200 ~ 300 mL,不伴有呕血,外院查大便潜血(+),血红蛋白轻度下降,故病变部位应集中在胃肠(重点在胃及十二指肠),患者近期有明确服用NSAIDs 药物病史,故需要警惕NSAIDs 相关性胃病。患者有冠心病史,新近出现的上腹痛,应注意与心源性腹痛相鉴别,动态观察心电图及心肌酶的变化。此外患者病程中出现消化道出血,查体时需要检查肠鸣音,并监测血红蛋白、BUN 等变化,警惕活动性出血。

三、体格检查

【重点检查内容】

因考虑患者NSAIDs 相关性胃病可能性大,同时合并有消化道出血,故在对患者进行系统、全面查体的同时,重点注意血压、心率,心脏杂音,腹部压痛、反跳痛、肌紧张、肠鸣音等,警惕活动性出血可能。

【检查结果】

T 36.5 ℃,R 20 次/min,P 90 次/min,BP 120/80 mmHg(基础血压 130/80 mmHg)。体型偏胖,神志清楚,轻度贫血貌,心界不大,各瓣膜区未闻及杂音,双肺查体正常,腹部未见胃肠型及蠕动波,腹软,剑突下压痛(+),无反跳痛和肌紧张,肝脾肋下未及,肠鸣音6 次/min,无气过水声和高调肠鸣音。

【思维提示】

体格检查提示轻度贫血貌,心肺查体无特殊,腹部剑突下压痛(+),肠鸣音轻度活跃,下一步需要进行胃镜及其他实验室检查来进一步明确诊断,评估病情,以制定下一步治疗方案。

四、实验室和影像学检查

【重点检查内容】

1.血常规 了解白细胞计数及中性粒细胞计数评估有无感染问题存在,了解血红蛋白有无进行性下降,以评估有无活动性出血。

2.便常规和便潜血 有无红细胞、白细胞以除外胃肠道感染,便潜血以了解消化道出血持续情况。

3.肝肾功能、电解质 呕吐腹泻较重时可出现不同程度的电解质紊乱和酸碱失衡;若为药物或中毒引起者可有肝功能损害;若为活动性出血可有血尿素氮升高。

4.胃镜 最常用,具有诊断价值,对于消化道出血者应于出血 24～48 h 内行急诊胃镜,发现胃内病变性质、程度;同时必要时可通过快速尿素酶法行幽门螺杆菌检测,若出血明显,可择期行 ^{13}C 或 ^{14}C 呼气试验来检测幽门螺杆菌情况,以指导进一步治疗。

5.血淀粉酶 以与急性胰腺炎鉴别。

6.B超或CT 明确有无胆系结石、胰腺炎等其他消化系统疾病以利于鉴别诊断。

7.心电图、心肌酶 检查患者有无冠心病基础,主要是除外心肌缺血或心肌梗死导致腹痛表现;同时评估消化道出血对心脏的影响。

【检查结果】

1.血常规 WBC $10.3×10^9$/L,N 0.78,Hb 103 g/L,PLT $260×10^9$/L。

2.便常规和便潜血 无红细胞、白细胞,便血潜血(+)。

3.肝肾功能、电解质肝功能、电解质正常,BUN 6.9 mmol/L(正常范围3.2～7.1 mmol/L)。

4.胃镜 胃底和胃体可见黏膜充血水肿,可见点片状出血及多发糜烂,未见溃疡及活动性出血,Hp 快速尿素酶检测(+)。

5.血淀粉酶 正常。

6.B超 未见胆系或泌尿系结石、胆囊壁增厚、胰腺肿大或胰周渗出等表现。

7.心电图、心肌酶 心电图正常,心肌酶检测未见异常。

【思维提示】

重要的检查发现为便潜血(+),血红蛋白轻度下降,但较入院前无明显变化,胃镜下可见胃底和胃体黏膜充血水肿,伴多发糜烂、点片状出血,Hp-RUT(+)。结合患者近期服用阿司匹林的病史,考虑患者腹痛及消化道出血的原因为 NSAIDs 所致急性糜烂出血性胃炎。同时通过临床表现和辅助检查除外胆石症、胰腺炎、心肌梗死、溃疡病等其他原因所致腹痛。进一步的处理应祛除诱因、合理饮食、保护胃黏膜及抑制胃酸分泌、抗幽门螺杆菌治疗等。

【临床诊断】

急性糜烂出血性胃炎。

五、治疗方案

1. 祛除病因　停用阿司匹林。

2. 一般治疗　先禁食水,观察黑便、腹部肠鸣音、血红蛋白和尿素氮等变化,若无进一步活动性出血,可逐步恢复流食清淡饮食;补充血容量,维持水、电解质、酸碱平衡。

3. 保护胃黏膜和抑酸治疗　硫糖铝(0.5 g,3～4 次/d)或磷酸铝凝胶(10 g,3～4 次/d);H_2 受体拮抗剂(法莫替丁 20 mg,2 次/d,静脉给药)或质子泵抑制剂(奥美拉唑 40 mg,2 次/d,静脉给药),使胃内 pH 值维持在 6 以上,出血停止可口服给药。

4. 抗幽门螺杆菌治疗　2012 年第四次全国幽门螺杆菌感染处理共识推荐铋剂+质子泵抑制剂(PPI)+两种抗菌药物组成的四联疗法为一线治疗。标准剂量 PPI 埃索美拉唑 20 mg、雷贝拉唑 10 mg、奥美拉唑 20 mg、兰索拉唑 30 mg、泮托拉唑 40 mg,2 次/d。标准剂量铋剂:枸橼酸铋钾 220 mg,2 次/d。有效抗生素甲硝唑 400 mg 或者替硝唑 500 mg(国内大部分地区耐药),克拉霉素 250～500 mg,呋喃唑酮 100 mg,四环素 750 mg,阿莫西林 1000 mg,左氧氟沙星 200 mg,2 次/d。

六、病例思考

1. 患者急性起病,近期有服用阿司匹林史,主要表现为上腹痛伴黑便,伴有血红蛋白轻度下降,经胃镜检查提示为急性糜烂出血性胃炎合并幽门螺杆菌感染,诊断上考虑为 NSAIDs 和幽门螺杆菌感染所致胃黏膜病变,予以停用阿司匹林、禁食补液、抑酸、保护胃黏膜、抗幽门螺杆菌治疗后,病情好转,逐步恢复。

2. 对于急性上腹痛起病的急性胃炎患者需要与胆石症、胰腺炎、阑尾炎、心肌梗死等其他引起腹痛的病因相鉴别;对于上消化道出血起病者需要与溃疡病、肝硬化静脉曲张出血等相鉴别,且应在出血后 24～48 h 行急诊胃镜检查,以及时发现胃和十二指肠内病变性质、程度,必要时可行内镜下止血治疗。此外采集病史需详细,包括起病前诱因、伴随症状、既往用药史等,以迅速做出正确的临床诊断,对于 NSAIDs 所致胃黏膜病变,除常规保护胃黏膜、抑酸等治疗外,应警惕有无合并幽门螺杆菌感染,因 NSAIDs 合并幽门螺杆菌感染会加重胃黏膜的损伤,若存在幽门螺杆菌感染应予以根除。

3. 临床上对存在应激状态,可能引起急性胃黏膜病变的患者常给予适当抑酸治疗达到预防目的;对长期服用非甾体类消炎药物患者应采用选择性 COX-2 抑制剂,饭后服用,或加用 H_2 受体拮抗剂、质子泵抑制剂。

病例十三　慢性胃炎

患者男性,45 岁,于 2018 年 4 月 9 日就诊。

一、主诉

间断上腹痛 3 年,加重 10 d。

二、病史询问及思维提示

【问诊主要内容】

1. 此次加重前是否有诱因? 如精神紧张、劳累和饮食生活不规律。是否与饮酒、服用非甾体类抗炎药(NSAIDs)药物及应激因素有关? 消化性溃疡往往呈复发性上腹痛,精神紧张、劳累和饮食生活不规律常常导致症状反复,而胃黏膜病变病程短,与饮酒、服用 NSAIDs 药物及应激因素有关。

2. 腹痛的性质、发作规律、伴随症状如何? 是否与进食、排便相关? 有无发作季节性和规律性? 是否伴反酸、厌食、咽部刺激症状或慢性咳嗽,是否伴有恶心、呕吐、腹胀、排便排气停止,是否伴有放射痛,针对老年患者,注意询问有无消瘦、吞咽困难、排便习惯改变等? 消化系统疾病症状多与进食、排便相关。消化性溃疡有较明显的发作季节性和规律性,胃食管反流病常表现为饱餐后短时间内出现的烧灼感,可以伴反酸、反食,甚至有咽部刺激症状或慢性咳嗽,肝胆疾病的症状往往于进食油腻食物后出现,有放射痛,胰腺疼痛往往于仰卧位加重,前倾位时减轻,肠梗阻往往于进食不当时诱发,疼痛多伴有明显腹胀,低位肠梗阻有排便排气停止,高位肠梗阻常出现恶心呕吐。此外,对于以非特异性症状就诊的老年患者,还应特别注意有无肿瘤的报警症状,如消瘦、吞咽困难、排便习惯改变等。

3. 诊疗过程是否接受过内镜、B 超等检查? 是否进行治疗? 就诊前的治疗情况及疗效如何? 消化性溃疡、胃癌和急性胃黏膜病变的诊断,主要依赖于胃镜检查,肝胆疾病和肝脏疾病往往需要 B 超甚至 CT 等影像学检查。

4. 既往有何种疾病? 有无服药史及特殊疾病家族史? 应注意有无溃疡病史、心脑血管病史,NSAIDs 或抗凝药物的服用史,以及肿瘤(如胃癌)的家族史。

【问诊结果】

患者以往多在进食辛辣食物后出现中上腹隐痛,伴呃逆、嗳气及反酸、烧心,症状在餐后明显,注意饮食或服用胃药后症状可逐渐缓解。10 d 前进食油腻食物后症状再发,性质同前。大便 1 ~ 2 次/d,黄色成形,无脓血,体重无明显下降,无长期服药史,家中无类似病史者。

【思维提示】

患者症状发作与进食有关,根据不适的部位及伴随症状,首先考虑上消化道疾病,胃镜检查十分必要,B 超检查可以协助排除肝、胆、胰腺等消化器官的病变。

三、体格检查

【重点检查内容】

1. 全身营养情况及浅表淋巴结是否肿大。

2. 腹部体征,如腹部压痛、包块、腹水征、肝脾肿大及肠鸣音情况等。

【检查结果】

T 36.6 ℃,R 18 次/min,P 78 次/min,BP 120/70 mmHg。发育良好,营养中等。睑结膜无苍白。心、肺查体正常。腹部平软,中上腹轻压痛,无反跳痛和肌紧张,肝脾肋下未及,肠鸣音4次/min,无气过水声和高调肠鸣音。

【思维提示】

患者为中年女性,慢性病程。通过问诊初步判断症状的来源,即消化系统疾病或消化系统以外疾病,中上腹局部压痛,进一步需要进行实验室和胃镜等检查来明确诊断。

四、实验室和影像学检查

【重点检查内容】

1. 便常规和便潜血 了解大便性状,镜检是否有红细胞、白细胞,潜血有无阳性。

2. 血常规、肠胃功能、肿瘤标志物筛查 了解有无贫血、肝功能异常、电解质紊乱;了解有无肿瘤性疾病的线索。

3. B超 了解肝脏形态,除外胆石症、慢性胆囊炎及慢性胰腺炎。

4. 胃镜 了解食管、胃及十二指肠黏膜病变情况,同时可取活检进行病理学检查和幽门螺杆菌检查。

5. 必要时行腹部CT 腹部CT与B超相比,可以更为详尽地了解肝脏、胰腺、胆道、肾脏及腹腔淋巴结等腹腔重要脏器的形态情况。

【检查结果】

1. 便常规和潜血 黄色糊状,红细胞(-)、白细胞(-),潜血(-)。

2. 血常规 WBC $7.9×10^9$/L,N 0.55,Hb 138 g/L,PLT $244×10^9$/L;肝肾功能和电解质正常,Alb 38 g/L,胰淀粉酶86 U/L,血清肿瘤标志物检测 CEA、CA19-9、AFP 均正常。

3. 腹部B超 肝胆胰脾形态未见异常。

4. 胃镜 食管黏膜形态大致正常;胃窦黏膜不平,呈弥漫性细颗粒样改变,幽门窦,十二指肠球部及降部黏膜未见异常,幽门螺杆菌快速尿素酶试验(+)。胃窦黏膜病理:胃黏膜呈急性及慢性炎,有淋巴滤泡形成。

【思维提示】

腹部B超显示肝胆胰脾形态未见异常,胃镜检查显示胃窦黏膜呈弥漫性细颗粒样改变,黏膜病理证实有淋巴滤泡形成,这与幽门螺杆菌感染相关。

【临床诊断】

慢性胃炎。

五、治疗方案

1. 休息、规律饮食 饮食以易消化的软食为主,忌辛辣、刺激食物,戒烟酒;避免精神紧张,尽可能避免使用 NSAIDs 药物。

2. 抗幽门螺杆菌治疗 2012 年第四次全国幽门螺杆菌感染处理共识推荐铋剂+质子泵抑制剂(PPI)+两种抗菌药物组成的四联疗法为一线治疗。标准剂量 PPI:埃索美拉唑 20 mg、雷贝拉唑 10 mg、奥美拉唑 20 mg、兰索拉唑 30 mg、泮托拉唑 40 mg,2 次/d。标准剂量铋剂:枸橼酸铋钾 220 mg,2 次/d。有效抗生素包括甲硝唑 400 mg 或者替硝唑 500 mg(国内大部分地区耐药),克拉霉素 250~500 mg,呋喃唑酮 100 mg,四环素 750 mg,阿莫西林 1000 mg,左氧氟沙星 200 mg,2 次/d。疗程 1~2 周。

3. 对症治疗 选用 PPI、黏膜保护剂及促动力药物缓解症状。

六、病例思考

1. 慢性胃炎指不同病因引起的各种慢性胃黏膜炎性病变,是一种常见病,其发病率在各种胃病中居首位,自纤维内镜广泛应用以来,对本病认识有明显提高,常见慢性浅表性胃炎、慢性糜烂性胃炎和慢性萎缩性胃炎,后者黏膜肠上皮化生,常累及贲门,伴有 G 细胞丧失和胃泌素分泌减少,也可累及胃体,伴有泌酸腺的丧失,导致胃酸,胃蛋白酶和内源性因子的减少。

2. 慢性胃炎一般预后良好,但伴有萎缩、肠化生、异形增生应定期随访胃镜检查及病理组织学检查。癌前状态患者,无家族史患者,胃镜复查可 5 年,胃癌高发区可减少到 3 年,有家族史患者 1~2 年复查。癌前病变患者,根据内镜下的表现,内镜显示边界明确范围局限的患者可及时内镜下治疗并进行术后标本评估;内镜无特征改变或者边界显示不明确/非局限的患者,轻度异形增生或者低级别瘤变可选择 3~6 个月复查,高级别瘤变患者应在 1~3 个月内重新评估并密切随访。

病例十四　消化性溃疡

患者男性,35 岁,于 2018 年 8 月 28 日入院。

一、主诉

反复上腹痛 2 年,加重伴黑便 3 d。

二、病史询问及思维提示

【问诊主要内容】

1. 腹痛部位、性质、发作规律如何? 有何伴随症状? 有哪些加重和缓解因素? 是否有周期性、节律性? 是否与饮食有关? 是否伴有恶心、呕吐、排便排气减少或停止,是否伴有发热、皮肤紫癜? 上腹痛除上消化道疾病外,还可见于上段小肠或横结肠病变、肝胆疾病。上消化道疾病引起的腹痛多与进食有关,下消化道疾病的腹痛多与排便异常有关。典型的消化性溃疡呈周期性、季节性、节律性上腹痛。十二指肠球部溃疡的上腹痛多于饥饿或夜间出现,进食后可以减轻,胃溃疡多于进食后 1～2 h 出现腹痛,而胃食管反流病可以在进餐后的短时间内出现上腹部或剑突下烧灼样疼痛,常常伴有反酸、烧心或胸骨后疼痛,肠梗阻的腹痛可以呈胀痛或绞痛,进食后加重,可以伴有恶心、呕吐,幽门梗阻的患者呕吐物中含有隔夜宿食,而低位肠梗阻者有排便排气减少或停止,炎症性肠病活动期或急性憩室炎患者可以出现发热,腹型过敏性紫癜患者常伴有皮肤紫癜。

2. 黑便的颜色、形状、量与频次如何?有何伴随症状? 消化道出血的问诊过程中,需要通过患者排便的颜色、性状及伴随症状等信息推断出血部位、出血量及严重程度。一般来说,上消化道出血主要表现为黑便或柏油便,如果同时伴有呕血或呕吐物中含有咖啡色液体,基本可以断定为上消化道出血。此外,上腹部不适感、恶心等伴随症状也提示上消化道病变;而下消化道出血多表现为便血,可以呈鲜红或暗红色,不伴呕血,常有下腹痛及局部包块,低位的下消化道出血如内痔、直肠或乙状结肠出血,多呈鲜血,且往往附着于大便表面,甚至为便后滴血;而小肠或右半结肠出血往往颜色发暗,并与大便相混,出血量在 50～100 mL/d 时,可以出现黑便或柏油便;当胃内的含血量>250 mL 时,可以出现呕血;一次出血量>400 mL 时,可以出现头晕、乏力、心悸等全身症状;短时间内出血量>1000 mL 时,可以出现周围循环衰竭的表现。此外,通过观察患者的排便量和排便次数、性状的变化,可以粗略判断是否仍有活动性出血,单纯黑便者,出血可能来源于上消化道,也可能存在下消化道的少量缓慢出血,此患者上腹痛伴黑便,首先考虑上消化道病变导致的出血,而上消化道出血最常见的病因是:急性胃黏膜病变、消化性溃疡、食管静脉曲张破裂出血和胃癌,而前两者往往存在明显腹痛。

3. 此次加重前是否有诱因? 消化性溃疡往往呈复发性上腹痛,精神紧张、劳累和饮食生活不规律常常导致症状反复,而急性胃黏膜病变病程短,急性起病,与饮酒、服用非甾体类抗炎药(NSAIDs)药物及应激因素有关。

4. 是否接受过内镜检查? 消化性溃疡或急性胃黏膜病变的诊断,主要依赖于胃镜检查,上消化道出血患者应尽量在出血后的 48～72 h 内接受内镜检查。

5. 就诊前的治疗情况及疗效如何? 消化性溃疡或急性胃黏膜病变者对于抑酸治疗有良好反应,而肠梗阻患者在禁食、通便或灌肠治疗后症状可以减轻。

6. 发病前有何排便习惯?近期是否服用了影响肠道运动的药物? 问诊时还应询问患者以往的排便习惯以及近期的服药情况。

7. 既往有何种疾病?有无服药史及特殊疾病家族史? 应注意有无溃疡病史、心脑血管病史,是否服用过 NSAIDs 或抗凝药物,以及有无肿瘤(如胃癌)的家族史。

【问诊结果】

患者以往多在冬春季节变化时出现腹痛,发作时餐前空腹时上腹痛明显,进食后减轻,曾有夜间痛,自行服用胃药并注意饮食后症状 5～10 d 可逐渐缓解。此次症状反复前,患者工作紧张、曾连续加班熬夜数天,腹痛主要位于中上腹部,呈钝痛,无放射痛,无发热、皮疹、腹泻,疼痛剧烈时伴恶心、反酸,未呕吐。3 d 前发现大便发黑,呈糊状,量约 100 mL,1～2 次/d,无头晕、心悸、乏力等不适,曾自行口服三九胃泰及云南白药治疗,腹痛略缓解,患者平素排便规律,1～2 d 排便 1 次,为黄色成形软便,体重稳定,无长期服药史,家中无类似病史者。

【思维提示】

1. 患者为青年男性,反复上腹痛,初步考虑以下两方面疾病:消化系统疾病,常见疾病如消化性溃疡、胆石症、胰腺炎、胃食管反流病、肠道寄生虫病、肠梗阻或肠套叠等,少见疾病如炎症性肠病、过敏性紫癜、憩室炎等;消化系统以外的疾病,如泌尿系结石、肺部感染或胸膜炎等有时也可表现为腹痛。消化系统疾病的腹痛往往与进食、排便有关,患者在腹痛加重的同时出现黑便,而黑便是消化道出血的重要征象。通过仔细问诊,除外了药物和饮食的因素,以及口咽部出血,或呼吸道出血被吞入消化道的可能后,基本可以将病变定位于消化道。

2. 通过问诊可明确,患者反复上腹痛具有季节性,且有空腹痛、夜间痛的规律,进食或服用胃药后缓解,此次症状反复有明确诱因,腹痛同时伴有黑便,首先考虑为十二指肠球部溃疡合并出血,胃镜检查可以明确诊断,鉴别诊断方面需要除外急性胃黏膜病变、胃癌、胆道出血、肠梗阻、炎症性肠病及过敏性紫斑等疾病,患者为年轻患者,无慢性消耗症状,胃癌的可能性不大;病程中无发热、黄疸,基本可除外胆道出血。

三、体格检查

【重点检查内容】

诊断首先考虑十二指肠球部溃疡合并出血,体格检查时应注意以下几个方面的征象:

1. 提示出血量及活动性出血的征象,包括生命体征、神志情况、贫血体征、肠鸣音情况;

2. 消化性溃疡的其他并发症,如梗阻、穿孔,包括腹膜刺激征、胃肠型、振水音等;

3. 鉴别诊断相关的疾病,如右上腹压痛和墨菲征提示胆道感染,肠型、高调肠鸣音和气过水声提示肠梗阻,双下肢对称性出血点提示过敏性紫癜。

【检查结果】

T 36.5 ℃,R 18 次/min,P 72 次/min,BP 110/70 mmHg。发育良好,营养中等。睑结膜略显苍白,心、肺查体正常,腹部平软,中上腹轻压痛,无反跳痛和肌紧张,肝脾肋下未及,肠鸣音 4 次/min,无气过水声和高调肠鸣音。

【思维提示】

体格检查显示轻度贫血,中上腹局部压痛,进一步需要进行实验室和胃镜等检查来明确诊断。

四、实验室和影像学检查

【重点检查内容】

1. 便常规和便潜血 了解大便性状,镜检是否有红细胞、白细胞,潜血有无阳性。

2. 血常规、肝肾功能、血淀粉酶、电解质、ESR、CRP 了解有无贫血、肝功能异常、急性胰腺炎、电解质紊乱和炎症指标的升高,有助于评估失血的严重程度并进行鉴别诊断。

3. B超　了解肝脏形态,除外急性胆囊炎及胆道梗阻。

4. 腹部平片　除外肠梗阻、急性消化道穿孔及泌尿系结石等引起急腹症的常见病因。

5. 胃镜　明确胃十二指肠黏膜病变及消化道出血部位,可以确立消化性溃疡或急性胃黏膜病变的诊断;同时可取活检进行病理学检查和幽门螺杆菌(HP)检查。

【检查结果】

1. 便常规和潜血　黑色糊状,红细胞(−)、白细胞(−),潜血(+)。

2. 血常规　WBC 7.9×10^9/L,N 0.75,Hb 98 g/L,PLT 344×10^9/L;肝肾功能和电解质正常,Alb 35 g/L,胰淀粉酶 86 U/L;ESR 14 mm/h;CRP 1.7 mg/L。

3. 腹部B超　显示肝胆胰脾形态未见异常。

4. 腹部平片　显示结肠内有少量积气,未见明显液气平面及膈下游离气体。

5. 胃镜　十二指肠球部前壁可见圆形溃疡凹陷,直径1.0 cm,表面覆黄白苔,溃疡底部中央有红色血痂,溃疡周边黏膜充血肿胀,十二指肠球腔略狭小,内镜尚能通过;胃黏膜未见明显异常。幽门螺杆菌快速尿素酶试验(+)。

【思维提示】

实验室检查显示,患者存在消化道出血,并有轻度贫血,胃镜结果证实了十二指肠球部溃疡并出血的诊断;形态上观察,消化性溃疡处于活动期,即A1期,幽门螺杆菌感染是消化性溃疡的主要病因,同时,辅助检查基本除外了急性肝胆疾病、肠梗阻,也不支持炎症性肠病,根据内镜所见及临床表现,患者消化道出血已经停止。因此,治疗上主要针对溃疡病,并进行幽门螺杆菌的根除治疗。

【临床诊断】

1. 十二指肠球部溃疡并出血。

2. 幽门螺杆菌感染。

五、治疗方案

本病一般采取综合性治疗措施。治疗目的在于缓解临床症状,促进溃疡愈合,防止溃疡复发,减少并发症。

1. 一般治疗　生活避免过度紧张劳累,溃疡活动期伴并发症时,需卧床休息,戒烟酒,避免食用咖啡、浓茶等刺激性食物。对伴有焦虑、失眠等症状者,可短期予镇静药。可诱发溃疡病的药物使用时应慎重。

2. 常用治疗药物

(1)降低胃酸药物:常用降低胃酸药物包括 H_2 受体拮抗剂(H_2 RA)和质子泵抑制剂(PPI)。

(2)胃黏膜保护药:常见有铋剂、硫糖铝、铝碳酸镁等。铋剂能干扰HP代谢,用于根除HP的联合治疗,但不宜长期使用。

(3)根除幽门螺杆菌治疗:通常选用PPI和(或)黏膜保护剂与两种抗生素(克拉霉

素、阿莫西林、甲硝唑、四环素、左氧氟沙星等)联合治疗,疗程1~2周。

六、病例思考

1. 上消化道出血是消化性溃疡最常见的并发症,发生率约20%~25%。临床表现取决于出血的部位、速度和出血量。出血速度快而量多者,表现为呕血及黑便;出血量少,仅表现为黑便。十二指肠后壁溃疡,因溃疡毗邻的胰十二指肠动脉而致异常迅猛的大量出血。并发出血前,溃疡局部充血所致的上腹疼痛,可在出血后充血缓解使疼痛减轻,同时血液对胃酸的中和与稀释作用,腹痛可随之缓解。需与急性糜烂性胃炎、食管胃底静脉曲张破裂、食管贲门撕裂症和胃癌等上消化道出血相鉴别。建议出血24~48 h内进行急诊内镜,其确诊率高,必要时内镜下止血治疗。

2. 消化性溃疡并出血是消化道出血最常见的原因,表现为呕血及黑便。呕吐物为咖啡色,出血量大也可呕出鲜血。出血量在400 mL以下时可无症状,在400 mL以上或出血速度较快时,可出现心悸、头昏、心率加快等现象,出血量在1000~1500 mL以上时可出现周围循环衰竭,应立即紧急处理。

病例十五 感染性腹泻

患者男性,72岁,4周前因"肺部感染"住院治疗,4 d前住院期间出现腹泻。

一、主诉

腹泻4 d。

二、病史询问及思维提示

【问诊主要内容】

1. 发病诱因,腹泻发生前有无特殊饮食?有无受凉?

2. 粪便的性状如何?腹泻的次数和量如何?了解粪便的性状对诊断有重要意义。例如轮状病毒造成的秋季腹泻多为稀水便,霍乱可造成大量蛋花汤样水样泻。细菌性痢疾(简称菌痢)和溃疡性结肠炎均可出现脓血便,巨细胞病毒结肠炎则以鲜血便为主要特点,伪膜性肠炎患者粪便中可含有坏死脱落的肠黏膜,若粪便中有未消化食物或油滴则提示吸收不良。腹泻的次数和量不仅有助于估计病情的严重程度,对于提示病变部位也有一定的价值,若排便次数多而每次量少,多为结肠病变;而排便每次量较大,尤其含有不消化食物时,则更支持小肠受累。上述区分当然不是绝对的,少数特殊的结肠病变如"显微镜下结肠炎"也可能以大量的水样腹泻为主要表现。

3. 有无伴随症状,尤其是腹痛、发热和里急后重?有无恶心、呕吐?有无腹痛?有无水电解质紊乱及脱水症状?腹痛剧烈或有高热者,常病情较重,需住院治疗,里急后重者往往伴有直肠受累,多见于菌痢和溃疡性结肠炎,偶尔也可见于直肠癌,对于腹泻病程较长者尤其需要警惕,便前腹痛而便后缓解者,提示结肠病变,小肠病变引起的腹痛常在脐周,而降结肠和乙状结肠者则以左下腹痛更为多见。

4. 近期有无旅游史？有无疫区、疫水接触史？某些感染性腹泻有一定的疫源地分布，采集病史时需关注。

5. 是否已进行相应的检查及治疗？用药情况？

6. 既往有何疾病和用药史？患者既往疾病和用药情况对于腹泻的处理有重要意义，急性腹泻患者若既往体检，病情不重，大多数通过经验性治疗即可好转，不需要也很难获得确切的病原学诊断。而对于某些特殊人群，则需要努力寻找病原学证据，才能保证满意的疗效，例如免疫力低下的患者（艾滋病、器官移植、长期应用糖皮质激素）易患各类肠道机会性感染，包括贾第鞭毛虫、巨细胞病毒、肺结核分枝杆菌等，必须针对病因给予治疗，高龄、长期住院且近期应用广谱抗生素者需警惕抗生素相关性腹泻，其中大多系难辨梭状芽孢杆菌所致。

【问诊结果】

患者 4 d 前无明显诱因开始腹泻，为黄色稀水便，内有脱落坏死的膜状物，7～8 次/d，500～700 mL/次，无明显腹痛，不发热，无里急后重，不伴恶心、呕吐，既往患重度慢性阻塞性肺疾病（COPD）、肺心病、糖尿病，此次因肺部感染而入院，住院已有 4 周，先后应用多种广谱抗生素。目前仍在应用美罗培南。

【思维提示】

1. 本例起病较急，病程较短，属于"急性腹泻"的范畴。与慢性腹泻不同，绝大多数急性腹泻系肠道感染所致，病程自限，可在门诊对症处理，多数患者无需使用抗生素；少数腹泻严重，腹痛剧烈，有血便或全身表现较重的患者可能需要住院治疗，引起腹泻的病原体多种多样，包括病毒、细菌、真菌和寄生虫等。不同病原体造成的腹泻临床表现有一定差异，一旦与患者既往健康状况、用药情况、有无不洁饮食、有无疫源地接触史等均有关联，需通过问诊进一步明确。尚需警惕一类"假性腹泻"患者，其病因系盆腔或肛周病变（例如脓肿）刺激直肠，造成排便次数增多，假性腹泻往往有明显的里急后重，但每次排便量很少，仔细询问病史并及时进行直肠指诊有助于诊断。

2. 本例腹泻系在住院期间发生，通常要更多地考虑医源性因素，例如药物（如甘露醇）、肠内营养不耐受以及抗生素相关性腹泻等。本例发生腹泻时已经且正在应用广谱抗生素，故常见的革兰氏阴性杆菌（志贺菌、沙门菌）基本可以除外。腹泻为黄色稀水便，量较大，内有膜状物，且较长时间应用广谱抗生素，应高度怀疑难辨梭状芽孢杆菌所致抗生素相关性腹泻。事实上，腹泻本身就是广谱抗生素相对常见的副作用，同时，本例患者高龄，基础疾病较多，腹泻量大，病情相对较重，在病因明确之前，应积极开始支持治疗，重点在于及时补液，以避免血容量不足造成的器官功能障碍。但本例患者心肺基础疾病较多，年龄较大，应谨慎掌握补液速度，有条件最好在监护条件下进行。

三、体格检查

【重点检查内容】

急性腹泻患者常有血容量不足，因此必须关注血压、心率、神志、皮温和尿量等灌注指标，除常规生命体征外，急性感染性腹泻还应警惕有无感染性休克的征象，应注意观察患者的一般情况,腹部查体是重点,需注意腹部包块、压痛、肠鸣音等重要体征,原则上有腹部症状,尤其是有里急后重者应行直肠指诊,本例心肺功能较差,在体检时也要予以关注。

【检查结果】

T 37 ℃,R 18 次/min,P 100 次/min,卧位 BP 110/60 mmHg,立位 BP 100/55 mmHg,急性病容,一般情况较差,皮肤黏膜干燥,皮温正常,口唇无发绀,颈静脉未见怒张,心脏未闻及病理性杂音,桶状胸,双肺呼吸音低,腹部平软,未见肠型,全腹无明显压痛、反跳痛和肌紧张,肝脾肋下未及,移动性浊音(-),肠鸣音活跃 8 次/min,明显亢进,直肠指诊未见异常,双下肢不肿。

【思维提示】

体格检查结果提示血容量不足,此时必须了解患者的基础血压,并与目前血压进行比较,有助于动态评估病情变化,腹部查体除肠鸣音较活跃外,无明显其他阳性体征,符合难辨梭状芽孢杆菌腹泻的特点,该菌所致腹泻占全部抗生素相关性腹泻的 60% ~ 75%。其机制在于长期应用广谱抗生素破坏了结肠内细菌的微生态环境,对多种抗生素天然耐药的难辨梭状芽孢杆菌在数量上取得优势,影响了结肠对水和其他营养物质的吸收,从而引起渗透性腹泻,病情严重者还可引起结肠黏膜受损,出现炎症、溃疡等改变,出现渗出性腹泻,严重者内镜下结肠黏膜改变可类似溃疡性结肠炎。本例以水样腹泻为主,尚未出现脓血便,全身炎症表现不重,提示结肠黏膜可能相对较轻,应抓紧时间完善检查,早日控制病情。

四、实验室和影像学检查

【重点检查内容】

1. 血常规、肝肾功能、电解质 WBC 明显升高支持感染,因腹泻而明显脱水者可能会有红细胞比容上升,肝肾功能和电解质属于常规检查,用于了解肝脏和肾脏功能,评估水电解质平衡情况,为后续治疗提供依据。

2. 动脉血气分析 本例病情较重,有心肺基础疾病,伴随大量水样泻,极易出现水电解质平衡紊乱,甚至循环不稳定,故应查动脉血气。

3. 粪便常规和潜血 若大便中有多量的红细胞、白细胞,常提示结肠黏膜可能存在不同程度的炎症,若红细胞、白细胞均阴性,则渗透性腹泻的可能性相对更大。

4. 粪便悬滴试验 霍乱是国家法定的甲类传染病,对于大量水样腹泻的患者应有一定程度的警惕。

5. 粪便细菌培养、粪便镜检寄生虫 除外其他原因的感染性腹泻。

6. 粪便难辨梭状芽孢杆菌毒素(CDA)检测 是诊断该病最重要的检查,由于难辨梭状芽孢杆菌培养费时费力,故在粪便中检测该菌特异性毒素是相对简便的方法。

【检查结果】

1. 血常规 WBC 13.9×10^9/L,N 0.92,Hb 134 g/L,PLT 334×10^9/L;肝肾功能正常,K^+ 3.1 mmol/L,Na^+ 151 mmol/L,HCO_3^- 3.32 mmol/L,Cl^- 92 mmol/L。

2. 动脉血气分析 pH 7.45，PaO_2 72 mmHg，$PaCO_2$ 45 mmHg，乳酸 1.2 mmol/L。

3. 粪便常规及潜血 未见红细胞、白细胞，大便潜血(−)。

4. 粪便悬滴试验 (−)。

5. 粪便细菌培养、粪便镜检寄生虫 (−)。

6. 粪便 CDA 检测 (+)。

【思维提示】

综合病史、体征和辅助检查结果，本例可诊断难辨梭状芽孢杆菌所致抗生素相关性腹泻，不除外伪膜性肠炎(确诊需结肠镜检查，目前尚不必要)，需要强调的是，长期住院患者中粪便 CDA 的阳性率高达 5%～15%，其中大多数仅为带菌者，并无任何临床症状。因此，不能单凭粪便 CDA 阳性就诊断该病，必须要结合临床表现进行综合分析。另一方面，治疗后即使腹泻完全消失，短期内粪便 CDA 可能也无法转阴，因此粪便 CDA 检测也不作为评估疗效的标准，本例白细胞明显升高也支持感染。从电解质情况来看，本例已有低钾、低钠和低氯血症，而 HCO_3^- 升高，原因应是腹泻丢失大量含氯的胃肠液，血容量下降，肾小管加强对液体的重吸收，导致碳酸氢根的排泄相对减少，这类患者易发生代谢性碱中毒，对及时补液往往反应较好。

【临床诊断】

感染性腹泻(梭状芽孢杆菌感染)。

五、治疗方案

1. 一般治疗 通知医院相关部门，按照院内感染流程处理，隔离患者，医务人员严格洗手消毒。

2. 积极补液 给予补液及胃肠外营养支持。

3. 抗生素治疗 经呼吸科医生会诊，本例肺部感染已基本控制，停用美罗培南，将 500 mg 万古霉素溶于 100 mL 生理盐水中，125 mg/次，口服，4 次/d，疗程 10～14 d。

4. 补充益生菌。

5. 嘱进半流食，定期复查。

六、病例思考

很多患者对抗生素的潜在副作用认知有限，在完全不需要抗生素治疗的情况下，仍主动要求医生开具抗生素。不少医生对这一问题的严重性认识不足，医患两方面的原因造成目前滥用抗生素现象极为严重，抗生素使用不当不仅造成耐药菌流行，治疗失败率明显增加，其本身也有很大的潜在风险，抗生素相关性腹泻就是一个生动的例子。

病例十六 肠易激综合征

患者男性，32 岁，2018 年 2 月 3 日于门诊就诊。

一、主诉

腹泻5年。

二、询问病史及思维提示

【问诊主要内容】

1. 腹泻的起病情况和诱因:突然发生还是隐匿起病,腹泻与饮食是否有关,是否在饱食及进食油腻食物后出现,是否服用药物、减肥茶等等。

2. 排便规律排便次数、发生时间?粪便的性状?每日排便10次以上、量大和水样便常为分泌性腹泻。排便次数多,但量小甚至只排脓血,常提示结肠、直肠的炎症或肿瘤。腹泻便秘交替常见于肠结核、肠易激综合征、糖尿病神经病变者。半夜被便意扰醒多为器质性疾病,肠易激综合征多在晨起排便后,早餐后又排便1~2次。分泌性腹泻为水样便,小肠病变为稀烂液体便,酸臭便见于糖消化不良,有油滴糊便见于脂肪吸收不良。

3. 是否有发热、腹痛、里急后重、消瘦、哮喘、少尿、水肿、皮疹、关节炎等伴随症状?是否有乏力、消瘦、脱水等全身消耗的表现?伴发热见于炎症、淋巴瘤、溃疡性结肠炎等;伴里急后重病变在直肠;伴哮喘和皮疹见于食物过敏和类癌;伴关节炎见于溃疡性结肠炎。功能性腹泻的患者通常健康状况良好,器质性疾病引起的慢性腹泻患者会有乏力、消瘦、脱水等全身消耗的表现。

4. 是否曾到医院就诊?是否行粪便、血生化、结肠镜、胃镜、X射线消化道造影及腹部B超和CT等检查?检查结果如何?药物治疗的情况以及治疗的反应,病后一般情况的变化?

5. 既往史:有无肾炎、急性和慢性胰腺炎、糖尿病、甲状腺功能亢进等病史,有无服用泻药和抗生素等药物史?是否做过手术?有无过敏史、肺结核病史、急性痢疾史和肿瘤家族史等?

6. 个人史有无长期饮酒史?有无寄生虫疫区居住史?有无传染病接触史?个人职业?

【问诊结果】

5年前研究生毕业参加工作,发病前工作压力大、生活不规律、经常加班,患者5年来,大便不规律,反复腹泻,大便2~4次/d,稀糊黏液便,无脓血,每次量少,便前腹痛,排便后缓解,排便多在晨起和早餐后,无里急后重,经常腹痛、腹胀、排气多。腹泻好转时即出现便秘,排便费力,1~2次/周,体重无明显变化,发病多与情绪、睡眠有关,与饮食关系不大,禁食后腹泻无明显改善,曾在外院查过便常规示正常;血生化正常,诊断过“消化不良”“结肠炎”,每次发病时应用抗生素、多种止泻药、益生菌、酵母片和中药等,各种药物治疗开始均有效,3~5d后效果不明显,发病以来睡眠差、精神欠佳、心慌、心悸、腰背酸痛,无发热、盗汗等。既往体检,无肾炎、胰腺炎、糖尿病、甲状腺功能亢进、肺结核、急性痢疾等病史,无血吸虫疫水接触史,无肿瘤家族史,无烟酒嗜好,职业是公司职员。

【思维提示】

1. 患者为青年男性,主诉的病程较长,以腹泻为主要症状。腹泻病程超过8周为慢性腹泻。腹泻按发病机理可分为4类：①渗透性腹泻：多与高渗性药物、食物或小肠吸收不良有关，以进食48 h后腹泻停止或显著减轻为特点，粪便量一般少于1L/d，粪便内含有大量未消化食物；②分泌性腹泻：为外源性（药物、细菌毒素等）或内源性分泌物质（如血管活性肠肽等）导致，粪便为水样，无脓血，超过1L/d，禁食后腹泻不减轻；③渗出性腹泻：为感染性或非感染性腹泻，特点是粪便中含有渗出液和血；④胃肠动力紊乱性腹泻：粪便稀烂，无渗出物和血，可与其他原因腹泻合并存在。本例患者病程较长，因此在病史询问中，要深入细致，按照腹泻的诊断程序，循序渐进，应注意询问可与其他疾病鉴别诊断的病史。应详细询问诱发因素、主要症状、伴随症状、基础疾病、诊治经过、应用药物、治疗效果，以求在较短的时间内明确诊断，使疾病得到及时的治疗。

2.通过详细询问病史，总结患者慢性腹泻的特点为：①不成形，稀糊黏液便，量少；②排便多在晨起和早餐后；③便前腹痛，排便后缓解；④腹泻便秘交替；⑤无发热和里急后重；⑥体重无变化；⑦便常规正常，便培养（-）。根据该患者的腹泻特点，可基本除外分泌性腹泻、渗透性腹泻和渗出性腹泻。患者病史较长，考虑为青年患者，一般状况好，无肿瘤家族史，结肠恶性肿瘤可能性不大，诊断思路首先考虑为胃肠动力紊乱性腹泻可能性大，肠道动力紊乱性腹泻常见于神经性腹泻、肠易激综合征、甲状腺功能亢进、肾上腺危象、糖尿病腹泻等，进一步应该区分是肠道疾病还是全身疾病引起的腹泻，患者无甲状腺功能亢进、糖尿病、系统性红斑狼疮和肾炎病史等，暂时不考虑全身疾病引起的腹泻，神经性腹泻、肠易激综合征可能性较大，但仍需要进一步观察和检查，在排除其他器质性疾病后才可诊断。

三、体格检查

【重点检查内容】

1.首先要注意一般状况，有无舌炎、口角炎，甲状腺是否肿大，有无淋巴结肿大，有无脱水症等。

2.其次考虑到患者以腹泻为主要症状，应重点注意腹部体征，尤其是腹部压痛、反跳痛、肌紧张、肠鸣音、包块、腹水征及肝脾是否肿大。

3.注意应常规做肛门指诊。

4.注意有无其他系统疾病的体征，如有无贫血、心率增快、皮疹、皮肤淤血/瘀斑、眼炎和关节肿痛变形等。不同的体征能为腹泻病因诊断提供线索，如贫血可见于肠结核、淋巴瘤等，食物过敏常有荨麻疹；类癌综合征可以有皮肤潮红；关节肿痛可见于溃疡性结肠炎；营养不良及恶病质的存在常提示慢性感染或肿瘤的可能。

【检查结果】

患者血压、呼吸、脉搏、体温均正常，一般状态好，营养良好，心肺查体正常，腹部平软，未见静脉曲张，全腹无压痛，肝脾肋下未触及，胆囊未触及，MurpHy征（-），移动性浊音（-），肠鸣音15次/min，双下肢无水肿。

【思维提示】

体格检查结果除肠鸣音活跃外没有特殊提示，肠鸣音活跃的体征对腹泻没有特别的鉴别意义,按照腹泻的诊断程序下一步应该选择适当的辅助检查,进一步明确病因,并排除其他疾病。

四、实验室和影像学检查

【重点检查内容】

1. 便常规和便潜血　了解大便性状,镜检是否有红细胞、白细胞,有无原虫和虫卵,潜血有无阳性。

2. 血常规、肝肾功能、电解质、ESR、CRP、甲状腺功能、肿瘤标志物　了解有无贫血、低血蛋白血症、电解质紊乱、糖尿病、甲亢等。

3. 便培养、便找阿米巴滋养体　除外慢性菌痢和阿米巴肠炎。

4. 便苏丹Ⅲ染色　了解有无脂肪泻。

5. PPD 试验　有助于除外结核病。

6. X 射线检查　X 射线钡餐和(或)灌肠造影,可观察全胃肠道的功能状态,有无器质性疾病,腹部平片观察有无钙化斑点,对慢性胰腺炎诊断有帮助,胸片可明确有无活动性肺结核,如有,则需要警惕合并肠结核。

7. 结肠镜　可以了解结肠有无病变,如有病变,可明确病变性质和范围,并可取活检做病理检查和病原学检查。

8. B 超和 CT　可了解肝、胆、脾、胰等内脏情况。

【检查结果】

1. 3 次便常规和便潜血正常。

2. 血常规　WBC $5.22×10^9$/L,N 0.61,Hb 128 g/L,PLT $352×10^9$/L;肝肾功能和电解质正常,Alb 37.4 g/L;ESR 2 mm/h;CRP 0.234 mg/dL;甲状腺功能正常。

3. 3 次便培养(−);3 次便找阿米巴滋养体。

4. 3 次便苏丹Ⅲ染色(−)。

5. PPD(−)。

6. 全消化道造影和胸片未见异常。

7. 结肠镜检查全结肠及直肠黏膜未见异常。

8. B 超和 CT 肝、胆、脾、胰、双肾未见异常。

【思维提示】

通过上述辅助检查无器质性疾病证据发现。结合患者的病史及以上检查结果,支持肠易激综合征(irritable bowel syndrome,IBS)的诊断。IBS 属于肠道的功能性疾病,是临床上最常见的一种功能性肠病,原因不清,与胃肠道动力异常、内脏感知异常、感染和精神因素等有关。IBS 的诊断采用罗马Ⅳ诊断标准:在诊断前至少 6 个月、最近 3 个月内每周至少 1 d 反复发作腹痛,且伴有以下两条或两条以上:①与排便相关;②发作时伴排便次数的改变;③发作时伴排便性状的改变。根据 Bristol 大便性状分型(BSFS)作为 IBS 亚型的分型标准(基于患者 14 d 的日记)。①IBS 便秘型(IBS−C)块状/硬便(BSFS:1～2型)>25%,且稀/水样便(BSFS:6～7 型)<25%。②IBS 腹泻型(IBS−D)稀/水样便>

25%,且块状/硬便<25%。③ IBS 混合型(IBS-M)稀便和硬便均> 25%。④ IBS 未定型(IBS-U)排便性状改变未达到上述三型要求。

【临床诊断】

肠易激综合征。

五、治疗方案

1. 一般治疗

向患者提供健康生活方式的宣教,避免一些不当饮食诱发 IBS 症状发生。应该向患者灌输现实的治疗期望,而不能追求治愈。应对患者的生活质量、日常生活能力、患者性格特点、近期应激事件、焦虑和抑郁进行评估。绝大多数患者对心理治疗有效。

2. 药物治疗

(1)对有腹痛的患者,推荐使用不同类的平滑肌松弛药,如匹维溴铵、奥替溴铵、双环维林和曲美布汀。本例患者可选择匹维溴铵 50 mg,3 次/d。

(2)腹泻患者可选择洛哌丁胺 2 ~ 4 mg,必要时服用,日最大剂量 12 mg,或考来烯胺,4 g,进餐时服用。

(3)肠道益生菌双歧杆菌三联活菌 420 mg,3 次/d。

3. 心理和行为治疗

心理社会因素尽管不是 IBS 发病的直接因素,但在症状诱发和加重、持续化具有重要的作用,采用心理行为干预治疗是 IBS 治疗的重要辅助手段。目前用于 IBS 的心理治疗包括简短的心理动力治疗、认知行为治疗、认知治疗和催眠治疗。催眠治疗使直肠感觉正常,该疗法在 IBS 的心理治疗中评价最为充分。生物反馈治疗主要用于有排便异常患者的治疗。

六、病例思考

IBS 是一组持续或间歇发作,以腹痛、腹胀、排便习惯和(或)大便性状改变为临床表现,而缺乏胃肠道结构和生化异常的肠道功能紊乱性疾病。罗马Ⅲ将其列为功能性肠病的一类,患者以中青年人为主,发病年龄多见于 20 ~ 50 岁,女性较男性多见,有家族聚集倾向,常伴发其他胃肠道功能紊乱性疾病如功能性消化不良。

病例十七 胃食管反流病

患者男性,46 岁,小号演奏员,于 2016 年 5 月就诊。

一、主诉

反酸、烧心伴胸骨后疼痛 5 年,加重 6 个月。

二、病史询问及思维提示

【问诊主要内容】

1. 症状发生前是否有相关诱因,如饱餐、劳累、情绪激动等?发作的时间有何特点?发作是否与进食相关?如有相关,发作时间处于进食过程中或进食后?

2. 平素生活习惯如何?是否有喜吃甜食、进餐过饱或进高脂餐、嗜烟酒、喜饮浓茶和咖啡,临睡前加餐等?

3. 是否伴有上腹部痛?如有上腹部疼痛,是否有规律性和季节性?服用抗酸药或抑酸药症状是否减轻或缓解症状?消化性溃疡往往表现为中上腹或中上腹偏左疼痛,且疼痛与进餐相关,并具有一定的规律性和季节性。服用抗酸药或抑酸药症状可减轻或缓解症状。

4. 是否接受过上消化道造影检查?是否接受过胃镜检查?是否接受过 24 h 食管 pH 监测?是否接受食管动力检查?是否用过抑酸药?其疗效如何?上消化道造影检查有助于判断食管、胃黏膜有无病变,尤其是能够明确有无食管裂孔疝、观察有无胃食管反流现象。胃镜有助于判断食管炎的类型、反流性食管炎的程度,同时可以取病理活检,除外恶性病变。目前公认 24 h 食管 pH 检测是诊断胃食管反流病的"金标准",尤其是对于内镜检查阴性的胃食管反流病。24 h 食管 pH 监测有助于判断酸反流发生时间、程度等。通过食管动力检查有助于评价食管的动力功能状态,也有助于鉴别食管动力障碍性疾病的类型。

5. 有何既往疾病史?有无长期特殊用药史?如钙离子拮抗剂、激素、免疫抑制剂、抗生素等?了解有无冠心病、高血压病史,是否长期应用钙离子拮抗剂,该类药物可降低下食管括约肌张力,易导致胃食管反流发生,了解有无长期应用激素、免疫抑制剂、抗生素史,有助于除外继发性食管炎。

【问诊结果】

患者是小号演奏员,平时工作紧张、繁忙,饮食不规律,反酸、烧心、胸骨后疼痛多出现于餐后 30 min。外院内镜检查示:反流性食管炎,开始予以抑酸药有效,但停药后复发,需长期按需服用抑酸药维持,近 6 个月症状加重,服用抑酸药症状缓解不明显,食欲、体重无变化。二便正常,既往健康,否认冠心病、高血压及其他慢性疾病史。

【思维提示】

患者病程较长,主要以反酸、烧心、胸骨后疼痛为主要症状,要询问症状发作与进餐有无关系。反酸、烧心,包括反胃、打嗝等是典型的胃食管反流症状。胸骨后疼痛,除了要考虑是由于胃食管反流引起的食管刺激症状外,还应要除外非食管源性胸痛,特别是心源性胸痛。因此对有反酸、烧心及胸骨后疼痛的患者,要考虑以下几个疾病:①胃食管反流病(非糜烂性胃食管反流病、反流性食管炎、Barrett 食管);②其他原因食管炎和继发性食管炎(如真菌性食管炎、全身系统性疾病引起的食管改变等);③食管动力障碍性疾病(如贲门失弛缓症、弥漫性食管痉挛等);④非食管源性胸痛(如心绞痛等),因此,问诊的目的主要围绕发病时的主要症状及特点、伴随症状、是否应用过抗酸或抑酸药及其疗效,要详细询问患者的既往史、有无特殊用药史等。

三、体格检查

【重点检查内容】

虽然考虑胃食管反流病的诊断成立,但也应对患者进行全面系统的体格检查,重点注意营养状态、浅表淋巴结、有无贫血等。

【检查结果】

T 36.5 ℃,R 18 次/min,P 70 次/min,BP 110/75 mmHg。营养良好,无贫血貌,浅表淋巴结未扪及肿大,心、肺、腹查体均正常。

【思维提示】

体格检查结果没有特殊提示,进一步需要进行食管酸和胆汁反流监测、食管动力及胃镜明确诊断,评估病情严重程度,为制订治疗方案提供依据。

四、实验室和影像学检查

【重点检查内容】

1.粪便常规和便潜血　筛查有无消化道隐性失血。

2.血常规　了解有无贫血。

3.肝肾功能　常规筛查肝肾功能。

4.24 h 食管 pH 监测　了解食管酸暴露发生的时间和程度。

5.食管胆汁反流监测　了解有无十二指肠-胃-食管反流。与第4项检查可同步进行。

6.食管动力　了解食管体部蠕动收缩功能和食管括约肌的功能状态。

7.胃镜　了解反流性食管炎的程度,有无胃及十二指肠消化性溃疡,必要时取病理活检。

【检查结果】

1.粪便常规、便潜血、血常规和肝肾功能正常。

2.24 h 食管 pH 值监测和食管胆汁反流监测同步监测,结果均为(+),食管酸暴露及胆汁反流主要发生于夜间及餐后。

3.上食管括约肌功能正常,食管体部推进性蠕动收缩,下食管括约肌压力低于正常。

4.胃镜检查齿状线上方可见 3 条>5 mm 的纵行食管黏膜糜烂,病变之间黏膜无融合,齿状线呈舌状向上延伸,取病理活检,余未见明显异常。内镜诊断反流性食管炎,Barrett 食管? 病理检查显示食管黏膜急慢性炎,中度肠化。

【思维提示】

1.血常规、便常规及便潜血未见异常;24 h 食管 pH 监测及胆汁反流监测(+),提示同时存在酸反流及胆汁反流;食管动力检查显示下食管括约肌压力下降,提示抗反流屏障功能下降;胃镜检查显示食管远端黏膜破损,食管活检却提示:食管黏膜中度肠化,符合反流性食管炎、Barrett 食管的诊断。

2.造成该患者反流性食管炎的原因为混合性反流(酸反流和碱反流),该患者的治疗需要考虑控制酸和胆汁反流的联合治疗,同时要注重对 Barrett 食管的随访。本例患者近 6 个月症状加重可能与合并胆汁反流有关,因此单用抑酸药疗效不佳。

【临床诊断】

反流性食管炎。

五、治疗方案

内科药物治疗目的在于加强抗反流屏障功能,提高食管清除能力,改善胃排空与幽门括约肌功能以防止胃、十二指肠内容物反流,保护食管黏膜。

1.一般治疗 调整生活方式体位是减少反流的有效方法,如餐后保持直立,避免过度负重,不穿紧身衣,抬高床头等。肥胖者应减肥。睡前 3 h 勿进食以减少夜间的胃酸分泌。饮食宜少量、高蛋白、低脂肪和高纤维素,戒烟,限制咖啡因、酒精、巧克力及酸辣食品。

2.药物治疗

(1)抑酸剂包括质子泵抑制剂(PPI)和 H_2 受体拮抗剂(H_2RA)。PPI 能持久抑制基础与刺激后胃酸分泌,是治疗 GERD 最有效的药物。PPI 常规或双倍剂量治疗 8 周后,多数患者症状完全缓解。但由于患者 LES 张力未能得到根本改善,故停药后约 80% 会在 6 个月内复发。所以推荐在愈合治疗后继续维持治疗 1 个月。

(2)制酸剂和黏膜保护剂:如氢氧化铝碳酸钙、铝碳酸镁等。铝碳酸镁对黏膜也有保护作用,同时能可逆性吸附胆酸等碱性物质,使黏膜免受损伤,尤其适用于非酸反流相关的 GERD 患者。

(3)促动力药如多潘立酮、莫沙必利、伊托必利等。

3.2 ~ 3 年复查胃镜,随访观察 Barrett 食管,同时取病理活检。

4.内科治疗无效且符合手术适应证的患者可考虑手术治疗。

六、病例思考

1.胃食管反流病是多种因素造成的消化道动力障碍性疾病,主要发病机制是抗反流防御机制减弱和反流物对食管黏膜攻击的结果。食管下括约肌压力降低是胃食管反流的主要原因。

2.胃食管反流病的常见并发症有食管狭窄、食管溃疡、食管缩短及 Barrett's 食管等。对于轻微的食管狭窄,可以通过饮食限制及药物(PPI)治疗改善。短期单纯性狭窄可以用 Teflon 扩张器治疗,弯曲或成角的狭窄可以通过内镜预置的引导钢丝或在 X 射线监视下进行扩张。食管腔重建至 13 ~ 15 mm 时,则患者可无吞咽困难。如果狭窄进行性加重,每 4 ~ 6 个月宜扩张 1 次,必要时可行支架置入治疗。部分患者亦可行外科抗反流手术。对于食管溃疡,通常需要大剂量 PPI 和黏膜保护药的治疗。Barrett 食管是 GERD 严重的并发症。因其有恶变的可能,应进行内镜随访及活检以早期发现异型增生及腺癌。当患者有低度异型增生时,可采用大剂量的 PPI 治疗,3 ~ 6 个月后内镜随访并活检,以观察病情的进展程度,中重度异型增生或出现结节状增生时可行内镜下激光、电凝、氩离子凝固术甚至局部食管切除。

病例十八　肝硬化

患者女性,65 岁,于 2017 年 5 月 8 日入院。

一、主诉

发现肝功能异常 4 年余,皮肤瘙痒 1 年,右上腹不适半年。

二、病史询问及思维提示

【问诊主要内容】

1. 起病前是否有饮酒、药物、感染、中毒等诱因? 有助于对肝病病因的判断,起病前出现感冒样症状,常提示病毒感染的可能,既往饮酒时间和饮酒量有助于酒精性肝病的诊断,怀疑药物性肝病时,对起病前 3 个月内使用过的药物,包括剂量、用药途径、持续时间及同时使用的其他药物等均应详细询问,成分不明的中药偏方、抗结核药物、解热镇痛药及抗生素等应列为重点问诊对象,了解患者的职业接触史有助于中毒性肝病的诊断,起病前大量饮酒或暴饮暴食的患者,尤其伴有发热、右上腹痛者支持肝外梗阻的诊断。

2. 起病时肝功能异常有何特点? 有助于对肝病病因的判断、疾病发展趋势的判断和治疗疗效的评估。

3. 是否伴有其他症状伴皮疹、关节肿痛、发热、右上腹痛? 是否有纳差、发力、黄疸、腹水等? 大小便是否正常? 是否有进行性消瘦? 伴皮疹、关节肿痛常提示自身免疫性疾病,伴发热、右上腹痛常提示胆管梗阻合并感染,伴进行性消瘦常提示恶性肿瘤样疾病。

4. 是否做过包括肝脏 CT 在内的影像学检查? 结果如何? 曾接受何种治疗? 疗效如何? 是否应用特殊药物,疗效如何? 根据影像学检查特点可对病变进行初步的定性和定位,应注意有无局灶性占位性病变,有无肝内外胆管的扩张,有无肝内外胆管系统内结石,有无肝脏形态、大小和比例异常,有无肝脏密度变化,有无胰腺占位性病变等。治疗反应有助于病因学诊断,除一般的保肝、降黄治疗外,应着重问诊干扰素、激素、免疫抑制剂等特殊药物的应用史及疗效。

5. 是否有遗传病家族史? 包括遗传性高胆红素血症、肝豆状核变性、血色病、肝糖原贮积症、α_1-抗胰蛋白酶缺乏症、卟啉代谢病等。阳性家族史对患者的诊断有提示意义。

【问诊结果】

患者 4 年前单位体检时发现肝功能异常,ALP 309 U/L,GGT 288 U/L,ALT 42 U/L,AST 及胆红素正常,腹部 B 超未见明显异常,当时患者无发热、腹痛、皮疹、关节肿痛等症状,体检前亦无饮酒、服药、劳累史,遵医嘱短期服用 B 族维生素、C 族维生素及葡醛内酯治疗后,未再继续诊治。1 年前无诱因自觉皮肤瘙痒,累及全身,夜间明显,不伴皮疹及皮肤干燥脱屑,不伴皮肤巩膜黄染,就诊于皮肤科,给予止痒乳膏、炉甘石薄荷洗剂等外用对症治疗,症状无明显缓解,半年前患者无诱因出现右上腹不适,为持续性,伴乏力、纳差,进食油腻食物后加重,无发热、腹痛、黄疸等症状,当地查血、尿常规正常,肝功能 ALT 78 U/L,AST 80 lU/L,TP 79.5 g/L,Alb 35 g/L,ALP 453 U/L,GGT 440 U/L,TBil 34.5 μmol/L,DBil 25.5 μmol/L,腹部 B 超示肝弥漫性病变,给予复方甘草酸苷(美能)、易善复保肝治疗,监测肝功能无明显好转,为进一步诊治入院,发病以来,体重下降 3 kg,二便正常,无皮疹、关节肿痛、脱发、口腔溃疡、口眼干及雷诺现象,既往无慢性肝病史,无急性肝炎史,无食物及药物过敏史,因高血压长期服用硝苯地平(拜心同),血压控制理想。20 年前诊为"亚急性甲状腺炎",长期服用甲状腺素片,无其他长期用药史,无烟酒嗜好,无家族性遗传病史。

【思维提示】

1. 患者为老年女性,慢性病程,起病时无明显临床症状,体检时发现肝功能异常,逐渐出现皮肤瘙痒及右上腹不适。

2. 肝功能异常按病因分类可分为感染性(主要为病毒感染)、酒精性、药物性、中毒性、梗阻性、自身免疫性、肿瘤性、淤血性、遗传代谢性、非酒精性脂肪性肝病等;按肝功能异常的实验室指标分类可分为肝酶升高为主型、胆管酶升高为主型及胆红素升高为主型;按胆红素升高的特点又可分为结合胆红素升高为主型、非结合胆红素升高为主型和双向升高型。

3. 皮肤瘙痒症是指无原发皮疹,但有瘙痒症状的一种皮肤病,有泛发性和局限性之分。其发病机制尚不清楚,但多认为与某些全身性疾病有关,如糖尿病、胆汁淤积性肝病、慢性肾衰等。结合本患者伴有肝功能异常,考虑存在胆汁淤积性肝病的可能性,而在众多胆汁淤积性肝病当中,原发性胆汁性肝硬化(PBC)和原发性硬化性胆管炎(PSC)的皮肤瘙痒症状相对突出和严重。

4. 问诊时应主要围绕肝功能异常的病因进行,同时应兼顾自身免疫性疾病相关的症状,如皮疹、关节肿痛、口腔溃疡等,起病时肝功能检查的特点及随治疗的演变过程亦需详细询问。

5. 通过问诊可明确,患者起病隐匿,慢性病程,主要表现为肝功能异常、皮肤瘙痒伴右上腹不适,肝功能异常的特点为以胆管酶升高为主,转氨酶和胆红素仅轻度升高,结合其皮肤瘙痒及右上腹不适症状,首先考虑为胆汁淤积性肝病,又因其无可疑用药史、无长期饮酒史、无家族性遗传病史,合并亚急性甲状腺炎病史,腹部 B 超示无脂肪肝表现、无肝内外胆管梗阻表现,因此考虑原发性胆汁性肝硬化可能性大,不除外原发性硬化性胆管炎,应在体格检查时注意有无皮肤巩膜黄染、皮疹、关节红肿、甲状腺肿大,腹部有无肝脾肿大。

三、体格检查

【重点检查内容】

考虑患者原发性胆汁性肝硬化可能性最大,因此在对患者进行系统、全面地检查同时,应重点注意有无皮肤巩膜黄染、皮疹、内眦黄瘤、肝掌、蜘蛛痣、关节红肿、甲状腺肿大、肝脾肿大等体征,同时注意有无肝硬化的体征。

【检查结果】

生命体征平稳,全身皮肤巩膜轻度黄染,躯干及四肢可见多处搔抓痕,无肝掌、蜘蛛痣、甲状腺无肿大,浅表淋巴结未触及肿大,右眼内眦可见黄色瘤,心、肺查体正常,胸腹壁无静脉曲张,腹部平软,无压痛、反跳痛,肝肋下 2 cm,质韧,无触痛,脾肋下未及,肝区叩痛(−),肠鸣音 3~4 次/min,双下肢不肿,关节无肿胀及畸形。

【思维提示】

体格检查见多处皮肤搔抓痕,提示皮肤瘙痒症状明显,另见轻度黄疸,肝大,质韧,无触痛,进一步需要实验室和腹部影像学检查来明确诊断。

四、实验室和影像学检查

【重点检查内容】

1. 血常规 了解患者是否存在血三系改变。

2. 行生化全项检查 了解目前肝肾功能情况,包含 ALT、AST、ALP、GGP、TBil、DBil、Alb 在内的肝脏功能全项有利于了解肝损害的特点,从而有助于鉴别诊断。

3. ESR 和 CRP 炎症指标的升高,有助于评估病情活动程度。

4. 凝血功能 可判断肝脏的合成功能,从而判断肝储备功能。

5. 病毒性肝炎及嗜肝病毒标志物检测 包括 HAV、HBV、HCV、HEV、EBV 和 CMV 的抗体和(或)抗原检测,确定或除外引起肝功能损害的病毒性因素。

6. 甲胎蛋白 进行肝脏肿瘤学筛查。

7. 自身抗体 包括 ANA、抗 ENA、ANCA、SMA、AMA、AMA−M2、LKM1、SLA、LP 等,有助于自身免疫性肝病及其他自身免疫性疾病的诊断。

8. 免疫球蛋白定量 有助于自身免疫性肝病的诊断和鉴别诊断。

9. 腹部 B 超和增强 CT 有助于脂肪肝及肿瘤性疾病的诊断,有助于肝硬化的形态学诊断。

10. 肝穿刺活检 在上述检查后仍无法明确诊断时进行此检查,有助于诊断和鉴别诊断。

11. 甲状腺功能及甲状腺 B 超 明确目前是否存在甲状腺功能和形态异常。

12. 口腔科及眼科会诊 有助于干燥综合征的诊断。

【检查结果】

1. 血常规 WBC 4.43×10⁹/L,N 0.69,Hb 136 g/L,PLT 155×10⁹/L。

2. 生化全项 Alb 35 g/L,ALT 31 U/L,ALP 496 U/L,GCT 499 U/L,TBil 44.5 μmol/L,DBil 35.5 μmol/L,余肝肾功能指标正常。

3. ESR 和 CRP ESR 64 mm/h,CRP 2.63 mg/L。

4. 凝血功能 PT 12.8 s,APTT 37.2 s。

5. 病毒性肝炎及嗜肝病毒标志物检测 HAV 和 HEVIgM、乙肝五项、HCV−Ab、EBV 和 CMV 的 IgM 均(−)。

6. 甲胎蛋白 20 μg/L。

7. 自身抗体 ANA(+)核典型 640，AMA(+)1280，AMA-M2>300 RU/mL，抗 ENA、ANCA、SMA、LKM1、SLA/LP 均(-)。

8. 免疫球蛋白定量 IgA 5.23 g/L，IgM 4.91 g/L，IgG 15.8 g/L。

9. 腹部 B 超和增强 CT 肝弥漫性病变，肝内外胆管无扩张。

10. 肝穿刺活检 肝细胞肿胀伴点状坏死，汇管区大量浆细胞浸润，胆管数目较少。

11. 甲状腺功能及甲状腺 B 超 T3、T4、TSH 均在正常范围，甲状腺 B 超未见明显异常。

12. 口腔科及眼科会诊 唾液流率正常，腮腺造影见主导管及分支导管无扩张及串珠样改变。

【思维提示】

从上述检查结果可获得以下结论：

1. 肝功能异常以胆管酶升高为主，伴胆红素升高，以结合胆红素升高为主，转氨酶无升高。

2. 多种自身抗体，尤其是 AMA 及 AMA-M2 (+)。

3. 血 IgM 升高，而 IgG 正常。

4. 反应炎症活动的指标 ESR 和 CRP 升高。

5. 影像学检查提示肝脏弥漫性病变，无肝内外胆管机械性梗阻的证据。

6. 病理学表现为小胆管周围炎症及胆小管减少。

7. 病毒性肝炎标志物均(-)。

结合患者的临床表现及上述辅助检查结果，考虑 PBC 诊断明确。虽然称为"肝硬化"，但临床及血清学、影像学、组织病理学表现均提示病程尚未进入肝硬化阶段。鉴别诊断主要包括 PSC 及一些可以引起继发性胆汁淤积的疾病，如慢性胆道梗阻、药物性胆汁淤积等，本患者临床表现均不支持。另外，尚需除外重叠综合征的可能性，主要是 PBC 与自身免疫性肝炎(AIH)的重叠以及 PBC 与其他自身免疫性疾病如干燥综合征(SS)的重叠。患者转氨酶升高不明显，AIH 相关自身抗体(-)，抗 SSA、SSB(-)，肝脏病理无 AIH 典型的桥接样坏死及玫瑰花环样改变，不支持重叠综合征。

【临床诊断】

原发性胆汁性肝硬化。

五、治疗方案

1. 一般治疗 休息，避免过度劳累，应给予高维生素、易消化食物，严禁饮酒。可食用瘦肉、河鱼、豆制品、牛奶、豆浆、水果等，盐和水的摄入应根据患者及水电解质的情况调整。避免应用有肝损害作用的药物。

2. 主要治疗药物

(1)熊去氧胆酸(ursodeoxycholic acid，UDCA)其作用机制包括促进内源性胆酸分泌、提高膜稳定性、减少肝细胞 HLA I 类抗原的异常表达、降低细胞因子的产生、抑制疏水胆酸引起的凋亡和线粒体失功能等。部分患者对 UDCA 治疗有反应,服药 10 ～ 20 mg/(kg·d)能延长生存期,减少食管静脉曲张及肝硬化的发生。

(2)免疫抑制剂如皮质激素、硫唑嘌呤、吗替麦考酚酯环孢素 A、甲氨蝶呤、苯丁酸氮芥等往往不良反应大,而且疗效不确定。

(3)瘙痒的治疗一线药物是离子交换树脂考来烯胺(考来烯胺),早餐前后 4 g/d 口服。二线药物为利福平,口服 150 ～600 mg/d 可能缓解症状,但偶可引起肝毒性和骨髓抑制。静脉使用阿片类拮抗剂丙烯基二氢羟吗啡酮(naloxone)或口服纳美芬(nalmefene)也可能缓解症状,主要不良反应为严重的脱瘾症状。瘙痒常因日照加重,因此患者应避光。其他治疗方法包括血浆透析和血浆置换、分子吸附再循环(MARS)透析等。非常严重并难以控制的瘙痒和乏力可考虑进行肝移植。

(4)代谢性骨病的防治推荐每天口服补充钙(1 000 ～1 200 mg/d)。如果有脂溶性维生素吸收不良引起的维生素 D 缺乏,建议在检测血清浓度低于正常时给予口服替代(25 000 ～50 000 U,2 ～3 次/周)治疗。降钙素、氟化钠及羟乙二磷酸钠也能增加骨密度。

(5)脂溶性维生素吸收不良的治疗:维生素 A 缺乏见于 20% 的患者,常无临床症状。推荐口服 2 500 ～5 000 U,2 ～3 次/周,替代治疗。6 ～12 个月后检测血清浓度以避免补充过量。第二常见的是维生素 D 缺乏,所有慢性胆汁淤积的患者均建议补充钙及维生素 D。有症状的维生素 E 缺乏较少见,可表现为脊髓后索异常的共济失调,推荐对无症状的患者每天口服补充维生素 E 400 U。维生素 K 缺乏者可给予 5 ～10 mg/d 剂量补充。

3.肝移植　肝移植是终末期 PBC 患者唯一有效的治疗方法,PBC 是成年人进行肝移植的主要病因之一。

六、病例思考

1.原发性胆汁性肝硬化常与其他免疫性疾病,如类风湿性关节炎、干燥综合征、硬皮病、慢性淋巴细胞性甲状腺炎等并存,多见于中年妇女,起病隐袭,经过缓慢,食欲与体重多无明显下降,约 10% 的患者可无任何症状,注意与继发性胆汁性肝硬化及其他原因肝硬化出现黄疸进行鉴别,本病为原因不明、慢性进行性胆汁淤积性肝病,可能与自身免疫有关。

2.PBC 患者的预后差异很大。无症状患者总的中位生存时间显著长于有症状患者。总胆红素水平高于 136.6 ～171.0 μmol/L 的患者中位生存期约 2 年。影响预后的因素包括老年、血清总胆红素浓度增高、肝合成功能降低及组织学分期的程度。门脉高压并发症可出现在有症状的 PBC 患者,3 年以后食管静脉曲张及出血的危险性增加。硬化前 PBC 患者出现食管静脉曲张的病因包括因肉芽肿性胆管炎症及窦周肝纤维化。

第四节 内分泌及代谢系统疾病

病例十九 糖尿病

患者女性,75 岁,于 2018 年 11 月 1 日入院。

一、主诉

发现血糖升高 20 年,双下肢乏力、疼痛 20 d。

二、病史询问及思维提示

【问诊主要内容】

1. 发病初期是否有多饮、多食、多尿及体重减轻等临床表现? 糖尿病发病初期常有多饮、多食、多尿及体重减轻等临床表现。

2. 是否检测过血糖? 最高值为多少? 有糖尿病症状、空腹血糖超过 7.0 mmol/L 或有糖尿病症状、随机血糖超过 11.1 mmol/L 即可确诊糖尿病。没有糖尿病症状,但空腹血糖超过 7.0 mmol/L,餐后 2 h 血糖超过 11.1 mmol/L 也可确诊糖尿病。

3. 口服降糖药物治疗是否有效? 一般来说,2 型糖尿病口服降糖药物治疗可有效控制血糖,而 1 型糖尿病对口服降糖药物反应较差。

4. 有无糖尿病常见并发症的临床表现? 对于一个病史较长的糖尿病患者,常易累及眼、肾脏、心脏、周围神经等组织,可见视物模糊、下肢水肿、泡沫尿、皮肤瘙痒、肢体麻木发凉等表现。

5. 有无多胎妊娠史? 多胎妊娠常因垂体反复地增大和缩小使其功能受到影响,表现为垂体功能减退,可影响到甲状腺、肾上腺和性腺的功能。可有乏力、表情淡漠、心率减慢、便秘等表现。

【问诊结果】

患者既往有原发性甲状腺功能减退症 30 年,冠心病 20 年,白内障 15 年。否认肝炎、结核病史,父亲、母亲及兄妹三人均患有糖尿病,47 岁绝经,G_3P_3,入院前 20 年无明显诱因出现多饮、多尿、消瘦及体重下降,就诊于当地医院查空腹血糖 17 mmol/L,予阿卡波糖、瑞格列奈片等降糖治疗(具体用量不详),空腹血糖控制在 7 ~ 8 mmol/L,餐后血糖 8 ~ 10 mmol/L。入院 5 年前出现四肢麻木,无疼痛,无间歇性跛行,无明显视物模糊,入院前 5 个月因血糖控制不佳就诊入院,改为胰岛素降糖治疗,血糖控制尚可,入院前 20 d 患者出现双下肢乏力、疼痛,疼痛以夜间明显,间断有头晕、心前区不适且发作次数频繁,为求进一步诊治收入院,自发病以来患者精神、睡眠可,饮食规律,大便干燥,小便有泡沫,体重无显著变化。

【思维提示】

1. 患者老年女性,发现血糖升高20年,按常见病优先考虑的原则应将糖尿病放在首位。因此,问诊目的主要围绕在发病初期时是否有多饮、多食、多尿及体重减轻等糖尿病的常见临床表现展开,并询问有无糖尿病家族史及兼顾有无视物模糊、下肢水肿、泡沫尿、皮肤瘙痒、肢体麻木发凉等慢性并发症的表现,同时应关注患者其他重要内分泌腺体的功能有无异常的情况。

2. 通过问诊可明确,患者既往有原发性甲状腺功能减退症、冠心病和白内障,有糖尿病家族史,发病之初有典型的糖尿病症状,空腹血糖可达17 mmol/L,曾口服降糖药物治疗有效,符合2型糖尿病的特点,已出现四肢麻木等症状,还伴有大便干燥、小便有泡沫,故应在体格检查时重点注意糖尿病的慢性并发症表现,并通过实验室检查和影像学检查评价和明确大小血管并发症及重要脏器功能。

三、体格检查

【重点检查内容】

考虑患者存在糖尿病慢性并发症的可能性最大,因此在对患者进行系统地、全面地检查同时,应重点注意准确检查皮肤、眼睛、心脏、肾脏和周围血管病变的体征。同时,应注意甲状腺和肾上腺皮质功能减退的体征,如表情淡漠、颜面水肿、T较低、心率偏慢、掌纹乳晕的颜色等。

【检查结果】

T 36.6 ℃,P 60 次/min,R 20 次/min,BP 120/75 mmHg,身高162 cm,体重59 kg,BMI 22.5 kg/m^2。神志清楚,发育正常,自主体位,查体合作,全身皮肤干燥,无黄染及出血点,无胫前黑斑,浅表淋巴结未触及肿大,头颅无畸形,眉毛外1/3稀疏,无颜面及眼睑水肿,巩膜无黄染,结膜无充血,双侧瞳孔等大等圆,对光反射存在,耳鼻、无异常,口唇无发甘,伸舌居中,无明显齿痕,多颗龋齿,咽部无充血,扁桃体无肿大,颈软,气管居中,甲状腺无肿大,胸廓对称无畸形,双肺呼吸音粗,心界不大,律齐,心音有力,心率60 次/min,各瓣膜听诊区未闻及病理性杂音,腹软,无压痛、反跳痛,肝脾肋下未及,移动性浊音阴性,肠鸣音存在,双下肢无水肿,双足背动脉搏动可,生理反射存在,病理反射未引出。

【思维提示】

体格检查结果与问诊后初步糖尿病和甲状腺功能减退的思路相吻合,血压正常,皮肤干燥,心率偏慢,进一步实验室和影像学检查的主要目的是明确胰岛细胞功能、评价糖尿病大小血管并发症、甲状腺、肾上腺等重要腺体功能,为治疗方案提供依据。

四、实验室和影像学检查

【重点检查内容】

1. 血、尿、便常规、肝、肾功能、血脂 了解患者一般状况和重要脏器功能。
2. 电解质 了解有无低钠血症。

3. OGTT 试验　评价胰岛细胞功能。

4. 糖化血红蛋白　评价近 3 个月血糖控制状况。

5. 甲状腺功能、肾上腺功能和性腺功能　了解甲状腺轴、肾上腺轴和性腺轴功能。

6. 24 h 尿糖、蛋白和微量白蛋白定量　明确是否有尿糖、蛋白和微量白蛋白增高。

7. 风湿免疫全项　了解有无免疫学异常。

8. 垂体 MRI　了解有无垂体形态学改变。

9. 肾上腺 CT　了解有无肾上腺形态学改变。

【检查结果】

1. 血、尿、便常规、肝、肾功能、血脂　仅尿蛋白弱阳性,其余均正常。

2. 电解质　血钾 3.4 mmol/L,血钠 137 mmol/L,血钙 2.29 mmol/L,血磷 1.44 mmol/L。

3. OGTT 试验　0、30、60、120 和 180 min,血糖分别为 6.38、10.25、16.40、20.97 和 15.49 mmol/L,胰岛素分别为 10.83、16.74、24.46、34.06 和 24.11 U/mL。

4. 糖化血红蛋白　7.6%。

5. 甲状腺功能　FT 33.32 μmol/L,FT 45.92 μmol/L,TSH 85.3 MIU/L。

6. 肾上腺功能　血 ACTH 24 nmol/L(正常参考值 0 ~ 46 nmol/L),血 COR 18.4 nmol/L (正常参考值 5 ~ 25)。24 h 尿 COR 19 nmol/L(正常参考值 30 ~ 110 nmol/L)。

7. 性腺功能　FSH 34.43 U/L,LH 16.61 U/L,PRL 19.19 μg/mL,E 210.16 μg/mL。

8. 24 h 尿糖、蛋白和微量白蛋白定量　24 h 尿糖 13.5 g,24 h 蛋白 93 mg,24 h 微白蛋白 9 mg。

9. 风湿免疫全项　未见异常。

10. 垂体 MRI　鞍上池下疝。

11. 肾上腺 CT　未见异常。

【思维提示】

重要的检查结果有 5 项:①电解质血钾低于正常,血钠正常偏低;②OGTT 试验示糖尿病,胰岛素分泌差;③甲状腺功能为原发性甲状腺功能减退症;④24 h 尿 COR,低于正常,肾上腺皮质功能不会,而 ACTH 无增高,提示腺垂体功能低下;⑤垂体 MRI 发现鞍上池下疝。结合患者的病史和体格检查结果,进一步支持 2 型糖尿病、糖尿病周围神经病变、甲状腺功能减退症、肾上腺皮质功能减退症的诊断,进一步的处理应是选择以胰岛素为主的降糖治疗和对甲状腺和肾上腺功能的补充治疗。

【临床诊断】

1. 2 型糖尿病。

2. 糖尿病周围神经病变。

3. 甲状腺功能减退症。

4. 肾上腺皮质功能减退症。

五、治疗方案

1. 饮食、运动疗法　调控每日摄入的总热量,均衡饮食,合理安排各种营养成分。规律、定量饮食,少食多餐。与运动、药物治疗密切配合。

2. 药物治疗 精蛋白生物合成人胰岛素注射液30 R 早18 U、晚18 U;餐前半小时皮下注射泼尼松7.5 mg,1 次/d;左甲状腺素钠75 μg,1 次/d,口服。

3. 可根据继续监测的结果随时调整胰岛素剂量。

4. 根据季节及患者的主诉及症状调整甲状腺激素用量。

六、病例思考

1. 糖尿病是一组以高血糖为特征的代谢性疾病。高血糖则是由于胰岛素分泌缺陷或其生物作用受损,或两者兼有引起。长期存在的高血糖,导致各种组织,特别是眼、肾、心脏、血管、神经的慢性损害、功能障碍。目前尚无根治糖尿病的方法,但通过多种治疗手段可以控制好糖尿病。主要包括5个方面:糖尿病患者的教育,自我监测血糖,饮食治疗,运动治疗和药物治疗。

2. 糖尿病防治:严格控制血糖,微血管病变风险明显降低,研究结果显示早期血糖干预治疗大血管病变后期获益。因此控制血糖是糖尿病治疗的基本内容。降糖治疗主要采用饮食控制、合理运动、适时选用各类药物、血糖检测和糖尿病自我管理教育。糖尿病患者多并发动脉粥样硬化、高血压、肥胖、脂肪肝、高血脂,故糖尿病患者也需降压、调脂和减肥。动脉粥样硬化、肥胖、脂肪肝及2型糖尿病都是与不良生活习惯及慢性低度炎症密切相关,因此,如果病人合并上述4个疾病中的2个,可考虑诊断代谢性炎症综合征(MIS)。MIS 的诊断有利于动脉粥样硬化的早期诊断和治疗。糖尿病及其并发症在相当程度上是可以预防的,甚至有部分病人经上述综合治疗后病况可逆转的(如一段时间内可不用降糖药),认为一旦诊断2型糖尿病需要终身药物治疗的依据不足,对于轻度新诊断的病人,经过生活干预血糖可长期保持正常,有的病人长期停用降糖药,血糖保持正常,因此医务工作者关注和加强糖尿病的预防工作及增加病人的信心。

病例二十 甲状腺功能亢进

患者女性,46 岁,于 2015 年 4 月 11 日入院。

一、主诉

心悸、多汗、消瘦半年,高热 3 d,昏迷 1 d。

二、病史询问及思维提示

【问诊主要内容】

1. 高代谢症状有哪些?同时合并哪些器官、系统的损害?

2. 甲状腺功能水平和治疗情况怎样?

3. 体温升高伴随症状和实验室检查如何?如伴随咳嗽、黄痰,则是呼吸系统感染的必要依据。

4. 入院前曾使用何种药物治疗?效果如何?目前出现临床症状是否与药物有关?

5. 既往有何种疾病? 是否有其他相关自身免疫性疾病及药物过敏史?

6. 家族遗传病史如何? 甲状腺疾病多有家族遗传倾向,其父母或兄妹甲状腺疾病常高发。

【问诊结果】

既往身体健康,半年前出现多汗、心悸、消瘦、食欲差,大便 4～5 次/d,稀便,无脓血,查三碘甲状腺原氨酸(T3)、甲状腺素(T4)明显升高,诊断为甲状腺功能亢进(以下简称甲亢),服丙硫氧嘧啶 100 mg/d,治疗 1 个月后症状无明显改善,改用甲巯咪唑 30 mg/d 治疗,1 个月后甲亢症状有所减轻,入院前 4 d 出现咽痛、发热,体温达 41 ℃,查 WBC 0.6×10⁹/L,给予抗感染治疗后无好转,高热不退并出现右颈部肿疼,遂转入我科治疗。既往体检,无肝肾病史,无药物过敏史。

【思维提示】

1. 患者中年女性,出现高代谢症状并在后期有发热,按常见病优先考虑的原则应将甲亢合并感染性疾病放在首位。因此,问诊目的主要围绕甲亢的主要临床症状和是否伴有其他系统、脏器的损害、甲状腺功能水平和治疗情况等问题展开,更应着重询问此次高热伴随症状、诊治过程,以寻找引起高热疾病的病因。

2. 通过问诊可明确,患者甲亢诊断成立,治疗过程中出现咽痛、发热、血白细胞明显减少,是粒细胞减少合并上呼吸道感染特点,应在体格检查时重点注意咽、喉和颈部肿疼部位检查,肺部听诊是否存在啰音,并通过实验室检查和影像学检查寻找感染的证据。

三、体格检查

【重点检查内容】

考虑患者甲亢合并咽炎、扁桃体炎的可能性最大,因此对患者进行系统地、全面地检查,包括体温、脉搏、呼吸、血压和神志改变,同时应重点注意以下情况:全身皮肤、黏膜、巩膜是否有黄染,突眼和甲状腺肿大程度,有无压痛和杂音,咽部、扁桃体有无肿大和化脓,下颌、颈部淋巴结是否有肿大、压痛,双肺是否有啰音,心脏大小,心率快慢和是否存在心律失常,肝脾是否有肿大、压痛,双下肢是否水肿。

【检查结果】

T 42 ℃,P 140 次/min,R 44 次/min,BP 110/70 mmHg,神志不清,呼吸较快,平卧位。全身皮肤黏膜、巩膜中度黄染,咽部充血,双侧扁桃体 Ⅱ 度肿大,上有脓苔,颈软,双下颌可触及肿大淋巴结,右侧 4 cm×4 cm,左侧 2 cm×3 cm,质中,压痛明显,甲状腺 Ⅱ 度肿大,质中,轻压痛,双肺呼吸音粗,未闻及干、湿啰音,心界不大,HR 40 次/min,律齐,未闻及奔马律和各瓣膜区杂音,腹软,右下腹轻压痛,无肌紧张、反跳痛。双下肢无水肿,神经系统检查未见异常。

【思维提示】

体格检查结果与问诊结果相符合,初步考虑甲亢合并白细胞明显减少,诱发上呼吸系统感染和黄疸,体温42.0 ℃,脉搏140 次/min,双侧扁桃体 Ⅱ 度肿大,上有脓苔,双下颌可触及肿大淋巴结,右侧 4 cm×4 cm,左侧 2 cm×3 cm,质中,压痛明显,提示感染是因急性化脓性扁桃腺炎伴急性下颌淋巴结炎所致,同时合并肝功能损害。

四、实验室和影像学检查

【重点检查内容】

1. 血、尿、便常规,肝、肾功能,电解质 了解甲亢合并哪些系统和脏器功能受损。
2. 甲状腺功能 了解甲亢程度。
3. 血培养、咽拭子、淋巴结脓液培养 明确感染源和致病菌。
4. 骨髓穿刺 了解全血细胞减少原因、骨髓造血功能状态。
5. 颈部 B 超 了解淋巴结肿大情况。

【检查结果】

(1)血常规 WBC $(0.4 \sim 0.6) \times 10^9/L$, N 33%, L 67%, M 2%, Hb 93 ~ 97 g/L, PLT $47 \times 10^9/L$,尿、便常规正常。

(2)甲状腺功能 游离甲状腺素 FT 42.82 pmol/L(正常参考值 11.50 ~ 23.50 pmol/L),游离三碘甲状腺原氨酸 FT 38.25 pmol/L(正常参考值 3.50 ~ 6.50 pmol/L),sTSH 0.0 IU/mL(正常参考值 0.3 ~ 5.0 IU/mL)。

(3)肝功能 TP 57 g/L, ALB 29 g/L, ALT 158 U/L, AST 53 U/L, GGT 83 U/L,总胆红素 100 μmol/L,直接胆红素 85.7 μmol/L,总胆汁酸 34.2 μmol/L。病毒肝炎血清学检查及肾功能均正常。

(4)电解质 血 K^+ 2.9 mmol/L, Na^+ 126 mmol/L, Cl^- 102.8 mmol/L, Ca^{2+} 2.01 mmol/L。

(5)两次血培养、咽拭子、淋巴结脓液培养 均为肺炎克雷白杆菌。

(6)骨髓穿刺 急性骨髓造血功能停止。

(7)B 超 双侧颈部淋巴结肿大。

【检查结果】

1. 末梢血白细胞总数明显减少。
2. 血培养、咽拭子、淋巴结脓液培养均为肺炎克雷白杆菌。
3. FT4 和 FT3 明显升高,sTSH 明显降低。
4. ALT、AST、GGT、总胆红素、直接胆红素均升高。

【思维提示】

结合患者的病史和体格检查结果,支持甲亢合并白细胞减少、诱发急性化脓性扁桃腺炎、急性下颌淋巴结炎所致败血症和肝功能受损。患者发病以来曾用过甲巯咪唑 30 mg/d 治疗,一个月后甲亢症状有所减轻,出现咽痛、发热,体温达 42 ℃,查 WBC 0.6× $10^9/L$,考虑可能因甲亢所致血液系统损害和甲状腺药物有关,处理应是立即停用抗甲状腺药物、选择强效敏感的抗生素进行治疗,同时尽全力升高白细胞。

【临床诊断】

1. 甲状腺功能亢进。

2. 急性化脓性扁桃腺炎。

3. 急性下颌淋巴结炎。

五、治疗方案

1. 立即停用甲巯咪唑,给予消毒隔离,采用退热、抗感染、升高白细胞和血小板等综合治疗。

2. 静脉补液加用甲泼尼龙 40 mg,2 次/d,4 d 后减半量,10 d 后改服泼尼松 30 mg/d,在 2 月余内逐渐减量。

3. 应用强力有效抗生素亚胺培南(泰能)2~4 g/d,治疗 7 d 后发现痰、尿、便有真菌,口服氟康唑 150 mg/d,7 d 后真菌消失,两周后体温降至正常,3 d 后换为头孢哌酮钠舒巴坦钠(舒普深)治疗,体温又回升达 38.6 ℃,遂又更换亚胺培南治疗以控制体温,逐渐减量连续使用达 50 d。

4. 用重组人粒细胞集落刺激因子(格拉诺赛特)250 μg 皮下注射,1 次/d,共 5 d,注射用重组人粒细胞巨噬细胞集落刺激因子(吉姆欣)150 μg,1 次/d,共 7 d。

5. 患者目前高温,不建议输血,考虑患者粒细胞极度缺乏、抗感染能力极低,经慎重考虑并征得家属同意后输入新鲜全血和白细胞,连续 3 d。第 3 天体温由 42 ℃ 降至 38.5 ℃,第 5 天白细胞升至 7×10⁹/L,而血小板由 47×10⁹/L 进行性下降到 7×10⁹/L,遂将格拉诺赛特改为吉姆欣,同时输血小板 400 mL,并给予丙种球蛋白(蓉生静丙)20 g/d,次日血小板开始回升,第 8 天血小板恢复正常。

6. 考虑患者颈部淋巴结肿大,决定行右侧颈部淋巴结活检。切开皮肤时,从切口处引流出脓汁约 30 mL,遂行脓肿切开并引流,同时将亚胺培南减为 2 g/d,体温逐渐下降,3 d 后恢复正常,右侧颈部肿胀完全消失,伤口顺利愈合,继续抗感染治疗。十余天后,左侧颈部仍疼痛,尽管无明显肿胀,但未确定是否有脓肿,决定实施左侧切开探察,结果又从左侧深部颈总动脉旁引流出 10 mL 脓液,但清创不彻底,伤口不愈合,经第 2 次清创,将包裹脓液的多个间隔彻底清理,继续引流数日后伤口才愈合。

六、病例思考

Graves 病是一种涉及全身自身免疫性疾病,其细胞免疫和体液免疫均有异常,且可有多器官受损,患者的临床表现呈多样性。甲亢患者合并白细胞减少、粒细胞缺乏并不少见,一旦合并感染,病情重笃,急剧恶化,70% 革兰氏阴性菌败血症患者多在 48 h 内死亡,死亡率极高。因此,对该病发病的病理生理学的正确理解是该患者能得以抢救成功的关键。

病例二十一 甲状腺功能低下

患者女性,19 岁,在校学生,于 2018 年 10 月 20 日入院。

一、主诉

发现身材矮小 3 年,无月经来潮。

二、病史询问及思维提示

【问诊主要内容】

1. 患者母亲孕期是否有异常？是否有病理产科？是否有甲状腺功能低下的表现？是否足月分娩及分娩方式如何？患者母亲孕期如有异常可以导致胎儿宫内发育迟缓，如存在甲减或难产、产伤等均可影响患儿成年后的发育。

2. 患者婴幼儿时期的发育如何？患者与同龄儿童相比是否存在发育迟滞的现象，包括骨骼、智力等各系统的发育情况。

3. 患者儿童期发育情况如何？生长速度如何？与同龄儿童的差距如何？智力是否正常？青春期是否启动？阴毛、腋毛是否生长？乳腺、外阴发育情况如何？患者的生长发育史对于诊断很重要，如为先天的因素则从出生初始即开始表现，逐渐明显。如为后天性因素则有明确的生长发育减缓迟滞的时间点。患者已 19 岁，正常发育应该在青春期启动完成，现闭经需明确其他性征是否有发育，青春期是否有启动。

4. 患者是否有头痛、视力、视野改变？是否有怕冷、便秘、乏力懒动、皮肤干燥少汗、食欲不振、恶心、呕吐、腹泻的症状？是否女性型发育，乳腺、外阴发育情况如何？有无溢乳？从垂体、甲状腺、肾上腺、性腺的功能方面问诊，以查找病因，进行鉴别。

5. 既往有何种疾病？是否有慢性病史致发育迟缓？饮食习惯及营养如何？某些疾病，如中枢神经系统感染或外伤，可影响垂体功能，慢性疾病长期迁延不愈可影响生长发育，如慢性腹泻、结核等，偏食、营养不良可致生长缓慢。

6. 患者父母身高、体重及青春期启动时间是否有延迟？兄弟姐妹的情况如何？家族中是否有类似疾病者？子女的最终身高与父母有直接关系，存在体质性生长缓慢及青春期延迟的可能，家族史可提供相关资料。

【问诊结果】

患者母亲孕期无病理产科情况，无怕冷、便秘、疲乏、皮肤干燥等甲减表现，无烟酒等不良嗜好，无特殊药物服用史。患者为足月顺产，无难产及产伤史。出生后评分良好，身长正常但具体不详，体重约 3 kg。婴幼儿时期发育无异常，6 个月出牙。儿童时期身高较同龄儿童略矮，但生长速度可。近 3 年身高增长缓慢，与同龄儿童的身高差距变大，伴畏寒、偶有便秘，无疲倦乏力、懒动思睡、食欲不振、腹泻、恶心、呕吐、头痛、视力及视野改变。身材发育匀称，智力发育正常，学习成绩好，无月经来潮，乳腺、外阴有发育成女性型，腋毛稀疏可数。无溢乳，无慢性病史，不偏食，饮食营养充足，父亲身高 172 cm，母亲身高 160 cm。患者 16 岁时初潮。弟弟 8 岁，生长发育正常。家中两个舅舅身高较矮，约 160 cm，余无类似疾病者。

【思维提示】

1. 患者主因身材矮小和闭经就诊，一般认为身高低于同种族、同年龄、同性别的平均值 3 个标准差，称为矮小体型。国外文献报道成年男性身高小于 1.45 m、女性小于 1.35 m，为矮小体型。如果患者的身材、生长速度或身高用父母身高的平均值对其进行校正后明显降低，就需要进行详细检查。身材矮小和闭经的原因是多方面的，从垂体、甲状腺、肾上腺、性腺到一些少见的先天畸形或者家族性、体质性、营养性的因素都可以引起。问诊时需从患者母亲的孕产史、患者婴幼儿、儿童期及青春期是否启动的时间轴线上查找可能的致病因素以及是否伴随其他靶腺功能受损的临床表现或体征、是否存在发育异常、是否有家族史等方面展开。

2. 通过问诊可明确，患者胚胎期和出生后生长发育正常，自 3 年前开始出现生长速度减慢，适逢同龄人青春期生长加速，身高差距逐渐拉大，并且一直无月经来潮，引起家长重视而就诊。智力正常，考虑为后天继发因素可能性大。家族中有体质性身材矮小因素也需考虑在内，但不能解释 3 年来的生长减慢。既往无慢性病史，无营养不良的因素，可以排除这方面因素。患者无月经来潮，伴怕冷、便秘症状，需注意甲状腺功能的检查。而且甲状腺功能的减退在生长发育期对生长和性腺发育、月经来潮的作用会比较明显，高度怀疑甲减的可能。甲减可分为原发性或继发性，所以还需注意检查垂体的功能明确有无受损，必要时影像学检查明确有无继发性垂体功能受损因素。同时需检查生长激素水平并行生长激素刺激试验明确是否生长激素低下所致。患者虽无月经来潮，但乳腺、外阴有发育，腋毛开始生长，说明青春期还是有启动，但有阻止发育的因素存在，注意检查性腺功能，并需行妇科查体和 B 超检查以明确有无畸形。

三、体格检查

【重点检查内容】

患者主要问题在于生长发育的迟缓，故查体重点围绕生长发育的情况展开。注意身高、体重、第二性征情况等，有无溢乳，有无发育畸形，注意检查甲状腺。

【检查结果】

T 36.3 ℃，P 62 次/min，R 16 次/min，BP 90/55 mmHg，体重 39 kg，身高 147 cm，上身长 75 cm，下身长 72 cm，BMI 18.05 kg/m²，形体匀称，营养中等，神志清，反应良好。眉毛无脱落，阴毛稀少，无腋毛。皮肤干燥，头部无畸形，面红润，无水肿，粗侧视力视野无异常。牙齿整齐，无龋齿，舌缘无齿痕，甲状腺无肿大，双侧胸廓对称、无畸形，乳腺无肿块，无溢乳。双下肢无黏液性水肿，指甲未见异常。双下肢无"X"形、"O"形腿畸形。心、肺、腹及神经查体未见异常。

【思维提示】

体格检查结果与问诊后初步考虑相吻合，接下来进一步进行实验室和影像学检查验证初步考虑是否正确并作进一步鉴别。

四、实验室和影像学检查

【重点检查内容】

1. 垂体、甲状腺、肾上腺、性腺功能检查。

2. 妇科查体和 B 超检查。

3. 骨龄、钙、磷、碱性磷酸酶等骨代谢指标。

4. 必要时安排生长激素刺激试验。

5. 必要时氨酸刺激试验和左旋多巴试验。

6. 垂体 MRI、骨龄检查、妇科检查、甲状腺抗体、甲状腺 B 超。

【检查结果】

1. 甲状腺功能　FT4 3.22 pmol/L，FT3 0.86 pmol/L，TSH>150 μU/L。

2. 肾上腺皮质功能　血 COR、ACTH、24 h 尿 COR 均在正常范围内。

3. 性腺功能　FSH 5.79 U/L，LH 1.82 U/L，PRL 49.7 ng/mL，E2 73.4 pg/mL，P 0.08 ng/mL，T 21 μg/mL。

4. 生长激素　GH 0.12 ng/mL(清晨非空腹水平)。

5. 精氨酸刺激试验和左旋多巴试验　二者显示生长激素刺激后反应良好(表 21-1)。

表 21-1　精氨酸刺激试验和左旋多巴试验

生长激素测定 ng/mL	给药前	给药后			
		30 min	60 min	90 min	120 min
精氨酸刺激试验	1.6	3.6	7.2	5.3	3.7
左旋多巴刺激试验	0.52	1.55	2.64	2.9	1.3

6. 垂体 MRI　蝶鞍扩大，鞍底无下陷，鞍内及鞍上肿块呈中度强化，信号均匀，边界清楚，大小约 2.0 cm×1.5 cm×1.0 cm，肿块周围可见明显环形强化，以上缘为著，垂体柄向后方移位，呈明显强化，视交叉受压上抬。印象鞍内及鞍上占位性病变，考虑垂体瘤(图 21-2)。

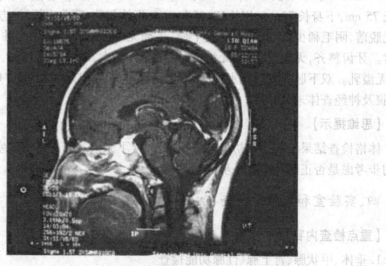

图 21-2　垂体 MRI

7. 骨龄检查　提示发育较正常迟缓。

8. 妇科查体　提示女性型外阴发育,未见畸形,妇科 B 超未见异常。

9. 甲状腺抗体　TGAb(+),TMAb(+)。

10. 甲状腺 B 超　双叶甲状腺回声不均匀性减低。

【思维提示】

重要的检查结果有 5 项:①甲状腺功能符合原发性甲减改变。②性腺功能提示卵巢分泌雌二醇水平尚可,但存在高泌乳素血症。③GH 水平减低,骨龄延迟。结合患者的病史和体格检查结果,进一步考虑原发性甲减诊断,可解释临床生长发育迟缓及闭经现象。甲减患者可由于对 TRH 反馈性刺激作用引起 PRL 水平升高甚至溢乳,因此可以解释高 PRL 血症。但患者存在 GH 水平减低,因为 GH 分泌为脉冲式,一次检测并不能反应 GH 分泌的情况,需加做生长激素刺激试验。若将 GH 减低与高 PRL 水平联系,需考虑到泌乳素瘤可能,虽然对于泌乳素瘤患者,PRL 水平升高幅度一般明显大于此患者水平,但亦有例外可能,需谨慎对待。进一步需行垂体影像学检查。④根据患者目前病史、体征及检查结果原发甲减诊断成立,甲状腺不大,回声不均匀性减低,结合自身抗体 TGAb 和 TMAb 阳性,考虑萎缩性甲状腺炎可能。⑤生长激素刺激试验证实患者生长激素分泌水平并不低,但垂体影像学提示垂体明显增大,影像学怀疑垂体瘤诊断。从一元论出发考虑原发性甲减导致泌乳素升高致垂体增大的可能,文献亦有相关报道,但不除外垂体瘤的可能。

【临床诊断】

原发性甲状腺功能减退。

五、治疗方案

1. 左甲状腺素(L-T)　治疗的目标是将血清 TSH 和甲状腺激素水平恢复到正常范围内,通常需要终生服药。治疗的剂量取决于患者的病情、年龄、体重和个体差异。儿童需要较高的剂量,大约 $2.0\ \mu g/(kg \cdot d)$,每天早晨服药一次。服药方法:起始的剂量和达到完全替代剂量的需要时间要根据年龄、体重和心脏状态确定。一般从 $25 \sim 50\ \mu g/d$ 开始,每 1~2 周增加 25 μg,直到达到治疗目标,治疗初期,每 4~6 周测定激素指标。然后根据检查结果调整 L-T 剂量,直到达到治疗的目标。

2. 钙剂　维持血钙正常,降低血磷,防止搐搦及异位钙化。宜进高钙、低磷饮食,不宜多进蛋黄及菜花等食品。钙剂每天补充 1~3 g 元素钙。可选择葡萄糖酸钙(含元素钙 93 mg/g)、乳酸钙(含元素钙 130 mg/g)、碳酸钙(含元素钙 400 mg/g)等。若患者出现低钙性手足搐搦,应即刻静脉缓慢注射 100 g/L 葡萄糖酸钙 10 mL,如不能缓解,可在密切监测血钙的同时,继续静脉使用 100 g/L 葡萄糖酸钙。必要时辅以镇静剂如苯巴比妥钠或苯安英钠肌注。

3. 镁剂　少数患者血钙恢复正常后可能伴有低镁,应注意监测电解质变化,若出现低镁应使用镁剂,如 500 g/L 硫酸镁 10~20 mL 加入 500~1000 mL,50 g/L 葡萄糖液中静脉滴注,或用 500 g/L 硫酸镁溶液肌内注射,剂量视血镁过低程度而定,治程中需随访血镁以免过量。

4.维生素 D 及其活性代谢产物 如属术后暂时性甲旁减,则在数日至 1~2 周内,腺体功能可望恢复,故仅需补充钙盐不宜过早使用维生素 D,以免干扰血钙浓度,影响诊断,如 1 个月后血钙仍低,不断发生搐搦,应考虑为永久性甲状旁腺功能减退症,则需补充维生素 D,提高血钙。根据血钙水平调整。罗盖全起始剂量为 0.25 μg/d,常用量为 0.25~1.0 μg/d,为首选药物。

六、病例思考

1.关于甲减与垂体瘤 原发性甲减是由于甲状腺功能减退、甲状腺激素水平低下所致。反馈刺激腺垂体分泌 TSH 的细胞代偿性增生,TSH 分泌增多,当甲减长期得不到合理的治疗时,由于垂体一切处于过度分泌 TSH 状态,久之,垂体可增生,甚而继发垂体腺瘤。长期甲减所致的垂体腺瘤较少见,患者主要为儿童。甲状腺激素替代治疗有明显效果,也表明其垂体增大并非肿瘤引起,只有极少数患者因误诊等原因,长期未得到有效治疗,有可能发展成腺瘤。对于长期甲状腺功能低下引起的垂体增大患者,几乎都有典型的甲状腺激素缺乏的症状和体征,伴血清 TSH 水平升高、甲状腺激素水平低下,诊断应该不十分困难。详细询问病史有助于鉴别诊断。但临床上往往有甲减引起的垂体增生被误为垂体瘤而行手术切除,进一步加重垂体功能低下。容易误诊的原因主要有:①在鉴别诊断上存在片面性,以局部症状先入为主,缺乏整体观念,把垂体瘤与甲减分开考虑。②询问病史不够详细,对症状及体征没有深入细致地分析。

2.关于幼年型甲减 发生在青春期发育前儿童者称幼年型甲减。幼年型甲减主要影响患儿的生长发育,表现为骨龄延迟、生长迟缓,常伴性发育迟缓,导致身材矮小、性幼稚。甲状腺激素对于生长发育期的儿童或青少年至关重要,发生甲减时往往首先表现在生长发育的迟缓上,所以此患者以青春期启动延迟而出现的身材矮小和闭经为主诉就诊,这一点是不同于成年人甲减的,由此展开思考,对于新生儿或胎儿来说,甲状腺激素则对于智力的发育显得更为重要,在生命的不同阶段激素发挥的作用也有阶段性特点。

第五节 血液系统疾病

病例二十二 贫血

患者女性,48 岁,以乏力、面色苍白 2 年,头晕、黑矇、心悸 6 个月,于 2017 年 5 月 10 日就诊入院。

一、主诉

乏力、面色苍白 2 年,头晕、黑矇、心悸 6 个月。

二、病史询问及思维提示

【问诊主要内容】

1. 上述症状是持续性还是阵发性？有无加重或缓解？加重或缓解的因素有哪些？活动后心慌是否加重？轻度活动会心慌吗？

2. 有无伴随症状：有无胃痛、腹泻、便秘？有无头晕、恶心、呕吐？有无皮疹、皮下出血？

3. 饮食情况如何？有无喝浓茶史？有无肝炎史？有无其他慢性疾病？有无妇科疾病？是否长期服用特殊药物？

4. 户籍所在地及旅居史？幼年时有无贫血？发现面色苍白和乏力后接受了哪些治疗？

【问诊结果】

患者女性，48岁。近2年来感觉乏力，面色苍白，未进一步检查。近6个月来症状加重，出现明显头晕、黑矇、心慌症状，至门诊查血常规示 WBC 4.5×10^9/L，Hb 57 g/L，MCV 67.8 fl，MCH 22.3 pg，MCHC 250 g/L，PLT 95×10^9/L。血常规结果显示患者血红蛋白低于60 g/L，红细胞形态学参数显示 MCV 小于80 fl，MCH 和 MCHC 均明显低于正常值，无发热、盗汗，无腹痛、腹泻等不适，为求进一步治疗，就诊于入院，患者无胃肠疾病史，大便颜色未注意，但无痔，无鲜血便，有子宫肌瘤病史近10年，月经量一直偏多。饮食正常，无偏食，无喝浓茶史，但近来纳差，进食量偏少，半年来体重下降5 kg。

【思维提示】

本病例门诊病史提供的临床特点有4点：①中年女性；②以乏力、头晕、心慌为主诉；③阳性体征是面色苍白；④血常规是小细胞低色素性重度贫血。小细胞低色素贫血常见的疾病有缺铁性贫血、铁粒幼细胞贫血、慢性病贫血、遗传性贫血如地中海贫血或异常血红蛋白病等。因此问诊时要问清楚幼年时有无贫血，营养状况，有无消化道慢性失血，有无月经过多或经期过长，有无其他的慢性疾病和贫血的治疗经过等。患者48岁，出现了贫血和血小板的减少，要考虑到骨髓增生异常综合征中的铁粒幼细胞性贫血的可能，应做骨髓检查予以排除。虽然病史没有提供慢性病的信息，实验室检查时要注意各脏器功能的情况，排除慢性病的存在。

三、体格检查

【重点检查内容】

1. 病史提示心功能已受贫血的影响，但无心力衰竭。体征是否支持这一点。

2. 病史中未提示慢性病的存在，体检中要特别注意有无肝、脾和淋巴结等脏器肿大，有无胸腔积液、腹水和水肿，注意收集慢性病和肿瘤的证据。

3. 有无缺铁的体征组织缺铁的症状则有精神行为异常，如烦躁、易怒、注意力不集中、异食癖；体力、耐力下降；易感染；儿童生长发育迟缓、智力低下；口腔炎、舌乳头萎缩、舌炎、口角皲裂、吞咽困难；毛发干枯、脱落；皮肤干燥、皱缩；指（趾）甲缺乏光泽、脆薄易裂,扁平,甚至凹下呈勺状甲等。

【检查结果】

T 37.3 ℃,P 90 次/min,R 18 次/min,BP 125/80 mmHg。神志清,自主体位,行动自如,发育正常,重度贫血貌,皮肤、巩膜未见黄染,无瘀点、瘀斑;皮肤干燥,头发干枯,指甲扁平,部分开裂。全身浅表淋巴结未扪及肿大,未见蜘蛛痣和肝掌。扁桃体不大。颈软,气管居中,甲状腺不大,胸骨无压痛。两肺呼吸音清,心界不大,心率90 次/min,律齐,二尖瓣区可闻 2/6 级收缩期吹风样杂音。未见腹壁静脉曲张,腹软,无压痛及反跳痛,移动性浊音阴性;肝于肋下 1 指可触及,脾肋下未触及。双下肢无水肿,神经系统无阳性体征。

【思维提示】

1. 心脏叩诊表明心界不大,双下肢无水肿。表明重度贫血的开始时间不太长,患者心功能还处于可以代偿的状态。

2. 肝脏可扪及,但脾不大,淋巴结亦未扪及。

3. 血常规结果,以贫血为主,无白细胞和血小板减少,目前无血液系统的肿瘤或其他肿瘤的体征。

4. 巩膜未见黄染,未见蜘蛛痣和肝掌,未见腹壁静脉曲张,肝肋下 1 指,脾肋下未触及,移动性浊音阴性,不存在肝硬化的体征。

5. 皮肤干燥、头发干枯和指甲扁平、部分脆裂的表现提示有缺铁的可能性。

四、实验室和影像学检查

【重点检查内容】

1. 常规检查,包括血、尿、粪三大常规和肝肾功能检查等。

2. 了解血液系统的病理改变,进行血液和骨髓细胞形态学检查。

3. 缺铁性贫血(IDA)是小细胞低色素贫血中最常见的疾病,病史和体检均有缺铁的提示,应进一步做铁代谢检查。

4. 中老年人,有体重减轻,怀疑 IDA,需要排除恶性肿瘤特别是消化道恶性肿瘤的可能,可做胃镜、肠镜和影像学检查如 B 超,同位素扫描等。

【检查的结果】

1. 血常规 WBC $5.8×10^9$/L,Hb 60 g/L,MCV 68.2 fl,PET $107×10^9$/L,网织红细胞 0.02。尿常规正常。粪常规粪隐血 3 次均(+),肝功能、肾功能、血电解质均正常。

2. 外周血涂片中红细胞较小,中央苍白区增大。患者拒绝骨髓检查,缺少骨髓细胞形态学的检查结果。

3. 血清铁蛋白 5 μg/L,血清铁 6 μmol/L,血清总铁结合力 88 μmol/L。

4. 胃镜显示慢性浅表性胃炎。肠镜显示升结肠靠近回盲部见 3 cm×5 cm 占位,病理提示为腺癌。腹部 B 超显示肝脏多发占位,肿瘤转移可能性大。放射性核素骨扫描显示无特殊。

【思维提示】

1. 贫血诊断主要依靠实验室检查。重复血常规检查表明患者确有小细胞低色素贫血。缺铁性贫血是最常见的小细胞低色素贫血,故应通过铁代谢和骨髓检查项目了解缺铁的情况。体内铁贮备的金标准是骨髓铁染色的结果,细胞内、外铁都是阴性,是证明体内缺铁的有力证据。但患者拒绝骨髓检查,因而只好退而求其次,检查铁蛋白的含量,铁蛋白也是铁贮备的形式之一,但是检测的结果受很多因素的影响,检测结果表示,血清铁蛋白降低为 5 μg/L,低于正常值的低限 12 μg/L。患者血清铁蛋白降低可能是因为体内铁贮存减少,也可能因为营养状况较差,使铁蛋白合成减少或维生素 C 缺少等所致,所以结果尚不能肯定缺铁。血清铁 6 μmol/L,血清总铁结合力 88 μmol/L,饱和度很低,结合病史、体检、血常规和铁蛋白的检查结果可考虑患者为缺铁性贫血。

2. 粪常规检查类隐血 3 次均(+)。虽然病史和体检并无胃肠道疾病或胃肠道失血的提示,但 3 次粪便隐血阳性应该考虑胃肠道出血的存在。结合年龄较大,最近有明显的体重减轻,需要进一步检查,排除胃肠道恶性肿瘤的可能。患者有子宫肌瘤病史近 10 年,月经量一直偏多。患者饮食正常,无偏食,无喝浓茶史。但近来纳差,进食量偏少,半年来体重下降 5 kg。病史中子宫肌瘤所致月经过多和纳差可以是缺铁的病因,但住院后较全面的检查发现大便隐血阳性,提示消化道肿瘤的可能,肠镜发现有结肠癌。

3. 患者的 IDA 是子宫肌瘤引起月经过多、纳差所致的营养不良和结肠癌出血 3 种综合因素所造成,所以缺铁性贫血可以是多种原因导致,对 IDA 的患者一定要全面地、仔细地寻找病因。不能因为月经过多和纳差的病史已可说明缺铁原因,而忽视全面的检查。

【临床诊断】

缺铁性贫血。

五、治疗方案

1. 病因治疗 病因治疗相当重要,因为 IDA 是一种综合征,不能只顾补铁治疗而忽略其基础疾病的治疗,本例患者应诊断明确后给予输血支持治疗和结肠癌根治手术,术后根据病理结果进行化疗。

2. 口服铁剂是治疗 IDA 的首选方法。有机铁剂反应小,其中以多糖铁复合物最小;较常用的是琥珀酸亚铁,口服,100 mg/次,3 次/d,餐后服用,预防剂量 10～20 mg/d 元素铁。较大剂量维生素 C(每 30 mg 铁剂至少口服 200 mg 维生素 C)或琥珀酸可增加铁剂的吸收。铁剂忌与茶同服,钙盐及镁盐亦可抑制铁吸收,应避免同时服用。口服铁剂有效的表现先是网织红细胞开始增多,第 10 天达高峰,随后血红蛋白上升,需要治疗 2 个月左右,血红蛋白恢复正常。贫血纠正后至少需要继续(>100 mg/min)治疗 3 个月或使血清铁蛋白恢复到 50 μg/L 以补足贮存铁,总疗程一般需要 3～6 个月,否则易复发。

六、病例思考

1. 贫血 是指人体外周血红细胞容量减少,低于正常范围下限的一种常见的临床症状。由于红细胞容量测定较复杂,临床上常以血红蛋白(Hb)浓度来代替。我国血液病学家认为在我国海平面地区,成年男性 Hb<120 g/L,成年女性(非妊娠)Hb<110 g/L,孕妇 Hb<100 g/L 就有贫血。紧急情况下,重度贫血患者、老年或合并心肺功能不全的贫血患者应输红细胞,纠正贫血,改善体内缺氧状态。但是,输血只能是临时性治疗手段,寻找病因进行针对性治疗是最重要的。急性大量失血患者应积极止血,同时迅速恢复血容量并输红细胞纠正贫血。营养性贫血,可以通过补充缺乏的营养物质进行治疗,如缺铁性贫血补铁剂治疗导致缺铁的原发病;巨幼细胞贫血补充叶酸或维生素 B_{12}。非营养性贫血治疗则比较复杂。自身免疫性溶血性贫血采用糖皮质激素等免疫抑制剂治疗为主。慢性再生障碍性贫血则以环孢素联合雄激素为主。

2. IDA 的诊断包括两个方面:确立是否系缺铁引起的贫血和明确引起缺铁的病因。典型的 IDA 诊断不难,可根据病史、典型的低色素性贫血形态学改变以及缺铁指标阳性而获得诊断。国内诊断标准如下:①小细胞低色素贫血,成年男性血红蛋白(Hb)<120 g/L,女性 Hb<110 g/L,妊娠妇女 100 g/L;平均红细胞容积<80 fl,平均血红蛋白含量<27 pg,平均血红蛋白浓度<0.32。②血清铁蛋白<12 μg/L,血清铁<8.95 μmol/L,运铁蛋白饱和度<0.15,总铁结合力>64.44 μmol/L。③红细胞游离原卟啉>0.9 μmol/L 或血液锌原卟啉>0.96 μmol/L,或红细胞游离原卟啉血红蛋白>4.5 μg/g Hb。④血清可溶性运铁蛋白受体(sTfR)>26.5 nmol/L。⑤骨髓铁染色提示骨髓小粒可染铁消失,铁粒幼红细胞<15%。符合第 1 条和 2~5 条中任何 1 条,可诊断为 IDA。对早期缺铁的诊断需借助于实验室检查,单一血清铁蛋白≤12~20 μg/L 为贮铁缺乏,如加上下列 3 项指标:①红细胞游离原卟啉(FEP)>1.78 pmol/L(100 pg/d)全血;②FEP/Hb >4.5 μg/g Hb;③血清铁蛋白<0.15 μg/L 中 2 项异常,即可诊断为 IDE。铁剂治疗试验也是确定本症的方法之一。

病例二十三 凝血功能异常疾病

患者女性,40 岁,于 2015 年 4 月 10 日入院。

一、主诉

月经量增多、经期延长 8 个月,发现血小板减少 5 个月。

二、病史询问及思维提示

【问诊主要内容】

1. 除了月经量增多外,还有其他部位出血吗?例如皮下出血、牙龈出血、关节血肿等。

2. 有无 TTP 相关的神经系统的症状如头痛、癫痫发作、失语等?有无感染症状如发热、寒战等?

3. 有无关节肿痛、皮疹、脱发、口腔溃疡、口干眼干?有无腹痛、血便等消化系统症状?

4. 有无幽门螺杆菌感染?近期有无上呼吸道感染史?有无其他疾病史及药物服用

史？有无肝功能异常史？有无黄疸、腹胀、下肢水肿、咯血或呕血史？

5.有无进行相关检查和治疗？结果如何？

【问诊结果】

患者女性,40 岁,8 个月前发现月经量增多,经期延长,当时未注意。5 个月前全身多发皮下瘀点、紫癜,至当地医院就诊,查血常规 RBC $3.5×10^{12}$/L,PLT $10×10^9$/L,WBC $4.7×10^9$/L,予泼尼松口服治疗;4 个月前复查血常规 RBC $4.04×10^{12}$/L,PLT $57×10^9$/L,WBC $8.0×10^9$/L。之后服药不规则,病情反复,1 d 前血小板仅为 $2×10^9$/L,外院曾输注血小板 10 U,今为求进一步诊治,入院。已婚已育,家人体健,既往 HBsAg 阳性。

【思维提示】

本病例门诊病史提供的临床特点为:中年女性,月经量增多 8 月余,5 个月前全身多发皮下瘀点、紫癜,血小板检查值异常低下,用激素治疗一度有效。本患者有瘀点、紫癜和月经增多伴血小板减少,与血小板正常的血管性紫癜如过敏性紫癜有明显的不同。血小板减少性紫癜从发生的机制来分类,包括:①血小板生成障碍,如白血病、骨髓增生异常综合征(MDS)、再生障碍性贫血等疾病时出现的血小板减少;②血小板破坏或消耗过多,如红斑狼疮等风湿性疾病或药物引起的免疫性血小板减少和血栓性血小板减少性紫癜(TTP)等;③血小板分布异常,如脾功能亢进等。门诊病史提示患者用激素治疗一度有效,血小板减少是不是与免疫破坏有关?如与免疫破坏有关还需要明确是特发性还是继发性的免疫破坏,仍需要进一步检查。

三、体格检查

【重点检查内容】

1.注意瘀点和紫癜的形态和分布,有无关节肿胀、肌肉血肿等其他出血的表现。

2.有无黄疸、贫血、皮疹、口腔溃疡等与溶血和风湿性疾病相关的体征。

3.有无肝硬化的临床体征如蜘蛛痣、肝掌、腹壁静脉曲张、脾肿大、腹水等。

【检查结果】

T 36.7 ℃,P 84 次/min,R 20 次/min,BP 120/70 mmHg。自主体位,行动自如,发育正常,营养好,神志清,浅表淋巴结未触及肿大,上下肢、前胸、腹部、背部可见散在瘀点、紫癜和瘀斑,压之不褪色,分布不均,多位于踝关节周围皮肤,以及腰带及袜子受压部位的皮肤。皮肤、巩膜未见黄染,未见皮疹和蜘蛛痣,无肝掌,全身浅表未扪及明显肿大淋巴结。扁桃体不大,舌苔无萎缩,无口腔溃疡。颈软,气管居中,甲状腺不大,胸骨无压痛,双肺呼吸音清,心界正常大小,心率 84 次/min,律齐,各瓣膜区未闻及杂音,未见异常的腹壁浅静脉曲张,腹软,无压痛及反跳痛,肝脾肋下未触及,移动性浊音(-),肠鸣音正常,双下肢不肿,无肌张力增高,下肢关节无肿胀、压痛,无肌肉血肿,位置觉和震动觉正常。腱反射可,无病理反射。

【思维提示】

未发现除瘀点和紫斑以外的出血体征,未找到黄疸、贫血、皮疹、口腔溃疡、关节肿胀等提示溶血或风湿性疾病的体征,也不存在肝硬化,脾肿大的体征,体检未发现提示继发性血小板减少的体征,体检的结果不排除特发性血小板减少的可能。

四、实验室和影像学检查

【重点检查内容】

1. 常规检查。

2. 骨髓检查,了解巨核细胞生成血小板情况。

3. 各种自身抗体检查,了解有无风湿性疾病的基础。

4. 血小板抗体检查。

5. B 型超声波检查有无脾肿大。

【检查结果】

1. 血常规 RBC 3.66×10^{12}/L,Hb 112 g/L,WBC 8.6×10^9/L,PLT 6×10^9/L,网织红细胞2.8%。尿常规正常。粪常规正常,粪隐血(-)。

2. 骨髓涂片检查 骨髓增生活跃,粒红比增高,粒系核右移,AKP 积分偏高,红巨二系尚增生,全片可见巨核细胞45个,以颗粒巨为主,血小板散在,少见。

3. 抗核抗体(ANA)、抗可提取性核抗原抗体(ENA)、抗双链 DNA 抗体(抗 dsDNA)、类风湿因子(RF)、抗中性粒细胞抗体(ANCA)、抗心磷脂抗体(ACA)均(-)。

4. Coombs 试验(-),HIV 抗体(-),尿素呼气试验(-);血小板相关抗体(PAIg):IgG(+),IgA(-),IgM(-);血小板相关补体:PAC3(-)。血糖 8.8 mmol/L,肝肾功能、血电解质均正常,HBsAg 阳性,甲状腺功能正常。

5. B 超肝、胆、胰、脾、双肾无异常。

6. 胸片无异常。

【思维提示】

1. 血小板计数明显降低,患者患有导致血小板降低的疾病,不排除特发性血小板减少性紫癜(ITP)。

2. 骨髓巨核细胞计数正常偏多,以颗粒性巨核细胞为主,血小板少见,提示巨核细胞系列有成熟障碍。

3. 自身抗体均为阴性,没有自身免疫性疾病或风湿性疾病的提示。HIV 抗体(-),没有 AIDS 合并血小板减少的提示。尿素呼气试验(-),提示血小板减少与幽门螺杆菌感染无关,血小板相关抗体 IgG(+),提示有血小板自身抗体形成。

4. B 超检查表明肝、胆、胰、脾、双肾无异常,不存在脾肿大引起的脾功能亢进的可能。

【临床诊断】

特发性血小板减少性紫癜(ITP)。

五、治疗方案

ITP 的治疗应个体化。一般说来血小板计数$>50 \times 10^9$/L、无出血倾向者可予观察并定期检查;血小板计数介于$(20 \sim 50) \times 10^9$/L 之间,则要视患者临床表现、出血程度及风险而定;血小板$<20\times10^9$/L者通常应予治疗。出血倾向严重的患者应卧床休息,避免外伤,避免服用影响血小板功能的药物。

1.初始治疗

(1)肾上腺糖皮质激素治疗 糖皮质激素是标准的初治疗法。泼尼松,常用起始剂量为 1 mg/(kg·d),亦可选用泼尼松龙或氢化可的松。有反应的患者一周内血小板开始上升,2~4周内达峰值,稳定后逐渐减量至5~10 mg/d维持,3~6个月后停药,维持用药最多不超过1年。约70%~90%的患者有不同程度的缓解,15%~50%的患者血小板恢复正常。治疗4周后血小板仍低于30×10^9/L且增加不到基础值的两倍者,表明激素无效。短程地塞米松治疗方法为40 mg/d,共4 d,约85%的患者有效。若在6个月内血小板计数再次降至20×10^9/L以下,则可重复一次,然后泼尼松15 mg/d维持,并渐减量。

(2)大剂量丙种球蛋白(IVIG)剂量为 400 mg/(kg·d),静脉滴注,连续5 d,1000 mg/(kg·d),连用2 d。24 h内即可见效,1周后血小板达到最高水平,有效率约75%,但疗效短暂,血小板计数在1个月内便降至原来水平。

2.急诊治疗

对于出血风险高或需要急诊手术的血小板减少患者需要立即升高血小板。糖皮质激素加IVIG作为推荐疗法,大剂量甲泼尼龙(HDMP)(1 g/d×3 d),可与IVIG联合应用。其他快速有效的治疗包括血小板输注。应用抗纤溶药物氨甲环酸1 g,3次/d;或氨基己酸1~4 g,1次/4~6 h,最大剂量24 g/d,可阻止严重血小板减少患者的反复出血。

3.二线治疗

(1)脾切除是治疗本病有效的方法之一。切除指征:①经糖皮质激素和其他内科治疗无效,病程超过6个月以上者;②激素治疗虽然有效,但对激素产生依赖,停药或减量后复发,或需较大剂量(泼尼松30 mg/d以上)维持才能控制出血者;③激素治疗有禁忌证;④有颅内出血倾向,经内科治疗无效者。手术相对禁忌证有:①ITP首次发作;②患有心脏病等严重疾病,不能耐受手术;③妊娠妇女患ITP;④儿童患者,尤其是5岁以下患儿切脾后可发生难以控制的感染。

(2)可供选择的二线治疗药物硫唑嘌呤1~3 mg/(kg·d);环孢素3~5 mg/(kg·d),分两次口服,血药浓度控制在100~200 μg/mL,用药期间监测肝肾功能;重组人血小板生成素(rhTPO),剂量1.0 pg/(kg·d)×14 d,血小板计数$>100\times10^9$/L时停药。

4.一线和二线治疗失败 慢性难治性ITP可以选择环磷酰胺、联合化疗、吗替麦考酚酯及干细胞移植等治疗。阿仑珠单抗可作为严重的难治性ITP选择性治疗的一种方式。自体或异体造血干细胞移植(HSCT)只被应用于严重的慢性难治性ITP且其他治疗方式无效的患者。

六、病例思考

1.ITP的患者治疗应个体化,一般说来血小板计数大于30×10^9/L,无出血倾向者可予观察并定期检查;血小板计数为20~30×10^9/L,则要视患者临床表现或出血程度及风险而定;血小板计数小于20×10^9/L者通常应予治疗。出血倾向严重的患者应卧床休息,避免外伤,避免服用影响血小板功能的药物。本病治疗的目的是控制出血症状,减少血小板的破坏,但不强调将血小板计数提高至正常,以确保患者不因出血发生危险,又不因过度治疗而引起严重的不良反应。

2. ITP 分期

(1)新诊断的 ITP 指确诊后 3 个月以内的 ITP 患者。

(2)持续性 ITP 指确诊后 3~12 个月血小板持续减少的 ITP 患者。包括没有自发缓解的患者或停止治疗后不能维持完全缓解的患者。

(3)慢性 1TP 指血小板减少持续超过 12 个月的 ITP 患者。

(4)重症 ITP 指 PLT<10×10^9/L,且就诊时存在需要治疗的出血症状或常规治疗中发生新的出血症状,且需要采用其他升高血小板药物治疗或增加现有治疗的药物剂量。

(5)难治性 ITP 指满足以下 3 个条件的患者:①脾切除后无效或者复发;②仍需要治疗以降低出血的危险;③除外其他原因引起的血小板减少症,确诊为 ITP。

病例二十四　急性白血病

患者男性,55 岁,工人,于 2016 年 8 月 12 日入院。

一、主诉

发热伴皮肤瘀点、瘀斑 2 d。

二、病史询问及思维提示

【问诊主要内容】

1. 有无头痛、恶心、呕吐、颈项强直?有无牙龈出血、鼻出血?有无软组织肿块?

2. 有无反复发热、感染?有无贫血?有无咽痛、咳嗽、咳痰?有无肛旁脓肿?

3. 是否有农药或化肥接触或放射线接触史?

4. 直系亲属有无肿瘤病史?

【问诊结果】

患者 2 d 前出现发热伴有皮肤瘀青,T 39 ℃左右,来入院门诊,体检:T 39 ℃,贫血貌,全身散在瘀点、瘀斑。全身浅表淋巴结无明显肿大,心肺听诊无异常,腹软,肝脾肋下未触及,血常规:WBC 15×10^9/L,Hb 78 g/L,PLT 68×10^9/L,异常细胞 80%。

【思维提示】

本病例的临床特点有 4 点:①中年男性。②急性起病,有高热、贫血和出血倾向。③血象提示白细胞增多,异常细胞 80%。要考虑急性白血病,应了解有无中枢神经系统及其他脏器浸润,要了解有无感染及部位和致病菌,并尽可能了解有无化学毒物接触史、家族史等诱因,可以围绕这些问题补充病史。④有咳嗽、咳痰,提示有肺部感染,体检要注意与慢性检细胞白血病和类白血病反应鉴别。

三、体格检查

【重点检查内容】

1.有无脑膜刺激征？有无颅内压增高的表现？

2.注意有无胸骨下端压痛？有无软组织肿块？全身浅表淋巴结和肝脾是否有肿大？

3.除了皮肤出血,还有其他部位出血表现吗？

【检查结果】

T 39 ℃,P 96 次/min,R 26 次/min,BP 120/80 mmHg,仰卧位,发育正常,营养可,面色较苍白,皮肤、巩膜无黄染,皮肤散在瘀点、瘀斑,未扪及肿大浅表淋巴结,口鼻未见血迹,扁桃体不大,颈软,气管居中,甲状腺不大,有胸骨压痛。两肺呼吸音粗,两下肺可闻及细湿啰音,心率 96 次/min,律齐,各瓣膜区未闻及杂音,腹软,无压痛、肌紧张和反跳痛,肝脏肋下未触及,脾脏肋下 1 指,未触及腹部包块。腹部无移动性浊音。双下肢无水肿。Kernig 征、Brudzinski 征均阴性。眼底镜检查无视神经乳头水肿。

【思维提示】

1.体检结果　颈项无强直,Kerning 征和 Brudzinski 征均阴性,没有脑膜刺激征。患者没有头痛、呕吐,眼底镜检查无视神经乳头水肿,没有颅内压增高。体检没有发现中枢神经系统受到浸润的提示。

2.有胸骨压痛,有轻度脾脏肿大。无软组织肿块,无淋巴结肿大。

3.两肺呼吸音粗,两下肺可闻及细湿啰音,提示有肺部感染。

四、实验室和影像学检查

【重点检查内容】

1.血常规。

2.外周血涂片。

3.骨髓检查。

4.染色体及基因检测。

【检查结果】

1.血常规 WBC 15×10^9/L,Hb78 g/L,PLT68$\times10^9$/L,异常细胞 80%。

2.外周血涂片异常,早幼粒细胞 79%,中幼粒 3%,中性分叶核 1%,嗜碱性粒细胞 2%。

3.骨髓　有核细胞极度增生,颗粒增多的异常早幼粒细胞占 92%,部分早幼粒细胞胞浆中可看到 Auer 小体。POX 染色早幼粒细胞(+)。NAE 染色早幼粒细胞(+)。NAF 阳性未被抑制。PAS 染色早幼粒细胞弥漫颗粒状阳性。

4.染色体检测　t(15∶17)阳性。

5.PML/RARα 基因检测阳性。

6.胸片　双肺下野有感染。

【思维提示】

1. 结合患者病程,血常规表明患者有急性白血病可能。外周血涂片示:异常早幼粒细胞79%,涂片中早幼粒细胞占92%,部分早幼粒细胞胞浆中可见 Auer 小体,这个结果提供了诊断急性早幼粒细胞白血病的形态学依据。骨髓穿刺结果、t(15:17)染色体阳性及 PML-RARα 基因阳性为确诊本病为急性早幼粒细胞白血病提供了细胞遗传分子生物学依据。

2. 急性早幼粒细胞白血病易合并弥散性血管内凝血,患者体检发现皮肤散在瘀点、瘀斑,血常规检查发现 PLT $68×10^9$/L,要警惕这种可能,需要补充检查弥漫性血管内凝血(disseminated intravascular coagulation,DIC)全套。

【临床诊断】

急性早幼粒细胞白血病。

五、治疗方案

急性早幼粒细胞白血病往往可伴明显出血症状,甚至 DIC,入院后即进行了全套 DIC 检查,除了血小板有一定下降外,凝血酶原时间、部分凝血活酶生成时间和凝血酶时间、纤维蛋白原定量均正常,无凝血因子消耗的证据。3P 试验阴性,D-二聚体定量正常,无继发性纤溶的证据,因无弥散性血管内凝血的提示,不需要针对 DIC 的治疗。

1. 寻找病原菌 进行药敏试验在细菌培养有结果前先按照经验早起应用广谱抗生素控制肺部感染。

2. 纠正贫血 纠正贫血最有效的方法是通过化疗有效杀灭白血病细胞,使骨髓正常造血功能得到恢复。化疗前和化疗期间如有显著贫血可酌量输注红细胞悬液。合并自身免疫溶血性贫血者可采用糖皮质激素治疗。如白血病获得缓解,但血红蛋白恢复不满意,应注意是否存在铁利用障碍。可酌情加用丙睾酮注射,司坦唑口服或红细胞生成素皮下注射。

3. 防治出血 白血病获得缓解是纠正出血的最有效方法。血小板计数<$2×10^9$/L 伴出血可输注单采血小板。

4. 对症治疗 ①诱导缓解治疗首选全反式维甲酸诱导分化方案。②缓解后治疗高中低危患者均可采用维甲酸+亚砷酸+蒽环类的方案进巩固治疗。

六、病例思考

1. 急性早幼粒性白血病被认为是最凶险的一种白血病,病人骨髓里积累大量的不成熟的早幼粒细胞,且具有严重的出血症状。该病的病因已经研究得比较清楚,主要是两条染色体易位,即染色体臂断裂后互相交换,在结合点就出现一个新的融合基因 PML/RARα,它编码一个融合蛋白,最终导致细胞癌变。一般的血细胞在分裂一定的代数后就会分化成熟,变成具有各种特定结构和功能的细胞。但癌变以后的细胞失去了分化能力,会不停地"疯长"下去。全反式维甲酸正是通过修饰和代谢癌蛋白 PML/RARα,使癌细胞重新分化,"改邪归正",停止"疯长";三氧化二砷则可以引起这种癌蛋白的降解,使癌细胞发生部分分化并最终进入程序化死亡(凋亡)。

2. 各类急性白血病的共同临床表现大多与正常造血细胞生成受抑和白血病细胞增殖浸润有关。正常造血细胞生成受抑可引起感染、发热、出血和贫血;白血病细胞增殖浸润可导致肝、脾、淋巴结肿大及其他器官病变。症状的缓急主要取决于白血病细胞在体内的增长速率和积蓄程度。约半数以上患者以发热起病,当体温>38.5 ℃时常由感染引起。感染是急性白血病最常见的死亡原因之一。

病例二十五　慢性白血病

患者女性,53 岁。于 2017 年 6 月 10 日入院。

一、主诉

上腹部饱胀感 6 个月,发现白细胞增高 3 d。

二、病史询问及思维提示

【问诊主要内容】

1. 患者上腹部饱胀感时间多久?

2. 上腹部饱胀和白细胞增高给患者带来的影响如何? 有发热、感染的情况吗? 有出血倾向吗?

3. 饮食情况如何? 有无肝脏疾病? 有无饮酒史?

4. 患者平时有无皮疹、关节或骨骼肌肉酸痛、畏光、脱发等情况?

【问诊结果】

患者女性,53 岁。患者 6 个月前无明显诱因感觉上腹部饱胀不适,且有进行性加重趋势,伴有轻度乏力、纳差,未进一步检查。近 1 个月来夜间盗汗明显,无咳嗽、咳痰、咯血、反酸、嗳气等不适。3 d 前患者进行健康体检时发现白细胞增加,遂至门诊,门诊体检发现脾肿大平脐,查血常规示 RBC $4.5×10^{12}$/L,Hb 127 g/L,MCV 89fl,MCH 28.9 pg,MCHC 324.2 g/L,WBC $43.0×10^9$/L,PLT $385×10^9$/L。

【思维提示】

1. 本病例门诊病史提供的临床特点有 4 点:①中年女性;②上腹部饱胀 6 个月;③脾肿大平脐;④白细胞显著增高,达 $43.0×10^9$/L,血小板轻度增高,红系基本正常。

2. 根据门诊病史,初步考虑的可能诊断为:白血病(慢性可能性大)、淋巴瘤、原发性骨髓纤维化、自身免疫性疾病、慢性感染、骨髓增殖性疾病、肝硬化脾肿大。

3. 为补充病史,宜围绕可能诊断或需鉴别的疾病提出问题,为确定诊断提供证据,为进行鉴别诊断提供线索。

4. 患者是慢性起病,没有严重的感染和出血现象,血象中的变化以白细胞为主,其他两系的变化尚不明显,可以排除真性红细胞增多症、原发性血小板增多症等骨髓增殖性疾病。

5. 平素没有肝病、慢性炎症,白细胞增高和脾脏肿大也可以是自身免疫性疾病的一部分临床表现,但患者无皮疹,偶有关节疼痛的病史,无关节畸形或肿痛。以往的实验室检查也不支持自身免疫性疾病。根据病史的提示,推测可能性较大的疾病为:慢性白血病、淋巴瘤、原发性骨髓纤维化。

三、体格检查

【重点检查内容】

1. 根据门诊病史怀疑肝硬化脾肿大,进一步询问中并无提示,体检中应注意有无肝脏疾病的体征。

2. 病史推测有白血病和淋巴瘤的可能,宜注意有无胸骨压痛? 肝脏、脾脏有多大? 有无淋巴结肿大?

【检查结果】

T 37.8 ℃,P 75 次/min,R 19 次/min,BP 120/80 mmHg,自主体位,行动自如,发育正常,营养状态可,神志清,精神一般,皮肤、巩膜未见黄染和皮疹,未见蜘蛛痣、肝掌,无瘀点、瘀斑,全身浅表未扪及肿大淋巴结,扁桃体不大。颈软,气管居中,甲状腺不大,胸骨无压痛,心和纵隔浊音界正常,两肺呼吸音清,心率 75 次/min,律齐,各瓣膜区未闻及杂音,未见异常的腹壁浅静脉曲张,腹软,无压痛及反跳痛,肝肋下刚触及,脾脏肿大平脐,过腹中线,质地硬,无触痛。腹部无移动性浊音,双下肢无水肿,关节无畸形,无肌张力增高,下肢位置觉和震动觉正常,腱反射可,无病理反射。

【思维提示】

1. 患者扁桃体不大,全身浅表未扪及明显肿大淋巴结,无胸骨压痛,肝肋下刚触及,脾脏肿大平脐,过腹中线,质地硬,无触痛。患者以巨脾为突出的体征,而淋巴组织增生、肝肿大的体征不明显。

2. 患者入院后测体温为 37.8 ℃,没有咳嗽、咳痰的病史,神志清,精神一般,皮肤、巩膜未见黄染,听诊两肺呼吸音清,双下肢无水肿。患者没有一个明确的慢性感染的征象。

3. 皮肤、巩膜未见黄染,未见蜘蛛痣、肝掌,无瘀点、瘀斑,未见异常的腹壁浅静脉曲张。体检中未发现提示肝脏疾病的体征。

4. 患者为中年女性,以白细胞显著升高、巨脾为主要临床表现;起病较为隐匿、疾病进展较为缓慢;疾病对患者一般情况影响不大,没有出现明显的感染、出血和贫血等伴随症状;没有明确的其他系统性疾病证据,患者以慢性粒细胞白血病或骨髓纤维化的可能性大。

四、实验室和影像学检查

【重点检查内容】

1. 血、尿、粪和肝肾功能等常规检查,特别注意白细胞和血小板升高的情况,有无贫血? 外周血涂片分类明确是哪一种白细胞增高?

2. 骨髓涂片的血细胞形态学检查,了解异常血细胞增生的情况。同时进行骨髓活检。

3.进行病理检查,了解有无骨髓纤维化。

4.染色体检查和 FISH 检查,了解有无 t(9∶22)(q34∶q11)和 BCR/ABL 基因重排。

5.与肿瘤相关的检查,癌胚抗原检查、胃镜、肠镜、B 超、腹部 CT。

6.自身抗体检查、胸片、OT 试验。

【检查结果】

1.血常规 RBC $4.8×10^{12}$/L,Hb 158 g/L,MCV 100.2A,MCH 42.2 pg,MCHC 322.2 g/L,WBC $58.7×10^9$/L,PLT $347×10^9$/L,网织红细胞 1.0%,尿常规正常,粪常规正常,粪隐血(−),肝肾功能、血电解质均正常,凝血功能正常。甲状腺功能正常。

2.外周血涂片 早幼粒 0.5%、中幼粒 2%、晚幼粒 5%、杆状核 24%、分叶核 26%、淋巴 28%、单核 5%、嗜酸 4%、嗜碱 5.5%。

3.骨髓 有核细胞极度增生,粒细胞系统异常增殖,以中性中幼、晚幼、带形核粒细胞为主,原始粒细胞占 1%,早幼粒细胞占 5.5%,嗜酸、嗜碱性粒细胞易见,部分中性粒细胞有核浆发育不平衡表现,可见双核型早、晚、杆状核粒细胞及粒系有丝分裂型,部分成熟中性粒细胞有中毒性颗粒、中性颗粒丢失、空泡等退行性变,并可见一些难分叶粒细胞及环形核粒细胞。红系比例减低,仅见少量中、晚幼红细胞,部分晚幼红细胞有脱核障碍、核分叶畸形,成熟红细胞可见一些多嗜性红细胞。巨核细胞极度增生,全片找到巨核细胞 471 个,分类 50 个,其中颗粒型 36 个、产板型 14 个,可见一些微、小巨核细胞,片上散在及成簇的血小板易见。NAP 染色:成熟中性粒细胞 2% 阳性,积 2 分。POX 染色中性粒细胞(+++)~(++++),SB(苏丹黑)染色中性粒细胞(++)~(+++),骨髓活检 Gomori 染色(+)。

4.染色体检查 发现 pH 染色体、t(9∶22)(q34∶q11),FISH 检查发现 BCR/ABL 基因重排。

5.其他检查 与肿瘤相关的检查,癌胚抗原检查正常。胃镜、肠镜无异常。B 超示脾大,子宫附件未见异常。腹部 CT 脾大。自身抗体检查阴性。胸片无异常。OT 试验阴性。

【思维提示】

血常规表明三系均有不同程度的增生,其中以白细胞增生最明显,高达 $58.7×10^9$/L,外周血涂片分类中,粒细胞高达 67%(早幼粒 0.5%、中幼粒 2%、晚幼粒 5%、杆状核 24%、分叶核 26%、嗜酸 4%、嗜碱 5.5%)。在外周血中出现了大量的中性幼粒细胞,此外嗜酸性粒细胞和嗜碱性粒细胞也有明显升高。骨髓涂片检查表明骨髓有核细胞极度增生,形态学和细胞染色均提示粒细胞系统异常增殖,以中性中幼、晚幼、杆状核粒细胞为主,原始细胞占 1%,早幼粒细胞占 5.5%,嗜酸、嗜碱性粒细胞易见。NAP 染色成熟中性杆细胞 2% 阳性积 2 分。巨核系也有明显的增生。骨髓活检 Gomori 染色(+)。外周血象、骨髓象和骨髓活检均支持慢性粒细胞白血病(慢性期)的诊断。骨髓活检未见胶原纤维增生,表明没有合并骨髓纤维化。染色体检查发现 pH 染色体、t(9∶22)(q34∶q11);FISH 检查发现 BCR/ABL 基因重排。在细胞遗传学和分子生物学水平提出了诊断慢性粒细胞白血病的证据,其他检查的项目中没有提示合并其他肿瘤或慢性疾病。

【临床诊断】

慢性粒细胞白血病。

五、治疗方案

治疗的目的是控制疾病进展和维持血细胞在正常范围,可以使用羟基脲、干扰素或格列卫等。某些年轻病人可以考虑干细胞移植以获得治愈的机会。

1. 慢性期

(1)药物治疗

1)酪氨酸激酶抑制剂(TKI):阻断酪氨酸激酶的活性,抑制细胞增殖,进而达到治疗慢粒的目的。目前临床上最常用的针对 BCR/ABL 的 TKI 有甲磺酸伊马替尼、达沙替尼和尼罗替尼。甲磺酸伊马替尼(格列卫,Glivec/Gleevec,STI571)口服后生物利用度达 98%,半衰期 18 h,属于慢粒诱导缓解类药物,是治疗慢粒的首选药物。慢性期口服用量 400 mg/d,如果以常规剂量未能获得细胞遗传学和分子生物学缓解,或者疾病处于进展阶段可增至 600~800 mg/d。伊马替尼治疗后可出现恶心、呕吐、水肿、肌肉痉挛、皮疹、骨痛等副作用,可适当应用镇吐、利尿或调整剂量,大约30%的慢性期患者使用伊马替尼后可出现 3~4 级的骨髓抑制,在加速期或急变期的患者中更为多见。对于慢性期患者,若中性粒细胞<$1×10^9$/L 或血小板低于 $50×10^9$/L,建议短暂停用伊马替尼,待中性粒细胞达到 $1.5×10^9$/L、血小板计数达到 $100×10^9$/L 时再恢复伊马替尼治疗。

2)干扰素-α(interferon-α)可以直接抑制 DNA 多聚酶活性。起始剂量可以为 100万~300万 U/d,隔日皮下注射,以后增加至 500万 U/d,每周 3 次,若能耐受,可增量至 500万 U/m^2,皮下或肌内注射 1次/d,根据白细胞和血小板数量调节用量。使用干扰素α 早期有头痛、肌肉酸痛等流感样症状,延迟反应包括重要脏器功能受损、免疫性贫血、脱发失眠、血小板减少和神经毒性等,约20%的患者对干扰素α 治疗不耐受。

3)羟基脲(Hu)是细胞周期特异性 DNA 合成抑制剂,毒性低,可延缓疾病进程,在 TKI 前是慢粒慢性期治疗的主要药物。开始剂量为 1~3 g/d,当白细胞降至 $20×10^9$/L 时应减量至 1~2 g/d,此后随白细胞数量的变化调整剂量,维持量 0.5~1.0 g/d。

(2)造血干细胞移植治疗。

(3)白细胞单采 适用于白细胞数过高伴有白细胞淤滞综合征或妊娠患者,可缓解症状,降低化疗杀伤的白血病细胞数从而减少尿酸生成,但持续时间短、费用高。

(4)放射治疗 脾区照射可用于化疗耐药、脾极度增大的患者,若有骨骼、软组织浸润也可采用局部放疗。

(5)脾切除 适用于症状显著的巨脾或有脾功能亢进者,以提高输注血小板的疗效。但术后可能并发感染、栓塞或出血,甚至死亡。

2. 加速期和急变期

(1)对于加速期和急变期患者采用 TKI 单药或联合化疗,之后接受外周造血干细胞移植已成为国内外推荐的标准治疗。

(2)未曾使用伊马替尼的患者可以选用伊马替尼桥接外周造血干细胞移植治疗,而伊马替尼治疗过程中出现的疾病进展可以考虑达沙替尼、尼洛替尼和外周造血干细胞移植。化疗方案根据细胞类型而定。

六、病例思考

1. 慢性粒细胞性白血病简称慢粒,是起源于多能造血干细胞的恶性克隆增殖性疾病,表现为髓系各个阶段细胞的过度增殖,以外周血中性粒细胞增多并出现幼稚粒细胞、嗜碱性粒细胞增多、贫血、血小板增多和脾大为特征,具有异常的 pH 染色体 t(9:22)(q34:q11) 和 BCR/ABL 融合基因,可从慢性期(chronic pHase,CP)向加速期(acclerated pHase,AP)、急变期(blastic pHase,BP 或 blast crsis,BC)发展,一旦转变为急性白血病,预后较差。

2. 慢粒可分为 CP、AP 和 BP。

(1)慢性期:①无症状或有低热、乏力、多汗、体重减轻等症状。②白细胞计数增高,主要为中性中幼粒、晚幼粒、杆状核粒细胞。原始粒细胞(Ⅰ型+Ⅱ型)<5% ~ 10%,嗜酸性粒细胞和嗜碱性粒细胞增多,可有少量有核红细胞。③骨髓增生明显至极度活跃,以粒系增生为主,中、晚幼粒细胞和杆状核粒细胞增多,原始粒细胞<10%。④有 PH 染色体或 BCR/ABL 融合基因。⑤CFU-GM 培养集落和集簇较正常明显增加。

(2)加速期:具有下列之者可诊断为本期:①持续性的外周血白细胞增高>10×10⁹/L 或进行性脾大,治疗无效。②对治疗无反应的血小板持续增高。③与治疗无关的血小板进行性降低(<10×10⁹/L)。④出现克隆演变的遗传学证据(即慢粒初诊时没有的其他遗传学异常)。⑤外周血嗜碱性粒细胞>20%。⑥外周血或骨髓中原始细胞占 10% ~ 19%。标准①~④常提示疾病从 CP 向 AP 的转变,标准⑤和⑥更多见于 AP 向 BP 的发展。

(3)急变期:使用伊马替尼治疗慢粒后可以显著延缓疾病进展,延长患者的慢性期,但 CML 干细胞在酪氨酸激酶作用下并不产生凋亡,疾病因克隆演变向急性白血病转变的危险仍旧存在。具有下列之一者可诊断为本期:①外周血或骨髓中原始细胞>20%。②髓外原始细胞增殖。慢粒急变通常为急粒变或急粒单变,约10%的患者可出现红白血病变,偶见巨核细胞白血病变、早幼粒变或嗜碱粒变,1/3 的患者可急淋变,有些病例可呈粒淋双表型变。一旦急变后,往往在 3 ~ 6 个月内死于各种并发症。

第二章 外科

病例二十六 颈部疾病

患者女性,60 岁,颈部肿物 15 年,近 10 d 发现右侧颈部近胸锁乳突肌处一肿物增大较快伴有红肿疼痛,曾应用"青霉素"抗感染治疗 1 周,无明显缓解。

一、主诉

颈部肿物 15 年,右侧颈肿物增大较快伴红肿痛 10 d。

二、病史询问及思维提示

【问诊主要内容】

1. 颈部肿物的诊治经过是什么? 颈部肿物 15 年,如果曾进行过相应的检查,可以提供肿物可能的诊断;口腔溃疡、牙周炎等口腔感染或咽喉部感染,可能会作为感染源引起相应区域的淋巴结或其他病灶内产生感染症状。糖尿病是容易感染的一个诱发因素。

2. 是否有新近的皮肤或黏膜感染,是否有糖尿病病史?

3. 是否有发热? 急性淋巴结炎属细菌感染,若出现明显菌血症或脓毒血症时会伴有明显高热症状。淋巴结结核可能会伴有明显午后低热,普通抗生素无效。肿瘤亦可能会出现低热,抗生素应用效果不明显。

4. 是否有盗汗、肺结核或其他脏器结核病史? 结核可有盗汗症状,肿瘤或细菌性炎症多无此症状。如果有结核病史患者虽无明显盗汗、低热也不除外为颈淋巴结结核的可能。

5. 是否有心悸、多食、多汗、消瘦等伴随症状,是否有呼吸困难病史? 患者有结节性甲状腺肿病史,合并甲状腺功能亢进时可能会出现心悸、多食、多汗、消瘦等症状,如果有甲状腺功能亢进,甲状腺肿物为恶性的概率较小,同时后续治疗时注意采取预防甲状腺危象的治疗措施。结节性甲状腺肿如产生压迫症状,可能会出现呼吸困难,声音嘶哑症状。

6. 是否有刺激性干咳、咳痰或痰中带血? 肺癌或肺结核可能会出现颈部淋巴结肿大,但肺癌的颈部淋巴结肿大,多不会出现红肿和明显疼痛症状。肺部或主支气管炎症改变可能会作为感染源,引起颈部其他部位的感染。

7. 是否有对侧颈部、腋窝或腹股沟浅表淋巴结肿大? 淋巴瘤少有单侧颈部淋巴结肿大,多数是全身多处颈部淋巴结肿大。

8.注意询问患者右侧颈部肿物发现时间,需要明确增大较快肿物是刚发现的,还是既往此处已有的肿物。急性淋巴结炎一般是新近出现的肿物,并且增大较快,可伴有红肿疼痛。淋巴结结核也可能是新近出现且增大较快,但红肿多不明显,如合并急性感染时也有可能出现急性淋巴炎的表现。

【问诊结果】

患者15年前发现颈前右侧一鸡蛋黄大小肿物,无红肿疼痛。8年前曾于当地医院就诊,超声检查发现甲状腺右叶肿物,近等回声,边界清晰。10 d前发现右侧原肿物外侧一约蚕豆大小的新发肿物,增大较快,并伴有红肿疼痛,偶有发热,体温最高38.5 ℃,1周前于当地医院就诊,具体诊疗不详,给予青霉素800万U,1次/d,静脉点滴。疼痛无明显缓解,肿物持续增大,体温偶有升高,最高达37.6 ℃,为求诊治来入院。患者不伴有心悸、多食、多汗,消瘦等伴随症状,无呼吸困难病史,无盗汗,肺结核或其他脏器结核病史,无刺激性干咳、咳痰或痰中带血病史,无其他部位皮下肿物病史。睡眠可,饮食如常,大小便如常,体重无明显减轻。

三、体格检查

【重点检查内容】

1.观察患者局部皮肤情况 如果有疖、痈,急性淋巴结炎的可能性大。

2.明确肿物的活动度及边界是否清晰 结节性甲状腺肿或其他甲状腺肿物如无对周围组织的侵袭或粘连,多数肿物活动度较好,可随吞咽动作上下移动,这是鉴别肿物是否为甲状腺肿物的一个重要依据。明确增大较快肿物是否与甲状腺有明显的界线,甲状腺肿物恶性改变时肿物与甲状腺的边界不清,若肿物固定于周围组织,则邻近甲状腺组织活动度明显减弱。

3.触诊肿物的质地 结节性甲状腺肿多质地韧,若结节表面合并弧状钙化,则可能质地较硬,但边界清晰。甲状腺癌多质地硬,少数质地韧。急性炎症时触诊可有明显疼痛、压痛,如质地软,有波动感,不除外急性化脓性炎症可能。

4.明确颈部浅表淋巴结是否肿大 急性淋巴结炎,炎症淋巴结周围可能会有其他淋巴结肿大,部分可能相互融合,分界不清。

5.颈部和肺部听诊 如伴有明显甲状腺功能亢进,腺体处可闻及血管杂音。气管或肺部有炎症时可闻及异常呼吸音。

【检查结果】

增大较快肿物与周围组织关系不清,不随吞咽动作上下移动,甲状腺活动度无明显受限。甲状腺Ⅱ度肿大,双叶触及多枚结节,质地韧,表面光滑,边界清晰。

【思维提示】

早期淋巴结肿大,疼痛和压痛,可活动;后期多个淋巴结粘连成硬块,不易推动。此时表现皮肤常红、肿、压痛明显,并有畏寒、发热、头痛、乏力等全身症状,如得不到及时控制,可形成脓肿。

四、实验室和影像学检查

【重点检查内容】

1.颈部超声检查　明确肿物大小及淋巴结情况。

2.超声引导下穿刺检查　首选在超声引导下对肿物囊性部分穿刺抽出液体行细菌涂片和细菌培养,明确是否有细菌感染及进行药敏试验。超声引导下对实质部分行穿刺病理学或细胞学检查,明确肿物的性质,是否是肿瘤转移淋巴结,提示增大较快的肿瘤中心性坏死。

3.纤维喉镜检查　纤维喉镜检查可以判断患者咽部是否有溃疡、化脓性改变,因患有结节性甲状腺肿病史,声带运动是否有异常。

4.胸部正位片、颈部CT检查　判断患者是否有胸骨后甲状腺肿,是否有气管受压移位、狭窄。若炎症控制后判断是否需行甲状腺手术治疗。颈部CT进一步判断颈部淋巴结与周围组织的关系,尤其是与甲状腺组织的关系。

5.心电图、心脏彩超、甲状腺功能检查　如炎症不能控制,需切开引流等手术治疗。患者为老年人,心电图、心脏彩超可作为常规检查,判断心脏功能能否耐受手术。甲状腺功能检查可排除患者是否有隐匿性甲状腺功能亢进,避免手术时因应激反应造成甲状腺功能危象,危及生命。

【检查结果】

1.颈部超声检查　甲状腺双叶弥漫性增大,其内可见多个大小不等的低回声、等回声结节,部分结节呈囊实混合性改变及钙化。右侧颈部甲状腺中部水平胸锁乳突肌深面,可探及一大小约4.5 cm×3.5 cm的低回声肿物,与周围组织界限不清,其内可见小的液性暗区(图26-1)。

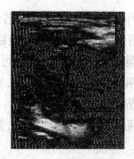

图26-1　甲状腺低回声肿物

2.超声引导下穿刺检查　液性部分抽出约0.5 mL黄色略黏稠液体,细菌涂片检查可见革兰氏阳性球菌,细菌培养对头孢噻肟和环丙沙星敏感。穿刺病理学检查亦证实为急性淋巴结炎。

3.纤维喉镜检查　患者口咽部后壁略红肿,黏膜尚光滑,双侧梨状窝无明显异常。双侧声带运动如常。

4.胸部正位片、颈部CT检查　无胸骨后病变,气管无明显受压移位、狭窄。颈部CT

提示颈部肿物与甲状腺组织似有一分界(图 26-2)。

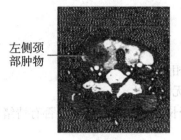

左侧颈部肿物

图 26-2 颈部 CT

5. 心电图、心脏彩超、甲状腺功能检查 无明显异常。

【思维提示】

根据病史,纤维喉镜检查、心电图、心脏彩超、甲状腺功能检查均未见明显异常;颈部 CT 提示颈部肿物与甲状腺组织似有一分界;穿刺病理学检查证实为急性淋巴结炎、结节性甲状腺肿。可初步诊断:急性淋巴结炎、结节性甲状腺肿。

【临床诊断】

1. 急性淋巴结炎。
2. 结节性甲状腺肿。

五、治疗方案

头孢噻肟控制局部炎症,重复超声引导下小的脓腔穿刺抽吸,控制脓肿扩大。如明显脓肿形成原则上应当行脓肿切开引流术,但患者脓腔较小,且年龄较大,故给予穿刺抽出脓液,抗感染对症治疗。

六、病例思考

急性淋巴结炎多数继发于其他化脓性感染病源,由于细菌侵犯淋巴结所引起的局部淋巴结肿大、疼痛和压痛,初期尚可推动,到后期多个淋巴结粘连成硬块而不易推动,使表面皮肤红肿,压痛明显,严重时常有畏寒、发热、头痛等全身症状。如处理不及时可形成脓肿,因此需要早期发现早诊断、早治疗是本病的关键。

病例二十七 乳腺囊性增生

患者女性,41 岁,因双乳肿痛 4 个月,遂来就诊。

一、主诉

双乳肿痛 4 个月。

二、病史询问及思维提示

【问诊主要内容】

1. 乳房胀痛有无规律？

2. 乳房胀痛是否与月经相关？

3. 月经前后乳房胀痛有无区别？

4. 患者的职业性质,是否长期劳累？生活中是否有情绪失常？

5. 是否有乳头溢液？

6. 直系亲属中有无乳腺癌患者？

【问诊结果】

乳房胀痛相对较规律。疼痛与月经周期有关,往往在月经前疼痛加重,月经来潮后疼痛减轻或消失。患者平日工作压力较大,长期疲劳,情绪低落,有时易怒。自我检查发现乳腺有多个小结节,无乳头溢液。直系亲属中无乳腺癌患者。

【思维提示】

乳腺囊性增生病简称乳腺病,约占全部乳腺疾病的75%以上,是最常见的一类乳腺疾病,可发生于青春期开始以后的任何年龄,以中年妇女最为常见,对于本例乳腺胀痛的中年妇女应首先想到乳腺囊性增生病的可能。一侧或双侧乳房胀痛和肿块是本病的主要表现,部分病人具有周期性。乳腺病一般于月经前明显,月经后减轻,严重者整个月经周期都有疼痛。疼痛性质可为胀痛、刺痛、隐痛、窜痛或触痛,有时疼痛向腋部、肩背部、上肢等处放射。体检发现侧或双侧乳房内可有大小不一,质韧的单个或为多个的结节,可有触痛,与周围分界不清,亦可表现为弥漫性增厚。少数病人可有乳头溢液,多为浆液性或浆液血性液体。本病病程较长,发展缓慢。本病系雌激素和孕激素比例失调,使乳腺实质增生过度,使乳房各部分的增生程度参差不齐。乳腺囊性增生病属于良性疾病,但本病的临床表现有时与乳腺癌容易混淆,因此在接诊此类患者时应重点排查乳腺癌,在询问病史和体格检查方面均应特别注意。

三、体格检查

【重点检查内容】

乳腺囊性增生病有无恶变的可能目前尚无定论,但要注意乳腺癌与本病同时存在的可能,因此,乳腺触诊的重点是与乳腺癌肿块相鉴别,以便早发现乳腺癌。相比之下,乳腺癌的肿块更为明确,质地偏硬,无压痛,边界不清,推之不活动,短期内增大明显,可伴腋下或锁骨上淋巴结肿大,或伴乳头内陷、酒窝征、乳腺皮肤呈橘皮样改变等。

【检查结果】

两侧乳腺有弥漫性增厚,可触及多个颗粒状小结节。结节大小不一,边界不明显,质地中等,稍硬韧,活动度好,与周围组织无粘连,有触痛。未见乳头内陷、酒窝征、皮肤橘皮样改变等,无腋下或锁骨上淋巴结肿大。

【思维提示】

乳腺囊性增生病病理形态复杂,可发生于腺管周围并伴有大小不等的囊肿形成,或腺管内表现为不同程度的乳头状增生,囊内伴淡黄色或棕褐色液体,或腺管内表现为不同程度的乳头状增生,伴乳管囊性扩张;也有发生于小叶实质者,主要为乳管及腺泡上皮增生。乳腺触诊是最重要的体检方法,可发现一侧或两侧乳腺有弥漫性增厚,可局限于乳腺的一部分,也可分散于整个乳腺。乳腺肿块是乳腺囊性增生病最常见的体征。肿块可发生于单侧或双侧乳房内,单个或多个,好发于乳房外上象限,亦可见于其他象限。肿块形状有片块状、结节状、条索状,颗粒状等,其中以片块状为多见。肿块边界不明显,质地中等或稍硬韧,活动好,与周围组织无粘连,常有触痛。肿块大小不一,小者如粟粒,大者可达 3 ~ 4 cm。

四、实验室和影像学检查

【重点检查内容】

1. 钼靶检查　是目前诊断乳腺疾病最简便、最可靠的检测手段,痛苦相对较小,简便易行,且分辨率高,重复性好,留取的图像可供前后对比,目前已作为 35 岁以上妇女乳腺疾病的首选检查方法。钼靶检查对乳腺癌的诊断敏感性和特异性均较高。

2. 必要时行超声检查　超声对囊性病变有检出优势,明确乳腺肿块的内部结构、大小、形态、边缘、内部血管多少、血流分布情况及其与周围组织的关系等情况,可提高判断的敏感性。

【检查结果】

1. 钼靶检查结果　双侧乳腺呈腺体型。双乳实质密度增高,部分不均匀,成团片状,主要分布于中央区和外上象限。未见明显肿块、钙化、增粗血管。双乳头未见明显凹陷,皮肤及脂肪未见明显异常。双侧腋下未见肿大淋巴结。影像学:左侧 BI-RADS 2 级,右侧 BI-RADS 2 级,考虑双侧乳腺增生性改变伴有局部纤维结构不良。

2. 患者拒绝行超声检查。

【思维提示】

根据本病例患者的病史和体格检查,结合钼靶检查结果,初步诊断为乳腺囊性增生病,但要特别注意乳腺癌与本病有同时存在的可能,应嘱患者每隔 3 ~ 6 个月复查。当局限性乳腺增生肿块明显时,要与乳腺癌区别后者肿块更明确,质地偏硬,与周围乳腺有较明显区别,有时伴腋窝淋巴结肿大。

【临床诊断】

乳腺囊性增生病。

五、治疗方案

乳腺囊性增生病的治疗主要是对症治疗,可用中药如口服中药逍遥散 3 ~ 9 g,3 次/d。如果该患者症状较重,可用三苯氧胺治疗,于月经干净后 5 d 开始口服,2 次/d,

10 mg/次,连用 15 d 后停药。该药治疗效果较好,但因对子宫内膜及卵巢有影响而不宜长期服用。

六、病例思考

乳腺囊性增生病是以乳腺小叶小导管及末端导管高度扩张形成的囊肿为特征,伴有乳腺结构不良病变的疾病又称慢性囊性乳腺病、囊肿性脱皮性乳腺增生病、纤维囊性乳腺病等。与单纯性乳腺增生相比较,该病乳腺增生与不典型增生共存,存在恶变的危险,是区别所在。应视为癌前病变。为了及早发现乳腺癌,乳腺囊性增生病患者均应每 6 个月至 1 年复查 1 次,尤其是中年以上和乳腺有结节的患者,在观察过程中,对局部病灶有恶性病变可疑时应予切除并作快速病理检查。如有不典型上皮增生,同时有对侧乳腺癌或有乳腺癌家族史等高危因素者,以及年龄大肿块周围乳腺组织增生也较明显者,可作单纯乳房切除术。

病例二十八 急性乳腺炎

患者女性,26 岁,因左乳疼痛,局部红肿伴高热 3 d 入院。

一、主诉

左乳疼痛,局部红肿伴高热 3 d。

二、病史询问

【问诊主要内容】

1. 患者是否正处于哺乳期? 是否为初产妇?
2. 平时是否注意乳房局部卫生? 是否有按时清洗的习惯?
3. 是否用肥皂过度清洗乳头造成不适?
4. 婴儿是否经常含乳头入睡? 是否起将乳头咬伤?
5. 乳汁量是否正常?
6. 婴儿吸乳是否有困难? 每次吸乳能否将乳汁吸净? 如不能吸净,是否用吸乳器帮助吸净?
7. 患者发热时最高体温是多少?
8. 来诊前是否曾于外院就诊? 是否曾用抗生素治疗?

【问诊结果】

患者为哺乳期初产妇,目前哺乳 1 个月。发病前曾被婴儿咬伤患侧乳头。患者平日没有特别注意乳房局部的卫生,无按时清洗的习惯。乳汁量正常,婴儿吸乳无困难,每次能将乳汁吸净。患者发病 3 d 以来,乳房疼痛、红肿,发热最高体温 38.9 ℃,同时伴有寒战、脉搏加快等表现。来诊前未曾就诊于他院,未曾使用抗生素治疗。

【思维提示】

1. 急性乳腺炎是乳腺的急性化脓性感染,常在短期内形成脓肿,多由金黄色葡萄球菌沿淋巴管或乳管入侵所致。多见于产后哺乳的妇女,尤以初产妇最为多见,多见于产后 3~4 周哺乳妇女,因此,对于育龄期女性患者有单侧乳房疼痛、局部红肿伴高热,应首先想到急性乳腺炎的可能。

2. 导致急性乳腺炎的原因包括乳汁淤积和细菌入侵两个方面。

(1)乳汁淤积　乳汁是理想的培养基,乳汁淤积有利于侵入细菌的繁殖。乳汁淤积的常见原因有:①乳头过小或内陷而产前又未能及时矫正,使婴儿吸乳困难,甚至不能哺乳;②乳汁过多,多余乳汁不能及时排出而保留在乳房内;③乳腺导管阻塞造成排乳困难,如乳管本身的炎症、肿瘤及外在压迫,均可影响正常哺乳。

(2)细菌入侵　细菌入侵乳头破损或皲裂,使细菌沿淋巴管入侵是感染的主要途径。细菌也可直接侵入乳管,上行至乳腺小叶而致感染。致病菌主要为金黄色葡萄球菌。分娩后产妇未能掌握正确的哺乳技巧,或婴儿的含吮不正常,经常含乳头入睡或将乳头咬伤,或过度在乳头上使用肥皂等刺激物进行清洗造成乳头皲裂,使细菌沿乳头小裂口入侵,形成感染。乳头皲裂时,哺乳疼痛,不能使乳汁充分吸出,致乳汁淤积,为入侵细菌创造了繁殖条件。

3. 鉴于上述急性乳腺炎形成的原因,在问诊时应询问患者是否处于哺乳期,并着重询问患者是否有乳汁淤积、乳头皲裂或破损以及局部卫生情况。另外,还应关注患者的发热情况。发热是急性乳腺炎的重要临床表现之一,由急性乳腺炎引起的发热一般在 38℃ 以上,患者可出现寒战、脉搏加快等。如果曾用抗生素治疗,有些临床表现可能被掩盖,所以还应询问患者是否曾于外院就诊,是否曾用抗生素治疗。

三、体格检查

【重点检查内容】

初步体格检查包括体温、脉搏的测量和乳房的视诊及触诊。视诊内容包括两侧乳房是否对称,大小是否相似,两侧乳头是否在同一水平上;乳头是否较小,是否有回缩或凹陷;乳头、乳晕有无糜烂、皲裂;乳房皮肤色泽如何,是否有红肿等炎性表现,有无破溃;皮肤浅表静脉是否怒张等。触诊内容主要是根据乳房疼痛的部位触摸局部有无波动感,如有波动感则表示有脓肿形成。同时还应触诊腋窝淋巴结是否有肿大。

【检查结果】

患者 T 38.7℃,P 92 次/min。视诊:两侧乳房不对称,患侧略大;乳头大小正常,无回缩或凹陷;乳头未见明显糜烂或皲裂;左乳外侧有明显触痛,但无波动感,无明显红肿,浅表静脉怒张等,无皮肤破溃,同侧腋窝可触及肿大的淋巴结。

【思维提示】

急性乳腺炎局部表现可有个体差异。一般起初呈蜂窝织炎样表现,数天后可形成脓肿,脓肿可以是单房或多房性。脓肿可向外溃破,深部脓肿还可穿至乳房与胸肌间的疏松组织中,形成乳房后脓肿感染严重者,可并发脓毒症。

四、实验室和影像学检查

【重点检查内容】

1.血常规检查　急性乳腺炎可导致白细胞增高,因此检查血常规有一定的参考价值。

2.彩超检查　是无损伤检查的首选,可判断急性乳腺炎的范围,有无脓肿形成等。本病的声像特点为:①炎症肿块,边界不甚清楚,内部回声不均匀。②乳汁潴留,为无回声的小暗区。③脓肿形成,声像显示内部不均匀的液体暗区,边缘模糊,肿块局部有增厚,有时有分层现象,脓肿后方回声增强。

【检查结果】

血常规检查白细胞 $16×10^9/L$,中性粒细胞比例为 83%。左乳腺体增厚,回声增强,于外侧象限可见一直径约 5 cm 的低回声区,边界不甚清楚,内部回声不均匀。考虑为炎性肿块。

【思维提示】

急性乳腺炎是初产妇女的常见疾病,诊疗关键在于病史询问及查体,明确其是否形成脓肿是该病治疗的关键,可使用彩超辅助检查明确。如果发现有脓肿形成,还应进行穿刺抽脓,并将脓液进行细菌培养及药敏试验。脓肿形成后如仅靠抗生素治疗则很难控制病情,将导致更多的乳腺组织受到破坏。此时应及时进行手术治疗,将脓肿切开引流。手术时要有良好的麻醉,为避免损伤乳管而形成乳瘘,应做放射状切开,乳晕下脓肿应沿乳晕边缘作弧形切口。深部脓肿或乳房后脓肿可沿乳房下缘作弧形切口,经乳房后间隙引流之。切开后以手指轻轻分离脓肿的多房间隔,以利引流。脓腔较大时,可在脓腔的最低部位另加切口作对口引流。若感染严重或脓肿引流后并发乳瘘,应停止哺乳。可口服溴隐亭 1.25 mg,2 次/d,服用 7~14 d,或己烯雌酚 1~2 mg,3 次/d,共 2~3 d,或肌内注射苯甲酸雌二醇,2 mg/次,1 次/d,至乳汁停止分泌为止。

【临床诊断】

急性乳腺炎。

五、治疗方案

根据体格检查可知,该患者未形成脓肿,早期呈蜂窝织炎表现而未形成脓肿之前,应用抗生素可获得良好的效果。因主要病原菌为金黄色葡萄球菌,可不必等待细菌培养的结果,应用青霉素治疗,或用耐青霉素酶的苯唑西林钠(新青霉素Ⅰ),或头孢一代抗生素如头孢拉定。对青霉素过敏者:则应用红霉素,抗生素通过乳汁而影响婴儿的健康,因此如四环素、氨基糖苷类、喹诺酮类、磺胺药和甲硝唑等药物应避免使用。一般不停止哺乳,因停止哺乳不仅影响婴儿喂养,且提供了乳汁淤积的机会。但患侧乳房应停止哺乳,并以吸乳器吸尽乳汁促使乳汁通畅排出。

六、病例思考

多数早期急性乳腺炎通过抗生素治疗可逐渐好转,但也有部分患者不能有效地控制炎症进展,数日后发展成为乳腺脓肿。此时应进一步复查彩超。该疾病可从源头开始做好疾病的预防,关键在于避免乳汁淤积,防止乳头损伤并保持其清洁。应加强孕期卫生宣教,指导产妇经常用温水、肥皂水洗净两侧乳头。如有乳头内陷,可经常挤捏、提拉矫正。要养成定期哺乳、婴儿不含乳头而睡等良好习惯。每次哺乳应将乳汁吸空,如有淤积,可按摩或用吸乳器排尽乳汁。哺乳后应清洗乳头。乳头有破损或皲裂及时治疗。注意婴儿口腔卫生。

病例二十九　腹外疝

患者男性,60 岁,因发现右腹股沟可复性肿块 4 个月来入院。

一、主诉

右腹股沟区可复性肿块 4 个月。

二、病史询问及思维提示

【问诊主要内容】

1.患者右腹股沟区可复性肿块的变化情况如何? 通过询问肿块变化的情况可以了解患者的病程及疾病发展的速度,为治疗提供帮助。

2.患者右腹股沟区可复性肿块是否容易回纳,是否有疼痛? 询问是否容易回纳主要是了解是否有嵌顿的情况;同时,存在滑疝时也不易回纳,这点一定要注意。是否有疼痛主要是考虑在嵌顿的基础上进一步发展成绞窄疝的可能。

3.患者有无腹股沟疝的家族史? 腹股沟疝还是有家族史的,这项询问为我们的流行病调查留下数据。

4.患者右腹股沟区可复性肿块的出现有无明显的诱因? 询问诱因,比如剧烈咳嗽、搬运重物、举重、突然大笑等为发现腹股沟疝的产生寻找依据。

5.注意患者年龄,既往有无右侧腹股沟区域手术、腹壁外伤、久病、肥胖,慢性营养不良这些都是腹壁强度降低的原因。

6.患者曾进行过何种治疗? 为进一步的治疗寻找合适的方法,前期的治疗会对下一步的治疗产生影响,故一定要知道曾行过何种治疗。

7.患者有无使腹内压力增高的慢性咳嗽、慢性便秘、排尿困难(如包茎、良性前列腺增生、膀胱结石)、肝硬化? 一些特殊的慢性疾病也是腹内压增高,为病因诊断提供依据;病史工作的性质和腹股沟疝的产生有一定的关系,这项调查是为腹股沟疝的流行病调查提供数据。

8.患者的工作情况?

【问诊结果】

男性患者,60 岁,右腹段沟区的肿块近来呈进行性增大,站立时,用力时明显,但是平卧后或不用力后肿块逐渐消失。肿块比较容易回纳,但是站立久或用力时间长时,有酸胀感。无明显疼痛。无家族史。从事一般的轻体力工作,无明显的诱因。有轻度前列腺增生疾病,无慢性支气管炎,便秘,肝硬化,营养不良等慢性病。BMI 24 kg/m^2。此前未行任何治疗。

三、体格检查

【重点检查内容】

1. 肿块在站立时的大小,肿块的形状,肿块是否进入阴囊,平卧后肿块是否容易回纳,外-环的大小,咳嗽时检查者手指在外环处的冲击感。

2. 透光试验 在暗室里阴囊的下面用电筒的光线直射,如阴囊里面所含是液体则透光,称为透光试验阳性,否则不透光,用以鉴别疝和鞘膜积液。

【检查结果】

肿块在站立时有 5 cm×7 cm 大小,呈梨形,进入阴囊,平卧后肿块容易回纳,外环有两指大小,咳嗽时检查者手指在外环处的冲击感明显。透光试验阴性。根据结果进一步考虑的可能疾病为右侧腹股沟疝(斜疝)。

【思维提示】

注意斜疝和直疝的鉴别诊断

斜疝和直疝的鉴别

	斜疝	直疝
患者年龄	多见于儿童及青壮年	多见于老年人
突出途径	经腹股沟管突出,可进阴囊	由直疝三角突出,不进阴囊
疝块外形	椭圆或梨形,上部呈蒂柄状	半球形,基底较宽
回纳疝块后压住内环	疝块不在突出	疝块仍可突出
精索与疝囊的关系	精索在疝囊后方	精索在疝囊前外方
疝囊颈与腹壁下动脉的关系	疝囊颈在腹壁下动脉外侧	疝囊颈在腹壁下动脉内侧
嵌顿机会	较多	极少

体检的目的是通过观察站立时肿块的大小,可以估计出疝囊的最大值,进而对手术方式有一定的指导意义。通过肿块的形态及是否进入阴囊,在术前初步判断是腹股沟斜疝还是直疝。通过回纳疝内容物的难易,判断此疝发生嵌顿的机会的大小,进而对手术时机的确定有一定的指导意义。测量外环的大小,对疝的严重程度的判断有一定的指导意义,对手术方法的合理选择有帮助。检查咳嗽时外环处的冲击感和疝囊的透光试验是为鉴别腹股沟区肿决到底是疝还是腹股沟区实质性或液性的肿块。通过以上基本体检,腹股沟疝的诊断及基本分型可以确定。

四、实验室和影像学检查

【重点检查内容】

1. 右侧腹股沟区超声检查　明确内容物及周围淋巴结有无肿大。

2. 肺功能、心电图,血生化检查　了解患者心肺储备功能能否耐受手术,特别是巨大腹股沟疝的患者,因手术后大量的疝内容物回纳入腹腔后,腹腔内压力升高,如果处理不当,在术后的短时间内会发生呼吸和循环功能的紊乱。但是,普通的腹股沟疝患者没有必要行肺功能检查。另外还需了解患者有无冠心病、肝肾功能异常、凝血功能异常等病史。

【检查结果】

1. 右侧腹股沟区肿块处超声检查发现肿块内有肠管影。

2. 肺功能、心电图,血生化检查均未见明显异常。

【思维提示】

有时患者比较胖或肿块比较小,以及肿块不易回纳,在判断肿块的性质时发生困难,此时,为了明确诊断需要辅助检查来帮助。目前超声检查方便且无创,是首选的方法。它通过辨别肿块内物体的性质来提供诊断依据。在检查时,只要发现肿块内有肠管的图像,腹股沟疝的诊断就成立。如果发现是实质性或液态的物质要考虑是腹股沟区的实质性病变或精索囊肿等病变。如果是脂肪组织要根据脂肪的走向来综合判断。

【临床诊断】

右侧腹股沟疝(斜疝)。

五、治疗方案

1. 初步的治疗方案　右腹股沟疝无张力修补术。

2. 目前常采用的手术方式包括以下内容:

疝气手术对比

程度	传统缝合手术	腹腔镜疝气修补术	双层修补装置的无张力疝修补术
手术原理	直接以线将疝气受损组织互相拉扯缝补起来的张力手术	由多个微小切口放入腹腔镜器械,于腹膜及腹壁间放入人工网膜修补缺口	置入一体成型的人口网膜,可同时修补各疝气缺口,并加强受损腹壁内外的巩固及修护能力
其他说明	缝合处张力大,术后痛感较剧,且更容易引起复发	手术时间长,自费额最高、需全身麻醉,医师学习曲线长,并发症较为严重	无张力手术原理,不会产生组织拉力、不易复发,且恢复期最短,仅需半身或全身麻醉
复发率	10%～15%	低于1%～1.5%	低于0.05%
术后疼痛感	较疼痛	低度疼痛	低度疼痛
恢复期	2周以上	4～6 d	3～5 d

此患者是一位中老年患者,根据 Gilbert 分型是 Ⅱ 型疝,故我们选择了双层修补装置的无张力疝修补术,以减少术后反复及术后的不适感。

3.手术结果　此患者在连续硬膜外麻醉下,采用右侧腹股沟开放式的腹膜前修补术。手术顺利未放置引流管。

4.术后预防性抗生素应用　因为采用人工合成的补片,为防止补片的术后感染,所以常规围术期应用抗生素 1～2 个剂量。常采用 Ⅱ 代头孢类抗生素。本例采用头孢呋辛。

5.通便,祛痰,局部冷敷　我国腹股沟疝以中老年患者为主,大部分患者合并便秘、慢性支气管炎等增高腹压的慢性病,因此,术后我们常规给予通便、祛痰药物。祛痰药可使用沐舒坦(盐酸氨溴索),通便用液状石蜡。局部冷敷是为减少术后局部的水肿和炎症反应,以利于患者尽快恢复。可用冰袋在患处外敷 24 h。本例患者,术后祛痰药使用沐舒坦,通便用液状石蜡,同时冰袋在患处外敷 24 h。

6.引流管的问题　腹股沟疝新患者大部分不放置引流管,只有在疝囊巨大,若患者凝血异常,术中创面处理不佳,局部组织伴有感染时,要放置负压闭式引流管。放置的时间根据每天的引流量来决定。一般连续 3 d 小于 10 mL,可以拔出引流管。但是,如果局部组织伴有感染,还要根据引流液的性质决定何时拔管,只有在引流液干净后才可以拔管。本例患者是 Ⅱ 型的单纯腹股沟疝,术后未放置引流管。

7.术后活动的问题　腹股沟疝患者一般术后 6 h 可以下床,术后 1～2 d 可以出院,术后 1～2 周可以上班。术后 1～2 个月可以恢复一般运动,术后 3～6 个月可以恢复正常体育运动。术后早期活动对减少患者术后并发症是有益的。本例患者,由于支气管成形后较易出现咳痰不畅,气道分泌物阻塞,术后纤维支气管镜吸痰在很多大医院作为常规。本例术后腹股沟疝患者一般术后 6 h 可以下床,术后 2 d 可以出院,术后 2 周可以上班。术后 1 个月复查可以恢复一般运动。

六、病例思考

腹股沟区是位于下腹壁与大腿交界的三角区,腹股沟疝是指腹腔内脏器通过腹股沟区的缺损向体表突出所形成的包块,俗称"疝气"。根据疝环与腹壁下动脉的关系,腹股沟疝分为腹股沟斜疝和腹股沟直疝两种。腹股沟斜疝有先天性和后天性两种。腹股沟斜疝从位于腹壁下动脉外侧的腹股沟管深环(腹横筋膜卵圆孔)突出,向内下,向前斜行经腹股沟管,再穿出腹股沟浅环(皮下环),可进入阴囊中,占腹股沟疝的95%。右侧比左侧多见,男女发病率之比为 15∶1。腹股沟直疝从腹壁下动脉内侧的腹股沟三角区直接由后向前突出,不经内环,不进入阴囊,仅占腹股沟疝的5%。老年患者中直疝发生率有所上升,但仍以斜疝为多见。若不及时治疗,容易引起严重并发症。

病例三十　肠梗阻

患者男性,75 岁,因腹胀、腹痛、排气排便停止伴恶心、呕吐半天入院就诊。

一、主诉

腹痛、腹胀、排气停止伴恶心、呕吐半天。

二、病史询问及思维提示

【问诊主要内容】

1. 患者以前有无类似的情况发生？通过询问患者以前有无类似的情况发生可以了解患者的病程及疾病发展的速度。

2. 患者腹胀伴恶心、呕吐半天的出现有无明显的诱因？寻找产生"肠梗阻"的依据。

3. 患者有无腹股沟区可复性？肿块是否容易回纳？是否有疼痛？如果长期不能回纳可导致肠壁及肠系膜受压情况不断加重可使血流减少，最后导致完全阻断，发展为绞窄性疝，导致肠壁失去其光泽、弹性和蠕动能力变黑坏死，化脓感染等严重后果。若疼痛剧烈则极为可能发展为绞窄疝。

4. 患者有无腹痛、腹泻、大便出血？排除其他病因。

5. 患者曾进行过何种腹部手术？肠梗阻的一个重要的病因是医源性的手术后，继发的粘连性肠梗阻，因此手术史的询问是必要的。

6. 注意询问病史，患者年龄，如需手术，则对手术选择有参考价值。

【问诊结果】

患者老年男性，75 岁，突发腹胀伴恶心、呕吐半天。无明显诱因。发病后无腹泻，无血便，有轻度的阵发性腹痛，自述腹股沟区无明显不适感。有糖尿病、冠心病病史 10 年，既往无手术和腹部外伤史。

三、体格检查

【重点检查内容】

1. 腹部 观察腹部的形态，有无腹部手术及外伤的瘢痕，是否见胃肠型。扪诊检查腹部的紧张度，有无压痛，有无明显的肿块等。听诊检查肠鸣音的情况。叩诊了解腹部叩诊音及移动性浊音的情况。

2. 双侧腹股沟区 仔细观察双侧腹股沟区有无明显的肿块，在患者比较肥胖时，由于腹股沟区本身脂肪堆积比较多，检查一定要仔细，特别是在看的同时，一定要触摸，有时还要两侧对照检查。如果扪及可疑肿块，还要进一步检查肿块是否可以回纳，咳嗽时是否有冲击感以及是否有轻压痛等。

【检查结果】

腹部稍胀，无腹部手术及外伤的瘢痕，未见胃肠型。全腹软，无压痛，无明显的肿块扪及。肠鸣音稍亢进。移动性浊音(-)，叩诊呈浊音。双侧腹股沟区饱满(患者比较胖)，无明显的肿块。右侧外环处可扪及可疑肿块，不能回纳，咳嗽时有冲击感，肿块在外环的出口处，有轻压痛，左侧无。

【思维提示】

体检的目的是通过观察腹部的特征,对"肠梗阻"的诊断可以进一步确立,同时寻找"肠梗阻"的病因。腹部的体检主要是寻找在腹部的可能的病因,在此基础上,通过腹股沟区的特定体检,筛选出"肠梗阻"的病因是不是和腹股沟疝嵌顿有关。

四、实验室和影像学检查

【重点检查内容】

1. 腹股沟区 CT 检查 腹部 CT 常用于不能明确病因诊断、腹部恶性肿瘤、术后、没有腹部手术而出现肠梗阻症状的患者。CT 对确定完全性或高位小肠梗阻的位置和原因具有重要指导意义。对不可逆的绞窄性肠坏死肠梗阻亦具有较高的特异性。

2. 股沟区超声检查 有时患者比较胖或肿块比较小以及肿块不易回纳,在判断肿块的性质时发生困难,此时,为了明确诊断需要辅助检查来帮助。目前超声检查方便且无创,是首选的方法,它通过辨别肿块内容物的性质来提供诊断依据。在检查时,只要发现肿块内有肠管的图像,腹股沟疝的诊断就成立。如果发现是实质性或液态的物质,要考虑是腹股沟区的实质性病变或精索囊肿等病变。如果是脂肪组织,要根据脂肪的走向来综合判断,该患者腹部胀气,对腹股沟区超声检查有一定的干扰,而且,超声检查比较局限,腹部和腹股沟区的 CT 检查已经全面地检查患者,并可以提供确切的诊断,故该患者不选择超声检查。

3. 血生化、电解质、肿瘤标记物、肝肾功、凝血 6 项,甲功及感染 5 项等 实验室检查对诊断和排除急性肠梗阻不具特异性,但可以评估脱水及体液情况。肠梗阻患者需常规检查血钠、钾、氯、碳酸氢钠、血肌酐,测定血清电解质用以评估补液量。肠绞窄的患者白细胞增高,但白细胞计数增高并不能代表一定发生肠绞窄。反之,白细胞不高亦不能排除肠绞窄诊断。

【检查结果】

1. 全腹部加腹股沟区的 CT 检查结果 腹腔内部分小肠肠腔扩张,有肠梗阻的表现,无明显腹水,右侧腹股沟区现有小肠从内环口疝出,经腹股沟管达到外环处,在腹股沟管内的小肠有轻度扩张,在内环口上方的小肠有一侧是扩张的,另一侧不扩张。

2. 血生化检查,各项指标未见异常。

【思维提示】

有时患者比较胖或肿块较小,以及肿块不易回纳,在判断肿块的性质时困难,此时,为明确诊断需要辅助检查来帮助,目前超声检查方便且无创:是首选的方法,但是此患者病情比较危重,而且"肠梗阻"诊断是明确的,在发生肠梗阻时腹部胀气比较明显;因此对超声检查的影响比较大同时为了解整个腹腔内肠腔的梗阻部位和程度等情况,我们首选了腹部和腹股沟区的 CT 检查。它更能够比较全面的提供腹股沟区乃至整个腹腔周围区域的组织和脏器的情况,根据这些器官的解剖特点,综合判断是腹股沟疝还是腹股沟疝以外其他的疾病。腹股沟疝的 CT 检查典型的图像是腹股沟区看见一囊性病变,内容物是肠袢或大网膜,此外,疝囊可是否有积液也是第二个重要的检查内容。在发生腹股沟嵌顿或考虑有积液时,腹部及腹股沟区的 CT 检查是首选的检查方法。

【临床诊断】

1. 肠梗阻。

2. 右侧腹股沟嵌顿疝。

五、治疗方案

1. 右侧腹股沟嵌顿疝松解加无张力疝修补术。

2. 嵌顿性疝原则上需要紧急手术治疗,以防止疝内容物坏死并解除伴发的肠梗阻。术前应做好必要的准备,如有脱水和电解质紊乱,应迅速补液加以纠正。这些准备工作极为重要,可直接影响手术效果。手术的关键在于正确判断疝内容物的活力,然后根据病情确定处理方法。在扩张或切开疝环、解除疝环压迫的前提下,凡肠管呈紫黑色,失去光泽和弹性,刺激后无蠕动和相应肠系膜内无动脉搏动者,即可判定为肠坏死。如肠管尚未坏死,则可将其送回腹腔按一般易复性疝处理。不能肯定是否坏死时,可在其系膜根部注射 0.25% ~0.5% 普鲁卡因 60~80 mL,再用温热等渗盐水纱布覆盖该段肠管或将其暂时送回腹腔,10~20 min 后再行观察。如果肠壁转为红色,肠蠕动和肠系膜内动脉搏动恢复,则证明肠管尚具有活力,可回纳腹腔。如肠管确已坏死,或经上述处理后病理改变未见好转,或一时不能肯定肠管是否已失去活力时,则应在病人全身情况允许的前提下,切除该段管下并进行一期吻合。病人情况不允许肠切除吻合时,可将坏死或活力可疑的肠管外置于腹外,并在其近侧段切一小口,插入肛管,以期解除梗阻;7~14 d 后,全身情况好转,再施行肠切除吻合术。

3. **无张力修补手术** 传统的疝修补手术存在缝合张力大,术后手术部位有牵扯敢、疼痛等缺点。无张力修补术是在无张力情况下利用高分子材料网片进行修补,具有术后疼痛轻、恢复快、复发率低等优点,常用的方法有 3 种:①平片无张力疝修补术 Lichtenstein 手术。②疝环充填式无张力修补术 Rutkow 手术。③巨大补片加强内脏囊 GPRVS,又称 stoppa 手术。

4. **术后预防性应用抗生素** 因为采用人工合成补片,为防止补片的术后感染,所以常规在围术期应用抗生素 1~2 个剂量。常采用 Ⅱ 代头孢类抗生素。本例采用头孢呋辛、通便、祛痰、局部冷敷。我国腹股沟疝以中老年患者为主,大部分患者合并便秘,慢性支气管炎等增高腹压的慢性病,因此,术后我们常规给予通便、祛痰物。祛痰药可使用沐舒坦,通便用液状石蜡。局部冷敷是为减少术后局部的水肿和炎症反应,以利于患者尽快恢复。可用冰袋在患处外敷 24 h。

六、病例思考

1. 该疾病的诊断关键是迅速找到病因,该患者因腹股沟疝嵌顿导致的急性肠梗阻,因此关键在于及时明确病因及时手术。当然有些患者可以先尝试手法复位,须严格把握以下指征:嵌顿时间在 3~4 h 以内;局部压痛不明显也无腹部压痛或双腹紧张等腹膜刺激征者;年老体弱或有其他较严重疾病而估计肠袢尚未绞窄坏死者。复位方法是让患者取头低足高卧位,注射吗啡或哌替啶以止痛和镇静并松弛腹肌。然后托起阴囊持续缓慢地将疝块推向腹腔,同时用左手轻轻按摩浅环和深环以协助疝内容物回纳。此法虽有可能使早期嵌顿性斜疝复位,暂时避免了手术,但有挤破肠管把已坏死的肠管送回腹腔,或疝块虽消失而实际仍有一部分所管未回纳等可能。因此,手法必须轻柔,切忌粗暴:复位后还需严密观察腹部情况,注意有无腹膜炎或肠梗阻的表现,如有这些表现,应尽早手术探查。由于嵌顿性疝复位后,疝并未得到极治,大部分病人迟早仍需手术修补,而手法复位本身又带有一定危险性,所以要严格拿握手法复位的指征。

2.腹股沟疝患者一般术后 6 h 可以下床,术后 1~2 d 可以出院,术后 1~2 周可以上班。术后 1~2 个月可以恢复一般运动,术后 3~6 个月可以恢复正常体育运动。术后早期活动对患者术后并发症的减少是有益的。

病例三十一　粘连性肠梗阻

患者男性,50 岁,以腹痛、腹胀、呕吐、肛门停止排气排便 3 d 入院就诊。

一、主诉

腹痛、腹胀、呕吐、肛门停止排气排便 3 d。

二、病史询问及思维提示

【问诊主要内容】

1.腹痛和腹胀的部位、性质、发作持续时间　腹痛部位多能提示病变所在的部位,如胃、十二指肠疾病、急性胰腺炎疼痛多在中上腹;胆石症、胆囊炎、肝脓肿等疼痛多在右上腹;小肠疾病疼痛多在脐部或脐周;结肠疾病,妇科炎症疼痛多在下腹部;弥漫性或部位不定的疼痛常见于机械性肠梗阻、急性弥漫性腹膜炎等。腹痛性质对疾病诊断具有重要指导意义,中上腹持续性剧痛多考虑为胃炎、急性胰腺炎;胆石症或泌尿系结石、机械性肠梗阻多为阵发性绞痛。持续性、广泛性伴腹壁肌紧张提示为急性弥漫性腹膜炎。典型肠梗阻痉挛痛每 4~5 min 发作 1 次。通过上述询问分析鉴别具有腹痛性质的疾病。

2.呕吐特点及呕吐物性质　呕吐诱因与进食关系,呕吐的量与发作时间提示呕吐发生的胃肠道部位,呕吐物发酵、腐败气味提示胃潴留;粪臭味提示低位小肠梗阻,咖啡渣样物提示上消化道出血。通过对呕吐物的气味、颜色、量的观察鉴别各种可发生呕吐的疾病。

3.患病期间是否有发热?　急腹症患者伴有发热,提示病变多处于进展阶段,病情亦较重。化学性腹膜炎转变成化脓性腹膜炎,机械性肠梗阻变成绞窄缺血坏死性肠梗阻,无菌性炎症中后期继发化脓性感染;急腹症并发肺内感染、泌尿系感染。

4.是否有消瘦,血便?　短时间内出现明显消瘦,黑便,血便对肠道恶性肿瘤具有提示意义。恶性肿瘤占肠梗阻病因的 20%,多为腹腔内原发肿瘤,少数继发于远处转移,对考虑肠梗阻的中老年人加强对与恶性肿瘤相关病史的询问。

5.既往有无手术、外伤史?　手术及外伤后造成的腹腔粘连是肠梗阻的主要病因,据调查在美国约超过 60% 的肠梗阻病因是术后粘连,尤其是下腹部盆腔术后。其原因是上腹部肠管较为固定,而下腹部肠管活动度较大而易造成粘连。

6.有无冠心病、房颤病史? 冠心病时动脉粥样斑块、心房纤颤等心脏疾病时血栓栓子脱落造成肠系膜血管栓塞,早期亦可表现为突发腹部绞痛、呕吐等症状,对有相关病史者尤应详细询问,避免漏诊、误诊。

【问诊结果】

患者3 d前明显诱因出现腹痛、腹胀、呕吐、停止肛门排气排便,疼痛发生于中下腹部,呈阵发性绞痛,无放射痛,呕吐物为胃内容物,无发热,无口渴,无心悸、呼吸困难等不适,近期无明显消瘦,无黑便、血便。2年前行"阑尾切除手术",无外伤史,无冠心病、房颤病史。

三、体格检查

【重点检查内容】

1.一般状况检查　检查患者有无脱水、贫血貌,测量心率、血压,计算体质指数,以评估患者目前的体液平衡情况和一般身体状况,皮肤、巩膜有无黄染,鉴别肝胆系统引起的疾病;表浅淋巴结有无肿大,鉴别有无晚期恶性肿瘤。

2.腹部视诊　观察腹部有无手术瘢痕,了解既往手术病史,外形平坦、膨隆还是凹陷,腹部膨隆常发生在肠梗阻、肠腔积气、腹腔积液等情况下,肠梗阻时腹部膨隆的程度与梗阻的程度和部位有关;有无胃肠型及蠕动波,胃肠道梗阻早期,梗阻近端的胃或肠段饱满而隆起,体瘦的患者可见到胃型或肠型,伴有该部位的蠕动波。

3.腹部触诊　触诊腹部有无包块及包块的性质,鉴别腹壁、腹腔或肠道系统肿瘤;肠梗阻时可有轻度压痛或腹部包块,但是,局部出现压痛、反跳痛提示存在腹膜炎或肠绞窄可能。仔细检查,排除腹股沟嵌顿疝、股疝、闭孔疝。

4.腹部叩诊　腹部叩诊大部分为鼓音,肝相对浊音界的变化对胃肠道穿孔疾病有提示意义,移动性浊音阳性常提示腹腔积液,积液可由炎症性疾病引起,或绞窄性肠梗阻时腹腔渗出液。

5.腹部听诊　通常用右下腹或脐周作为听诊点,正常听诊3 min,肠鸣音4~5次/min。听诊时注意肠鸣音频率、响度、音调的变化,鉴别肠鸣音亢进、减弱还是消失,同时听诊注意腹部有无血管杂音、摩擦音等。

6.直肠指检　对于中老年出现肠梗阻症状的患者应常规行直肠指检,并行便潜血检查,排除直肠肛管恶性肿瘤;指检还可以鉴别肠套叠、肠道炎症性疾病。

【检查结果】

腹部平坦,未见胃肠型及蠕动波,右下腹见一麦氏切口长约4 cm,全腹软,脐周及下腹轻压痛,无反跳痛及肌紧张,未触及肝大、脾大及腹部包块,右下腹肠鸣音4~6次/min,直肠指检未触及肿块,指套无粘血。

【思维提示】

详尽的病史和全面的体格检查对疾病的确定诊断和治疗方案的选择起到至关重要的作用,除常规检查外,此患者在腹部检查时尤应注意腹部的外形,有无腹膜刺激征,移动性浊音和肠鸣音的检查。这些检查结果对该患者的鉴别诊断有较大的帮助,但在检查过程中必须注意检查手势轻巧、正确,以提高诊断正确率和减少患者不必要的痛苦。

四、实验室和影像学检查

【重点检查内容】

1. 选择立位腹部 X 射线片的原因　腹部 X 射线片通常用于鉴别可疑病例和确定梗阻的部位。腹部 X 射线平片对小肠梗阻诊断准确率可达 60%,典型立位腹平片见多个阶梯样气液平面。影像学也能帮助诊断梗阻的病因(如异物或胆结石)。对可疑的和不能确定梗阻部位的病例再进一步检查。

2. 腹部 CT　常用于不能明确病因诊断、腹部恶性肿瘤、术后、没有腹部手术而出现肠梗阻症状的患者。CT 对确定完全性或高位小肠梗阻的位置和原因具有重要指导意义。对不可逆的绞窄性肠坏死肠梗阻亦具有较高的特异性。此患者为中老年男性,有腹部手术病史,应选择 CT 进一步检查。

3. 血生化、电解质、肿瘤标记物、肝肾功、凝血 6 项,甲功及感染 5 项等,实验室检查对诊断和排除急性肠梗阻不具特异性,但可以评估脱水及体液情况。肠梗阻患者需常规检查血钠、钾,氯、碳酸氢钠、血肌酐,测定血清电解质用以评估补液量。肠绞窄的患者白细胞增高,但白细胞计数增高并不能代表一定发生肠绞窄。反之,白细胞不高亦不能排除肠绞窄诊断。对于中老年人还应检查肿瘤标志物如 CA19-9、CEA、AFP 等。

【检查结果】

1. 腹部 X 射线片　双侧膈下未见游离气体,腹部肠管略扩张,未见,气液平面。胆囊区,肾区,输尿管区、膀胱区未见阳性结石影(图 31-1)。

2. 腹部 CT　见小肠肠管积气扩张,可见液气平面,结构紊乱,形态不规则;部分肠管内见造影剂充盈,肠系膜增厚、集中、紊乱。小肠肠管积气扩张,肠管粘连(图 31-2)。

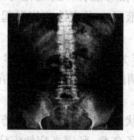 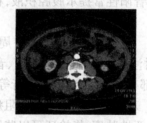

图 31-1　腹部立位片　　　　图 31-2　腹部 CT

3. 血生化检查　谷丙转氨酶 80.2 IU/L,谷草转氨酶 67.4 IU/L,K^+ 3.3 mmol/L、Na^+ 134.8 mmol/L;肿瘤标记物、肝肾功、凝血 6 项、甲功及感染 5 项均未见明显异常。

【思维提示】

根据患者病史,体征及相关检查明确初步诊断为粘连性肠梗阻。

【临床诊断】

粘连性肠梗阻。

五、治疗方案

1. 此患者为中老年男性,表现为完全性肠梗阻,临床 X 射线、CT、实验室检查排除肠道恶性肿瘤可能,考虑为粘连性肠梗阻,此次入院前发生过类似症状,属于反复发作病例。入院后行胃肠减压、灌肠等对症治疗,梗阻症状无明显缓解,拟行手术治疗。

2. 手术方案选择　以往治疗粘连性肠梗阻采取开腹肠粘连松解术,手术虽然可以缓解肠梗阻症状,但手术同时造成新的肠管黏膜的损伤,术后复发率高、远期疗效差。近年来,腹腔镜治疗肠梗阻受到推广,腹腔镜治疗肠梗阻优势包括以下几个方面。

(1)可早期实施,明确诊断,全方位探查腹腔内粘连部位、范围及程度,避免延误手术时机。

(2)创伤小、出血少、术后疼痛轻、下床早、消化道功能恢复快,能早期进食促进肠蠕动,最大限度降低了再粘连的几率。

(3)治愈率高,复发率低。

(4)即使中转开腹也便于手术切口的选择,减少了腹壁及肠管的损伤。此患者既往有手术病史。年龄较大。以往多次发病,心肺功能无异常,能耐受全麻,适合行腹腔镜手术解除梗阻。

3. 手术结果　患者按预计方案在全麻下行腹腔镜肠粘连松解术,分别取脐孔上缘、上腹及右中腹部三处切口,术中探查,小肠多处与腹壁粘连,部分小肠被粘连索条卡压,近端肠管轻度扩张,粘连肠管及远端肠管细瘪。探明后松解粘连肠管,松解肠管后,细瘪的肠管充盈,与肠管粘连无相关的腹壁原粘连条索并未过分剥离,避免增加不必要的损伤,创面喷洒生物胶以防粘连,检查未见肠管破裂,左结肠旁沟留置引流管从腹腔镜套管口引出,查无出血,关闭气腹,缝合切口。

4. 术后药物应用　术后常规应用抗生素预防感染,常采用半合成青霉素类,氨苄西林+酶抑制剂类,Ⅱ代或Ⅲ代头孢类抗生素。本例患者给予头孢哌酮舒巴坦钠静脉点滴。患者术后疼痛较轻,无出血倾向,未用止痛剂及止血药。

5. 鼓励尽早下床活动　术后尽早下床活动可改善全身血液循环,促进切口愈合,减少肺部并发症,更有利于增加肠道蠕动,减少术后腹胀及粘连。此患者术后 15 h 下床活动,20 h 排气后进食少量米汤。引流管护理每日观察腹腔引流液的量及性质,定期引流管口皮肤消毒换药,避免引流管阻塞,定期更换引流袋,引流量至 10 mL/d 左右时拔除引流管。

六、病例思考

粘连性肠梗阻是指由于各种原因引起腹腔内肠粘连导致肠内容物在肠道中不能顺利通过和运行。当肠内容物通过受阻时,则可产生腹胀、腹痛、恶心呕吐及排便障碍等一系列症状。其属于机械性肠梗阻范畴,按起病急缓可分为急性肠梗阻和慢性肠梗阻;按梗阻程度可分为完全性肠梗阻和不完全性肠梗阻;按梗阻部位可分为高位小肠梗阻、低位小肠梗阻和结肠梗阻;按肠管血供情况分为单纯性肠梗阻和绞窄性肠梗阻。该病部分可经非手术治疗获得症状消退,但大多数反复发作或保守治疗无效,仍需要接受手术治疗。

病例三十二　膈下脓肿

患者男性,48 岁,以全腹部疼痛,伴有呕吐 1 周,右上腹局部隆起发红,伴疼痛 5 d 就诊入院。

一、主诉

腹痛、腹泻 1 周,伴右上腹红肿 5 d。

二、病史询问及思维提示

【问诊主要内容】

1. 发病的诱因？如上呼吸道感染、暴饮暴食、油腻饮食、酗酒、剧烈运动等。发病诱因对于呼吸道、胃肠道、胆道、胰腺、泌尿系疾病有鉴别意义腹痛伴有黄疸多提示肝胆胰系疾病,如肝炎、结石性胆囊炎等。

2. 全腹痛的特点　包括疼痛的性质,是剧烈疼痛还是钝性疼痛,是绞痛还是隐痛,是持续性疼痛还是间歇性疼痛,有无放射及放射部位,是否有阵发性加重,对相关治疗的反应如何,疼痛伴随哪些症状,加重或缓解的因素等。

3. 腹痛的伴随症状　有无黄疸、发热,有无呕吐,排便、排尿有无异常,有无胸痛、胸闷等。腹痛伴呕吐多提示空腔脏器病变,如胃肠道疾病。结核、肺炎等肺部病变累及右侧膈肌也可以表现为右上腹痛。腹痛伴有血尿常提示泌尿系统结石、肿瘤等疾病。

4. 既往病史　有无消化道溃疡、胆囊炎、肺结核病史,有无发热史及盗汗史,有无咳嗽、咯血史。

5. 诊疗经过　包括重要的检查结果,相应治疗的疗效如何。

【问诊结果】

患者于 1 周前空腹时发生上腹痛,迅速遍及全腹部,腹痛剧烈,阵发性加重,不向其他部位放射,伴有呕吐,呕吐物为胃内容物,含胆汁,不含血液及蛔虫。在当地医院经保守治疗后,腹痛局限在右上腹部。5 d 前上腹部隆起,局部疼痛,伴局部皮肤发红。在地方医院行局部脓肿切开引流,症状无明显缓解。既往确诊十二指肠球部溃疡 4 年。

【思维提示】

在临床上,右上腹红肿疼痛多见于以下几种疾病：

1. 胸壁结核　右侧胸壁冷脓肿合并混合感染可导致右上腹红肿疼痛。

2. 胆囊炎　胆囊炎可以继发胆囊积脓,导致胆囊周围感染,出现右上腹肿疼痛。

3. 肝脓肿向前腹壁溃破,肝脏接受肝动脉和门静脉双重血液供应,并且通过胆道与肠道相通,因此,肝脓肿常在肠道感染疾病之后发生。肝脓肿好发于右侧,当肝脓肿接近肝脏表面时,相应部位可有皮肤红肿,且有凹陷性水肿。如脓肿位于右肝下部,常可见右上腹或右季肋部饱满,甚至局限性隆起,可能触及肿大的肝脏或波动性肿物。

4.膈下脓肿 膈下脓肿大多数是由于腹腔内脏器化脓性感染,空腔脏器穿孔所导致腹膜炎的并发症。患者的既往病史对于明确原发病的诊断有重要意义。同时,此前患者出现全腹痛的症状要予以考虑。

四、体格检查

【重点检查内容及结果】

1.视诊 患者意识清楚,一般状态差,中度营养不良,皮肤、巩膜无黄染,腹部平坦,无静脉曲张,无胃型、肠型、蠕动波。右上腹部略膨隆,边界不甚明显,局部皮肤发红。

2.触诊 右季肋部饱满,局部皮温高,有压痛。MurpHy 征(+),肝脾未触及。

3.叩诊 膈下和季肋区有叩击痛,肝浊音界升高。移动性浊音(−),无液波震颤。

4.听诊 肠鸣音 2 次/min,无血管杂音。

5.其他检查

(1)胸部检查胸廓对称,肺肝界在右侧第 4 肋间,右下胸呼吸音消失,未闻及干、湿啰音。

(2)浅表淋巴结检查双侧锁骨上淋巴结、腋窝下、腹股沟淋巴结均未触及。

(3)全身骨骼检查脊柱、骨盆、四肢骨检查未见压痛。

(4)直肠指检未及肿物,指套无染血,无脓性黏液。

【思维提示】

患者十二指肠溃疡病史 4 年,发病初出现上腹痛,迅速遍及全腹,伴呕吐,因此考虑消化道穿孔的可能性比较大。此后出现右上腹痛,切开后有脓汁排出,证实有脓肿形成,来源可能是由于穿孔后形成的膈下脓肿进展所致。平卧时膈下部位最低,腹腔内脓液易积聚此处。脓肿的位置与原发病有关。最常见的部位是右肝下区,多由于十二指肠溃疡穿孔、急性阑尾炎穿孔和胆道系统感染性疾病引起;或作为上消化道手术后的并发症,多见于胃、十二指肠与胆道手术。胃穿孔、脾切除术后感染,脓肿常发生在左膈下。

四、实验室和影像学检查

1.血常规检查 判断感染的类型、程度,有无血液系统疾病等。

2.X 射线检查 腹部 X 射线片可显示不能移动的气泡,常伴有气液平;立位胸腹部联合透视,如发现患侧横膈运动消失或减弱,表示有膈下感染。如发现患侧横膈抬高,肋膈角消失,肺野模糊,表示有反应性胸腔积液或肺实质变化。部分膈下脓肿有产气菌的感染,及胃、十二指肠穿孔气体,可以看到膈下有气液平面。

3.腹部彩超 是诊断腹腔内脓肿最常用的首选方法,其诊断膈下脓肿的正确率达 85%~95%,B 超可明确显示脓腔之大小、部位、深浅度,又可在 B 超引导下做穿刺抽脓,通过细菌培养与药敏试验来指导抗生素使用,或将穿刺点标于体表行诊断性穿刺。

【检查结果】

1.血常规 WBC $18.5×10^9$/L,中性粒细胞 90%,Hb 89 g/L。

2.X 射线 右肋膈角变钝,膈肌活动受限,右膈下有气液平面两处,右中腹有气液平面一处,右侧腹壁皮下积气。

3.彩超　右侧胸腔积液,右侧膈下积液,肠间少量积液。

【思维提示】

膈下脓肿是继发性感染或其他原发性疾病的后遗症,一般均在原发疾病的基础上或术后发生。可有以下表现:①全身表现,最常见的表现是发热。发生于腹膜炎或胃肠道手术后或腹部创伤后者,表现为体温下降后又升高,初为弛张热,后为稽留热。可有乏力、恶心呕吐、畏食、呃逆及心动过速等表现。②局部表现,腹部症状一般不明显,而常有胸部症状,包括呼吸急促、胸痛、呼吸音降低等。可见局部腹壁或肋间皮肤水肿、上腹部深压痛、季肋部或背部叩击痛。近年来,由于新的高效广谱抗生素的应用,临床表现多不典型。该患者通过病史询问及彩超的进一步检查,明确为膈下脓肿。

【临床诊断】

膈下脓肿。

五、治疗方案

治疗方案是切开引流。

1.治疗原则　膈下脓肿一旦形成必须及早手术引流。以防膈下脓肿穿破膈肌形成脓胸,或破入腹腔再次形成弥漫性腹膜炎,穿破附近血管引起大出血等。手术前需确定脓肿的位置,以便选择切口和进路。术前应给予抗感染、输血、营养支持治疗,保证患者顺利度过手术关并及早痊愈。

2.手术方案的选择及依据　膈下脓肿常用的手术引流途径有经皮穿刺置管引流、切开引流,包括经前腹壁途径和后腰部途径,经前腹壁途径又分为经腹膜外途径和经腹膜途径。

(1)经皮穿刺置管引流:一般适用于与体壁贴近的局限性单房脓肿。约80%的膈下脓肿经此法可治愈。根据 CT 或超声检查所显示的脓肿位置,在超声导引下插入套管针达脓腔,然后拔出针芯,抽得脓液作涂片、培养与药敏试验后,经导丝置入引流导管,并经导管注入抗生素。待临床症状改善,影像学检查示脓腔消失后可拔管。

(2)切开引流:目前已很少使用。术前采用 B 超和 CT 检查明确脓肿部位,根据脓肿所在部位选择切口。经腹膜外途径适用于右膈下、右肝下及左膈下脓肿,优点是不污染腹腔。沿肋缘下作平行切口,达到腹膜外间隙后,将腹膜向膈肌方向分离至脓肿部位,穿刺抽出脓液后,切开脓肿。经腹腔途径适用于左肝下脓肿,优点是可同时探查与处理其余的腹部脓肿。此法也适用于术前怀疑膈下脓肿同时伴肠间脓肿,或脓肿位置不能确定者。术中应小心保护游离腹腔,术前、术中及术后应用抗生素。经后腰部途径可引流右肝下、左膈下背侧脓肿。沿第12肋做切口,显露并切除第12肋,于第1腰椎水平横行切开肋骨床。注意不能沿第12肋水平切开,以免损伤胸膜。肋骨床切开后即进入腹膜后间隙,向下推开肾脏,用针穿刺吸得脓液后切开脓腔。

3.考虑到患者可能存在消化道穿孔等原发病,选择右肋缘下弧形切口长约12 cm,以右上腹红肿区为中心切开,右膈下有脓液,胃十二指肠韧带,胃窦、十二指肠球部,胃小弯处遍布脓苔与纤维素样粘连带,组织水肿,已经无法找到最初穿孔位置。肠管严重粘连,肠间积液。腹壁脓肿的原因为:消化道穿孔导致膈下脓肿,膈下脓肿沿肝圆韧带侵犯至腹壁并穿透了腹壁各层所致。脓腔清洗后放置双套管引流,术后持续负压吸引。腹腔冲洗后另放置腹腔引流管一枚,逐层缝合切口,脓液送细菌培养。

六、病例思考

消化道穿孔继发膈下脓肿临床经常遇到,但向腹壁侵犯者较为少见。本患者最初全腹疼痛,根据病情符合消化道穿孔,但未能及时手术治疗。脓肿形成初期约2/3患者通过及时治疗可以吸收消退,约1/3患者局限形成膈下脓肿。在特殊情况下,脓肿可以向胸腔、腹腔、肝脏甚至腹壁破溃。膈下脓肿一旦形成脓肿必须及早手术引流。术式需根据患者的体质,脓肿的大小和位置而定,包括超声导引下穿刺置管引流均为合理有效方法。

随着外科技术的提高,预防性抗生素的应用以及对膈下脓肿的认识,该病的发生率明显下降,治疗效果也明显提高。然而,对于免疫功能低下的患者,应重在预防本病的发生,包括积极治疗原发病、合理选用抗生素、腹腔引流的合理放置及术后取半卧位等,均有助于防止膈下脓肿的形成。

病例三十三　溃疡病穿孔

患者男性,70岁,以进食后上腹剧痛3 h就诊入院。

一、主诉

进食后上腹刀割样剧痛3 h,伴恶心。

二、病史询问及思维提示

【问诊主要内容】

1.腹痛起病情况　有无进食油腻食物、酗酒、暴饮暴食以及情绪激动等诱因,以便与急性胆囊炎、急性胰腺炎相鉴别。询问时注意明确在腹痛前是否有进食,即饱餐后腹痛还是空腹时出现的腹痛,这对于选择治疗方案具有重要的指导意义,因为空腹穿孔在条件允许的情况下,可以非手术治疗,而饱餐后穿孔,一般不应采用非手术治疗,而应积极手术为宜。

2.腹痛的部位　腹痛的部位多代表病变发生的部位,胃十二指肠疾病和胰腺炎引起的疼痛多发生在中上腹;而胆囊炎、胆石症、肝脓肿等所引起的疼痛多在右上腹;同时还应注意有无牵涉痛,对牵涉痛的正确理解与判断更有助于分析疾病的发生部位与性质,急性胆囊炎多伴有右肩、肩胛和背部的牵涉痛。

3.腹痛的性质　腹痛的性质与病变性质密切相关。绞痛多为空腔脏器痉挛、扩张或梗阻所致;烧灼痛多与化学性刺激有关,如胃酸所致,剧烈呈刀割样疼痛多为空腔脏器穿孔;胀痛除了可以来自胃肠道之外,还可能为实质脏器的包膜牵张所致。

4. 腹痛的程度　轻度、能忍受、剧烈、不能忍受等。隐痛或钝痛多为内脏性疼痛,可由胃肠张力变化或轻度炎症引起。一般来说,炎症引起的疼痛较轻,患者多能忍受,如阑尾炎;肠腔梗阻的绞痛多较剧烈,患者常满床滚翻,如肠梗阻。溃疡病穿孔引起的腹痛有时非常剧烈,可能导致休克,但患者多宁愿平卧或侧卧、俯卧而不敢多动。

5. 腹痛加剧或缓解的因素　如进食、活动,改变体位是否加剧或减轻腹痛,进食后腹痛缓解对高胃酸分泌性疾病,尤其是十二指肠溃疡诊断有帮助。

6. 伴随症状的询问　是否呕吐,如果有,呕吐物的颜色、气味、性状等。反流性食管炎的烧灼痛在躯体前倾时明显,直立位时减轻;有无呕吐及呕吐物的性质,如含有大量酸性液多为胃十二指肠溃疡;如为咖啡渣样多为上消化道出血,如带发酵、腐败气味提示胃潴留;如伴有寒战高热黄疸,要考虑胆道感染或胆石症。患者一般情况询问以判断患者有无休克、出血等情况。

7. 患病以来的一般情况　有无口渴、头晕、出冷汗、心悸等症状,以及大小便情况。

8. 既往疾病史　既往有无消化性溃疡、肝胆疾病、胰腺炎病史,是否曾到过医院就诊? 是否行 X 射线钡餐造影、胃镜或腹部彩超检查? 有什么阳性发现? 治疗和用药情况,效果如何? 这些询问主要了解患者以前的诊疗情况,以便于治疗方案的选择。

【问诊结果】

老年男性患者,进餐后突发上腹剧烈刀割样疼痛,以上腹为重,恶心、无呕吐,局部热敷后痛略有缓解,无口渴、头晕、出冷汗、心悸等症状,既往 8 余年胃溃疡病史,8 年前 X 射线钡餐造影检查确诊。

三、体格检查

【重点检查内容】

1. 注意生命体征　观测生命体征是否平稳,这是治疗的前提,如生命体征不平稳,应马上采取急救措施。

2. 一般情况的检查　发育情况,营养状态,有无贫血或脱水貌。了解患者一般状态的主要目的是帮助判断是否需要手术或能否耐受手术。

3. 有无黄染　观察皮肤及巩膜有无黄染,与肝胆疾病相鉴别。

4. 腹部查体

(1)视诊:有无腹式呼吸减弱的急腹症表现;有无上腹膨隆或是否出现胃蠕动波的梗阻表现;脐周有无 Cullen 征,或左腰肋部有无 Grey-Turner 征,有助于重症胰腺炎的诊断。

(2)触诊:全腹或上腹部有无压痛,反跳痛、肌紧张或板状腹的弥漫性或局限性腹膜炎表现,有助于溃疡病急性穿孔的诊断,有无右下腹麦氏点压痛、反跳痛及肌紧张的局限性腹膜炎表现,有助于急性阑尾炎的鉴别诊断;右上腹有无压痛、反跳痛或肌紧张以及MurpHy 征,有助于急性胆囊炎的鉴别诊断;上腹中部或左上腹有无横行呈带状压痛及肌紧张,并涉及左腰部者,有助于急性胰腺炎的鉴别诊断。

(3)叩诊:肝浊音界是否存在,如消失,多为胃肠穿孔所致;移动性浊音情况,移动性浊音阳性多提示腹腔积液。

（4）听诊:肠鸣音是否存在或减弱,若减弱或消失,多为腹膜炎所致;肠鸣音是否活跃,如活跃或亢进,可能为肠道出血或肠梗阻。

【检查结果】

1. 生命体征　生命体征平稳,T 37.1 ℃,P 92 次/min,R 19 次/min,BP 112/83 mmHg。

2. 一般情况　发育正常,营养良好,无贫血和脱水貌。皮肤巩膜无黄染。

3. 腹部查体　腹式呼吸较弱,腹部稍膨隆,无 Cullen 征及 Grey-Turmner 征。上腹部压痛、MurpHy 征(-)、略有反跳痛及肌紧张。肝浊音界未见缩小,无移动性浊音。肠鸣音减弱。

【思维提示】

多数急性胃、十二指肠溃疡穿孔患者均有较长的溃疡病史,近期症状逐渐加重,约有10%的患者没有溃疡病史而突然发生急性穿孔。部分患者有暴饮暴食、过度疲劳、情绪激动等诱因。急性穿孔典型的症状是突然发生的剧烈的腹痛,刀割样,难以忍受,并迅速波及全腹部。有时强烈刺激性的消化液沿升结肠外侧沟流至右下腹,引起右下腹疼痛,要与急性阑尾炎相鉴别。剧烈的腹痛使患者多有面色苍白、出冷汗、肢体发冷等休克表现。患者可以清楚地回忆起剧痛发作的时间。部分患者表现有恶心、呕吐。体检时,患者多为被动体位,表现为屈膝不敢翻动及深吸气,全腹呈板样硬,压痛、反跳痛及肌紧张明显,疼痛主要在上腹。疼痛可发散至后背或右肩,根据胃肠内容在腹腔扩散的量与方向而定。刺激横膈的顶部,病人觉肩部酸痛;刺激胆囊后方的膈肌与腹膜,病人觉右肩胛骨下方疼痛;刺激小网膜腔,病人仅觉相应下背痛。当胃肠内容弥散至全腹时,则引起全腹持续性剧痛。由于大量胃肠内容是沿右结肠旁沟流至右髂窝,故此处的症状特别明显,易误诊为阑尾炎。疼痛发作后,伴随恶心、呕吐;若吐出物中带有鲜血,对诊断溃疡病穿孔有提示意义。

四、实验室和影像学检查

【重点检查内容】

1. 腹部立位 X 射线平片　对发生在胃和十二指肠病变的主要诊断方法,80%的患者可见膈下新月状游离气体。典型征象表现为双侧膈下线条状或新月状透亮影,边界清楚,其上缘为光滑整齐的膈肌,下缘分别为肝、脾上缘。大量气腹时可见双膈位置升高,内脏下移,有时衬托出肝、脾、胃等脏器的外形轮廓。

2. 诊断性腹腔穿刺　溃疡病急性穿孔的诊断性腹腔穿刺阳性率可达90%以上,因此,当怀疑有急性穿孔时,若穿刺抽出液含胆汁或食物残渣即可确诊。

3. 腹部彩超或腹部 CT　对于既往无典型溃疡病史者,位于十二指肠的溃疡小穿孔,年老体弱反应差者的溃疡穿孔,空腹小穿孔等情况下,症状、体征不典型,较难过速作出诊断的,需行腹部彩超或腹部 CT 检查,以便与急性胆囊炎,急性阑尾炎,急性胰腺炎相鉴别。

4. 血、尿常规,血、尿淀粉酶,肝肾功,离子及血气分析　血常规白细胞计数可提示有无炎症、中毒,红细胞、血红蛋白、血细胞比容的检测用于判断有无腹腔出血;尿常规用于鉴别其他系统疾病引起的腹痛,如尿中大量红细胞提示泌尿系损伤或结石,尿胆红素阳性说明存在梗阻性黄疸,血、尿淀粉酶用于鉴别急性胰腺炎;肝、肾功能、离子及血气分析检查帮助了解患者的肝、肾功能,离子及酸碱平衡情况,帮助判断患者能否耐受手术。

5. 心电与胸部正侧位 X 射线片　帮助判断患者能否耐受手术。

【检查结果】

1. 腹部立位 X 射线片　膈下未见明显游离气体,于入院后 8 h 再次行腹部立位 X 射线片示膈下见游离气体。

2. 诊断性腹腔穿刺　腹腔穿刺阴性。

3. 腹部彩超或腹部 CT　腹部彩超检查示小网膜腔内液性暗区。

4. 血常规　白细胞计数升高(14.0×10^9/L);血、尿淀粉酶未见异常;肝肾功、离子及血气分析未见异常。

5. 心电与胸部正侧位 X 射线片　窦性心律 92 次/min,正常心电图;X 射线片报告心肺无显著变化。

【思维提示】

消化性溃疡穿孔患者中。75% 的患者肝浊音界缩小或消失,肠鸣音消失。80% 的患者直立位腹部 X 射线片示膈下有半月形游离气体。穿孔发生后,继发细菌性腹膜炎可引起患者发热、腹胀、血白细胞计数显著升高。穿孔后期或穿孔较大者,可出现腹胀,肠麻痹。腹腔积液超过 500 mL 时,可叩到移动性浊音。据患者病史、查体及辅助检查,该患者诊断为胃溃疡急性穿孔。进一步明确诊断及鉴别诊断,患者无离子紊乱及酸碱平衡失调,心、肺、肝、肾功能情况未见明显异常,明确患者能耐受手术。

【临床诊断】

胃溃疡急性穿孔。

五、治疗方案

1. 单纯性穿孔修补术　本病例患者年龄较高,餐后穿孔,穿孔时间在 8 h 以上,存在胃癌穿孔的可能,考虑行手术治疗,手术包括单纯性穿孔修补术和彻底性溃疡手术,本病例患者年龄较高、餐后穿孔,穿孔时间在 8 h 以上,考虑患者的手术耐受能力,行穿孔修补术。单纯性穿孔修补术是治疗胃十二指肠溃疡急性穿孔的主要疗法,创伤轻、危险小、疗效确切,缝闭穿孔不仅终止胃肠内容物继续外漏,同时术中冲洗腹腔可较彻底地清除腹腔内的污染物和渗出液,有效地防止和减少术后并发症。穿孔修补术后给予正规的内科治疗,约 30% 患者溃疡可愈合,症状消失。在胃溃疡急性穿孔单纯修补术后的患者中,7%~11% 在随访过程中确诊为胃癌。因此,胃溃疡患者术中应尽可能地取活检作病理检查,术后应定期做胃镜检查。需注意的是对于所有的胃溃疡穿孔患者,需做活检或术中快速病理检查除外胃癌,若为恶性病变,应行根治性手术。术中冰冻病理检查,均回报未见癌细胞,排除胃癌可能,遂按预计方案行穿孔修补术。

2. 术后药物应用　术后常规应用抗生素预防感染,常采用半合成青霉素类,氨苄西林+酶抑制剂类,Ⅱ代或Ⅲ代头孢类抗生素。

3. 鼓励尽早下床活动　术后尽早下床活动可改善全身血液循环,促进切口愈合,减少肺部并发症,更有利于增加肠道蠕动,减少术后腹胀及粘连。

六、病例思考

1. 消化道溃疡穿孔　是胃十二指肠溃疡严重并发症,也是外科常见的急腹症。急性穿孔的发生率约为消化性溃疡病的5%~10%,其中男性占90%。通常十二指肠溃疡急性穿孔比胃溃疡多见。一旦溃疡穿孔,就有致命危险,十二指肠溃疡穿孔的死亡率为5%~13%,胃溃疡为10%~40%,并且随着年龄的增加和穿孔时间的延长,死亡率也相应增加。

2. 病因与病理　吸烟是<75岁患者穿孔最常见的病因,有文献报道吸烟与溃疡穿孔之间存着相关性,吸烟可显著增加各个年龄组的穿孔发生率。另外一个重要原因是非甾体抗炎药的使用,约1/4的穿孔患者是由于使用非甾体抗炎药物,老年人中这个比例更高。部分老年患者或体质较虚弱者,临床穿孔表现不典型,往往以脓毒血症和感染中毒性休克为主要表现,临床上应注意避免漏诊。

病例三十四　直肠癌

患者男性,60岁,以便血,呈鲜红色2个月,伴大便变细1个月入院。

一、主诉

便血2个月,伴大便变细1个月。

二、病史询问及思维提示

【问诊主要内容】

1. 便血的性质　颜色、性状、出血量等。

2. 有无排便习惯改变　里急后重、大量性质、量的改变。

3. 有无结直肠癌家族史　结直肠癌患者一级亲属的遗传度比无结直肠癌家族史的健康人高1.68倍,家族史是结直肠癌的高危因素,尤其是家族性息肉病患者。

4. 有无大便变细甚至排便困难　肿瘤浸润肠管引起肠腔狭窄,可出现大便变细,严重者出现肠梗阻症状。

5. 有无消瘦、乏力、贫血　肿瘤患者由于体内营养被消耗,往往出现体重减轻,自觉乏力,若一次大量失血或者长期慢性出血患者可出现贫血症状。

6. 既往是否有过肠息肉、溃疡性结肠炎病史　肠息肉患者发生结直肠癌的危险度是非息肉人群的22倍,溃疡性结肠炎病程超过10年,发生结直肠癌的危险性较一般人群高数倍。

7. 有无骶尾部疼痛　直肠后壁肿瘤穿透肠壁后可侵犯盆壁、骶神经丛和骶骨,引起骶尾部剧烈疼痛。

8. 有无排尿异常　肿瘤侵犯膀胱、男性前列腺,会出现尿路刺激症状。

直肠肿瘤和痔疮都有可能出现便血的症状,肿瘤破溃出血,一般出血量不多,间歇性出现,有时为黏液血便,如合并感染,可能出现黏液脓血便,一般均伴有直肠、肛门刺激症状,内痔表现为无痛性出血;直肠占位性病变往往会引起直肠刺激症状,大便次数增多、里急后重、出现便秘或者腹泻(或两者交替),不可主观判断为"肠炎"。

【问诊结果】

无家族史,有慢性便秘病史,无消瘦,伴乏力,无肠息肉病史,无骶尾部疼痛,无排尿异常。

三、体格检查

【重点检查内容】

直肠指诊目前是诊断直肠癌最基本、最重要和最简单的方法。凡怀疑直肠癌者必须常规行肛门直肠指诊,了解直肠肿瘤大小、质地、占肠壁周径的范围、基底部活动度、距肛缘的距离、肿瘤向肠外浸润状况、与周围脏器的关系、有无盆底种植等。直肠指诊对于低位直肠癌的诊断尤为重要,对于合并骶前种植的结肠癌也有一定的诊断价值。直肠指诊时需注意仔细触摸,动作轻柔,退指时观察指套是否血染。直肠癌好发于直肠中、下段,约80%的直肠癌可经过直肠指诊发现,在直肠癌被误诊患者中80%是因未行直肠指诊。对于女性患者还应该行阴道指诊。

查体首先进行全身的体格检查,特别应注意患者的心脏和肺脏检查。其次检查淋巴结有无肿大、睑结膜是否苍白,然后应该进行常规腹部检查,腹部是否平坦,能否触及肿物,腹股沟淋巴结是否有肿大,腹部是否有压痛及反跳痛,有无腹水,了解患者有无肠梗阻症状。

【检查结果】

1. 直肠指检　在胸膝位时,11~14点,距离肛缘 5 cm 直肠前壁可触及溃疡性肿物,质硬,占据1/3周,活动度欠佳,指套染血;阴道黏膜光滑,无受侵表现。

2. 查体　腹平坦,无压痛及反跳痛,未触及肿物,腹股沟淋巴结无肿大,移动性浊音阴性。

【思维提示】

直肠癌早期症状不明显,最初多为无痛性便血、黏液血便或大便次数增多,不易引起重视,常被误诊为"痔疮"或"痢疾",使病情延误,而且,直肠指诊是最基本、最简单、最重要的方法,因此对于有便血患者,应认真做好体格检查。

四、实验室和影像学检查

【重点检查内容】

1. 粪隐血试验　此方法简便易行,且由于80%~90%的直肠癌有便血,此试验可作为直肠癌普查初筛的常规检查,但阴性结果亦不能完全排除肿瘤。

2. 血清癌胚抗原(CEA)检测　CEA检测特异性较差,有一定的假阳性和假阴性,不适合普查和早期诊断,但对估计预后、检查疗效及复发有一定帮助。对CEA升高的直肠癌患者,术后应随访CEA水平,如果下降表示手术效果好,如不降反升则有复发或转移。化疗后如CEA下降,表示对化疗敏感,反之则无效。

3. 直肠镜、乙状结肠镜检查　对所有指诊怀疑直肠癌者均应做内镜检查,在内镜直视下协助诊断并取活检做出病理诊断。取活检时需考虑不同部位的肿瘤细胞分化存在差异,要做多点活检,以便明确诊断。

4. 直肠腔内超声检查　是探测直肠癌外侵和直肠壁浸润的一种诊断方法,用于直肠癌的术前分期。腔内超声能准确地诊断出肿瘤所侵犯的部位及大小。在正常人,直肠内超声图像上可见到同心圆排列的直肠壁各层结构。由内向外分别是:黏膜、黏膜肌层、黏膜下层、肌层和浆膜或直肠周围脂肪。而肿瘤表现为局部破坏的不规则影像,失去了原直肠周围的正常腔隙结构。近年来,不少国内外文献报道,直肠腔内超声检查判断肿瘤侵犯深度对直肠癌术前分期较CT摄片更灵敏和精确。

5. 钡剂灌肠、纤维结肠镜检查　适用于直肠上段或乙状结肠与直肠交界处癌的检查,尚可排除结肠部同时有多发性原发癌或息肉。

【检查结果】

结肠镜检查结果示肠腔内少量粪水,所见黏膜光滑,血管网清楚,未见溃疡及肿物。阑尾开口半月形,回盲瓣唇形。升结肠、横结肠、降结肠、乙状结肠黏膜光滑,血管网清楚,蠕动良好,未见溃疡及肿物。距肛门6～8cm处可见隆起样病变,表面有坏死组织及渗血;取病理检查4块。病理回报:高-中分化溃疡型腺癌,侵及深肌层,上下切缘阴性,淋巴结0/15。

【思维提示】

认真挑选合适的检查方法明确诊断是该病的关键,根据以上相关检查,该病诊断为直肠癌(腺癌)需进一步明确分期,根据实际情况选择合适的治疗方案。

【临床诊断】

直肠癌(腺癌)。

五、治疗方案

1. 根治性手术切除　根据检查结果,该患者诊断为直肠癌,首选根治性手术切除,该患者属于下段直肠癌,保留肛门还是施行Miles手术,需要综合考虑多方面的原因,如肿瘤的位置、病理类型、病期、年龄、性别、一般状态、是否肥胖、骨盆情况、患者及家属的意愿,以及术者的手术技巧等。但无论选择哪种术式,均应该做到:彻底切除原发灶,合理地清扫淋巴结,严格执行TME原则(全直肠系膜切除),尽可能地保留盆腔自主神经。绝不能勉强实施保肛手术,不仅会增加术后的复发概率,而且术后排便功能不能保证。

2. 手术方案　直肠前低位切除术(Dixon手术)适用于肿瘤下缘距肛缘6～7cm以上的直肠中上段癌。远侧切端距肿瘤缘3～5cm,在腹腔直肠与乙状结肠做吻合,完全保留肛门括约肌,该术是直肠癌切除术中控制排便功能最为满意的一种手术。该患者病期较早,实施Dixon术,清扫第3站淋巴结,保留盆腔自主神经,下切缘术中冷冻切片为阴性,吻合口渗漏试验未见异常。

3. 术前准备　包括医师对患者全身状态、手术风险的评估,调整血糖、血压及心肺功能,还需要对患者进行心理指导,配合医师的治疗。肠道准备目前不主张术前数日禁食,或是全肠外营养支持,建议口服肠内营养制剂,维持肠道的生理屏障。

六、病例思考

1. 早期直肠癌仅限于黏膜层常无明显症状,仅有间歇性少量便血和大便习惯改变。肿瘤进展后出现破溃,继发感染,可产生直肠刺激症状,表现为大便次数增多,里急后重或排便不尽感;肿瘤破溃感染后可有出血及黏液排出。便血为直肠癌最常见的症状,80%以上的直肠癌有便血。癌引起肠腔狭窄可致腹胀、腹痛、排粪困难甚至肠梗阻,如癌累及肛管括约肌,则有疼痛。男性直肠癌可侵犯尿道、前列腺和膀胱,女性直肠癌可侵犯阴道后壁,并出现相应症状。病程晚期,肿瘤可侵犯骶神经导致会阴部疼痛;癌转移至肝脏和腹膜时,可出现黄疸腹水等征。

2. 直肠癌是一种常见的消化系统恶性肿瘤,目前普遍认为其与生活方式密切相关,当饮食随经济发展逐渐由高纤维、低脂肪向高脂肪、高蛋白、低纤维过度时,直肠癌的发病率也逐渐升高,研究表明经常参加体育锻炼或者从事体力劳动者,直肠癌的患病风险降低,可能与高代谢相关,另外吸烟与多种恶性肿瘤的发生均相关,在结直肠腺瘤的研究中心也发现吸烟可以使发病率提高2/3,由于腺瘤是结直肠癌的癌前病变,该证据支持吸烟是结直肠癌发生的相关因素。此外遗传也是一个重要的因素,家族性腺瘤性息肉病、Cardner综合征、PJ综合征、家族性结直肠癌X型等,因此病史询问应注意详细询问。根据直肠癌好发于直肠中下段的特点的,直肠指检是初步筛查的必备技能,不能随意舍弃。

3. 直肠癌的病因学基础决定了其可能预防和早诊早治,直肠癌的早期筛查作为一种二级预防手段可以早发现早治疗癌前病变和早期癌,从而有效地降低死亡率。美国癌症协会(ACS)、美国胃肠病协会(American College of Gastroenterology,ACG)以及美国综合国家癌等以粪便潜血试验(facal occult blood test,FOBT)、结肠镜及气钡双重对比造影为基础提出了各自的大肠癌筛查指南,中华医学会消化病学分会于2011年制定了中国结直肠肿瘤筛查、早诊早治和综合预防共识意见。

4. 手术方案的制订应摒弃"一把刀解决所有问题"的观念,制订综合治疗的方案,局部晚期的患者,术前需要行新辅助治疗,在降期后再行手术治疗,已有广泛转移或者局部侵犯较广而无法根治性切除的患者,可行姑息性手术或减状手术,术后辅助放疗、化疗。

病例三十五　慢性肛裂

患者女性,39岁,排便困难、伴出血半年就诊入院。

一、主诉

排便疼痛,伴出血半年。

二、病史询问及思维提示

【问诊主要内容】

1. 疼痛性质和规律　病史询问首先围绕疼痛进行，直肠肛管疾病所引起的疼痛各具特点，如典型的肛裂疼痛可呈周期性，痔所引起的疼痛多伴痔块脱出等。

2. 出血量多少及性状　根据出血量及其性状的情况可初步判断病变的位置和性质。

3. 有无便秘　长期便秘、粪便干结引起排便时机械性创伤是很多直肠肛管疾病形成的主要原因。排便疼痛而不愿排便反而又加重疾病，形成恶性循环。

4. 有无里急后重　直肠癌、溃疡性肠病常可引起里急后重症状，而肛门疾病很少发生。

5. 有无异常性行为　由于思想观念的逐渐开化，同性恋及异常性行为增多，患者可由异常性行为出现机械张力性的直肠肛管损伤并久而不愈。另外，异常性行为常导致性传播疾病的传播，如艾滋病、尖锐湿疣等常可引起肛管裂口溃疡而久治不愈。此方面问诊虽不是常规问诊，但对于有此倾向的患者应谨慎对待，此问诊对明确诊断和治疗方案以及心理干预等治疗的实施有重要意义，不可忽视。

【问诊结果】

便秘病史，出血量较少，颜色鲜红，无消瘦及里急后重，疼痛剧烈为烧灼样，有明显的排便时疼痛，便后缓解再次疼痛的疼痛周期性，提示诊断肛裂可能性大。产孕一子，产程正常。

三、体格检查

【重点检查内容】

1. 肛门视诊　肛门口皮肤有无异常，有无隆起。双手略微分开臀沟，是否可见痔块脱出或肛裂口，一般肛裂常发生于肛管后正中处，因为肛管外括约肌浅部在肛管后方形成的肛尾韧带伸缩性差。肛管向后、向下形成肛管直肠角，排便时肛管后侧所承受压力较大，在后正中线处易损伤。另外观察肛管黏膜颜色及有无黏膜红肿、溃疡、血液、脓液、湿疹等异常情况。

2. 直肠指检　直肠指检为专科体格检查要点，要仔细检查，勿遗漏，做到心中有数。嘱患者胸膝位，指检探触肛管有无内痔或肛裂裂口，明确裂口位置及长度深度。陈旧性裂口可呈索条状硬结，张力过大时可再次出血。由于肛管与直肠成角，排便时肛管后壁承受压力大，故肛裂常好发于肛管后正中线。探触齿状线上下有无肛乳头肥大和前哨痔，与肛裂合称为肛裂"三联征"。如患者因肛裂疼痛时就诊给予直肠指检或扩肛后，可显著缓解患者症状，这是由于扩张了收缩的肛管括约肌，痉挛停止而疼痛减轻。除针对肛裂的检查外还应探查肛裂，其他鉴别诊断，如深部的指检，探查有无肿块、息肉、干结粪便，尤其与肛瘘索条状硬结相鉴别，指检后有无指套染血等。指检多可触及干结粪块，是因为患者害怕疼痛不愿意排便，久之可引起便秘，粪便干硬，便秘反而加重肛裂，形成恶性循环。

【检查结果】

肛门口红肿,肛门口上方可见前哨痔,色黑质软,指检可触及肛管上方胸膝位 12 点方向瘢痕裂隙,近端质硬索条状,远端浅溃疡,肛门略狭窄,疼痛剧烈,指套染血,深指检未触及包块及息肉。

【思维提示】

肛裂常见于中、青年人,常见症状为疼痛、便秘和便血,疼痛是肛裂的主要症状。排便时肛管扩张,干硬的粪块直接刺激肛裂溃疡面的神经末梢,以及排便后肛管括约肌的长时间痉挛,导致了患者排便时和排便后肛门的剧烈疼痛,患者因肛门疼痛而不愿大便,久而久之引起便秘并使便秘加重,便秘后更为干硬的粪块通过肛管,使肛裂进一步加重,如此形成恶性循环。出血也是肛裂的常见症状,色鲜红,但出血量不多,仅见于粪便表面或在便纸上发现,很少发生大量出血,根据上述典型症状,结合体检发现肛管后正中位上的肛裂溃疡创面或肛裂"三联症",即可明确诊断。若侧方有肛裂或患多处裂口,应考虑克罗恩病、溃疡性结肠炎、结核病、白血病、AIDS 或梅毒的可能。如溃疡创面经适当的治疗后难以愈合,则有必要行活检以排除恶性肿瘤。

四、实验室和影像学检查

【重点检查内容】

1. 血常规、凝血功能、乙肝丙肝、梅毒、艾滋病抗体、心电、胸部正侧位片,术前常规检查评估患者能否承受手术。

2. 肠镜 肛裂诊断多可依据其症状,临床病史及肛裂"三联征"作出诊断,肠镜检查不作为其常规检查项目,但在与其他疾病引起的肛管溃疡鉴别困难时,如 Crohn 病、溃疡性结肠炎、结核、肛周脓肿、梅毒、艾滋病等所引起的肛管溃疡等,可嘱其行直肠结肠镜检。如发现肛管直肠溃疡等异常情况可钳取活组织做病理检查以明确诊断。

【检查结果】

血生化指标未见异常,肠镜结果未见异常。

【临床诊断】

慢性肛裂。

五、治疗方案

1. 非手术治疗

(1)急性肛裂患者可通过软化大便,保持大便通畅,局部用浓度为 1∶5000 高锰酸钾温水坐浴,或局部红外线、微波照射进行治疗。肛裂创面可用 20% 的硝酸银烧灼以利于肉芽组织生长。疼痛甚者,局部涂以镇痛油膏。

(2)药物治疗期望通过药物缓解内括约肌痉挛,改善局部血供,达到肛裂溃疡愈合的目的。由此诞生了几类有"化学性内括约肌切开术"作用的药物。①氧化氮供体其代表药物为硝酸甘油膏(glyceryltrinitrate,GTN),局部应用可降低肛管压力,使肛血管扩张。

主要不良反应是头痛。耐受性和依从性差是影响疗效的主要因素。②钙离子通道阻滞剂通过限制细胞的钙离子内流降低心肌和平滑肌的收缩力,从而降低肛门内括约肌张力。常用的有硝苯地平和地尔硫䓬。硝苯地平局部应用与肛门内括约肌侧切术相比,治愈率分别为93%和100%。但口服钙离子通道阻滞剂治愈率低,且会出现较多的不良反应。③肉毒杆菌毒素(botulinum toxin,BT)其注射治疗肛裂的主要机制是阻断神经和肛门内括约肌的联系,缓解内括约肌痉挛,降低肛管压力。

2. 手术治疗　根据检查结果,该患者诊断为慢性肛裂,拟行肛裂切除术。由于该患者为慢性肛裂,长期保守治疗,效果不佳,时常反复疼痛难忍,需手术治疗,采取肛裂切除术,切除肛裂及周围瘢痕组织,全部切除"前哨痔"、肛裂和肛乳头肥大。使之形成一新鲜创面而自愈。同时行部分内括约肌结扎,术后7~10 d结扎的部分括约肌坏死,橡皮筋脱落。橡皮筋结扎部括约肌可缓解肛裂括约肌痉挛引起的疼痛,促进切口愈合。与部分内括约肌侧切法相比,可防止肛门狭窄和括约肌功能的损伤,并可防止创腔血肿感染,方便术后换药。

【思维提示】

该患者已属于长期慢性肛裂,患者已用一段时间的非手术治疗方法,可缓解但病程反复,影响工作生活。且肛管检查时发现陈旧性裂口,瘢痕组织增生,前哨痔和乳头肥大,应积极手术治疗。常用的手术方法有肛裂切开术、肛裂切除术、挂线术、部分括约肌切断术等。此病例患者肛裂创缘增生,纤维瘢痕组织形成索条状,单纯肛裂切开难以去除坏死瘢痕组织,影响创面愈合。且裂口位于肛门截石位6点方向,瘢痕挛缩,略有肛门狭窄,加行部分内括约肌挂线术可缓解肛门狭窄,减轻肛门括约肌痉挛,敞开创腔,方便换药。

六、病例思考

肛裂分急性和慢性两种。急性肛裂病史短,裂口创面新鲜,色红,基底浅平,无瘢痕形成。慢性肛裂病史长,裂口色苍白,基底深,底部肉芽组织增生、裂口上端常见肥大肛乳头,下端皮肤水肿增生形成"前哨痔"。此三者被称为肛裂"三联症"。对肛裂的治疗原则是软化、通畅大便,制止疼痛,解除括约肌痉挛,促进溃疡创面愈合。具体需根据急、慢性肛裂来选择不同的治疗方案。浅表的急性肛裂可采用非手术治疗,多能治愈;慢性肛裂者多需手术治疗。

该病例通过体格检查,诊断明确,该患者为慢性肛裂,非手术治疗很难痊愈,故选择手术方式。

病例三十六　肛瘘

患者男性,28岁,肛旁时有肿痛瘙痒、脓性分泌常污染内裤1年余,近3 d肛旁红肿疼痛,伴发热就诊入院。

一、主诉

肛旁肿痛伴脓性分泌物1年,加重3日伴发热。

二、病史询问及思维提示

【问诊主要内容】

1. 分泌物性状　瘘外口少量脓性、黏液或血性分泌物是肛瘘的主要症状。较大的高位肛瘘,因其管瘘位于括约肌外,不受括约肌控制,常有粪便及气体排出,造成肛门周围外口污染,脓性分泌物。低位肛外瘘口常受括约肌制约,外口可愈合,瘘管中则形成脓肿,引起疼痛、发热、寒战、乏力等全身感染症状,当脓肿压力增加穿破外口或切开引流后,症状缓解,多数患者有病程反复的过程,是肛瘘的主要临床特点,也是采集病史的重点。由于分泌物的刺激,可使肛门部潮湿、瘙痒,有时形成湿疹。

2. 疼痛　肛瘘是长期病程,瘢痕纤维组织增生,一般疼痛较轻,但在其外口闭塞,窦道感染,脓肿发生时疼痛剧烈,坐卧不安。

3. 有无发热及全身感染症状　肛瘘少有发热感染症状,而在其外口愈合后,窦道感染脓液积存时,可出现以发热为主的全身感染症状,如头痛、恶心、寒战、食欲缺乏等。

4. 有无直肠肛周相关病史　了解患者有无肛周外伤病史、肛周疾病的病史和肛周手术病史,因为大部分肛瘘是由肛周脓肿迁延而来,是肛周脓肿发展的一种结局;询问是否有其他易发感染因素,如糖尿病、白血病、再生障碍性贫血,严重营养不良等。

5. 排便情况　了解排便是否顺畅,排便时是否有疼痛,有无里急后重。

【问诊结果】

肛旁脓性分泌物,多为黄色,污染内裤。疼痛、低热常有发生,无肛周外伤病史,2年前有肛旁脓肿发病史,自行挤出脓液后愈合。近1年时常疼痛伴有发热,反复数次。排便疼痛,排尿正常,无里急后重。近3d加重,疼痛持续无缓解。

三、体格检查

【重点检查内容】

肛周视诊、触诊观察肛周情况,有无潮湿、异味,瘘口,脓肿、分泌物、红肿、压痛等。直肠指诊肛瘘直肠指检应仔细触之,是发现肛瘘内口的重要方法,在肛瘘直肠指诊时多可触及索条样窦道和硬结样肛瘘内口,多伴有侧压痛。结合肛周皮肤外口位置仔细触摸窦道、方向、内口数量和位置。

【检查结果】

距离肛缘2 cm处,胸膝位5点钟方向可见一个红色乳头状隆起,挤压时有血性分泌物排出。直肠指诊可在此方向扪及索条样瘘道深入肛管内。

【思维提示】

针对疑似肛瘘患者,认真细致的体格检查非常重要,通过视诊、触诊,病情严重时可触及较大脓腔而触及波动感。肛瘘外口的数目与肛门的位置关系对诊治肛瘘有很大帮助,外口数量越多,距离肛缘越远,肛瘘可能越复杂,外口在肛缘附近,一般为括约肌间瘘,外口距离肛缘较远则为经括约肌瘘。根据 Parks 分类法共分成括约肌间瘘(再分成单纯性、高位盲管、高位直肠瘘口和无会阴瘘口等几种)、经括约肌瘘(在高位或低位穿入外括约肌,又分成非复杂性和高位盲管两种)、括约肌上瘘和括约肌外瘘4种。括约肌间瘘多为低位肛瘘,最常见,占70%左右,为肛管周围脓肿的结果。瘘管穿过内括约肌间在内、外括约肌间下行,开口于肛缘皮肤。

四、实验室和影像学检查

【重点检查内容】

1. 血常规、凝血功能、乙肝丙肝、梅毒、艾滋病抗体、心电、胸部正侧位片,术前常规检查评估患者能否承受手术。

2. 肛门镜检查 仔细检查齿状线上下,注意肛瘘有无充血、凹陷或排脓,对可疑存在的内口可用探针探查以明确诊断。

【检查结果】

肛门镜检查可见同方向的肛瘘内口,血生化检查无异常。

【临床诊断】

肛瘘。

五、治疗方案

手术治疗,根据检查结果,该患者诊断为肛瘘,根据其瘘道内外口及走形,拟行肛瘘切除术。该患者为肛瘘,病程长,且时常发病伴有全身感染症状。由于肛瘘不能自愈,不治疗可导致其反复发作直肠肛管脓肿,因此必须手术治疗。治疗原则是将瘘管切开或切除,去除肛瘘坏死组织,敞开创面,促进愈合。

六、病例思考

肛瘘形成后不能自愈,需采用手术治疗。对有些复杂性或复发的肛瘘,如明确合并有结核、克罗恩病、放线菌病及性病时,需积极治疗合并的疾病,否则仅用手术不易治愈。手术方法是将瘘管切开,必要时将瘘管周围瘢痕组织同时切除,敞开创面以利于愈合。同时必须确定内口,并完全切除之,以防复发。根据瘘管深浅、曲直度及其与肛管括约肌的关系选用肛瘘切开、切除术或挂线疗法等治疗。非手术治疗包括热水坐浴,应用抗菌药物及局部理疗,但只适用于脓肿初期以及术前准备时。

经过仔细的体格检查,该患者诊断为肛瘘,因肛瘘不能自愈,因此必须手术治疗。根据肛门视诊、触诊及血肠指检诊断,确定肛瘘外口及内口,探查到索条样窦道,直瘘管,位置较低,因此采取肛瘘切除术,连同肛瘘窦道内外口及坏死组织一并切除,而不会出现术后肛门失禁。如术前瘘管及内外口已确定,只需钳提外口沿窦道分离切除即可,若术前瘘道走行尚未确定,术中可用亚甲蓝溶液注入肛瘘外口,确定内口后可用柔软探针插入痿管内,了解痿管窦道的走行情况和括约肌的关系后,切开探针外的皮肤或部分括约肌,直达探针内外口,切除已被亚甲蓝染色的痿管及坏死组织,修建皮缘,使切口呈内小外大的"V"形创面,以便换药和创面由内向外生长。

病例三十七 急性阑尾炎

患者女性,48 岁。1 d 前无明显诱因,上腹不适,恶心、呕吐 2 次,为胃内容物,自服胃药及上腹热敷后,症状减轻,但右下腹疼痛逐渐加重,为持续性,静点抗生素甲硝唑 0.2 g及头孢哌酮 2.0 g 后,症状未减轻,自发病以来,无发热,无尿频、尿急感,排稀便 1 次。

一、主诉

转移性右下腹痛 1 d。

二、病史询问及思维提示

【问诊主要内容】

1.对急症患者发病时间要准确到小时,甚至到分钟,有时患者诉说发病 1 d,其实仅约 10 h。

2.有否诱发因素 如暴饮,暴食,外伤等情况。

3.疼痛特点及缓解情况 转移性右下腹痛多为急性阑尾炎的典型表现,问诊应围绕疼痛特点进行并加以鉴别。急性阑尾炎患者大多是以隐痛起病,70% ~80%的患者腹痛起始于上腹部或脐周围,数小时或十几小时后腹痛转移到右下腹,但也有部分患者腹痛开始就在右下腹部,该类患者既往多有急性阑尾炎病史。腹痛性质还与病理类型有关,单纯性阑尾炎为钝痛或胀痛,化脓或坏疽性阑尾炎疼痛多为持续性剧痛,但穿孔后,患者腹痛常突然减轻。并了解患者有无溃疡病史,胃十二指肠溃疡穿孔溢出的胃内容物可沿升结肠旁沟流至右下腹部,其特点为疼痛蔓延至右下腹而非转移。

4.胃肠道症状 80% ~95%的患者出现恶心、呕吐,早期常为反射性,约 30%的患者出现腹泻或便秘症状。

5.有否泌尿系症状 患者是否有尿频、尿急、尿痛等症状,要详细询问排尿的颜色,若患者有尿路刺激症状或为阵发绞痛,排尿呈洗肉水样(血尿),则应考虑患者腹痛多为泌尿系结石所致。

6.有无发热 典型的急性阑尾炎患者,应该是先腹痛,数小时后,可出现发热症状,50%的患者体温在 38 ℃左右,在成年人,若患者先有发热,再出现腹痛,或患者起病之初即有明显高热者,则急性阑尾炎之可能甚微。

7.女性患者月经情况 对女性患者,尤其是已婚女性,尤其应该详细询问,宫外孕破裂患者多有月经过期史,最多见于过期 1 ~2 周,破裂前可能有少量阴道流血,破裂时发生突然剧烈的下腹痛,可伴有恶心、呕吐。

8.既往有否右下腹痛史 有部分急性阑尾炎是由慢性阑尾炎急性发作所致,既往有右下腹痛史或是急性阑尾炎经保守治疗后者。

174

【问诊结果】

患者 1 d 前进食后出现上腹部疼痛,呈持续性钝痛,后转移至右下腹疼痛,伴呕吐,无发热、盗汗,无腹泻,无尿频、尿急,无心悸、呼吸困难等不适,于当地诊所输液治疗(具体不详),症状未见明显缓解,今为求进一步诊治就诊入院。既往无特殊,根据病史应考虑阑尾炎的可能。

三、体格检查

【重点检查内容】

1. 注意生命体征 观测生命体征是否平稳,这是治疗的前提。

2. 一般情况的检查 发育情况,营养状态,精神状态及神智,了解患者一般状态的主要目的是帮助判断是否需要手术或能否耐受手术。

3. 有无黄染、瘀点瘀斑 观察皮肤及巩膜有无黄染、瘀点瘀斑,与肝胆疾病及血液系统疾病相鉴别。

4. 腹部查体

(1)视诊 有无腹式呼吸减弱的急腹症表现,有无上腹膨隆或是否出现胃蠕动波的梗阻表现;脐周有无 Cullen 征,或左腰肋部有无 Grey-Tumer 征,有助于鉴别胰腺炎。

(2)触诊 全腹或上腹部有无压痛,反跳痛、肌紧张或板状腹的弥漫性或局限性腹膜炎表现,有助于溃疡病急性穿孔的诊断;有无右下腹麦氏点压痛、反跳痛及肌紧张的局限性腹膜炎表现,有助于急性阑尾炎的鉴别诊断;右上腹有无压痛、反跳痛或肌紧张以及 MurpHy 征,有助于急性胆囊炎的鉴别诊断;上腹中部或左上腹有无横行呈带状压痛及肌紧张,并涉及左腰部者,有助于急性胰腺炎的鉴别诊断。

(3)叩诊 肝浊音界是否存在,如消失,多为胃肠穿孔所致;移动性浊音情况,移动性浊音阳性多提示腹腔积液。

(4)听诊 肠鸣音是否存在或减弱,若减弱或消失,多为腹膜炎所致;肠鸣音是否活跃,如活跃或亢进,可能为肠道出血或肠梗阻。

【检查结果】

1. T 36.2 ℃,P 80 次/min,R 22 次/min,BP 100/67 mmHg。

2. 一般情况 发育正常,营养良好,神志清,精神可。皮肤巩膜无黄染、瘀点瘀斑。

3. 腹部查体 腹式呼吸较弱,腹部稍膨隆,无 Cullen 征及 Grey-Turner 征。上腹部压痛、MurpHy 征阴性,肝浊音界未见缩小,无移动性浊音。肠鸣音减弱。右下腹压痛明显,伴肌紧张及反跳痛。

【思维提示】

对于阑尾炎患者,多数患者右下腹有明显的局限性压痛点,即使发病早期,自觉腹痛尚在上腹或脐周围时,其压痛部位亦在右下腹部,此点对诊断颇有意义;当形成腹膜炎时,其腹痛范围有时可扩大至右下腹或右上腹部,但仍以右下腹为重,由于阑尾的位置不同,如盲肠后位等,共压痛程度有所差别,当炎症波及壁腹膜时,腹壁肌肉反射性收缩可出现腹肌紧张,此时,患者已多为化脓性或坏疽性,还可有反跳痛;如患者有直肠刺激征,行直肠指检时,患者直肠右侧壁有触痛,这可能为低位的急性阑尾炎所致。如直肠两侧均有触痛,表示已形成腹膜炎,如直肠右侧或两侧可触及有触痛的波动性肿物,则已形成阑尾周围脓肿的可能性大;若患者症状较重而腹部体征较轻,应做腰大肌试验,如阳性,则对盲肠后位阑尾炎的诊断有参考意义。

四、实验室和影像学检查

【重点检查内容】

1. 血常规　急性阑尾炎患者白细胞计数增多,一般在$(10\sim15)\times10^9/L$。随着炎症加重,白细胞数随之增加,甚至可超过$20\times10^9/L$。但年老体弱或免疫功能受抑制的患者,白细胞数不一定增多。与白细胞数增多的同时,中性粒细胞数也有增高。二者往往同时出现,但也有仅中性粒细胞明显增高,具有同样重要意义。

2. 尿常规　偶有阑尾远端炎症并与输尿管或膀胱相粘连,尿中也可出现少量红、白细胞。

3. 超声检查　可显示盲肠后阑尾炎,因为痉挛的盲肠作为透声窗而使阑尾显示。用以排除最易与慢性阑尾炎相混淆的慢性胆囊炎、慢性肠系膜淋巴结炎、女性的慢性附件炎及慢性泌尿系感染等。

4. 腹平片　对阑尾炎的诊断并无直接意义,但对于胃十二指肠溃疡急性穿孔及机械性肠梗阻有鉴别意义。由于该患者病史、体征较典型,诊断明确,故未行该项检查。

5. 其他　肝肾功能,心电图、凝血功能、血电解质排除手术相关禁忌证。

【检查结果】

1. 血常规　白细胞$16\times10^9/L$。
2. 尿液分析　正常。
3. 超声检查　右下腹探查可见于腰大肌前方探及阑尾大小约$5.3\ cm\times2.1\ cm$,管腔扩张稍重,在腔内还可以见到积脓的暗区,周围肠管蠕动增强。
4. 其他　肝肾功能,心电图、凝血功能、血电解质均未见明显异常。

【思维提示】

对于阑尾炎患者,白细胞计数升高之程度一般与炎症轻重有关。60%~70%的患者白细胞计数为$(10\sim20)\times10^9/L$,中性粒细胞亦相应升高,10%~20%的患者白细胞计数并不升高,尤其是年老体弱者,即使阑尾炎症已发展至坏疽阶段,其白细胞计数亦可能仍正常。若白细胞计数高于$20\times10^9/L$以上者,大多表示已有穿孔、腹膜炎或门静脉炎等并发症;血红蛋白一般在正常范围。而阑尾炎患者的尿液多正常,但有些患者因炎症刺激输尿管,尿中可有少量红细胞。根据上述病史、检查可初步诊断为急性化脓性阑尾炎。

【临床诊断】

急性阑尾炎。

五、治疗方案

急性阑尾炎一经确诊,手术切除阑尾是最佳的选择,手术安全可靠,还彻底根除病因,于急诊行腹腔镜阑尾切除术。

1. 脐部常规造气腹,插入穿刺器(Trocar)与腹腔镜,探查全腹腔。

2. 直视下置入操作 Trocar,在左、右下腹部及下腹正中线上可置入 2 ~ 3 个 Trocar。病情允许、术者技术娴熟时也可选用单孔腹腔镜手术。

3. 顺结肠带找寻阑尾,如遇粘连,用电钩、电剪或超声刀予以分离。

4. 牵引起阑尾,在其根部"开窗",用缝线或 Hemo-lock 夹结扎阑尾系膜及阑尾根部。阑尾残端用电灼去除黏膜。必要时放置腹腔引流。

5. 阑尾标本经 10 mm Trocar 直接取出或装入标本袋后经脐部切口取出。

6. 直视下拔除 Trocar 并确认各切口无活动出血后解除气腹。缝合 1 cm 以上切口的筋膜,缝合或敷粘贴拉合皮肤。

7. 术后常规抗感染治疗,通常选用头孢类及甲硝唑,根据病情,一般应用 3 ~ 5 d 即可,着重控制革兰阴性菌及厌氧菌引起的感染。术后早期,要注意电者脉搏、血压等情况。要协助患者咳嗽,尤其是年老体弱者,以防肺部并发感染。鼓励患者早期离床活动,对促进肠道功能恢复,减少术后粘连有一定作用。

六、病例思考

阑尾炎是因多种因素而形成的炎性改变,为外科常见病,以青年最为多见,男性多于女性。临床上急性阑尾炎较为常见,各年龄段及妊娠期妇女均可发病。慢性阑尾炎较为少见。原则上急性阑尾炎,除黏膜水肿型可以保守后痊愈外,都应采用阑尾切除手术治疗。慢性阑尾炎手术治疗是唯一有效的方法,但在决定行阑尾切除术时应特别慎重。治疗原则上应手术,特别是有急性发作史的患者,更应及时手术。

病例三十八 慢性阑尾炎

患者女性,38 岁,4 个月前无明显诱因出现右下腹疼痛。当时于外院诊断为"急性阑尾炎"来用非手术治疗后症状缓解。此后右下腹痛反复发作,但疼痛可耐受,严重时可伴恶心,无呕吐,常可自行缓解。现为求明确诊治来入院。

一、主诉

右下腹疼痛反复发作 4 个月。

二、病史询问及思维提示

【主要问诊内容】

1. 询问月经史,妇产科疾病史对右下腹疼痛的育龄妇女特别要询问月经史,泌尿生殖系感染史。异位妊娠破裂常有停经史及阴道不规则出血史,泌尿生殖系感染患者,常有不洁性生活史,下腹痛逐渐发生,可伴有腰痛,常有脓性白带。

2. 有无溃疡病史,胃十二指肠溃疡穿孔溢出的胃内容物可沿升结肠旁沟流至右下腹部。患者多有溃疡病史。

3. 有无泌尿系结石病史,右侧输尿管结石可发生右下腹阵发性疼痛。

4. 有无炎性肠病史肠结核及 Crohn 病,往往侵及回盲部导致慢性的右下腹疼痛,但大多数炎性肠病患者伴腹泻,相应的低热、消瘦、乏力等表现。

【问诊结果】

4 个月前无明显诱因出现右下腹疼痛,应用抗生素缓解后,至今间歇发作。既往健康,孕 1 产 1,现育有一 4 岁健康男孩。月经规律,本次月经结束于 6 d 前。否认不洁性生活史,无白带异常。否认胃十二指肠溃疡病史。否认泌尿系结石病史。否认结核病史。无发热,大便性状无改变,否认个人及家族性肠道疾病史。

三、体格检查

【重点检查内容】

1. 一般情况的检查 发育情况,营养状态,精神状态及神智,了解患者一般状态的主要目的是帮助判断是否需要手术或能否耐受手术。

2. 有无黄染、瘀点瘀斑 观察皮肤及巩膜有无黄染、瘀点瘀斑,与肝胆疾病及血液系统疾病相鉴别。

3. 腹部查体

(1)视诊 有无腹式呼吸减弱的急腹症表现,有无上腹膨隆或是否出现胃蠕动波的梗阻表现;脐周有无 Cullen 征,或左腰肋部有无 Grey-Tumer 征,有助于鉴别胰腺炎。

(2)触诊 全腹或上腹部有无压痛,反跳痛、肌紧张或板状腹的弥漫性或局限性腹膜炎表现,有助于溃疡病急性穿孔的诊断;有无右下腹麦氏点压痛、反跳痛及肌紧张的局限性腹膜炎表现,有助于急性阑尾炎的鉴别诊断;右上腹有无压痛、反跳痛或肌紧张以及 MurpHy 征,有助于急性胆囊炎的鉴别诊断;上腹中部或左上腹有无横行呈带状压痛及肌紧张,并涉及左腰部者,有助于急性胰腺炎的鉴别诊断。

(3)叩诊 肝浊音界是否存在,如消失,多为胃肠穿孔所致;移动性浊音情况,移动性浊音阳性多提示腹腔积液。

(4)听诊 肠鸣音是否存在或减弱,若减弱或消失,多为腹膜炎所致;肠鸣音是否活跃,如活跃或亢进,可能为肠道出血或肠梗阻。

【检查结果】

全身常规检查无异常发现,腹部检查:腹部外观平坦,无 Cullen 征及 Grey-Turner 征。MurpHy 征阴性,肝浊音界未见缩小,无移动性浊音未见胃型及肠蠕动波,触诊腹软,右下腹局限性压痛,无反跳痛,无腹肌紧张。右侧输尿管走行区无压痛及叩击痛。肠鸣音正常。

【思维提示】

大多数慢性阑尾炎由急性阑尾炎转变而来,少数也可开始即呈慢性过程。慢性阑尾炎患者的体格检查最突出表现为阑尾部位的局限性压痛,这种压痛经常存在,位置也较固定。腹部触诊时可使用单指触诊法提高检查精确性。左侧卧位查体时,部分患者在右下腹可扪及阑尾条索。

四、实验室和影像学检查

【重点检查内容】

1. 血常规 实验室检查一般见血白细胞计数和中性粒细胞分类升高,但其升高程度不一定与其炎症的严重程度成正比。粪、尿常规检查可以与其他疾病相鉴别。

2. X 射线钡剂灌肠透视检查 可见阑尾不充盈或充盈不全,阑尾腔不规则,72 h 后透视复查阑尾腔内仍有钡剂残留,即可诊断慢性阑尾炎。

【检查结果】

腹部平片未见腹腔游离气体。X 射线钡剂胃肠道透视检查见阑尾腔充盈不全、不规则性狭窄,余未见异常。超声检查未见慢性胆囊炎、附件炎及泌尿系感染、结石表现。经过以上病史询问、体格检查及必要的辅助检查。

【临床诊断】

慢性阑尾炎。

五、治疗方案

目前慢性阑尾炎的治疗方法为阑尾切除术。慢性阑尾炎常粘连较重,手术操作应细致。由于慢性阑尾炎临床症状不典型,误诊率高。慢性阑尾炎手术既作为治疗,也可作为最后明确诊断的措施,故应常规采用右下腹经腹直肌探查切口,切口要足够大。不论有无阑尾以外病变,术中至少应探查盲肠、升结肠、50 cm 以内末段回肠、右盆腔及附件。所切阑尾在关腹前应常规解剖,慢性阑尾炎的特征性外观有阑尾系膜增厚、阑尾短粗、壁厚、僵硬、扭曲变形、周围有粘连形成,切开阑尾见腔内有一个或多个粪石堵塞,管腔狭窄、闭塞,远端可有积脓。若术中发现阑尾的病变与临床不符,应行快速冷冻切片检查,以除外阑尾的类癌或腺癌等恶性病变。术后病理组织学检查。治疗结束后应随访 2 个月,如阑尾切除术后症状不消失,应继续寻找病因,以免耽误治疗。

该患者在腰麻+硬膜外联合麻醉下行阑尾切除术,术中见阑尾短粗、壁厚、僵硬、扭曲变形,与周围组织部分粘连。切除阑尾后,切开阑尾见腔内有一 0.7 cm×0.7 cm 的粪石堵塞。术后病理示慢性阑尾炎表现。术后 1 周拆线,出院。出院 2 个月随诊,右下腹疼痛症状消失。

六、病例思考

慢性阑尾炎确诊后应常规给予阑尾切除术。阑尾切除术手术步骤相对较少,且操作也并不复杂,经过训练的外科医师临床操作中往往不存在困难。然而,临床中慢性阑尾炎患者症状常不典型,误诊率高。诊断为慢性阑尾炎而行手术者中约 35% 术后症状未见改善,均系其他疾病误诊为慢性阑尾炎,可见其高误诊率和鉴别诊断的重要。因此,慢性阑尾炎诊疗重点在于诊断与鉴别诊断。完整的诊断证据应包括术前病史、临床表现、体格检查、适当的辅助检查,结合术后病理诊断及治疗效果综合判定。

病例三十九　肝脓肿

患者男性,36 岁,1 周前无明显原因出现高热寒战伴右上腹疼痛、食欲降低及乏力,偶伴恶心及呕吐。于当地医院抗感染治疗。无明显好转,入院治疗。

一、主诉

发热、寒战伴右上腹疼痛 7 d。

二、病史询问及思维提示

【问诊主要内容】

1.疼痛的性质及持续时间　发热伴右上腹痛最常见的为胆石症或肝脏感染性疾病,胆石症多表现为绞痛性质且多为间断性疼痛,而肝脓肿多表现为持续性疼痛,两者均可出现牵涉痛。

2.发热的时间、特点及温度　发热是腹部具有感染灶的重要特征之一,尤其是高热,肝癌也可出现癌性发热,但多为持续低热,而肝脓肿以弛张热多见。

3.是否出现黄疸　发热、腹痛伴黄疸是胆道疾病的重要表现,此时胆囊炎、胆管炎可能性大,但严重的肝脓肿或继发胆道梗阻者亦可出现黄疸。

4.呕吐的内容物及频率　呕吐的内容物对疾病的诊断有重要意义,如咖啡样物、宿食等,对上消化道出血及幽门梗阻有重要提示作用,如呕吐量大且频繁,尚需考虑可能存在的水电解质紊乱。

5.有无腹泻、脓血便等大便异常史　阿米巴肝脓肿患者中往往有大便不规则病史。

6.是否有宠物密切接触史或牧区生活史　肝包虫囊肿继发性感染可造成类似细菌性肝脓肿的表现。

7.是否有感染性病灶及手术史　机体的任何感染灶可通过胆道、血运、淋巴等途径进入肝脏,在机体免疫力下降时引起肝脓肿。

8.当地的治疗方案及疗效　通过院外抗感染治疗的情况来考虑肝脓肿的可能性,并进一步分析药物应用的合理性及指导下一步用药。

9.是否进行过腹部彩超或 CT 等影像学检查　若有,可与现在的检查结果进行对比,观察变化。若影像学结果较复杂,可进一步行增强 CT、MRI 等检查。

【问诊结果】

呈持续性钝痛,弛张热,最高体温达 39.7 ℃,无皮肤巩膜黄染,二便无异常,于当地医院行肝、胆、脾彩超示肝右叶探及低回声肿块,肝脓肿可能性大。给予头孢三代抗生素治疗,体温下降但疼痛无明显缓解,1 个月前有拔牙史,无宠物密切接触史或牧区生活史。

三、体格检查

【重点检查内容】

1.一般情况的检查　发育情况,营养状态,精神状态及神智,了解患者一般状态的主要目的是帮助判断是否需要手术或能否耐受手术。

2.腹部查体

(1)视诊 有无腹式呼吸减弱的急腹症表现,有无上腹膨隆或是否出现胃蠕动波的梗阻表现;脐周有无 Cullen 征,或左腰肋部有无 Grey-Tumer 征,有助于鉴别胰腺炎。

(2)触诊 全腹或上腹部有无压痛,反跳痛、肌紧张或板状腹的弥漫性或局限性腹膜炎表现,有无右下腹麦氏点压痛、反跳痛及肌紧张的局限性腹膜炎表现,有助于急性阑尾炎的鉴别诊断;右上腹有无压痛、反跳痛或肌紧张以及 MurpHy 征,有助于急性胆囊炎的鉴别诊断;上腹中部或左上腹有无横行呈带状压痛及肌紧张,并涉及左腰部者,有助于急性胰腺炎的鉴别诊断。

(3)叩诊 肝浊音界是否存在,如消失,多为胃肠穿孔所致;移动性浊音情况,移动性浊音阳性多提示腹腔积液。

(4)听诊 肠鸣音是否存在或减弱,若减弱或消失,多为腹膜炎所致;肠鸣音是否活跃,如活跃或亢进,可能为肠道出血或肠梗阻。

【检查结果】

查体:发育正常、营养良好,精神神志可,右季肋区饱满,局部皮肤发红伴凹陷性水肿,右上腹及剑突下压痛,肝区叩痛。

【思维提示】

肝脓肿的体征多集中在肝区,在常规腹部查体的同时应重点注意肝区情况,如肝区是否饱满,局部皮肤有无变化,压痛情况等。

四、实验室和影像学检查

【重点检查内容】

1.血常规 肝脓肿为感染性疾病,血常规常表现为白细胞数增高,且明显核左移。

2.肝功能检查 可评估患者肝脏受损情况,如有损害可及早保护肝功,防止肝脏进一步受损。

3.甲胎蛋白(AFP)检查 鉴别肝癌继发液化感染临床工作中切不可轻易满足于一种诊断,要全面考虑问题。

4.血培养及粪便检查 为鉴别细菌性肝脓肿与阿米巴肝脓肿,部分细菌性肝脓肿可血培养出致病菌,部分阿米巴肝脓肿可于粪便中检测到滋养体。

5.包虫囊液皮内试验及补体试验 可鉴别肝包虫囊肿继发感染。

6.彩超检查 常用于肝脓肿的诊断,并可提供脓肿的位置、大小和距离体表的深度,为可能进行的脓肿穿刺引流、确定脓肿穿刺点和手术引流进路提供了方便。

7.肝、胆、脾 CT CT 可较为直接地显示腹腔脏器的情况及大血管,对于较为复杂的肝脓肿病灶的显示及其内部结构的分辨尤其有独特的优势。

8.胸部 X 射线片 右肝叶脓肿可使右侧膈肌抬高,可伴有肺段不张、胸膜反应、胸腔积液,对判断胸腔有无受累起重要作用。

【检查结果】

1. 白细胞 $15.7 \times 10^9/L$，中性粒细胞分数 89%，血红蛋白 118 g/L，谷丙转氨酶 50 U/L，白蛋白 33 g/L，AFP 27 μg/L，血培养阴性。

2. 粪便检查阿米巴滋养体阴性。

3. CT 示肝右后叶有大小约 6.5 cm×7.7 cm 的低密度病灶，周围均匀环形强化，诊断意见：肝脓肿可能性大（图 39-1）。

4. X 射线胸部检查示右侧膈肌抬高。

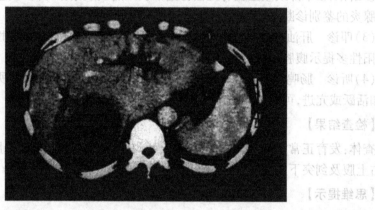

图 39-1 肝脏 CT

【思维提示】

根据上述检查结果，肝脓肿诊断基本明确，但确定该患者是细菌性还是阿米巴肝脓肿仍需病原学诊断，根据其拔牙病史结合无排便异常史，考虑细菌性肝脓肿可能性较大。

【临床诊断】

肝脓肿。

五、治疗方案

1. 经皮肝穿刺脓肿置管引流。

2. 盐酸莫西沙星 0.4 g，1 次/d 静脉注射。

3. 甲硝唑 0.2 g，2 次/d，静脉注射。

【思维提示】

该患者脓腔较大，症状较重，单用抗生素治疗效果有限，且实践证明于当地应用头孢三代疗效欠佳，故制定穿刺引流结合抗生素的综合治疗方案，以期达到迅速缓解症状，减轻患者痛苦的目的。抗生素的选择上，莫西沙星为新一代喹诺酮类药物，对腹腔感染的常见细菌都具有较强的杀伤力，联合甲硝唑能更有力地杀灭厌氧菌，更重要的是甲硝唑具有抗阿米巴作用。在临床工作中，肝脓肿抗感染治疗的起始阶段尚未明确病原体，初诊治疗多是经验性的，以求尽早用药尽早控制病情，待病原体培养结果出示后进一步调整用药,避免延误病情。

治疗细菌性肝脓肿早期,可通过予以敏感抗生素,并加强支持治疗而得到控制。脓肿形成后可行穿刺抽脓或置管引流。对脓肿较大、非手术治疗未能控制或有并发症者可经手术切开引流。慢性厚壁脓肿亦可做肝叶切除。阿米巴性肝脓肿主要应用氯喹、甲硝唑和依米丁药物治疗,加上穿刺抽脓治疗。少数治疗无效者,手术切开引流。

病例四十 原发性肝癌

患者男性,63岁,1个月前自觉右上腹部出现间歇性疼痛,伴有食欲降低、体重减轻。既往乙型肝炎病史15年,无高血压史。

一、主诉

右上腹间歇性钝痛1个月,伴食欲降低3周。

二、病史询问及思维提示

【问诊主要内容】

1.腹痛的性质 右上腹部疼痛常常为肝脏、胆道、右侧胸腔、膈肌、右侧泌尿系、高位阑尾及右半结肠病变所致。问诊需明确疼痛的性质,有无放射及放射部位,是剧烈疼痛还是钝性疼痛,是绞痛还是隐痛,是持续性疼痛还是间歇性疼痛,疼痛伴随哪些症状等。

2.腹痛伴随症状

(1)有无黄疸 腹痛伴有黄疸多提示肝、胆、胰系统疾病,如急、慢性肝炎,胆管结石,肝胆肿瘤,胆道或十二指肠乳头炎性狭窄等。

(2)有无发热 伴有发热提示炎症存在,结合右上腹部疼痛史多可以判断为肝脏、胆道系统、右半结肠及高位阑尾感染。

(3)有无呕吐 腹痛伴有呕吐多提示空腔脏器病变,如胃肠道疾病。

(4)体重减轻程度 短时间内体重迅速降低多提示机体高代谢状态或消耗性疾病如恶性肿瘤等。但是,不是所有恶性肿瘤患者体重都急剧减轻。

(5)排便有无异常 腹部疼痛常为腹腔实质与空腔脏器病变所致,排便情况大致可以了解空腔脏器有无异常,进一步还可以了解原发病灶是否在空腔脏器,尤其是结、直肠,阑尾等。

(6)有无胸痛、咯血及发热病史 双肺病变以及累及膈肌也可以表现为右上腹痛。胸肺病变需要问诊以排除。

(7)排尿有无异常 腹痛伴有血尿常常可排除尿路结石、肿瘤等疾病。

(8)下肢有无肿胀、黄疸及皮下出血等 上述症状的出现可以提示病变较重,若为肿瘤则提示进入晚期。

3.全身状态如何 有无心、肺等重要脏器疾病史,可以全面评估患者的基本状态及对治疗方案的选择有指导意义。

4.职业史是否明确 长期有重金属接触及印染工人出现腹痛要考虑铅中毒、恶性肿瘤等。

5. 性别、年龄是否明确 在肝胆系统疾病中,男性患者出现右上腹疼痛肝脏疾病偏多,女性患者则以胆道系统疾病偏多。年龄大者肿瘤患者也偏多,但并不绝对。

6. 既往史都有哪些 有无肝炎史,有无长期酗酒史,有无关节疼痛史等,可鉴别一些内科疾病。

7. 做过哪些检查及治疗 可以初步判断相关疾病,对于明确本病的诊治有提示作用。

【问诊结果】

老年男性患者,1 个月前无明显诱因出现右上腹间钝痛,呈间断性,不向右肩背部放射,无明显缓解方式,患者慢性肝病面容,无排便习惯改变及便血史;无胸痛、发热、呕吐及黄疸史。体重降低较快,1 个月降低 3.5 kg。食欲缺乏较重,厌油腻。入院前没有经过任何检查与治疗。既往乙型肝炎病史 15 年,无高血压病史。

三、体格检查

【重点检查内容】

注意患者是否出现肝脏肿大、黄疸、腹水等体征。此外,合并肝硬化者应观察是否存在肝掌、蜘蛛痣、男性乳腺增大、下肢水肿等。如发生肝外转移时可出现各转移部位相应的体征。

【检查结果】

1. 视诊 患者一般状态差,中度营养不良,皮肤、巩膜无黄染,无男性乳腺发育症,上腔静脉回流区无蜘蛛痣,腹部平坦,无曲张静脉,无胃型、肠型、蠕动波,无手术瘢痕。

2. 触诊 腹壁软,无压痛。肝脏腋中线肋下一横指,质韧,MurpHy 征(-),脾脏腋中线肋下一横指。

3. 叩诊 移动性浊音(-),肝脾浊音界扩大、下移,无液波震颤。

4. 听诊 肠鸣音 4 次/min,无血管杂音。

5. 浅表淋巴结检查 双侧锁骨上淋巴结、双侧腹股沟淋巴结无肿大。

6. 全身骨骼检查 脊柱、骨盆、四肢骨检查未见压痛。

7. 直肠指检 未及肿物,指套无染血,无脓性黏液。

【思维提示】

患者乙型肝炎病史 15 年,慢性肝病面容,出现右上腹间断性腹痛;肝脾均增大,且短期体重下降明显,属肝癌高风险人群,因此考虑肝脏肿瘤的可能性比较大。此外,其他体格检查如浅表淋巴结、肛诊,骨骼检查等未见转移征象。

四、实验室和影像学检查

【重点检查内容】

1. 血、尿及便常规,凝血 6 项,肝肾功能、血生化及感染 5 项等协助诊断。

2. 腹部彩超　超声波检查肝癌常呈"失结构"占位,小肝癌常呈低回声占位,周围常有声晕;大肝癌或呈高回声,或呈高低回声混合,并常有中心液化区。超声可明确肝癌在肝内的位置,尤其是与肝内重要血管的关系,以利指导治疗方法的选择和手术的进行;有助了解肝癌在肝内以及邻近组织器官的播散与浸润。彩色超声有助了解占位性病变的血供情况,对肝癌与肝血管瘤的鉴别诊断有重要帮助;凡有动脉血供的占位性病变又有HBV/HCV背景者,应高度警惕。超声显像的优点:为非侵入性,易于重复应用,价格较低廉,无放射性损害,敏感度高。

3. 血清甲胎蛋白(AFP)检查　甲胎蛋白检测对于早期诊断肝癌具有重要的作用,是肝癌诊断较为特异的血清学肿瘤标志物。对于年龄>35岁的男性、具有乙型肝炎病毒(HBV)和(或)丙型肝炎病毒(HCV)感染、嗜酒的高危人群,一般是每隔6个月进行1次检查。对AFP>400 μg/L而超声检查未发现肝脏占位者,应注意排除妊娠、活动性肝病以及生殖腺胚胎源性肿瘤,如能排除,应做CT和(或)磁共振成像(MRI)等检查。如AFP升高但未达到诊断水平,除应排除上述可能引起AFP增高的情况外,还应密切追踪AFP的动态变化。

4. 电子胃镜检查　可确定有无食管、胃底静脉曲张及其严重程度,以及有无出血危象。

5. 肺部X射线、头部CT,骨扫描　了解疾病进展程度。肺部X射线能够有效地发现肝脏转移。同时,骨扫描能够发现骨质破坏,如有阳性发现,可进一步行MRI等检查。

6. 乙肝病毒DNA检测　了解乙肝病毒增殖情况,明确是否先控制病毒复制。

7. 腹部增强CT　判断肝癌的大小、数目,形态、部位,边界、肿瘤血供丰富程度,以及与肝内管道的关系;对门静脉、肝静脉和下腔静脉是否有癌栓、肛门和腹腔淋巴结是否有转移、肝癌是否侵犯邻近组织器官都有重要的诊断价值;还可通过显示肝脏的外形、脾脏的大小以及有无腹水来判断肝硬化的轻重。

【检查结果】

1. 血生化　谷丙转氨酶89.7 U/mL,谷草转氨酶169.5 mmol/mL,碱性磷酸酶337金氏单位,谷酰转肽酶131 IU/mL,总胆红素50.5 μmol/L,直接胆红素17 μmol/L,间接胆红素30 μmol/L,高密度脂蛋白胆固醇0.64 mg/dL,低密度脂蛋白胆固醇2.61 mmol/L,磷酸肌酸激酶97 U/mL,红细胞计数4.7×10^{12}/L,白细胞4.4×10^{9}/L,血小板203×10^{12}/L,血红蛋白129 g/L,凝血功能在正常范围,心肺功能无明显异常。

2. 腹部彩超　肝脏回声粗,肝脏边缘锐利,肝脏右后叶实性占位,大小约6 cm×5 cm×5 cm,血流丰富,脾大。

3. 血清学检查　AFP 834.48 μg/L,CEA 7 μg/L,CA19-94.8 U/L。

4. 电子胃镜　食管胃底轻度静脉曲张,红色征(-),表浅性胃炎。

5. 肺部X射线、头部CT,骨扫描示　肺部、头部及全身骨骼检查未发现转移灶。

6. 乙肝病毒DNA检测　复制拷贝10^{3}/mL,术前无须治疗。

7. 腹部增强CT　肝硬化改变,肝脏右后叶或右侧肾上腺占位。结合病史,占位出现"快进快出"的特点,考虑为肝癌(图40-1、图40-2)。门静脉主干及分支、胆管内未见癌栓。脾大,门静脉轻度增宽,腹腔无腹水。

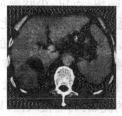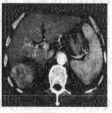

（左）平扫见肝右叶 S6、S7 段低密度灶；（右）动
脉期病灶密度明显增强

图 40-1　腹部 CT

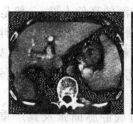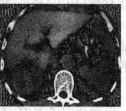

（左）静脉期病灶密度低于肝实质；（右）平衡期病灶
密度降低更明显

图 40-2　腹部 CT

【思维提示】

腹部彩超发现肝脏右后叶占位，考虑原发性肝癌，进一步行腹部 CT 示考虑为肝癌，门静脉主干及分支、胆管内未见癌栓。脾大，门静脉轻度增宽，腹腔无腹水。明确肝脏占位未侵及毗邻脏器，肝内及肝外无转移，血管及胆管内无癌栓等，电子胃镜示食管胃底轻度静脉曲张，凝血功能在正常范围，心肺功能无明显异常，肝功能 Child-Pugh A 级，临床分期为Ⅱa，结合病史及明确检查结果回示，考虑患者可耐受手术。

【临床诊断】

原发性肝癌、肝硬化、脾大。

五、治疗方案

治疗方案为肝右后叶切除术+分子靶向治疗。

1. 治疗原则　肝癌外科治疗的基本原则和手术适应证肝癌外科治疗中的基本原则是既要最大限度切除肿瘤又要最大限度地保护剩余肝脏的储备功能。我国肝癌患者 85%~90% 合并有肝硬化，原则上以局部切除代替规则性切除。具体而言：①对合并明显肝硬化者，宜作局部根治性切除，2 cm 切缘可保证切除的根治性。②对伴有明显肝硬化，肿瘤巨大不宜做一期切除者，可作肝动脉结扎、化疗栓塞等综合治疗，待肿瘤缩小后再做二期切除。

2. 手术方案理论依据　根据患者检查结果，患者诊断为原发性肝癌，肝功能 Child-Pugh A 级，临床分期为a。患者一般状态好，无心、肺、肾等重要脏器器质性病变。肝功能较好，无肝内、外转移。此外，肿瘤局限在肝脏右后叶，因此可以做根治性切除。术前要求完善检查,将患者状态调整到最佳状态,确保手术安全可行。

3. 手术方案　肝脏右后叶切除术(S6、S7),操作步骤如下:患者全身麻醉,气管插管。右肋缘下从剑突至右腋中线斜切口。切断肝周韧带,游离右半肝。阻断肝门,控制肝血流,解剖肝右后叶血管、胆管后,结扎、切断。切除肿瘤,检查断面无出血及胆汁外漏后,放置引流管后关腹。

4. 术中注意事项　①肿瘤切除要彻底,创面处理要彻底。②肝脏Ⅶ段靠近下腔静脉,此部位切除时应谨慎小心,以免损伤下腔静脉或肝右静脉。③右后叶肿瘤与膈肌常粘连,分离时注意,防止膈肌撕裂出现气胸。

5. 术后病理结果　术后病理结果为肝细胞癌。

6. 术后注意事项　①术后密切观察患者基本生命体征,检测重要脏器功能。②术后23 d禁食,24 h吸氧,增加肝细胞氧供。③保持腹腔引流管通畅,密切观察引流量及性状。防止腹腔胀肿形成。④术后适当给予镇痛药物,鼓励患者咳痰,早期下床活动。

7. 术后分子靶向治疗　分子靶向治疗在控制肿瘤增殖,预防和延缓复发转移以及提高患者的生活质量等方面可能具有独特的优势。

六、病例思考

肝癌即肝脏恶性肿瘤,可分为原发性和继发性两大类。原发性肝脏恶性肿瘤起源于肝脏的上皮或间叶组织,前者称为原发性肝癌,是我国高发的,危害极大的恶性肿瘤;后者称为肉瘤,与原发性肝癌相比较较为少见。继发性或称转移性肝癌系指全身多个器官起源的恶性肿瘤侵犯至肝脏。一般多见于胃、胆道、胰腺、结直肠、卵巢、子宫、肺、乳腺等器官恶性肿瘤的肝转移。原发性肝癌的病因及确切分子机制尚不完全清楚,目前认为其发病是多因素、多步骤的复杂过程,受环境和饮食双重因素影响。流行病学及实验研究资料表明,乙型肝炎病毒(HBV)和丙型肝炎病毒(HCV)感染、黄曲霉素、饮水污染、酒精、肝硬化、性激素、亚硝胺类物质、微量元素等都与肝癌发病相关。继发性肝癌(转移性肝癌)可通过不同途径,如随血液、淋巴液转移或直接浸润肝脏而形成疾病。

病例四十一　结肠癌

患者男性,61 岁,上腹部出现腹胀不适伴有腹泻,消瘦半年,与饮食无关,既往有长期便秘史,今日为明确诊治,就诊入院。

一、主诉

上腹部胀痛不适伴腹泻半年。

二、病史询问及临床思维

【问诊主要内容】

1. 腹痛的性质　腹痛是否具有规律性? 腹痛性质不同,疾病常常也不同。烧灼痛、剧烈刀割痛常意味着溃疡性疾病;绞痛常常提示胆道、肠道痉挛所致;出现持续性疼痛提示腹膜炎或脏器器质性改变；腹痛是否伴有恶心、呕吐、腹泻？呕吐量大时常提示幽门梗阻或高位肠梗阻、伴有腹泻常提示肠道炎症、肿瘤或消化系统吸收不良等，夜间与白天有无差别？是否与体位有关系？十二指肠淤滞症胸膝位或俯卧位可使疼痛与呕吐减轻，是否伴有放射？腹痛在哪个部位？肩背部放射常提示肝胆疾病；腹痛何时减轻？何时加重？腹痛的诱因？这些问诊有利于对上述疾病的鉴别与诊断。

2.腹泻的性质　腹泻的起病情况，是否与大量脂肪餐有关，是否与进食不洁食物或旅行、聚餐有关；发病急骤，常为感染或集体食物中毒所致；发病缓慢则提示慢性疾病如慢性感染、肿瘤等。腹泻每天发生的次数及大便的性状，便中有无血液混杂，有无脓性分泌物。腹泻时腹痛性质有无改变。其中，急性感染性腹泻每天排便次数可高达10次以上，常伴有黏液血便或脓血便。当腹泻为慢性时，表现为稀便带有黏液或脓血时多为结、直肠肿瘤或慢性菌痢。特殊类型的便如暗红色或果酱样便常提示阿米巴痢疾。

3.腹泻与腹痛的关系　腹泻与腹痛两者是什么关系？两者出现的先后顺序如何？腹泻的同时伴有腹痛常常提示感染性疾病，小肠疾病腹痛多在脐周，而结、直肠疾病多在下腹部，同时，结、直肠疾病多伴有里急后重。

4.腹泻伴随哪些症状　是否有发热、里急后重、营养不良、体重减轻病史？这对疾病的定位与定性有重要的指示作用。当伴有发热时，多见于肠道感染性疾病，如菌痢、肠结核等，但也可见于肠道恶性肿瘤等；伴有里急后重则病变多发生在结、直肠，如菌痢及其他炎症、肿瘤等；若患者营养状态差，多见于肿瘤或吸收不良的存在。若伴有皮疹、关节疼痛或紫癜则常提示风湿免疫性疾病腹型紫癜的存在；腹部触及腹腔包块，常提示肿瘤的发生。

5.有哪些既往史　有无其他疾病如肝炎病史，是否与本病存在必然联系或相关性。服用过哪些药物等。

6.有哪些诊治经历　做过哪些检查？有哪些阳性指标？这些均需要明确。

【问诊结果】

上腹部出现胀痛不适伴有腹泻、消瘦半年，与饮食无关，既往有长期便秘史，近半年来大便不成形，大便次数增加、黏液样脓血便，偶有里急后重。腹痛常常表现为腹部胀痛、偶有绞痛，无肩背部放射，排气排便后缓解，患者偶有低热。既往无长期药物使用史，无肝炎等明确疾病史。

三、体格检查

【重点检查内容】

视诊注意观察腹部外形，是否出现舟状腹，有则表明患者严重影响不良，除却其他原因外，肿瘤的可能性增大，触诊注意有无压痛反跳痛，麦氏点部位的触诊，有无肿块，若摸到则注意肿块的大小、部位、质地，浅表淋巴结如(腋窝,腹股沟)有无肿大，MurPhy 征检查，叩诊肝区、肾区有无叩击痛，腹部移动性浊音的检查。

【检查结果】

1.视诊　患者一般状态差，营养不良、消瘦、贫血面容。腹部低平，未见胃型、蠕动波。无腹壁静脉怒张,无男性乳腺发育,无蜘蛛痣,无手术瘢痕。

2. 听诊 肠鸣音 4 次/min,腹部无血管杂音。

3. 触诊 腹壁软,无压痛、反跳痛、肌紧张,肝脏肋下未触及,MurpHy 征(-),脾脏腋中线肋缘下一横指,无液波震颤,右上腹可触及一个约鸡蛋大小的包块,固定,表面触之欠光滑,质韧,无触痛。

4. 叩诊 肝脾浊音界扩大,肝区叩痛,移动性浊音(-)。

5. 直肠指诊 直肠腔、膀胱直肠窝内未及包块,指套表面脓血黏液。

6. 浅表淋巴结检查 双侧锁骨上淋巴结、双侧腹股沟淋巴结无肿大。

7. 全身骨骼检查 脊柱、骨盆、四肢骨检查未见压痛。

【思维提示】

通过问诊发现患者出现腹痛、腹泻症状,多考虑肠道疾病所致。腹部检查遵循视、听、触、叩的顺序进行。对于肠管的检查,触诊放在听诊之后,防止肠管激惹出现活动增强,而误以为肠鸣音亢进。检查顺序由正常向病变,增加对比,防止遗漏。通过问诊及查体,我们发现患者肝脾增大,营养状态不良,右上腹腹部存在包块,且存在黏液脓血便,因此诊断思路逐渐明了,是肝脏疾病?是肠道疾病?或是两者都有?因此,初步检查就应该遵循这个目的去筛选。

四、实验室和影像学检查

【重点检查内容】

1. 血常规,心电图、肝肾功能 消耗症状较重时可出现贫血,电解质紊乱等;肝转移的患者可能出现肝功能异常。

2. 癌胚抗原(carcino-embryonic antigen,CEA) 是常用的消化系统肿瘤的诊断方法,但敏感性较低,对于早期结肠癌诊断价值不大,对中晚期结肠癌具有一定诊断价值,常用于术后随访和检测复发转移。其他肿瘤标志物:糖类抗原(carbohydrate an-tigen,CA),比如 CA19-9、CA242、CA50、CA72-4、小肠黏蛋白抗原(SIMA)等也用于结肠癌的诊断。甲胎蛋白(a-fetoprotein,AFP)常用以鉴别原发性肝癌与结直肠癌肝转移,后者 AFP 值往往正常;若出现卵巢转移,则 CA125 可能升高。

3. 腹部彩超 体检发现肝脾增大,需要予以证实,并且腹部彩超对于观察实质脏器具有明确的优越性,它是继发性肝癌诊断的重要方法。腹部彩超为非侵入性检查,对人体组织无任何不良影响,其操作简单、直观准确、费用低廉且方便无创,短时间内可以重复检查。可以显示肿块的大小、性状、部位以及与静脉的关系。目前已广泛普及,可用于腹腔实质脏器病变的普查和治疗后随访。同时,能够初步了解右上腹包块的性质。对于明确诊断具有指导意义,同时也用于了解患者有无肿瘤转移,尤其是肝转移。

4. 电子结肠镜检查 是诊断结肠癌的最主要的方法,可以明确肿瘤的大小、部位、形态,通过活检还可以明确病理诊断,对指导手术治疗具有重要价值。

5. 肝脏增强 CT 扫描 肝脏增强 CT 扫描具有较高的分辨率,已成为肝脏肿瘤定性、定位诊断的常规检测技术,诊断符合率达 90% 以上,CT 检测能够发现肿瘤的大小、形态、位置、数目及与周围脏器、重要管道的关系,可以术前判定肿瘤位置,肿瘤是否穿透肠壁,邻近器官有无侵犯,有无淋巴结转移以及有无远处转移。其针对>1 cm 的肝转移灶的敏感性和特异性可达90% ~95%。CT 可以在术前对于结肠癌进行准确分期,为合理治疗提供依据。

【检查结果】

1. 腹部彩超　肝脏多发实性占位,肿瘤与周围组织分界清楚,呈现低回声或不均回声,部分病灶呈牛眼征,腹腔未探及腹水。

2. 结肠肝区发现肠腔内菜花样占位,表面有脓苔,触之易出血。病理活检回报低分化管状腺癌。

3. 肿瘤标记物　CEA 180 g/L,AFP 8 μg/L,CA19-941 U/L。

4. 血生化、心电图　红细胞计数 2.81×10^{12}/L,白细胞 4.7×10^{9}/L,血小板 310×10^{9}/L,血红蛋白 63 g/L。总胆红素 50.8 μmol/L,白蛋白 31 g/L,谷丙转氨酶 28 U/L,谷草转氨酶 34 U/L。心电图左室Ⅲ度传导阻滞。

5. 肝左、右叶可见多发散在分布、大小不一的圆形病灶,最大直径达 3.8 cm,平扫呈低密度,边界欠清,病灶密度不均匀,中央可见更低密度区,增强扫描病灶环状强化,中央不强化,呈现"牛眼征";胆囊不大,囊壁增厚,脾大 8 个肋单元。腹膜后可见数个肿大淋巴结(图41-1 ~ 图41-4)。

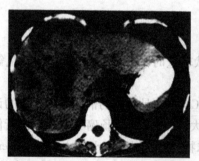

图41-1　平扫期肝内多发低密度灶,边界欠清,密度不均匀,中央可见更低密度

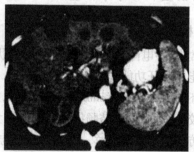

图41-2　增强扫描病灶环状强化,中央不强化,呈现牛眼征,脾大8个肋单元,腹膜后可见数个肿大淋巴结

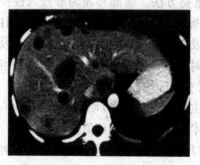

图41-3　静脉期病灶强化不明显

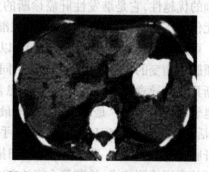

图41-4　平衡期肝实质密度高于病灶

【临床诊断】

结肠癌肝转移。

五、治疗方案

非手术治疗。不选手术治疗的原因是本例患者不具备结肠癌合并肝转移手术指征。①结直肠癌原发病灶可根治性切除。②肝转移灶小,且多位于周边或局限于半肝,剩余肝容积大于30%～50%。③不伴有其他不可手术切除的肝门部淋巴结、腹腔或远处转移。④患者身体状况不允许实施手术切除。故此,选择采用非手术治疗

肝动脉栓塞化疗(transcatheter ar-terial chemoembolization,TACE)。TACE 是经介入的方法超选供应肝转移灶的肝动脉,注入化疗药物并栓塞相应动脉,以达到化疗与切断血供的双重目的。

六、病例思考

肝脏是结肠癌最常见的远处转移器官,结肠癌肝转移可以在术前、术中或术后随访中被发现。结肠癌肝转移的早期仅表现为结肠癌本身的症状,并无肝脏受累症状。当发生广泛肝转移时,可以出现肝区疼痛腹胀、食欲减退以及上腹部肿块等肝脏受累症状;部分原发灶症状轻微的患者可由于体检如超声或 CT 检查发现肝转移而首诊。晚期患者可因累及肝内胆管而出现黄疸,可致门脉高压或低蛋白血症,出现腹水,预后不良。

肝脏是结直肠癌血行转移最主要的靶器官之一。肝转移是结直肠癌治疗的重点和难点之一。目前,约有半数以上的结直肠癌患者在初诊时或根治术后发生肝转移。其中绝大多数患者(80%～90%)的肝转移灶无法获得根治性切除。同时,结直肠癌肝转移也是结直肠癌患者最主要的死亡原因之一。结肠癌肝转移的患者,早期诊断最重要,以手术为主配合化学治疗、介入治疗等综合治疗,有望使早期发现的患者治愈,对于失去手术时机的患者,如本例患者,可以采取其他非手术治疗如化疗、中药辅助介入治疗等方法改善其生活质量,延长生命。

病例四十二　急性胆囊炎

女性50岁,5 h 前进食油腻食物后出现右上腹疼痛来入院就诊。

一、主诉

进油腻食物后出现右上腹疼痛5 h。

二、病史询问及思维提示

【问诊主要内容】

1.疼痛部位　一般腹痛部位多为病变部位。例如右上腹部:胆囊或胆道疾病,十二指肠溃疡,某些胸腔疾病如右下叶肺炎、右侧胸膜炎也可引起右上腹部疼痛;中上腹部:

胃十二指肠溃疡,胰腺炎,胃炎,左上腹部;胰腺炎、脾破裂、膈下脓肿、心绞痛。左下叶肺炎、左侧胸膜炎,右下腹部;阑尾炎、异位妊娠、嵌顿疝、直肠血肿;左下腹部:憩室炎、嵌顿疝、有肠血肿。另外,腹痛部位可随病变的发展而发生有规律的变化(转移、扩展或延长,放射),例如急性阑尾炎疼痛常表现为右上腹或脐周而后转移到右下腹并固定,直到穿孔后,疼痛扩展到整个下腹而后至全腹。溃疡病穿孔疼痛先在上腹,然后随着胃内容物经右结肠旁流至右下腹,疼痛亦延及该区,而后至全腹。

2.疼痛性质　疼痛性质常常可以帮助我们找到引起疼痛的原因。例如中上腹剧烈的刀割样或烧灼样疼痛,多为胃,十二指肠溃疡穿孔;中上腹持续剧烈疼痛或阵发性加剧考虑急性胃炎、急性胰腺炎;胃肠痉挛、胆石症及泌尿系结石多为阵发性绞痛。总结起来,持续性腹痛常为炎症渗出物,空腔脏器内容物和血液刺激腹膜所致;阵发性腹痛常为空腔脏器平滑肌痉挛所致;持续性腹痛,阵发性加重多为空腔脏器炎症与梗阻并存。

3.疼痛时间　在什么时间和什么情况下出现的腹痛,应在询问病史的过程中得到明确,例如溃疡病发生在饭前饥饿或饭后一定时间;溃疡病急性穿孔发生在饱食或受刺激物刺激后突然发作的剧烈疼痛,因为疼痛出现的突然性和剧烈性,患者甚至可以明确说出发作时间;胆囊炎、胆石症发生在饱食脂肪餐后;急性胃、小肠扭转发生在饱餐后即行重体力劳动时。

4.有无放射痛　急性胆囊炎多有右肩放射痛,左肩放射痛则提示脾破裂,急性胰腺炎疼痛可扩展到左腰背部,而输尿管结石绞痛则向同侧外阴部和大腿内侧放射。

5.出现何种伴随症状　腹痛的伴随症状对于明确疾病的性质、严重程度都十分重要。腹痛伴有寒战发热提示有炎症存在,如急性胆道感染,胆囊炎,肝脓肿等,腹痛伴有休克,如同时伴有贫血则考虑肝、脾破裂、异位妊娠等,如不伴有贫血则多见于消化道穿孔、绞窄性肠梗阻、肠扭转、重症胰腺炎等,腹部绞痛伴血尿高度提示泌尿系结石。

6.既往病史　充分了解患者既往病史,有助于对患者的病情作出整体评价,注意是否存在高血压、冠心病、糖尿病等慢性疾病,肝炎、结核等传染性疾病,以及出血性疾病等对后续治疗有较大影响的病史。另外,对于手术史、外伤史,用药史及药物过敏史等应详细加以询问。

【问诊结果】

中年女性患者,5 h 前因进食油腻食物后出现右上腹疼病,性质为持续性绞痛伴阵发性加剧,向右侧肩背部放射;伴发热,体温最高达 38.7 ℃;伴恶心、呕吐,呕吐物为胃内容物,无盗汗,无呼吸困难、胸闷、气促等不适,急呼120就诊入院,既往体健,30 年前剖宫产手术史,否认外伤史及药物过敏史。

三、体格检查

【重点检查内容】

1.视诊　是否存在皮肤巩膜黄染,有无切口瘢痕,腹部轮廓是否对称,有无隆起。静脉曲张、肠型及蠕动波,腹股沟有无包块。若存在黄疸应考虑胆总管结石,Mirizzi 综合征等引起的胆道梗阻;脐周、左侧腰背部瘀斑(Cullen 征、Grey-Turner 征)应首先想到重症胰腺炎。

2.触诊　是腹部最重要的检查方法,常靠触诊确定诊断。从无痛区开始,然后检查病变部位。着重检查压痛、反跳痛、肌紧张的部位、范围和程度。触诊尚需注意有无包块,如发现包块,则应确定其位置、大小、形态、活动度及有无压痛。明确而固定的压痛是诊断某些疾病的重要依据。阑尾炎时在位于右髂前上棘与脐连线的中外 1/3 交界处的McBurney 点(麦氏点)有压痛;胆囊炎的压痛点位于右腹直肌外缘与右肋弓交界处,急性胆囊炎时可在此处检出 MurpHy 征阳性;输尿管压痛点,上输尿管点位于脐水平线上腹直肌外缘,中输尿管点位于两侧髂前上棘连线与通过耻骨结节点所垂直线的相交点,相当于输尿管进入骨盆处;输尿管结石、结核或炎症时,上输尿管点或中输尿管点可有压痛。

3.叩诊　叩诊呈鼓音,可见于肠梗阻,尤其是麻痹性肠梗阻更为明显;急性胃扩张时胃泡区明显扩大;移动性浊音表示腹腔内有炎性渗出物,消化道穿孔及内出血;肝浊音界缩小或消失,常为消化道穿孔引起的气腹。

4.听诊　肠鸣音亢进为急性肠炎、机械性肠梗阻表现;肠鸣音消失,则为腹膜炎或麻痹性肠梗阻;幽门梗阻、急性胃扩张、低位肠梗阻时可有振水音。

【检查结果】

患者神志清楚,心、肺未见异常;皮肤巩膜无黄染;腹平坦,未见胃肠型及蠕动波,无腹壁静脉曲张及手术瘢痕;右上腹压痛、伴反跳痛及肌紧张,MurpHy 征阳性,右肋弓下可触及一大小约 3 cm×3 cm 的囊性肿块,质硬,触痛明显;移动性浊音阴性;肠鸣音2 次/min。

【思维提示】

急性腹痛的患者,如果患者看起来焦虑,苍白,躁动,甚至出现意识不清,应首先对患者的生命体征作出准确判断,把维持患者生命体征放在最重要的位置。对于生命体征平稳的患者,应首先评传患者的整体状况,神志是否清晰,疼痛的程度和缓解姿势等,进行体格检查时,应着重于腹部检查。根据患者疼痛时间,部位,性质,以及压痛的部位,可初步诊断为急性胆囊炎,但仍需进一步行相关辅助检查与引起上腹部疼痛的急性胰腺炎,胃,十二指肠溃疡穿孔等疾病相鉴别。

四、实验室和影像学检查

【重点检查内容】

1.腹部超声检查　超声检查具有安全、快速、简便、经济、图像清晰、分辨率高等优点,是胆系疾病首选的诊断方法。彩超的功能有:①诊断胆道结石。结石的彩超表现为强回声光团伴声影。彩超能检出 2 mm 以上的胆囊结石,诊断准确率达95%以上。肝外胆管结石诊断准确率为80%左右。胆总管下端因常受胃肠道气体干扰,其检查准确率降低。②鉴别黄疸原因。根据胆管有无扩张、扩张部位和程度,可对黄疸进行定位和定性诊断,准确率为93%～96%。如肝内胆管显示,肝外胆管上段直径>5 mm,中下段胆管>10 mm,即表示胆管扩张。胆囊肿大、胆总管及以上胆管扩张,提示胆总管下端或壶腹部梗阻;肝内胆管扩张、胆囊空虚、胆总管不扩张,提示为肝门部胆管阻塞;如肝内外胆管均未扩张,多为非梗阻性黄疸。根据梗阻部位病变的回声影像可判别梗阻原因,结石呈强光团伴声影;肿瘤呈不均匀增强回声或低回声,不伴声影。③诊断其他胆道疾病。彩超还可诊断胆囊炎、胆囊及胆管肿瘤、胆道蛔虫、先天性胆道畸形等。并可在彩超引导下,行经皮肝胆管穿刺造影和引流。术中彩超检查则能发现深部不能扪及的结石和微小肿瘤,并可引导手术操作,指导手术取石,减少手术后结石残留率;对胆道肿瘤的范围、分期、血管受犯等情况,也能作出精确的判断。

2. 血常规、肝肾功能、血糖、凝血功能及感染 5 项 血常规中白细胞计数及中性粒细胞百分比升高可提示炎症是否存在及严重程度。血细胞比容低可反映出贫血或失血,血细胞比容高可反映出脱水。

3. 尿常规 尿中红细胞、白细胞增多常提示有泌尿系统疾病。尿液中红细胞阴性可基本排除由泌尿系结石导致的急性腹痛;白细胞、细菌含量正常可排除由尿路感染引起的发热和腰背部疼痛。

4. 血、尿淀粉酶 血、尿淀粉酶无明显增高可排除急性胰腺炎。但应注意,急性胆囊炎亦可导致血、尿淀粉酶小幅的升高。且由胆道疾病引起的胆源性胰腺炎占急性胰腺炎的 60% 以上。

5. 磁共振胰胆管成像(MRCP) 为无创检查,通过此项检查以明确胆总管是否存在结石,或其他原因如炎症、肿瘤等导致的狭窄及梗阻。

6. 胸、腹 X 射线透视/平片 胸、腹透视和拍片可了解有无肺炎、胸膜炎或膈下游离气体,腹腔内积液、结石或钙化。存在膈下游离气体提示消化道穿孔,肾,输尿管,膀胱结石在相应区域可见高密度钙化影;15% 的胆囊结石可在腹部平片上显示。如有胆道积气表示有胆肠内瘘或 Oddi 括约肌功能失常。瓷化胆囊可显示整个或大部分胆囊壁钙化。产气菌感染所致化脓性胆囊炎,胆囊壁内可出现气泡。

7. 心电图 了解有无心肌梗死、严重心肌缺血以及严重的心律失常等。

【检查结果】

1. 腹部 B 超 检查结果(图 42-1):胆囊大小为 9 cm×6 cm,囊壁弥漫性增厚达1.2 cm,可见双轨征;于胆囊颈部可见大小约 1.9 cm×1.1 cm 的强回声光斑,其后方伴声影。胆囊周围可见 4.6 cm 的液性暗区。肝内、外胆管均不扩张,内部回声正常。

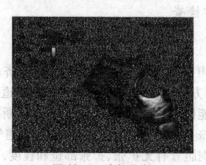

图 42-1 腹部 B 超

2. 血常规 WBC $20.6×10^9$/L,中性粒细胞 88.6%,Hb 122 g/L,HCT 36.2%。

3. 肝肾功能正常、血糖水平正常、凝血功能正常,无传染性疾病。

4. 尿常规　尿液中红细胞阴性,白细胞、细菌含量正常。

5. 血、尿　淀粉酶,血、尿淀粉酶无明显增高。

6. MRCP　提示肝内、外胆管未见异常。

7. 胸、腹 X 射线平片　均未见异常。

8. 心电图示　窦性心动过速,心率 117 次/min,考虑为炎症刺激引起的应激反应。

【思维提示】

根据目前获取的临床资料和超声检查结果,可诊断导致患者出现急性腹痛的原因是胆囊结石嵌顿于胆囊颈部引起的急性胆囊炎,可排除导致急腹症的其他疾病。根据病史、体征及相关检查可诊断为:急性胆囊炎;胆囊结石。患者肝肾功能正常、血糖水平正常、凝血功能正常,无传染性疾病,无手术禁忌证。

【临床诊断】

1. 急性胆囊炎。

2. 胆囊结石。

五、治疗方案

1. 急性结石性胆囊炎最终需手术治疗,原则上应争取择期手术。

2. 非手术治疗也可作为手术前的准备。方法包括禁食、输液、营养支持、补充维生素、纠正水电解质及酸碱代谢失衡。抗感染可选用对革兰氏阴性菌及厌氧菌有效的抗生素和联合用药。需合并用解痉止痛、消炎利胆药物。对老年病人,应监测血糖及心肺、肾等器官功能,治疗并存疾病。治疗期间应密切注意病情变化,随时调整治疗方案,如病情加重,应及时决定手术治疗。大多数病人经非手术治疗能控制病情发展,待日后行择期手术。

3. 急诊手术的适应证:①发病在 48～72 h 内者。②经非手术治疗无效或病情恶化者。③有胆囊穿孔弥漫性腹膜炎并发急性化脓性胆管炎急性坏死性胰腺炎等并发症者。拟行腹腔镜胆囊切除术。

4. 该患者胆管扩张严重,病情较重,适用于急诊手术,选择腹腔镜胆囊切除术。

5. 腹腔镜胆囊切除术创伤小、术后恢复快,积极术前准备,留置胃肠减压,术前30 min预防性给予抗生素。急诊行腹腔胆囊切除术,全麻生效后建立气腹,进镜探查见患者胆囊肿大、囊壁水肿,胆囊大小约 9 cm×6 cm,张力极高,且与大网膜粘连,分离粘连后见胆囊颈部巨大结石嵌顿,胆囊三角处明显水肿,解剖结构不清,为确保安全,遂转为开腹胆囊切除术。

6. 围术期处理及注意事项

(1)抗感染治疗:常用半合成青霉素类,氨苄西林+β 内酰胺酶抑制剂,Ⅱ代或Ⅲ代头孢类抗生素;联合应用抗厌氧菌抗生素。本例采用;头孢哌酮舒巴坦钠联合甲硝唑。术前 30 min 预防性应用,术后每 12 h 应用 1 次。

(2)术后镇痛:腹部手术约60%患者发生剧烈的切口疼痛,应重视术后镇痛,帮助患者平稳度过围术期。现自控镇痛泵使用较普遍,若未使用自控镇痛泵或效果不佳可间断给予哌替啶肌内注射,但多次使用可使胃肠功能恢复延迟。

(3)鼓励深呼吸、咳嗽:排痰不畅、痰液潴留是术后肺部感染、肺不张,诱发哮喘、呼吸困难的最主要原因。因此鼓励患者主动咳嗽、咳痰非常重要,应向患者说明其重要性,以及正确的咳嗽、咳痰方法。

(4)鼓励患者活动:术后患者原则上应该早期床上活动、争取短期内下床活动,一般术后 1~2 d 就可开始下床活动。早期活动有助于改善全身血液循环、促进切口愈合,促进胃肠道功能恢复,减少因下肢静脉淤血而引起的血栓形成。

六、病例思考

急性胆囊炎的经典治疗是胆囊切除术。但是在起病初期、症状较轻微,可考虑先用非手术疗法控制炎症和症状,待病情控制后择期进行手术治疗。对较重的急性化脓性或坏疽性胆囊炎或胆囊穿孔,应及时进行手术治疗,但必须作好术前准备,包括纠正水电解质和酸碱平衡的失调,以及应用抗菌药物等。

非手术治疗既是治疗手段,又可作为手术前准备。主要包括:①维持有效的输液通道,尽快恢复血容量,除用晶体液扩容外,应加入胶体液。②联合应用足量抗生素经验治疗证明,应先选用针对革兰氏阴性杆菌及厌氧菌的抗生素根据该抗生素的半衰期来确定使用次数和问诊时间。③纠正水、电解质紊乱和酸碱失衡,常见为等渗或低渗性缺水及代谢性酸中毒。④对症治疗如降温使用维生素和支持治疗。⑤如经短时间治疗后病人仍不好转,应考虑应用血管活性药物以提高血压、肾上腺皮质激素保护细胞膜和对抗细菌毒素,应用抑制炎症反应药物,吸附纠正低氧状态。⑥经以上治疗病情仍未改善,应在抗休克的同时紧急行胆道引流治疗。

病例四十三 急性重症胆管炎

患者男性,58 岁,胆管结石病史十余年,反复发作上腹痛,经抗感染治疗后缓解。8 h 前于进食后突发上腹痛,疼痛较以前加重,呈持续性,经抗感染治疗未能缓解,同时伴有寒战高热。

一、主诉

腹痛、寒战高热伴黄疸 8 h。

二、病史询问及思维提示

【问诊主要内容】

1. 有无胆道疾病病史? 本病的发病基础是胆道梗阻和细菌感染,多数患者有较长胆道感染病史和急诊或择期胆道手术史,所以胆道疾病病史对该病的诊断至关重要。

2. 腹痛的性质? 因病因不同,本病腹痛的性质各异,如胆总管结石、胆道蛔虫多为剧烈的绞痛,肝管狭窄、胆道肿瘤梗阻等则可能为右上腹、肝区的剧烈胀痛,另外,本病可分为肝内梗阻和肝外梗阻两种,肝内梗阻主要表现为寒战高热,可伴有腹痛,黄疸较轻,肝外梗阻则腹痛、寒战高热、黄疸均较明显。

3. 有无意识障碍? 该病除了有急性胆管炎的 Charcot 三联征外,还有休克、神经中枢受抑制的表现;神经系统症状主要表现为神情淡漠、嗜睡、神志不清,甚至昏迷;合并休克可表现为烦躁不安、谵妄等。

【问诊结果】

中年男性患者,8 年前因进食后出现腹痛,右下腹显著,腹痛呈间断性,与呼吸无明显相关,伴发热,无腹泻、无胸闷、胸痛等不适,于当地医院行腹部 B 超示"胆总管结石",予对症处理后出院(具体不详),8 年来上述症状反复发作,自行口服药物及中药治疗(具体不详)后能缓解,8 h 前无明显诱因出现腹痛、寒战高热伴黄疸,最高体温 39.2 ℃,无盗汗,无腹泻、无胸闷、气促、呼吸困难等不适,于当地诊所抗炎治疗后未见明显缓解,1 d 来腹痛剧烈呈持续性并嗜睡,急诊 120 送诊入院,既往胆总管结石病史 8 余年,余无特殊。

三、体格检查

【重点检查内容】

1. 皮肤温度、色泽 合并休克时,可有嘴唇发绀、指甲床青紫,若全身皮肤有出血点和皮下瘀斑,提示 DIC 可能。

2. 生命体征 该病患者体温常呈弛张热或持续高热 39～40 ℃。血压降低,脉搏快而弱,可了解患者是否处于休克状态。

3. 腹部触诊 于剑突下或右上腹有压痛,提示上腹部的病变,可有腹膜刺激征,能否触及肿大的胆囊,可提示梗阻的部位,若为肝外梗阻则可触及肿大的胆囊。

【检查结果】

T 39.6 ℃,P 125 次/min,R 21 次/min,BP 80/55 mmHg,神志不清,呈嗜睡状,呼之能应,嘴唇发绀,无出血点及瘀斑。气管居中,甲状腺不大,胸廓对称,双侧呼吸运动一致,双肺叩诊呈清音,双肺听诊呼吸音清晰,心界不大,心音钝、律整,未闻及奔马律和各瓣膜区杂音,右上腹压痛阳性,腹膜刺激征阳性,可触及肿大的胆囊。四肢,神经等系统检查未见异常。

【思维提示】

经过病史询问,已可初步诊断该患者所患为急性梗阻性化脓性胆管炎,所以下面所进行的辅助检查主要用于评估该疾病的严重程度并为手术治疗做准备。

四、实验室和影像学检查

【重点检查内容】

1. 腹部 B 超 鉴于该病病情重,进展快,应选择简单、实用,方便的检查方法,B 超可在床旁进行,可显示胆管扩张范围和程度,可判断梗阻部位及发现蛔虫、结石等。

2. 血白细胞计数 白细胞计数可显著升高,常达 $20×10^9/L$ 以上,可提示患者的感染中毒状态,指导抗感染治疗。

3. 肝功能 根据血清胆红素、碱性磷酸酶、血清转氨酶、γ-谷氨酰胺转肽酶、乳酸脱氢酶等升高的程度,可判断梗阻的程度及肝脏的损害情况。

4. 凝血功能 血小板计数和凝血酶原时间,可提示有无 DIC 倾向,亦可为进一步的手术治疗做好充分的准备。

5. 血培养 为抗生素的调整提供依据。

6. 心电图、胸片 评估患者的手术耐受能力。

【检查结果】

1. B 超示胆总管下端结石,肝外胆管扩张,胆总管最大直径为 2.3 cm。

2. 白细胞 $23.8\times10^9/L$,血小板 $9.0\times10^9/L$。

3. 肝功能各项指标均明显升高。

4. 凝血酶原时间 4.2 s。

5. 血培养大肠埃希菌和肠球菌阳性。

6. 心电图示心肌轻度缺血。

7. 胸片示无明显异常。

【思维提示】

一般急性胆管炎的诊断并不困难,在有肝内胆管,肝总管,胆总管结石发作的基础上,甚至患者已经出现感染性休克现象时,诊断急性梗阻性化脓性胆管炎(AOSC)亦非难事。根据病史,临床表现特点和必要的辅助检查,根据临床表现中有典型的腹痛、寒战高热和黄疸的三联症,即查科三联征(Charcot)即可诊断急性化脓性胆管炎,当病情发展中又出现中枢神经系统抑制和低血压等临床表现(即 Reynold 五联症),急性梗阻性化脓性胆管炎的诊断,便可成立。仅在少数患者,如肝内胆管结石并发的急性梗阻性化脓性胆管炎,可仅出现发热,而腹痛和黄疸可轻微或完全不出现,会延误诊断。化脓性胆管炎不能满足于该病的诊断,而是要确定该病所处的发展阶段、严重程度、病变范围和胆管梗阻的准确部位,以便确定治疗方案。在诊断急性梗阻性化脓性胆管炎同时,可通过某些特殊检查方法,如 B 超、CT、MRCP 等非损伤性检查,来明确引起该病的胆道潜在性疾病。在急性梗阻性化脓性胆管炎得到控制后胆道造影是不可缺少的检查,可行 PTC、ERCP 或内镜超声等检查,常可显示肝内或肝外胆管扩张情况、狭窄或梗阻的部位和性质、从而推断胆管内梗阻的原因。

【临床诊断】

急性重症胆管炎。

五、治疗方案

1. 原则是立即解除胆道使用并引流。当胆管内压降低后病人情况常能暂时改善,AOSC 时,由于胆道压力升高,小胆管破溃,细菌及毒素随胆汁直接进入血液循环,引起严重的脓毒血症及中毒性休克,所以早期手术、解除梗阻、建立通畅的引流是治疗成功与否的重要措施。

2. 非手术治疗既是治疗手段,又可作为手术前准备。主要包括:①维持有效的输液通道,尽快恢复血容量。除用晶体液扩容外,应加入胶体液。②联合应用足量抗生素,经验治疗证明,应先选用针对革兰氏阴性杆菌及厌氧菌的抗生素。根据该抗生素的半衰期来确定使用次数和间隔使用时间。③纠正水、电解质紊乱和酸碱失衡,常见为等渗或低渗性缺水及代谢性酸中毒。④对症治疗,如降温使用维生素和支持治疗。⑤如经短时间治疗后病人仍不好转,应考虑应用血管活性药物以提高血压、肾上腺皮质激素保护细胞膜和对抗细菌毒素,应用抑制炎症反应药物,吸附纠正低氧状态。⑥经以上治疗病情仍未改善,应在抗休克的同时紧急行胆道引流治疗。

3. 手术治疗　经短期的非手术治疗,该患者的临床表现并没有明显好转,经实验室检查并没有明显的手术禁忌,故决定采用手术治疗,该病例采用胆总管切开减压,T 管引流术。

4. 围术期处理及注意问题:①严密观察生命体征、神志及尿量变化,记 24 h 出入量,观察心肺情况,决定补液的速度和量;监测肝功、肾功、血糖、离子、凝血功能及血尿常规等,该患者术后恢复良好,未发生肺炎、肾衰或 DIC 等严重并发症。②抗生素的应用;根据胆汁和血液培养结果及时更换抗生素,该患者胆汁及血培养大肠埃希菌和肠球菌阳性,我们选用敏感的头孢他啶和亚胺培南作为首选药物。③有效镇痛;由于术后疼痛,患者不敢深呼吸及咳嗽,咳痰,会导致坠积性肺炎,有效的镇痛及鼓励患者咳嗽、咳痰可预防这一并发症的发生。④保持各种引流管道固定通畅,翻身时注意防脱落。定时挤压,观察引流液的色、质和量,并记录。引流量骤增或骤减应警惕胆道出血、堵塞等发生。⑤两周后拔除 T 形管,患者恢复良好。

六、病例思考

急性重症胆管炎以往称急性梗阻性化脓性胆管炎,是指胆管严重的急性梗阻性化脓性感染,常伴胆管内压升高。病人除了有右上腹痛、畏寒发热、黄疸,夏科三联征外,还伴有休克及精神异常症状 Reynolds 五联征。本病是我国胆道疾病最突出的急症,也是最严重的感染性急腹症。近年来对本病的诊断和治疗虽取得很大进展,但病死率仍然较高。本病多因胆石症,胆道蛔虫或肝脓肿引起。感染的细菌绝大多数是大肠杆菌、绿脓杆菌、变形杆菌等。我国东南沿海各省发病率高,尤其农村地区。直至今天,本病仍是胆道良性疾病死亡的首要原因。其特点是发病急骤、病情危重、发展迅速,常伴有中毒性休克,如处理不及时,常会出现严重后果。

治疗原则是解除胆管梗阻,减压胆管和引流胆汁,使感染过程完全得以控制。早期轻症胆管炎,病情不太严重时,可先采用非手术治疗方法。非手术治疗措施包括解痉镇痛和利胆药物的应用,其中 50% 硫酸镁溶液常有较好的效果,用量为 30 ~ 50 mL 1 次服用或 10 mL,3 次/d;禁食胃肠减压;大剂量广谱抗生素的联合使用,虽在胆管梗阻时胆汁中的抗生素浓度不能达到治疗所需浓度,但它能有效治疗菌血症和败血症,常用的抗生素有第二、第三代头孢菌素类药物及甲硝唑,头孢哌酮在胆汁中浓度较高,可作为优先选择的药物。应以血或胆汁细菌培养以及药物敏感试验调整抗生素治疗。病程发展成急性梗阻性化脓性胆管炎患者对抗生素治疗与支持治疗反应差时,提示病情危重,应采取积极抢救治疗措施。如有休克存在,应积极抗休克治疗。

非手术治疗 6 h 后病情仍无明显改善,休克不易纠正者,可行内镜下胆道引流和减压。这已成为治疗急性梗阻性化脓性胆管炎的主要方法之一,尤其适用于年老体弱不能耐受手术或已行多次胆道手术的患者,在情况理想时还可同时取石。对病情一开始就较严重,特别是黄疸较深的病例,又不具备内镜下胆道引流和减压的条件时可直接施行剖腹手术引流,胆管切开探查和 T 管引流术。手术方法应力求简单有效,应注意的是引流管必须放在胆管梗阻的近侧,因为有的胆管梗阻是多层面的,在梗阻远侧的引流是无效的,病情不能得到缓解。如病情条件允许,还可切除有结石和炎症的胆囊。待患者度过危险期后,经 T 管胆道造影全面了解胆道病变的情况后,经胆道镜取石,或再作择期手术,或经内镜括约肌切开以彻底解决引起胆道梗阻的潜在病变。

病例四十四 胰腺囊腺癌

患者女性,70 岁,因左上腹部疼痛伴消瘦 1 个月,超声检查发现左上腹"囊实性占位",入院治疗。

一、主诉

左上腹持续疼痛伴消瘦 1 个月。

二、病史询问及思维提示

【问诊主要内容】

1. 疼痛的性质和规律 左上腹痛,如来源于实质脏器(如胰腺、脾脏),则多为持续性钝性疼痛;如来源于空腔脏器(如结肠脾曲),则多为绞痛,有时还与排便、排气相关。左侧胸膜炎有时也可表现为左上腹疼痛。

2. 有无伴随发热,腹泻,糖尿病 炎症性疾病多有发热,尤其是合并感染的。如胰腺假性囊肿感染。胰尾部的肿块性慢性胰腺炎导致内外分泌功能障碍时可有脂肪泻和糖尿病等表现。

3. 近期体力状况 了解患者一般情况,发病以来患者体力、饮食,体重,睡眠等变化情况,初步估计患者能否承受手术。

4. 既往有无急性胰腺炎和腹部钝性外伤的病史 急性胰腺炎急性期后有些患者会遗留假性囊肿,引起腹痛、压迫症状,有时可伴发热。腹部钝性损伤有时会造成胰腺腺体破裂,周围网膜、肠管包裹,形成假性囊肿。

【问诊结果】

老年女性患者,1 个月前无慢性诱因出现左上腹持续疼痛,为持续性钝痛,无左侧肩背部放射痛,有恶心,未呕吐,伴皮肤、巩膜黄染,无发热,乏力,进食量较少,既往有糖尿病病史 2 年,胰岛素诺和锐 30,皮下注射,早 10 U,1 次/d,控制血糖。既往 1 月余体重下降约 4 kg,夜间因为疼痛,睡眠欠佳。已绝经,既往有剖宫产史,无急性胰腺炎和腹部损伤病史。

三、体格检查

【重点检查内容】

检查有无腹部包块,压痛和肌紧张;若肿块较大,有时可于左侧肋缘下触及肿块,此时应注意肿块大小,质地,活动度,压痛和边界。

【检查结果】

T 36.6 ℃,P 86 次/min,R 16 次/min,BP 96/75 mmHg,神志清,精神一般,嘴唇无发绀,无出血点及瘀斑。气管居中,甲状腺不大,胸廓对称,双侧呼吸运动一致,双肺叩诊呈清音,双肺听诊呼吸音清晰,心界不大,心音钝、律整,未闻及奔马律和各瓣膜区杂音,左上腹轻压痛,于左上腹可触及 6 cm×4 cm 的包块,包块质软,光滑,活动度可,无压痛。腹膜刺激征阴性,可触及肿大的胆囊。四肢,神经等系统检查未见异常。

【思维提示】

胰腺囊腺癌的主要症状是上、中腹部隐痛或腰背痛,和上腹部包块。腹痛多不剧烈,有的病人仅为饱胀不适感;其他症状可有食欲下降、恶心、消化不良、体重减轻、黄疸等,少数病人可出现消化道出血。腹块一般无触痛,可呈囊性或坚硬实性。当继发囊内出血时腹块可突然增大,腹痛加剧,触痛明显。当肿瘤浸润或压迫胆总管时,可出现黄疸。体格检查时应注意腹部肿块情况。

四、实验室和影像学检查

【重点检查内容】

1. 血便常规、肝肾功、肺功能、心电图、生化及凝血功能检查　了解患者机体的功能储备是否能耐受手术。

2. 尿糖、血糖及肿瘤标志物　明确是否为肿瘤。

3. 腹部超声　进一步明确肿块的位置、大小和与周围脏器组织的毗邻关系。

4. 腹部 CT 平扫+增强是目前胰腺疾病最常见的检查方法,通常可以发现 1 cm 以上的病灶,可显示病灶的部位、形状、性质(囊性,实性,囊实混合性)及与周围组织结构的关系。注射造影剂后可显示病灶的强化时相和强度,有助于鉴别病性的性质,与周围血管的关系。

5. 必要时行逆行胆胰管造影(ERCP)检查　在诊断困难时,应用 ERCP 检查有助于排除慢性胰腺炎、胰腺假性囊肿和导管内癌,但是对囊腺癌与囊腺瘤的鉴别无很大帮助。约有 70% 的胰腺假性囊肿胰管与囊肿相通;胰腺癌可表现为胰腺导管狭窄或梗阻。本病例患者拒绝。

【检查结果】

1. 血便常规、肝肾功、肺功能、心电图、生化及凝血功能检查均未见慢性异常。

2. 尿糖、血糖、CEA 及 CA19-9 均升高。

3. **腹部 B 超**　肝脏外形正常,被膜光滑,回声均匀;胆囊及肝内外胆管无扩张;胰头及部分可见胰体回声正常;胰腺体尾部见一液性暗区 7 cm×6 cm,囊壁光滑,与周围胰腺脾、肾组织界限清楚,囊腔内可见粗细不等的略强回声分隔光带,调整增益,部分房内可见密集点状回声或混合性结节,呈乳头状,胰管不扩张,后腹膜可见散在肿大淋巴结。

4. **腹部增强 CT**　胰腺体尾部可见 7 cm×6 cm 的囊实性病灶,囊腔直径约 3.5 cm,囊壁有不均匀强化,肿块与左肾脂肪囊的间隙消失。脾血管被肿块包裹。后腹膜见散在肿大淋巴结(图 44-1)。

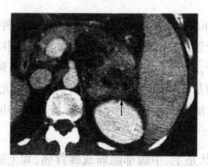

胰体尾混合性肿块,不均匀强化,
与左肾脂肪囊的间隙消失(箭头)

图 44-1　腹部增强 CT

【思维提示】

根据病史体征及腹部 CT 可初步诊断胰腺囊腺癌伴胰周侵犯。注意与胰腺假性囊肿鉴别,囊腺癌误诊为假性囊肿而做内、外引流手术的并不少见。假性囊肿早期一般可观察、后期行囊肿空肠内引流术;囊腺癌则应行根治性切除术。故两者的鉴别诊断非常重要。假性囊肿的患者常有急性胰腺炎,腹部闭合性损伤等病史,影像学上囊壁周围结构紊乱、囊壁厚,囊腔内有不均质的陈旧性出血影。如囊肿与胃后壁紧贴,可经超声内镜行囊肿穿刺,测定囊液淀粉酶、CA19-9、CEA,如淀粉酶高,则假性囊肿的可能性很大,如肿瘤指标高,则囊腺瘤的可能性很大。术中探查对鉴别诊断也很重要,必要时可取囊肿壁冷冻切片检查。在诸多办法仍无法鉴别的情况下,建议行囊肿切除,避免囊腺癌被误诊为假性囊肿。

【临床诊断】

胰腺囊腺癌伴周围侵犯。

五、治疗方案

1. **遵循导管腺癌的治疗原则**　位于胰头部的行保留幽门的胰十二指肠切除术(PPPD)或经典胰十二指肠切除术,清扫胰周淋巴结;位于胰体尾部的行胰体尾切除,脾切除和后腹膜淋巴结清扫。

2. **具体手术方案**　从 CT 影像上看,本例患者肿瘤较大,位于胰体部,与周围组织界限不清,累及左肾脂肪囊,增强后表现为低密度病灶,囊壁有结节样强化,故手术方案是胰体尾联合脾切除+后腹膜淋巴结清扫+部分肾脂肪囊切除。

　　3.围术期注意事项　①围术期注意事项:脾脏及胰腺残端各放置一根负压引流管。注意监测引流量和颜色。术后第 1、3、5 天取胰腺残端引流管的引流液测淀粉酶浓度。淀粉酶浓度低于同期血淀粉酶浓度的 3 倍,体温低于 37.5 ℃,血白细胞正常,可以早期拔除胰腺残端引流管。该患者有糖尿病,术后强化糖尿病控制,本例中我们是使用胰岛素泵控制患者血糖在 6.5~8.2 mmol/L。②术后 24 h 内拔除胃管,拔管后 6 h 进流质,逐渐过渡到正常饮食。麻醉诱导时给予预防性抗生素。对胰瘘的高危患者(胰腺质地软、胰管细),术后可应用生长抑素类制剂 3~5 d。体温正常超过 48 h,可进食半流质,引流管拔除,可安排患者出院。③辅助治疗和随访:对囊腺癌尚无成熟的辅助治疗方案。对体力状况好的患者,可建议吉西他滨单药辅助治疗。术后 3 个月随访一次,随访内容包括肿瘤指标和 CT 检查。

六、病例思考

　　胰腺囊腺癌属于胰腺的增生性囊肿,可由胰腺囊腺瘤恶变而来。本病在临床上罕见,仅占胰腺恶性肿瘤的 1%。胰腺囊腺癌的症状与体征多无特异性,许多病人在就诊时症状已存在数月或数年。胰腺囊腺癌的主要症状是上、中腹部隐痛或腰背痛和上腹部包块。腹痛多不剧烈,有的病人仅为饱胀不适感;其他症状可有食欲下降、恶心、消化不良、体重减轻、黄疸等,少数病人可出现消化道出血。腹块一般无触痛,可呈囊性或坚硬实性。当继发囊内出血时腹块可突然增大,腹痛加剧,触痛明显。当肿瘤浸润或压迫胆总管时,可出现黄疸。

病例四十五　右下肢动脉硬化性闭塞症

　　患者男性,62 岁,因双下肢发凉、麻木 2 年,伴间歇性跛行 4 个月,近日加重来入院就诊。

一、主诉

　　双下肢发凉、麻木 2 年,伴间歇跛行 4 个月。

二、病史询问及思维提示

【问诊主要内容】

　　1.病史中临床症状是缓慢出现还是近期突然加重? 单侧下肢麻木、发凉伴疼痛多应考虑下肢动脉疾病。如病史中临床症状缓慢出现。病变早期先有麻木,发凉,继而出现间歇性跛行,随着病变进展,跛行距离缩短,患者出现静息痛、夜间痛,后期患肢远端出现缺血性坏疽或溃疡形成,考虑为动脉硬化性闭塞症或脉管炎;如既往有慢性症状,近期突然加重,往往为继发急性血栓形成;如症状突然出现,尤其是合并房颤者,应首先考虑为动脉栓塞。故询问病史时应着重对上述症状的有无进行了解,从而相应明确病变诊断。

2. 治疗史? 对于慢性病程患者,应询问是否经过扩血管、抗血小板等药物治疗,是否经过取栓术、内膜剥脱术、血管旁路术等手术治疗,是否经过球囊扩张、支架置入等介入治疗,这些都有助于疾病的诊断。

3. 既往史及个人史? 有无腰椎疾病史? 当患者出现跛行时,应注意追问患者有无腰椎疾病史,排除腰椎疾病(如腰椎管狭窄、椎间盘突出),以及有无高血压、糖尿病、吸烟史、冠心病、脑梗死以及血脂升高病史,外周动脉硬化性疾病往往与心、脑等其他部位的动脉硬化性疾病同时存在。如果不控制危险因素将不利于各部位血管疾病的治疗。了解平常饮食结构,是否给予降脂药物治疗等。

4. 家族史? 此类疾病多有遗传倾向。应注意家族内是否有类似病史。

【问诊结果】

男性患者,2年前无明显诱因出现双下肢发凉、麻木,无发热、寒战,无心悸、心慌,未影响生活,未治疗,2年来上述症状反复,病程逐渐加重,4个月前出现间歇跛行,临床症状缓慢出现,处于跛行期,跛行距离约100 m,无静息痛及肢端坏疽,无腰椎疾病史,患"高血压、冠心病",血压最高173/95 mmHg,均未服药,未治,吸烟史30年,40支/d,饮酒史30年,200 mL/d,无脑梗死、糖尿病病史,无血脂升高病史。

三、体格检查

【重点检查内容】

1. 一般检查(肤色、皮温改变),四肢和颈部动脉检查,肢体抬高试验(Buerger试验),记录间歇性跛行时间与距离。

2. 特殊检查 下肢节段性测压和测压运动试验,即踝肱指数(ankle brachial index, ABI)测定。查体取平卧位,按视诊、触诊、听诊顺序进行。

(1)视诊:查看肤色改变,一般急性缺血肢体皮肤呈苍白、发绀、花斑样改变,慢性缺血肢体肤色改变较轻,往往只有苍白外观;糖尿病足引起末梢血管病变时局部常有潮红及肿胀表现。此外,应注意肢体末端及受压部位有无渗出、破溃,干性或湿性坏疽表现,当肢体处于缺血晚期时肢端可出现坏疽,如缺血进展被控制,则见坏死组织与正常组织分界明显,坏死组织干瘪变硬,无异味,称为干性坏疽,反之,坏死组织分界不明显,常合并厌氧菌感染,发红并有恶臭。

(2)触诊

1)动脉搏动:在病变动脉段的远端会有不同程度的动脉搏动减弱甚至消失。检查部位包括股动脉、腘动脉足背动脉和胫后动脉。

2)血管杂音和震颤:在主髂动脉和股总动脉存在狭窄性病变时,可在股动脉处闻及收缩期吹风样杂音,部分患者可扪及震颤。出现在脐周的血管杂音则提示腹主动脉分叉部和(或)髂总动脉存在狭窄性病变。

3)皮肤改变:在患侧足部可有皮温降低,抬高患肢可出现足底皮色变白。严重缺血的患者可出现足部皮色苍白或青紫,在趾间、趾尖和足跟等部位可存在皮损溃疡甚至坏疽。另外有部分患者会因动脉斑块碎屑的脱落造成末梢小血管微栓塞,在足背或胫后动脉搏动存在的情况下呈现足趾的青紫现象,临床上称蓝趾综合征(blue toe syndrome)。

4)下肢节段性测压和 ABI 测定:是血管无损伤检查中最常用的一种方法。通过测量大腿上部、大腿下部、小腿和踝部动脉的收缩压来初步判定闭塞性病变的部位和程度。如果两个节段之间的收缩压相差>30 mmHg,则提示该处有闭塞性病变。通过测量踝部胫前或胫后动脉和肱动脉收缩压所得的比值称为 ABI。正常人在静息状态下 ABI 的范围为1.0~1.3,小于0.9则提示有闭塞性病变。间歇性跛行患者的 ABI 多在0.5~0.9,而静息痛患者常低于0.3。在本病的早期,部分有症状的患者在静息状态下的 ABI 可在正常范围,此时可通过运动平板诱发症状后再进行测量。在一些糖尿病患者中,因为中小动脉严重硬化导致血管壁弹性丧失,ANI 会高于实际,单纯依据 ABI 来判断病变的严重程度会产生偏差,此时应该结合多普勒波形进行诊断。

5)Burger 试验:患者平卧位,下肢抬高45°,持续3 min,阳性者足部苍白、麻木或疼痛。待患者坐起,下肢下垂后足部潮红或出现局部紫斑,提示供血不足。该检查结果只能明确肢体有无缺血。ABI 正常为1,ABI 在0.6~0.8出现间歇性跛行,ABI 在0.3~0.5出现静息痛,0.3以下患肢出现破溃及坏疽表现。

(3)听诊:沿动脉走行听诊有无动脉收缩期杂音,如有杂音表明此处管腔变窄或有斑块形成。

【检查结果】

患肢肤色变白,右膝10 cm 以下皮温变低,踝/肱指数0.8,右股动脉正常搏动,右腘动脉及足背动脉、胫后动脉搏动明显减弱,右侧 ABI 为0.65,左侧为1.1。根据结果进一步考虑的可能疾病为右下肢动脉硬化性闭塞症。

【思维提示】

必要时可行解张试验作蛛网膜下腔或硬膜外腔阻滞麻醉,然后在下肢同一位置,对比阻滞前后的温度变化。阻滞麻醉后皮肤温度升高愈明显,动脉痉挛因素所占比重愈高。如果没有明显改变,说明病变动脉已处于严重狭窄或已完全闭塞。

四、实验室和影像学检查

【重点检查内容】

1.血、尿常规,凝血功能,肝肾功,甲状腺功能,感染5项排除相关疾病。

2.动脉造影(CTA)或磁共振动脉造影(MRA)能清晰显示动脉形态、狭窄或闭塞的部位等,其中 CTA 不仅能显示管腔内血流情况,还能准确了解动脉硬化程度。

3.数字剪影动脉造影(DSA)可以明确患肢动脉阻塞的部位,程度,范围及侧支循环建立情况。患肢中小动脉多节段狭窄或闭塞是血栓闭塞性脉管炎的典型 X 射线征象。最常累及小腿的3支主干脉(胫前、胫后及腓动脉),或其中1~2支,后期可以波及腘动脉和股动脉。动脉滋养血管显影,形如细弹簧状,沿闭塞动脉延伸,是重要的侧支动脉,也是本病的特殊征象。

【检查结果】

1.血、尿常规,凝血功能,肝肾功,甲状腺功能,感染5项未见异常。

2.CTA 显示右下肢动脉硬化性闭塞症(右股浅动脉闭塞)(图 45-1)。

3.患者拒绝 DSA 检查。

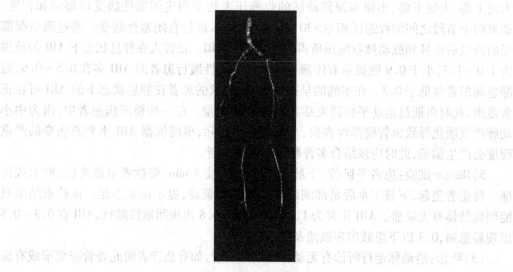

图 45-1　动脉硬化性闭塞症

【思维提示】

动脉硬化闭塞症(arteriosclerosis obliterans,ASO)是一种全身性疾病。可以发生在全身的大、中动脉,但以腹主动脉下端和髂、股、腘动脉最为多见。由于动脉硬化斑块和继发血栓形成导致动脉管腔狭窄或闭塞,引起下肢慢性缺血的临床表现。本病多见于男性,男女比为 4∶1,发病年龄多在 50 岁以上。国外文献统计,55～70 岁年龄组中发病率达 5% ,而 70 岁以上年龄组中可达 8% 。随着国人饮食结构的改变、社会老龄化和影像诊断技术的发展,本病在我国的发生率有增高趋势。

在诊断下肢动脉硬化性闭塞症时需要和下列疾病进行鉴别。

1.血栓闭塞性脉管炎　多见于男性青壮年,好发年龄 20～40 岁。绝大多数有严重吸烟史。本病亦有典型的间歇性跛行,但病变多累及腘动脉、足背动脉和胫后动脉等中小动脉。部分患者可有小腿和足部的游走性静脉炎。血管造影可见动脉呈节段性狭窄或闭塞,病变段以外的动脉多正常显影。

2.多发性大动脉炎　主要侵犯主动脉及其分支的起始部。当胸、腹主动脉出现严重狭窄时可出现间歇性跛行等下肢缺血症状。本病多见于年轻女性,活动期有发热和血沉增快等现象。多同时伴有颈动脉、锁骨下动脉和肾动脉的狭窄或闭塞。

3.下肢动脉急性栓塞　下肢动脉栓塞如果在短时间内有足够的侧支循环代偿可不出现肢体坏疽,急性期后可有不同程度的下肢缺血症状。患者多有房颤病史,起病急。起病时有患肢疼痛、苍白、动脉搏动消失和感觉运动障碍等表现。起病前无间歇性跛行。血管造影可发现下肢动脉显影呈突然中断而病变近端的动脉显影正常。

4.动脉栓塞　常有房颤病史,发病前常无间歇性跛行病史,突发下肢剧烈疼痛,皮肤苍白,动脉搏动消失,迅速出现肢体运动神经麻痹、感觉迟钝和坏疽。

5.腰椎间盘突出症　有间歇性跛行,但下肢动脉搏动正常。

6.髋、膝关节炎　行走时腿部疼痛,休息时症状不一定缓解,但下肢动脉搏动正常。

【临床诊断】

右下肢动脉硬化性闭塞症。

五、治疗方案

1.行右股–腘动脉人工血管旁路术:对于动脉硬化性闭塞,如果病变动脉位于大、中动脉,且病变部位远近端动脉通畅,缺血程度属于重度间歇性跛行(<100 m),应该及时介入或手术治疗。介入方法有球囊扩张成形、支架置入术。手术方法有内膜剥脱术,自体大隐静脉或人工血管旁路术等。如果症状较经,或者为小血管病变,可给予抗凝、扩血管等药物保守治疗。

2.普通肝素化抗凝5~7 d,将ACT控制在200~300,并适当给予扩血管治疗,3~5 d后口服抗血小板药物,如阿司匹林100 mg/d及氯吡格雷50~75 mg/d。

3.手术结束后,要立即观察患肢肤色和皮温,了解患肢动脉搏动是否恢复。流出道动脉搏动是旁路血管通畅的表现,如果未触及搏动,患肢皮温情况也能反映手术效果,此外ABI测定也能反映血运改变情况。小口径动脉旁路术后,常规普通肝素化,抗凝5~7 d,将ACT控制在200~300,以维持有效的抗凝力度,防止术后早期血栓形成,停用抗凝药物前嘱患者口服抗血小板药物如阿司匹林及氯吡格雷,并长期口服维持。

六、病例思考

动脉硬化性闭塞症是全身性动脉粥样硬化在肢体局部表现,是全身性动脉内膜及其中层呈退行性、增生性改变,使血管壁变硬缩小、失去弹性,从而继发血栓形成致使远端血流量进行性减少或中断。可发生于全身各主要动脉,多见于腹主动脉下端和下肢的大中动脉。发生在肾动脉以下的腹主动脉与两髂总动脉者称为Leriche综合征。多发生于50岁以上人群,男女之比约为6:1~9:1,发病率约0.74%。病因尚未明确,大致可归为:①外来因素,主要有吸烟,寒冷与潮湿的生活环境,慢性损伤和感染。②内在因素,自身免疫功能紊乱,性激素和前列腺素失调以及遗传因素。上述众因素中,主动或被动吸烟是参与本病发生和发展的重要环节。病人中大多数有吸烟史,烟碱能使血管收缩,烟草浸出液可致实验动物的动脉发生炎性病变,戒烟可使病情缓解,再度吸烟病情常复发。在病人的血清中有抗核抗体存在,罹患动脉中发现免疫球蛋白及C3复合物,因而免疫功能紊乱在本病的发病原因中的重要性,已引起更多的关注。

下肢动脉硬化闭塞症的非手术治疗。

非手术治疗的目的包括:①延缓动脉硬化病变的进展。②促进侧支循环的建立。③预防足部的创伤和感染。无论患者是否接受手术治疗,非手术治疗的大部分内容必须贯穿整个治疗过程。

(1)戒烟:有非常明确的证据表明吸烟与导致动脉粥样硬化有关,因此戒烟是治疗下肢动脉硬化闭塞症的第一步,是其他治疗手段得以成功实施的必要

(2)其他危险因素的控制:通过改变饮食结构和生活方式以及药物治疗等控制血压、

血糖、血脂和体重,不仅能延缓下肢动脉硬化闭塞症的进展,而且能有效降低心脑血管事件的发生率。

(3)行走锻炼:大量证据表明有规律的行走锻炼能改变下肢动脉硬化闭塞症的自然病程。其可能的作用机制为:①增加侧支血管的数量和直径。②提高肌肉组织的摄氧和耐受无氧代谢的能力。对于除外运动禁忌的患者进行行走锻炼的要求为:①以正常速度行走直至出现症状。②休息直至症状消失后继续行走。③每天应保证至少1 h的锻炼时间。在出现症状后继续行走并不能增强锻炼的效果,相反会影响患者进行锻炼的积极性。

(4)足部护理:正确的足部护理能避免缺血的肢体因为不必要的损伤而导致溃疡和坏疽,其内容包括:①保持足部的清洁和干燥,对于皲裂的皮肤需使用护肤霜。②应由专业人员修剪趾甲和茧皮。③穿宽松的鞋。④避免各种可能导致足部受伤的活动,如赤足行走等。⑤禁止任何形式的热敷。

(5)药物治疗:所有下肢动脉硬化闭塞症的患者都必须接受药物治疗以控制各项危险因素,尤其是调脂药物已被证实有稳定动脉硬化斑块的作用。同时,患者还需要接受相应的药物治疗以预防血栓性病变。

病例四十六　静脉曲张

患者女性,47岁,因双下肢出现迂曲静脉团块20余年,来院就诊。

一、主诉

双下肢出现迂曲静脉团块20余年。

二、病史询问及思维提示

【问诊主要内容】

1. 何时发病? 对于47岁患者,发现下肢出现迂曲静脉团块20余年,提示患者为慢性起病,病史较长,故下肢原发性静脉瓣膜功能不全所致的浅静脉曲张可能性大,如自幼即发现静脉曲张表现,常提示患有下肢动静脉瘘、K-T综合征等先天性疾病,如下肢肿胀多年后出现静脉曲张,提示为下肢深静脉血栓形成后遗症,如既往肝大、脾大病史多年,突然出现下肢静脉曲张常提示下腔静脉血栓形成后遗症或布加综合征。

2. 自觉及伴随症状? 应注意询问患者在下肢长时间行走及站立后是否常自觉有酸胀及沉重感,是否伴有皮肤营养不良性改变如湿疹、色素沉着、皮炎及溃疡形成等。

3. 治疗史? 应询问是否经过大隐静脉高位结扎、剥脱术或是硬化剂注射治疗,如为术后复发,了解可能原因有哪些。这些都有助于静脉曲张疾病的诊断。是否做过血管瘤切除手术、动静脉瘘手术,门静脉高压患者是否做过断流术、脾切除术、断流术等。

4. 既往史及个人史? 既往史注意了解患者有无下肢突发肿胀、深静脉血栓形成病史,以及是否经过系统抗凝及溶栓治,是否由于怀孕诱发或加重下肢静脉曲张,患者母亲是否怀孕时患过病,可能会导致先天性动静脉瘘、K-T综合征和血管瘤等;是否患有恶性肿瘤病史,可能导致下肢出现深静脉血栓形成或由于癌栓堵塞下腔静脉导致下腔静脉堵塞后综合征。

5. 家族史? 家族内是否有静脉曲张病史,如有说明原发性静脉瓣膜功能不全可能性大;家族内是否有恶心肿瘤病史,如有提示因血液高凝导致深静脉血栓和下腔静脉阻塞后遗症的可能性大。

【问诊结果】

双下肢于成年后逐渐出现静脉曲张团块;伴下肢长时间行走及站立后常酸胀及沉重感;尚未治疗;皮肤轻度营养不良,皮肤改变如色素沉着、皮炎;既往无深静脉血栓形成病史,无肿瘤病史,母孕期未患疾病;父亲有静脉曲张病史。

三、体格检查

【重点检查内容】

1. 一般检查　视诊、触诊、叩诊、听诊肢体的感觉和运动检查。

(1)视诊:查看静脉曲张的发生部位,肢围有无增粗,肢体长度,有无水肿,有无下肢色素沉着、皮疹及溃疡,下肢有无搏动性肿块,有无远端肢体缺血表现。大隐静脉曲张好发于大腿、小腿的内侧,小隐静脉曲张好发于小腿后侧,均呈团块状或蚯蚓状。

(2)触诊:下肢深静脉血栓形成时 Homans 征为阳性,Homans 征又称直腿伸踝试验。检查时患者仰卧,膝关节伸直。检查者一手放在患者股后将其下肢稍托起,另一手持足部将踝关节背伸牵拉腓肠肌。如小腿后部出现明显疼痛为阳性。主要见于小腿血栓性深静脉炎,也可见于腓肠肌劳损、创伤和炎症。肌间静脉丛血栓形成可出现腓肠肌区压痛,深静脉血栓形成后血栓复发病例可出现腹股沟及腓肠肌压痛,足背动脉和胫后动脉搏动消失,另有下肢疼痛、红斑、发热、浅静脉曲张、足背屈时小腿疼痛、肿胀的下肢发绀甚至出现股青肿和股白肿,各种动静脉瘘病例在其较大的瘘口及附件静脉处有时会触及震颤、动脉搏动感,同时远端肢体动脉搏动可减弱或消失。

(3)叩诊:当怀疑患有下腔静脉阻塞综合征或布加综合征时,腹部移动性浊音阳性,说明患者存在腹水。

(4)听诊:当各种动静脉瘘病例闻及血管杂音时说明局部可能有较大瘘口。

2. 特殊检查

(1)浅静脉瓣膜功能试验(Trendelenburg 试验):患者仰卧,抬高下肢使静脉排空,于腹股沟下方缚止血带压迫大隐静脉。嘱患者站立,释放止血带后10 s 内如出现自上而下的静脉曲张则提示大隐静脉瓣膜功能不全。同样原理,在窝处缚止血带,可检测小隐静脉瓣膜功能。

(2)深静脉通畅试验(Perthes 试验):患者取站立位,于腹股沟下方缚止血带压迫大隐静脉,待静脉充盈后,嘱患者用力踢腿或下蹲10 余次,如充盈的曲张静脉明显减轻或消失,则提示深静脉通畅。反之,则可能有深静脉阻塞。

(3)穿通静脉瓣膜功能试验(Pratt 试验):患者仰卧,抬高下肢,于腹股沟下方缚止血带,先从足趾向上至腘窝窝缠第 1 根弹力绷带,再从止血带处向下缠第 2 根弹力绷带。

嘱患者站立,一边向下解开第 1 根绷带,一边继续向下缠第 2 根绷带,如果在两根绷带之间的间隙出现曲张静脉,则提示该处有功能不全的穿通静脉。

【检查结果】

双下肢大隐静脉及其属支迂曲扩张,部分成团,皮肤散在色素沉着,无肢体增粗、增长,无胸腹部静脉浅静脉扩张,无足踝区肿胀及水肿,Homans 征为阴性,Trendelenburg 试验、Perthes 试验及 Pratt 试验均阴性,未触及或闻及震颤,移动性浊音阴性。根据结果进一步考虑的疾病可能为双下肢单纯性浅静脉曲张。

【思维提示】

单纯性下肢浅静脉曲张患者常出现进行性加重的下肢浅表静脉扩张、隆起和迂曲,尤以小腿内侧为明显。发病早期,患者多有下肢酸胀不适的感觉,同时伴肢体沉重乏力,久站或午后感觉加重,而在平卧或肢体抬高后明显减轻,有时可伴有小腿肌肉痉挛现象。部分患者则无明显不适。病程较长者,在小腿尤其是踝部可出现皮肤营养性改变,包括皮肤萎缩、脱屑、色素沉着、皮肤和皮下组织硬结、湿疹和难愈性溃疡,有时可并发血栓性静脉炎和急性淋巴管炎。由于曲张静脉管壁较薄,轻微外伤可致破裂出血且较难自行停止。

原发性下肢深静脉瓣膜关闭不全患者常伴有浅静脉曲张,但下肢肿胀不适较单纯性浅静脉曲张者为重。绝大多数穿通静脉瓣膜关闭不全同时伴有下肢深、浅静脉瓣膜关闭不全。患者可有深、浅静脉瓣膜功能不全的相应表现,同时下肢皮肤营养性改变如皮肤萎缩、脱屑、色素沉着、皮肤和皮下组织硬结、湿疹和难愈性溃疡等常较严重。

四、实验室和影像学检查

【重点检查内容】

1. 血、尿常规,凝血功能,肝肾功,甲状腺功能,感染 5 项　了解患者一般情况用以术前准备。

2. 多普勒超声检查　多普勒超声显像仪可观察深静脉通畅程度、瓣膜关闭情况及有无血液反流。于近心端挤压或作 Valsalva 屏气动作可提高诊断准确性。由于多普勒超声检查操作简便、直观、无创,目前在临床应用最为广泛。

3. 光电容积扫描　容积描记有多种方法,临床上常用的是光电容积描记。它通过记录下肢静脉容积减少和静脉再充盈时间来反映静脉血容量的变化,判别深浅静脉和穿通静脉瓣膜功能情况和反流水平。

4. 下肢静脉造影　下肢深静脉造影虽然是一种创伤性检查,但是最可靠的诊断手段,可准确了解病变的性质程度、范围和血流动力学变化,分为顺行和逆行造影。顺行造影主要用于观察下肢深静脉通畅度和穿通静脉瓣膜功能,而逆行造影主要用于观察下肢深静脉瓣膜功能。

【检查结果】

经过体格检查可明显看出浅静脉曲张,下肢静脉彩超示深静脉通畅,无瓣膜反流及血栓形成,隐股静脉瓣膜明显关闭不全,血、尿常规、凝血功能、感染 5 项等均无异常。

【思维提示】

先用无创检查,如下肢动静脉彩超检查、光电容积扫描、再用有创检查如下肢动静脉造影、可以检查深静脉是否通畅,下肢深、浅静脉瓣膜是否有反流。如果深静脉通畅,深、浅静脉瓣膜有反流,可诊断为原发性深静脉功能不全。

下肢静脉造影术是明确下肢浅静脉曲张的"金标准",包括深静脉顺行造影、深静脉逆行造影、经皮腘静脉插管造影(瓣膜功能定位检测)和浅静脉造影。当静脉彩超发现深静脉瓣膜为中度以上功能不全或观察深静脉全程有困难时,需行下肢静脉造影,能够明确瓣膜受损程度及部位,为手术修复瓣膜提供依据;另外,K-T综合征及动静脉瘘也可以行静脉造影检查。下腔静脉血栓或癌栓形成、布加综合征通过下腔静脉造影可明确下腔静脉病变部位及程度。

【临床诊断】

双下肢单纯性浅静脉曲张。

五、治疗方案

对于下肢浅静脉和穿通静脉瓣膜功能不全且深静脉通畅者,可行手术治疗。深静脉瓣膜功能不全者同样可以手术。手术主要是剥脱曲张浅静脉并消除引起下肢浅静脉高压的原因(股静脉或穿通静脉血液反流)。目前多提倡采用的是大隐静脉高位结扎+曲张静脉点式剥脱术。术前嘱患者站立,用记号笔标记曲张静脉。手术步骤:患者取仰卧位,自足背向上驱血,将驱血带缚于大腿中段。于腹股沟皮纹下方0.5~1 cm做平行切口为4~5 cm。切开浅筋膜,显露大隐静脉主干后结扎各属支,距隐股交界点约0.5 cm切断大隐静脉,近端结扎并缝扎。结扎大隐静脉应距股静脉0.5 cm,过长可能残留属支导致复发过短则可使股静脉狭窄。向远端大隐静脉内插入剥脱器至膝关节附近引出,将静脉残端缚于剥脱器头部,慢慢抽出。同法剥脱静脉主干至内踝。对术前标记的曲张静脉作长约5 mm的小切口,用纹式血管钳于皮下进行分段剥脱。对湿疹及溃疡部位,应剥脱位于其下的穿通静脉。剥脱曲张静脉时,应尽量避开伴行的隐神经,避免术后小腿及足内侧的感觉障碍。缝合切口,弹力绷带自足背向上加压包扎至腹股沟。术后鼓励患者尽早活动,一般术后第2天可下床行走,第7天拆线,术后穿弹力袜2~4周。

六、病例思考

根据临床症状、体征和辅助检查,下肢静脉瓣膜关闭不全诊断并不困难,但尚需与以下疾病鉴别。

1. 下肢深静脉血栓形成后遗综合征起病前多有患肢突发性肿胀等深静脉回流障碍表现,早期浅静脉曲张是代偿性症状。病程后期可因血栓机化再通,造成静脉瓣膜破坏,产生与原发性下肢深静脉瓣膜功能不全相似的临床表现。Perthes试验、多普勒超声、容积描记和静脉造影有助于明确诊断。

2. 动静脉瘘　患肢局部可扪及震颤及闻及连续性血管杂音,皮温增高,远端肢体可有发凉等缺血表现。浅静脉压力高,抬高患肢不易排空。

3. Klippel Trenaunay 综合征　本病为先天性血管畸形引起。静脉曲张较广泛，常累及大腿外侧和后侧，患肢较健侧增粗增长，且皮肤有大片"葡萄酒色"血管痣。据此三联症，鉴别较易。

有些患者可使用保守治疗，但效果不满意，适用于早期轻度静脉曲张、妊娠期妇女及难以耐受手术的患者。可要求患者适当卧床休息，避免久站，休息时抬高患肢。在行走或站立时采用加压治疗，减轻下肢酸胀和水肿。根据病变范围选用合适的弹力袜，一般建议Ⅰ~Ⅱ级的压力梯度。另外服用一些静脉活性药物，如马栗种子提取物或者地奥司明可以增加静脉壁张力、促进静脉血液回流并减少毛细血管渗出，从而减轻静脉功能不全的症状。

病例四十七　深静脉血栓形成

患者女性，70 岁，于 3 d 前无明显诱因出现左下肢均匀一致性肿胀，直立或行走后加重，休息抬高患肢后缓解，于 1 d 前症状加重，肿胀加重伴行走时疼痛。

一、主诉

左下肢肿胀 3 d，伴疼痛 1 d。

二、病史询问及思维提示

【问诊主要内容】

1. 患肢是否肿胀？下肢肿胀是最主要的症状，由心、肝、肾等脏器疾病引起的肿胀多为双侧对称性分布。单侧下肢均匀一致性肿胀，且于活动后加重，而卧床休息或抬高患肢时减轻，多为下肢静脉回流异常所致。

2. 有无疼痛病史？疼痛的性质如何？大多静脉回流障碍所导致的下肢肿胀多伴有疼痛，如间歇性疼痛抑或持续性疼痛，是否存在间歇性跛行等对于明确疾病诊断及严重程度具有重要意义。

3. 患肢是否存在感觉异常？是否存在患肢沉重感或皮肤异常感觉。静脉回流障碍所致局部血供不足而引起患侧肢体感觉异常。

4. 患肢是否出现静脉曲张？浅静脉曲张是深静脉回流障碍的继发性代偿反应，其本身也可引起下肢肿胀。

5. 有无胸痛、胸闷、呼吸困难、咯血等症状？高龄患者下肢静脉回流障碍多由于深静脉血栓形成所致，血栓松动脱落后容易造成肺栓塞而可能出现胸痛、胸闷、呼吸困难、咯血等症状。

【问诊结果】

左下肢肿胀疼痛，无下肢感觉异常，无浅静脉曲张，无胸痛、胸闷、呼吸困难、咯血等症状。加之患者年龄较大，提示左下肢深静脉血栓形成可能性大。

三、体格检查

【重点检查内容】

1. 患肢肿胀　肿胀的发展程度,须依据每天用卷带尺精确地测量,并与健侧下肢对照粗细才可靠,单纯依靠肉眼观察是不可靠的。这一体征对确诊深静脉血栓具有较高的价值,小腿肿胀严重时,常致组织张力增高。

2. 压痛　静脉血栓部位常有压痛。因此,下肢应检查小腿肌肉、腘窝、内收肌管及腹股沟下方股静脉。

3. Homans 征　将足向背侧急剧弯曲时,可引起小腿肌肉深部疼痛。小腿深静脉血栓时 Homans 征常为阳性。这是由于腓肠肌及比目鱼肌被动伸长时,刺激小腿血栓静脉而引起。

4. 浅静脉曲张　深静脉阻塞可引起浅静脉压升高,发病1、2周后可见浅静脉曲张。

【检查结果】

左下肢均匀一致性的肿胀,呈凹陷性水肿。左下肢疼痛,腓肠肌压痛阳性。Homans 征阳性。未见浅静脉曲张。

【思维提示】

下肢深静脉血栓形成,可发生在下肢深静脉的任何部位,下肢深静脉血栓(DVT)的症状多种多样,83%的患者出现下肢肿胀和水肿,另外可以有下肢的疼痛、红斑、发热、浅静脉曲张、足背屈时小腿疼痛、肿胀的下肢发绀甚至出现股青肿和股白肿。

四、实验室和影像学检查

【重点检查内容】

1. 彩色多普勒超声　这是一种简便的诊断方法,可反复检查。能迅速作出结论。它不仅可以早期发现,及时诊断急、慢性血栓形成,还可以观察血栓的演变及评价疗效,通过超声波可直接观察静脉直径及腔内情况,可了解栓塞的大小及其所在部位。用彩色血流多普勒实时显像法对膝以上深静脉血栓形成有良好的特异性和敏感性(可达95%),是一种无创、快捷、准确的检查方法。

2. 盆腔彩超　深静脉血栓患者有一定比例是由于肿瘤压迫或肿瘤造成的高凝状态所引起的,在治疗过程中,必须排除肿瘤的存在。盆腔彩超可以排除盆腔占位性病变压迫髂静脉造成的静脉回流障碍,排除肿瘤造成的血液高凝状态引起的血栓形成。

3. 肺灌注扫描　深静脉血栓患者应该注意是否存在肺梗死,这是一个严重的并发症。如果存在肺梗死,应该给予下腔静脉滤器置入预防致命性肺梗死的发生,肺灌注扫描方便快捷,是首选的检查方法。肺动脉增强 CT 图像清晰,也是肺动脉检查的良好方法。

4. 血常规、凝血六项、肝肾功、感染 5 项等常规检查　了解患者一般情况,为后续手术做准备。

【检查结果】

均无异常。

【思维提示】

根据体格检查以及彩色多普勒超声检查,诊断本病并不困难。医者应该及时辨别。

【临床诊断】

左下肢深静脉血栓形成。

五、治疗方案

深静脉血栓形成能诊断明确后,治疗主要目的是减少肺栓塞、预防血栓后综合征和慢性栓栓塞性肺动脉高压、预防下肢深静脉血栓栓塞的复发。因此治疗应包括急性期下肢静脉血栓本身、预防肺栓塞的发生以及慢性血栓后综合征的防治。抗凝治疗是静脉血栓栓塞性疾病治疗基础,新的治疗策略变化中,低分子肝素的治疗依旧是非常重要,口服维生素 K 拮抗剂(VK)的时间更加明确,新型的抗凝治疗药物的日益得到认可,溶栓介入或外科取栓及腔静脉滤器的适应证更加严格。

六、病例思考

深静脉血栓形成的临床分期:①急性期,发病后 14 d 以内。②亚急性期,发病第 15 天至 30 天。③慢性期发病 30 d 以后。④后遗症期,出现血栓后综合征(PTS)症状,如下肢静脉曲张、下肢肿胀甚至出现下肢溃疡。该病的关键在于及时发现,任一患者出现下肢酸痛,肿胀,发绀都应做彩色多普勒超声检查,早期治疗,以免栓子脱落形成肺栓塞危及生命。

病例四十八　右肾结石伴积水

患者男性,35 岁,4 年前,例行体检行彩超发现右肾结石、大小约 0.5 cm,当时伴有间歇性腰部隐痛,口服"肾石通"等排石药物后未行复查。

一、主诉

体检发现右肾结石 4 年余。

二、病史询问及思维提示

【问诊主要内容】

1. 体检发现结石时结石的部位及大小? 泌尿系结石的部位、大小直接影响结石治疗方案的选择,同时通过前后检查结果的比较明确结石是否进行性长大,为选择合适的治疗方案提供依据。

2. 是否存在腰痛、肉眼血尿等症状? 肾结石往往存在腰痛、肉眼血尿等症状,明确是否存在上述症状可评估泌尿系结石的危害,同时对诊断和治疗均具有一定的价值。

3. 是否有发热等症状？了解是否具有发热的症状及体征，以评估是否伴有尿路感染，以确定治疗结石前是否需要进行抗感染治疗。

4. 患者近期尿量情况有无明显减少？尿量是反映肾脏功能的重要指标。部分患者因结石导致梗阻可能发生急性肾功能不全或急性肾衰竭而导致尿量减少，因此需了解患者 24 h 尿量情况。

5. 既往有无排石病史？

6. 既往是否进行治疗，治疗手段及疗效？了解既往是否进行治疗，具体的治疗手段是什么、疗效如何，便于此次选择合适的治疗方案。

7. 患者的家族史及职业？饮食结构、工作环境等因素可能与泌尿系结石的发病具有一定的相关性，筛查患者有无发生泌尿系结石的高危因素，对结石的预防和治疗具有重要意义。

【问诊结果】

患者既往体健，其父母、兄弟、妻子及子女均无泌尿系结石病史。患者以伏案工作为主，缺乏运动，平素饮水量少。4 年前，例行体检行彩超发现右肾结石、大小约 0.5 cm，当时伴有间歇性腰部隐痛，口服"肾石通"等排石药物后未行复查。4 年间，患者反复出现腰部隐痛不适，无肉眼血尿、尿频、尿急等症状，排尿时均未见结石排出，未予特殊处理。1 个月前，患者再次体检发现右肾结石大小约 1.5 cm。近期患者无发热、腰痛、肉眼血尿等症状，尿量亦未见明显减少。

【思维提示】

通过问诊进一步明确患者过去 4 年间均存在腰痛等症状，且未见结石排出。期间仅口服排石药物进行排石而未行任何外科手段进行治疗。由于患者长期伏案工作，且饮水量少、缺乏运动，因此存在罹患结石的危险因素。在体格检查时应对腰部进行叩诊、输尿管压痛点进行触诊，进一步明确有无结石梗阻、感染的体征，为治疗手段的选择提供依据。

三、体格检查

【重点检查内容】

患者右肾结石诊断明确，因此对患者进行系统而全面的体格检查时，应重点注意测量患者的体温、叩诊肾区、触诊输尿管压痛点，了解有无结石梗阻、泌尿系感染的体征。

【检查结果】

T 36.1 ℃、P 77 次/min、R 21 次/min、BP 126/87 mmHg，神志清楚，无病容，皮肤巩膜无黄染，全身浅表淋巴结未见肿大；颈静脉正常，心界正常，心律齐，各瓣膜区未闻及杂音；胸廓未见异常，双肺叩诊呈清音，双肺呼吸音清，未闻及干湿啰音及胸膜摩擦音；腹部外形正常，全腹柔软，无压痛及反跳痛，腹部未触及包块，肝、脾肋下未触及，双下肢无水肿；右肾区叩痛明显，双侧输尿管走行区无深压痛及叩击痛，外生殖器发育正常。

【思维提示】

体格检查发现患者体温正常，右肾区叩痛明显、双侧输尿管压痛点无压痛，其他查体也无阳性发现。因此,需完善小便常规、彩超、泌尿系平片、CT 等实验室检查和影像学检查进一步明确有无泌尿系感染、明确结石的部位和大小,为治疗方案的选择提供依据。

四、实验室和影像学检查

【重点检查内容】

1. 血常规、尿常规、尿培养　尿常规检查能见到肉眼或镜下血尿,伴感染时有白细胞和脓尿,尿液细菌培养可能呈阳性。有时可发现尿液中有晶体。当怀疑泌尿系统结石与代谢状态有关时,应测定血尿的钙、磷、尿酸、草酸等,必要时行钙负荷试验。明确是否存在泌尿系感染。

2. 肾功能及电解质　明确总体肾功能及电解质水平。

3. 彩超　结石显示为增强回声伴声影,且能够评价肾积水和肾实质萎缩的程度,可发现 X 射线片不能显示的小结石和透 X 射线结石。对造影剂过敏妊娠妇女、肾功能不全无尿患者,不能行静脉尿路造影时,选择 B 超有助于诊断。

4. 腹部平片　是确诊肾结石的重要方法,还可看到肾的外形,结石的大小、形态和部位。尿路结石约90%以上含钙,可在 X 射线片上显示出来,故尿路 X 射线片是诊断肾结石必不可少的检查。尿路 X 射线片显示结石的清晰度主要取决于结石的成分和厚度,亦受患者的胖瘦、肠道积气的多少和摄片技术的优分等影响。结石含钙愈多,X 射线片显示愈清楚。含钙少或结石小则显示不清,甚至模糊看不出。但若在拍片前晚冲服番泻叶 $6 \sim 9$ g 或灌肠后,有可能被检出。纯尿酸结石或胱氨酸结石因不含钙,故 X 射线片上不能显示,称为阴性结石,占全部尿路结石的3% ~5%。

【检查结果】

1. 血常规　白细胞 $11.5 \times 10^9/L$,中性粒83.4%,红细胞 $5.24 \times 10^{12}/L$,Hb 123 g/L,血小板 $200 \times 10^{12}/L$。

2. 尿常规　白细胞 221 个/HP,红细胞 7 个/HP,脓细胞(+);尿培养:大肠埃希菌(哌拉西林/他唑巴坦敏感)。

3. 彩超　右肾大小正常,集合系统分离 1.1 cm,集合系统见一大小约 1.5 cm 的强回声团伴声影。

4. 腹部平片　右肾结石,大小约 1.5 cm×0.8 cm(图48-1)。

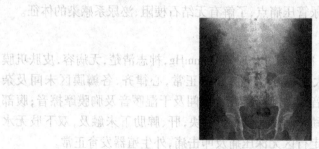

图48-1　腹部平片(泌尿系)

【思维提示】

结合患者病史,体检检查及辅助检查结果,患者右肾结石伴积水,尿路感染的诊断明确。目前,患者肾功能正常、小便常规检查发现白细胞升高明显、尿培养结果阳性,利尿肾图提示双肾功能正常。因此,结合患者情况,患者需首先治疗尿路感染,待感染控制后需考虑外科手术治疗右肾结石。

【临床诊断】

右肾结石伴积水。

五、治疗方案

1. 哌拉西林/他唑巴坦4.5 g,1次/8 h,治疗尿路感染。

2. 予以抗感染治疗1周后,复查尿常规查见白细胞7个/HP、红细胞9个/HP、脓细胞(-)、尿培养未见细菌生长,遂予以行输尿管软镜联合钬激光碎石术治疗右肾结石。为提高输尿管软镜置入肾盂的成功率,予以留置右侧输尿管支架2周后再施行输尿管软镜联合钬激光碎石术。

3. 患者留置右侧输尿管支架2周后施行了经输尿管软镜联合钬激光右肾结石碎石术,术中见结石位于右肾下盏、大小约1.5 cm×1.2 cm,呈黄色、质脆,肾盂及肾盏黏膜光滑,予以完全击碎右肾结石,留置右侧输尿管支架。术后1 d复查腹部平片见右肾结石碎石满意、右侧输尿管支架在位(图48-2),遂予以出院待术后3周复查排石情况。术后3周,患者于门诊复查腹部平片发现右肾残石均已排尽(图48-3),遂予以拔除右侧输尿管支架。

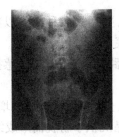

图48-2　输尿管软镜联合钬激光右肾结石碎石后1 d腹部平片

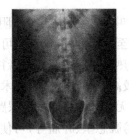

图48-3　体外震波碎石术后3周腹部平片:结石已排尽

六、病例思考

肾结石是晶体物质(如钙、草酸、尿酸、胱氨酸等)在肾脏的异常聚积所致,为泌尿系统的常见病、多发病,男性发病多于女性,多发生于青壮年,左右侧的发病率无明显差异,90%含有钙,其中草酸钙结石最常见。40%~75%的肾结石患者有不同程度的腰痛。结石较大,移动度很小,表现为腰部酸胀不适,或在身体活动增加时有隐痛或钝痛。较小结石引发的绞痛,常骤然发生腰腹部刀割样剧烈疼痛,呈阵发性。泌尿系统任何部位均可发生结石但常始发于肾,肾结石形成时多位于肾盂或肾盏,可排入输尿管和膀胱,输尿管结石几乎全部来自肾脏。肾结石的形成过程是某些因素造成尿中晶体物质浓度升高或溶解度降低,呈过饱和状态,析出结晶并在局部生长、聚积,最终形成结石。影响结石形成的因素很多,年龄、性别、种族、遗传、环境因素、饮食习惯和职业与结石的形成相关。机体的代谢异常(如甲状旁腺功能亢进、皮质醇增多症、高血糖)、长期卧床、营养缺乏(维生素 B_6 缺乏、缺镁饮食)、尿路的梗阻、感染、异物和药物的使用是结石形成的常见病因。已经知道泌尿结石有 32 种成分,最常见的成分为草酸钙,其他成分的结石如磷酸铵镁、尿酸、磷酸钙以及胱胺酸(一种氨基酸)等。肾结石很少有单纯一种晶体组成,大多有两种或两种以上,而以一种为主体。

病例四十九 膀胱结石

患者男性,41 岁,尿频、尿急、尿痛伴肉眼血尿 4 d,排尿中断 1 d,来院治疗。

一、主诉

尿频、尿急、尿痛伴肉眼血尿 4 d,排尿中断 1 d。

二、病史询问及思维提示

【问诊主要内容】

1. 排尿中断的表现及时间？部分患者会出现间歇性排尿中断,变换体位后又能继续排尿,否则可能为膀胱结石排入尿道。部分患者排尿困难用力排尿时可使尿粪同时排出。

2. 大声哭叫,用手牵拉或搓揉阴茎或手抓会阴部,并变换各种体位以减轻痛苦。疼痛有时可放射至背部和髓部,甚至可放射至足跟和足底。

3. 有无发热？伴有发热的患者往往为结石合并尿路感染,需应用敏感抗生素抗感染治疗,若体温较高则不适宜紧急手术处理结石。

4. 既往有无下尿路梗阻？下尿路梗阻(尿道狭窄、先天畸形、前列腺增生、膀胱颈梗阻膀胱膨出、膀胱憩室、肿瘤等)可使小结石和尿盐结晶沉积于膀胱而形成结石。

5. 既往史？反复尿路感染、膀胱异物、女性妇科手术等是膀胱结石的高危因素,既往有上尿路结石病史的患者可因结石下行而出现膀胱结石。小儿膀胱结石与营养状况有一定的关系。追问既往病史对诊断有一定的帮助。

【问诊结果】

患者中年男性,短期内出现膀胱刺激征和排尿中断,且排尿中断可在改变体位后解除。患者入院时诉下腹部胀痛,近半日小便呈滴沥状。患者血尿颜色淡红,无发热。既往体健,无前列腺增生症等下尿路梗阻性疾病,亦无手术外伤史。

三、体格检查

【重点检查内容】

体格检查对于膀胱结石的诊断意义不是特别大。一些较大的膀胱结石,有时在排空膀胱后经双合诊可触到。通过检查膀胱浊音界,可了解到患者尿潴留的严重程度。

【检查结果】

神志清楚,呼吸平稳,自动体位。双侧腹股沟淋巴结未及肿大,心肺检查无特殊。腹部检查发现膀胱浊音界位于耻骨上3横指。四肢、神经等系统检查未见异常。

【思维提示】

体格检查发现患者尿潴留较为严重,下腹部胀痛与此有关,需尽快解除梗阻。影像学检查的主要目的是确诊疾病,且可提供结石大小、数目、形状和位置等信息,为治疗方案的拟定提供依据。

四、实验室和影像学检查

【重点检查内容】

1. 尿常规 明确结石有无合并感染。

2. 血常规、CRP检查 是判断有无急性感染的依据。

3. 泌尿系彩超超声检查 对膀胱结石的诊断很有价值,可发现膀胱内强回声光团随着体位改变而移动。

4. X射线检查 是诊断膀胱结石的可靠手段。因为结石可为多发,必须同时检查上尿路。X射线检查发现的膀胱结石需与静脉石、输尿管壁段结石、膀胱肿瘤钙化、肠道肿瘤及子宫肿瘤相鉴别。

5. CT检查结石更加直观,如有结石,CT显示强化影。

6. 膀胱镜检查 是诊断膀胱结石最可靠的方法。不论结石是否透X射线均可明确,且不仅可查清结石的具体特征,并可发现有无前列腺增生、膀胱憩室、炎症改变、肿瘤等情况。对于较小的膀胱结石,可直接经膀胱镜取出。

【检查结果】

尿后尿常规示白细胞阴性,红细胞+++。

血常规、CRP正常范围。

泌尿系CT平扫确诊膀胱结石如图(图49-1)。该患者未做彩超、X射线、膀胱镜。

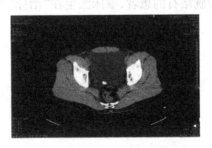

图49-1 泌尿系CT平扫膀胱结石

【思维提示】

根据影像学检查很容易能确诊,关键是选择合适的治疗方案。

五、治疗方案

1. 膀胱结石治疗原则　①取出结石。②纠正形成结石的原因。治疗方法包括内腔镜手术、开放手术和 ESWL。经尿道内镜下碎石术是目前治疗膀胱结石最常用且有效的方法。目前使用较多的是钬激光碎石。钬激光还能同时治疗引起结石的其他疾病，如前列腺增生、尿道狭窄等，且不受结石大小的限制。此外，还可以应用经尿道气压弹道碎石术，但碎石效率差于钬激光碎石术。如成人的膀胱结石直径在 2 cm 以内，也可采用经尿道碎石钳碎石术，并将碎石块冲洗干净。此法简单有效，可在门诊进行，但患者有一定程度的疼痛感。对于有严重尿道狭窄和结石直径超过 4 cm 者，如无条件行经尿道钬激光碎石术，也可行耻骨上膀胱切开取石；如有前列腺增生，应同时摘除，以减少结石复发。其他亦有应用体外冲击波碎石或超声波微爆破等碎石

2. 经尿道膀胱结石钬激光碎石取石术　该患者入院后行经尿道膀胱结石钬激光碎石取石术。对于此结石，直接取出因结石略为偏大，需碎石后取出或自行排出。但对于合并下尿路梗阻的患者。因自行排石较为困难，强烈建议取出或冲洗出碎石。手术碎石的方法有很多，有特制的碎石钳，亦可用超声、液电、激光等设备。体外冲击波碎石对于膀胱结石效率较差，临床很少应用。对于特别大的结石，可考虑行膀胱切开取石术。碎石手术后需应用抗生素治疗。对于结石小碎片或粉末较多的患者，可考虑膀胱持续冲洗。

六、病例思考

此例患者因为病情较为单纯，在取出膀胱结石后治疗已取得成功。对于下尿路梗阻引起的继发性膀胱结石，在取出结石的同时，需治疗病因，如前列腺增生症患者需同时行前列腺电切术。

泌尿系结石极易复发，积极地预防同样是治疗的重要内容。膀胱结石的预防与泌尿系结石的预防一样，在此不做赘述。随访的主要内容是患者有无上尿路结石的发生、有无引起膀胱结石高危因素的出现，一旦发现，需采取针对性治疗方案。

膀胱结石的病因治疗在很多时候比结石本身的处理更为重要。膀胱结石往往好发于男性儿童和老年人较为常见，与儿童的先天畸形、老年人的前列腺增生症等下尿路梗阻疾病有关。因此，对于膀胱结石的患者，临床医生在"治标"的同时更需要"治本"。

第三章 妇产科

病例五十 细菌性阴道炎

患者女性,63 岁,绝经 10 年,阴道分泌物增多伴外阴瘙痒 1 周入院。

一、主诉

绝经 10 年,阴道分泌物增多伴外阴瘙痒 1 周。

二、病史询问及思维提示

【问诊主要内容】

1. 有无发热或腹痛等全身症状　发热或腹痛是上生殖道感染的表现。

2. 性伴数以及性伴有无性传播疾病　多性伴,性交过频与细菌性阴道病有密切关系。性伴有性传播疾病对诊断衣原体或淋球菌引起的宫颈炎及盆腔炎性疾病有帮助。

3. 有无性交后接触性出血以及月经不规律史　急性宫颈炎或宫颈癌可有接触性出血。月经不规律甚或异常、阴道出血有可能为子宫器质性疾病,如子宫内膜炎、黏膜下子宫肌瘤、子宫内膜癌等恶性肿瘤。

【问诊结果】

1 周前出现阴道分泌物增多伴外阴瘙痒,有鱼腥味,无外阴瘙痒,无尿急、尿频、尿痛的泌尿系统症状,无腹痛、腹泻,无发热、盗汗。患病来睡眠可,饮食如常,大小便如常,体重无明显减轻。既往体健,月经规律。无不洁性生活史,无阴道炎史,无长期服用抗菌药史。固定一个性伴侣。婚育、月经史:G_5P_5,13 岁初潮 4～7 d/26～30 d,量中,无痛经,已绝经,绝经年龄 53 岁,已婚,育有 2 儿 3 女。

【思维提示】

1. 老年妇女的阴道分泌物增多是女性生殖道疾病常见症状,常见疾病有阴道炎症、宫颈炎症、上生殖道炎症以及生殖道肿瘤。其中以阴道炎症最为常见。阴道炎症中主要包括滴虫阴道炎、外阴阴道假丝酵母菌病及细菌性阴道病,由于各种阴道炎的发病机制不同,阴道分泌物的特点及伴随症状均不相同,在询问病史时需注意。

2. 阴道分泌物的特点、量以及伴随症状　滴虫阴道炎的分泌物增多,有异味,呈现黄色或淡黄色,泡沫状,外阴瘙痒不明显;外阴阴道假丝酵母菌病的分泌物呈白色豆渣样或凝乳样,常伴较严重的外阴瘙痒及外阴疼痛不适。而细菌性阴道病分泌物增多最为明显,白色,稀薄,鱼腥味,常常无外阴瘙痒。衣原体或淋球菌所致的急性宫颈炎,分泌物多,呈黄色。可伴有泌尿系统的感染症状,但很少外阴痛痒。上生殖道感染的分泌物增多不如下生殖道感染明显,很少外阴瘙痒,可伴有阴道不规则出血,或经前经后少量阴道出血。宫颈恶性肿瘤或子宫恶性肿瘤可有接触性出血或表现为月经不规律。

三、体格检查

【重点检查内容】

从主诉可知患者初步考虑患有阴道炎症或宫颈炎症。下一步需仔细的体格检查,包括全身查体以及妇科检查,全身查体注意有无发热,下腹痛。妇科检查注意阴道分泌物的性质、量及阴道黏膜变化,宫颈及子宫改变等。

【检查结果】

外阴发育正常,阴道呈老年性改变,上皮萎缩,皱襞消失,上皮变平滑、菲薄。阴道通畅,无阴道黏膜充血、水肿改变,于阴道内见较多量白带,呈灰白色,匀质,稀薄,无泡沫,有鱼腥味儿,位于后穹窿和阴道侧壁。宫颈光滑,子宫前位,正常大小,活动,无压痛,双侧附件区未扪及增厚及压痛。三合诊子宫、双侧附件区未及增厚及压痛,双侧主韧带及骶韧带无增粗及压痛。

【思维提示】

经妇科检查,患者的阴道黏膜正常,无充血水肿的炎症表现,子宫及附件正常。阴道分泌物灰白色、量多、鱼腥味,考虑细菌性阴道炎可能性大,仍需要进一步进行实验室检查排除滴虫阴道炎、外阴阴道假丝酵母菌。

四、实验室和影像学检查

【重点检查内容】

1. 分泌物镜检和胺试验协助诊断。
2. 必要时行阴道超声、输卵管检查了解子宫附件情况。
3. 血尿常规检查明确有无感染。
4. 胸片、心电图等排除肺部及心脏疾病。

【检查结果】

1. 显微镜下可见典型的线索细胞,未见滴虫、假丝酵母菌假菌丝及芽孢。胺臭味试验(+),pH 值为 5.5。
2. 患者拒绝行阴道超声。
3. 血常规 WBC 13×10^9/L,ESR 21 mm/60 min,尿常规及血生化未见明显异常。
4. 胸片、心电图均未见异常。

【思维提示】

1. 细菌性阴道病时,阴道内产生过氧化氢的乳杆菌减少而其他微生物大量繁殖,主加德纳菌、动弯杆菌、普雷沃菌、紫单胞菌、类杆菌、消化链球菌等厌氧菌以及大型支原其中以厌氧菌居多。因为大量厌氧菌繁殖时会产生胺类物质,而使阴道分泌物增多并腥臭味,但阴道黏膜无充血、水肿的炎症表现,分泌物中白细胞很少。根据临床诊断标准可诊断为细菌性阴道病。

2.细菌性阴道炎应与其他常见的阴道炎鉴别　见表50-1。

表50-1　细菌性阴道炎与其他阴道炎的鉴别诊断

	细菌性阴道病	外阴阴道假丝酵母菌	滴虫阴道炎
症状	分泌物增多,无或轻度瘙痒	重度瘙痒,烧灼感,分泌物增多	分泌物增多,轻度瘙痒
分泌物特点	白色,匀质,腥臭味	白色,豆腐渣样	稀薄脓性,泡沫状
阴道黏膜	正常	水肿,红斑	散在出血点
阴道 pH	>4.5	<4.5	>4.5
胺试验	阳性	阴性	可为阳性
显微镜检查	线索细胞,极少白细胞	芽生孢子及假菌丝,少量白细胞	阴道毛滴虫,多量白细胞

【临床诊断】

细菌性阴道炎。

五、治疗方案

治疗选用抗厌氧菌药物,主要有甲硝唑、替硝唑、克林霉素。甲硝唑可抑制厌氧菌生长而不影响乳杆菌生长,是较理想的治疗药物。

1.全身用药　首选为甲硝唑400 mg,口服,2 次/d,共7 d;其次为替硝唑2 g,口服,1 次/d,连服3 d;或替硝唑1 g,口服,1 次/d,连服5 d;或克林霉素300 mg,口服,2 次/d,连服7 d。不推荐使用甲硝唑2 g 顿服。

2.局部用药　甲硝唑制剂20 mg,每晚1 次,连用7 d;或2% 克林霉素软膏阴道涂抹,每次5 g,每晚1 次,连用7 d。哺乳期以选择局部用药为宜。

3.该患者给予甲硝唑400 mg 口服,2 次/d,共7 d。

六、病例思考

细菌性阴道炎是产生过氧化氢的乳杆菌减少,而厌氧菌增加所致的一种感染。由于厌氧菌增加,产生大量胺类物质,导致白带增多,有鱼腥臭味。但阴道黏膜无炎症改变,分泌物中白细胞较少。细菌性阴道炎(BV)的诊断标准有 Amsel 临床诊断标准及 Nugent 革兰氏染色评分标准。治疗主要为抗厌氧菌药物,常用甲硝唑、克林霉素,用药方法选择一周疗法。BV 治疗后易复发,若症状持续存在需检查是否为复发。由于治疗性伴侣并未降低复发率,性伴侣无需常规治疗。细菌性阴道炎可能导致子宫内膜炎盆腔炎性疾病及子宫切除后阴道残端感染,准备进行宫腔手术操作或子宫切除的患者即使无症状也需要接受治疗;细菌性阴道炎与绒毛膜羊膜炎、胎膜早破、早产、产后子宫内膜炎等不良妊娠结局有关,有症状的妊娠期患者均应接受治疗;细菌性阴道病复发者可选择与初次治疗不同的抗厌氧菌药物,也可试用阴道乳杆菌制剂恢复及重建阴道的微生态平衡。

病例五十一　子宫内膜非典型增生

患者女性,36 岁,原发不孕 4 年,不规则阴道流血 1 年半,加重 10 d,曾给予己烯雌酚 3 d 止血,但停药后又流血,遂入院。

一、主诉

原发不孕 4 年,不规则阴道流血 1 年半,加重 10 d。

二、病史询问及思维提示

【问诊主要内容】

1. 既往史　月经情况是否有月经稀发,或间断不规则阴道流血病中,用以判断是否存在排卵,长期的无排卵状态可导致子宫内膜增生症。

2. 近 1 年半不规则阴道流血情况　如为无排卵功血,出血情况多为无正常月经周期,间断或多或少淋漓不尽流血,或有停经中。出血量较大且淋漓不尽。如合并子宫肌瘤存在,表现为尚有正常周期,但表现为经期延长或周期缩短,但子宫黏膜下肌瘤也可表现为无规律的不规则出血。

3. 目前流血量多少　如流血量多,需急诊处理,如流血量不多,可先进行相关检查再做处理。

4. 是否合并腹痛及发热　长期的阴道不规则流血是诱发盆腔感染的高危因素。如有感染存在,应同时抗感染治疗。

5. 是否有头晕、乏力　长期的阴道不规则流血可能导致贫血,如合并贫血,需同时支持治疗。

6. 是否应用激素治疗　是否应用过雌激素、孕激素或联合应用止血,如何应用及应用是否规范。

7. 既往是否行分段诊刮术及其病理　了解既往的子宫内膜情况。

8. 是否有体重增长及多毛。

9. 不孕症的情况　结婚年龄,婚后性生活情况,爱人精液检查结果,是否进行相应检查和治疗,是否检测排卵或测基础体温,是否行输卵管通畅性检查。长期无排卵可导致不孕,以上病史可以用以鉴别其他原因引起的不孕症。

10. 既往是否合并高血压、糖尿病、高血压、糖尿病合并存在可能是内膜异常增生的高危因素。

11. 家族史　是否有高血压、糖尿病及子宫肿瘤家族史、高血压、糖尿病、子宫肿瘤等可能有家族遗传倾向性,为辅助检查提供侧重点。

【问诊结果】

患者初潮 13 岁,月经不规律 6 年余,10~20 d/60~90 d,近一年半月经淋漓不尽,量时多时少,给予口服抗生素及止血药治疗效果欠佳,既往未行分段诊刮术,曾给予已烯雌酚 3 d 止血,但停药后又流血。近 10 d 流血明显增多,伴头晕乏力收入院。发病以来间断下腹痛,无发热,自觉乏力头晕,二便正常,近 6 年体重增长明显,增长 20 kg,自诉面部汗毛较多。30 岁结婚,正常性生活至今未孕。2 年前诊断为原发不孕,诉爱人精液正常,行输卵管造影检查可见双侧输卵管通畅。曾检测基础 T 单相型。否认高血压及糖尿病病史。母亲患子宫内膜癌去世。

【思维提示】

该生育年龄患者,长期阴道不规则流血,合并不孕,可能的情况有:长期无排卵型功能失调性子宫出血;子宫内膜病变;子宫肿瘤(常见者为子宫黏膜下肌瘤)。进一步行体格检查明确病因。

三、体格检查

【重点检查内容】

1. 测算体重　指数评价其肥胖状态。体重指数=体重/身高的平方。

2. 血压、心率　注意有无高血压存在,但患者本人并未发现。如急性失血较多,也可存在血压下降、心率加快。

3. 体温　长期流血,有无合并盆腔感染发热。

4. 口唇、胸部、下腹部是否多毛。

5. 患者一般状况贫血貌　患者长期流血,明显失血可使患者一般状况较差,贫血,需紧急处理。

6. 腹部查体　注意下腹部有无压痛、反跳痛及肌紧张等盆腔炎症体征。

7. 妇科检查　注意阴道内血量多少,宫颈口有无脱出物,子宫体有无异常增多及肿物,用以鉴别子宫肿瘤存在。双附件区有无肿物存在。子宫及双附件区有无压痛。反跳痛及肌紧张存在。

【检查结果】

查体:T 37.2 ℃,P 76 次/min,BP 120/75 mmHg,R 20 次/min,身高 165 cm,体重 75 kg,一般情况尚可,贫血面容。皮肤黏膜苍白,口唇多毛,下腹部阴毛轻度菱形分布。心、肺(-),腹软,下腹部轻压痛、无明显反跳痛及肌紧张,肝、脾未及。妇科检查:外阴:已婚未产型,阴道:通畅,有中等暗红色血,宫颈:光滑,有暗红色血液自颈口流出,无异常脱出物。子宫:前位,正常大小,活动尚可,质中,轻压痛,双附件未及肿物,轻压痛。

【思维提示】

近 6 年的月经情况表现为稀发,10～20 d/60～90 d,符合较长时间的无排卵供血状态。身高 165 cm,体重 75 kg,患者体重指数(BMI)27.5,按照国际肥胖的诊断标准(BMI ≥25),符合肥胖的诊断;口唇多毛,下腹部阴毛轻度菱形分布,提示患者可能存在高雄激素血症,结合肥胖及无排卵状态,可能存在多囊卵巢综合征;近 1 年半阴道流血情况加重,口服抗菌药及止血药物无效,应行分段诊刮术了解内膜情况,子宫内膜增生症应用雌激素可以止血,但如果存在子宫内膜非典型增生时,应用雌激素治疗可加重内膜病变发展;近 10 d 阴道流血加重,伴头晕乏力,很可能合并失血性贫血存在,辅助检查应检查血红蛋白,且处理上应尽快采取止血措施;伴体重增加及多毛的症状,应注意有无多囊卵巢综合征;发病来间断下腹痛,注意有无感染存在;30 岁结婚,正常性生活至今未孕。2 年前诊断为原发不孕,诉爱人精液正常,行输卵管造影检查可见双侧输卵管通畅。曾检测基础体温单相型。分析病史中不孕的原因很有可能为卵巢不排卵引起;母亲患子宫内膜癌去世,有肿瘤家族史,该患者存在一定的子宫内膜癌高危因素。

四、实验室和影像学检查

【重点检查内容】

1.血常规、血生化、肝肾功等检查　了解有无贫血以及贫血程度,有无感染征象等。

2.胸部 X 射线片、心电图　排除肺部及心脏疾病。

3.盆腔 B 超检查　了解子宫和双附件情况。

4.行宫腔镜检查及病理协助诊断。

【检查结果】

1.血红蛋白 67 g/L,WBC 10.6×10^9/L,中性粒细胞百分比 76%。

2.胸部 X 射线片、心电图均未见异常。

3.B 型超声检查提示子宫内膜增厚不均回声 1.5 cm,其内可见多个中等团块状不均回声,最大直径 0.8 ~ 1.0 cm。

4.宫腔镜检查及病理结果　宫腔镜检查,膨宫液,压力 80 mmHg,宫颈管未见异常,宫腔 8.5 cm,内膜弥漫性增厚,部分呈息肉样突起,右侧宫角部内膜突起明显,可见异形血管。刮取大部分内膜,直视下取右侧宫角部内膜。病理检查结果为子宫内膜复杂性增生,部分区域中-重度非典型增生。

【思维提示】

患者具有肥胖、多毛、无排卵状态、高雄激素血症存在,虽超声未见双侧卵巢的多泡状态,仍可诊断为多囊卵巢综合征。持续无排卵可以导致不孕,但输卵管的通畅性检查为 2 年前的结果,且目前合并盆腔炎症,应抗炎后进一步了解输卵管的通畅性。持续无排卵状态,子宫内膜持续雌激素刺激且无孕激素拮抗,可导致不同程度地子宫内膜增生症。该患者病理检查为子宫内膜中重度非典型增生。

【临床诊断】

1.子宫内膜中-重度非典型增生。

2.原发不孕症。

3.多囊卵巢综合征。

4.盆腔炎症。

五、治疗方案

该患者的治疗应包括两个方面。

1.子宫内膜非典型增生的处理

（1）患者未生育，有生育要求，可先行保守性药物治疗逆转内膜非典型增生；应用大剂量孕激素治疗（醋酸甲羟孕酮 250 mg/d 或甲地孕酮 160 mg/d），连续服用 3 个月。3 个月后行再次子宫内膜病理检查。

（2）如子宫内膜病理检查提示内膜已转化为正常内膜，应同时复查雄激素水平，如高雄激素水平已纠正，应积极促排卵治疗，同时进行输卵管通液或造影，采取助孕技术辅助生育。

（3）如大剂量醋酸甲羟孕酮不能逆转内膜非典型增生情况，患者进一步发展为子宫内膜癌的可能性较大，应采取手术治疗切除子宫。

2. 不孕症的处理

（1）多囊卵巢综合征是子宫内膜病变的真正病因，也是不孕的原因之一，因此，应当积极治疗多囊卵巢综合征，恢复卵巢排卵。

（2）盆腔炎症该患者有盆腔炎症，可能会引起盆腔器官粘连，影响怀孕，因此，应彻底治疗盆腔炎症，在急性感染控制后，辅助中药治疗。

3. 该患者口服醋酸甲羟孕酮 250 mg/d，共 3 个月，再次宫腔镜检查，子宫内膜病理为增生期子宫内膜。此后监测排卵 1 个周期，未见自行排卵。输卵管通液提示输卵管通畅。行 hCG+hMG 促排卵 2 个周期后妊娠。足月妊娠顺产。产后月经 5 个月恢复正常。产后 9 个月又出现月经稀发+流血淋漓不尽，再次诊刮病理为子宫内膜复杂性增生，给予上左炔诺酮宫内缓释系统（曼月乐）环，上环后 4 个月闭经，至今上环 1 年，正在随访中。

六、病例思考

卵巢持续无排卵状态，多囊卵巢综合征可导致子宫内膜增生症及不孕存在，患者多较为年轻，有生育要求。行子宫内膜病理检查明确增生的类型，给予相应的药物治疗后促排卵治疗，患者仍可有生育可能。但部分患者生育后可复发，左炔诺酮宫内缓释系统（曼月乐）环是治疗子宫内膜增生症的保守而长效的新方法，并且其短期应用安全性和耐受性均较好。保守治疗中仍应注意检测内膜增生情况，如进一步发展，仍应手术治疗。

病例五十二　子宫肌瘤

患者女性，52 岁，月经增多 2 年，尿频 2 个月入院就诊。

一、主诉

月经增多 2 年，尿频 2 个月。

二、病史询问及思维提示

【问诊主要内容】

对月经增多的患者，结合每一疾病的临床特点，应仔细询问

1. 发病前后的月经情况　包括月经初潮时间，月经周期时间，经量多少（正常 < 80 mL），经血颜色，是否伴有凝固的血块，月经期持续时间，经期是否有头晕、眼花、乏力

症状。在此基础上，详细询问诉近 2 年来月经改变情况，与此前正常月经作对照性描述来反映月经增多的趋势和程度。腹痛情况及缓解的情况，了解疼痛发作的部位、时间、程度、性质、疼痛与月经的确切关系，疼痛时伴随的全身症状等。

2. 月经间期阴道分泌物情况　子宫肌瘤使子宫腔面积增大，子宫内膜腺体分泌增多，可使白带增多。黏膜下肌瘤表面如有溃疡可白带增多，如伴有感染，可有脓性和脓血性恶臭白带。子宫内膜癌虽然以绝经后阴道流血为多见，但同时有白带增多、水样，如伴感染也可出现脓血性恶臭白带。因此应询问平时白带量、性状，如有臭性白带应考虑合并感染可能。

3. 腹部有否扪及包块　子宫位于盆腔深处，肿瘤初发时腹部摸不到肿块。随肌瘤增大，有时晨起未解小便，因膀胱充盈，子宫位置升高，患者可于下腹自触及肿块，但排空膀胱后又可消失。当子宫肌瘤超过 3 个月妊娠大小，或子宫底部的浆膜下子宫肌瘤较易在腹部触及肿块，腹部肿块为子宫肌瘤的主要体征。子宫腺肌病时，子宫常均匀性增大，子宫很少超过 2 ~ 3 个月妊娠大小，且有经期子宫增大、经后缩小的特点，一般较少在腹部触及肿块。如停经后，腹部触及肿块，要排除妊娠子宫可能。

4. 询问全身出血性情况　月经过多也可因全身出血性疾病引起，月经期子宫内膜剥脱时局部凝血功能障碍，导致出血不止，月经过多。因此需询问患者皮肤、黏膜、牙龈等出血情况、胸痛、发热等，以排除血小板减少性紫癜、再生障碍性贫血、白血病等。

5. 主要追问发病后诊治经过　特别是药物治疗过程和疗效情况。

【问诊结果】

2 年前开始月经增多，经期由原来的 3 ~ 4 d 延长到 7 ~ 9 d，经量增加约 2 倍（以用卫生巾比较），经期有较多的凝血块，经期常伴头晕、乏力，但无晕厥史；经期有下腹部坠胀，无痛经，无发热，平时白带较多，色白，无异味，无皮肤紫斑、牙龈出血；曾经当地医院检查子宫如孕 50 d 大，超声提示子宫多发性肌瘤，最大肌瘤直径 4.5 cm；多次予消炎、止血、缩宫治疗，症状略改善。一年前因月经多，常规应用止血、缩宫治疗止血效果差而取环和全面诊刮一次，术后病理报告为增生期子宫内膜，并用米非司酮和 GnRHa 激动剂治疗各 3 个月，症状有改善。近半年来月经增多和下腹坠胀明显，且自己下腹部扪及拳头大肿块。近 2 个月来出现尿频，无尿痛、腰痛，无腹痛、腹泻，无心悸。呼吸困难等不适，为求进一步治疗，就诊入院。患病以来，精神、饮食及睡眠一般，近期体重未见明显变化。婚育、月经史：G_3P_3，14 岁初潮，月经周期规则（27 ~ 32 d），经期 3 ~ 4 d，末次月经时间为 2017 年 3 月 27 日，已婚，育有 2 子 1 女。经量适中，无痛经史，未婚未育。

【思维提示】

1. 月经改变是子宫肌瘤最常见的症状。临床可表现为：月经量增多，经期延长，月经周期正常，此种类型出血最多见，有此症状者应首先考虑子宫肌瘤，也可表现为月经量增多，月经周期缩短；而不规则阴道流血，月经失去正常周期性，持续时间长，时多时少且淋漓不断，多见于黏膜下肌瘤，浆膜下肌瘤很少引起月经过多。子宫肌瘤引起月经过多的原因主要有：肌瘤增大使子宫内膜面积增加，经期内膜剥脱面大，修复时间长，以致出血多，经期长；子宫肌壁间肌瘤妨碍子宫收缩，子宫内膜血液循环发生充血及出血；子宫肌瘤多发生于生育年龄的晚期,甚至更年期,有些患者可能伴发子宫内膜增生过长或子宫内膜息肉;肌瘤存在而致子宫内膜静脉丛充血、扩张、子宫黏膜下肌瘤表面的静脉破裂出血可导致大出血。其他疾病引起月经改变尚有其相应的症状,如未放置宫内节育器即可排除其引起的子宫异常出血。

2. 患者出现压迫症状　当肌瘤增大到一定大小时,可引起周围器官压迫症状,子宫前壁肌瘤贴近膀胱者可引起尿频、尿急、膀胱刺激症状,宫颈肌瘤向前长到一定程度,也可引起膀胱压迫而导致耻骨上部不适,尿频、尿潴留或充溢性尿失禁,巨型宫颈前唇肌瘤充满阴道压迫尿道可以产生排尿不畅,甚至尿潴留;子宫峡部或宫颈后壁巨大肌瘤向后压迫直肠引起排便不畅,盆底部坠胀,阔韧带肌瘤或宫颈巨型肌瘤向侧方发展嵌入盆腔内,压迫输尿管使上泌尿道受阻,形成输尿管扩张甚至肾盂积水;巨大肌瘤压迫盆腔淋巴及静脉血流,可产生下肢水肿。由于长期压迫血管,血流缓慢,易引起下肢血栓形成。但后两者较少见;巨大子宫肌瘤也可对胃肠产生压迫引起相应症状;当子宫肌瘤去除或体位改变后有时相应压迫症状均会改善或恢复。若无典型的尿频、尿急、尿痛等尿路感染征象,要考虑肌瘤压迫引起的泌尿系改变。仍需进一步完善实验室及影像学检查协助诊断。

三、体格检查

【重点检查内容】

该患者以月经过多,膀胱压迫症状为主诉,且伴有贫血、下腹肿块等,在常规体格检查时,注意患者贫血貌程度,通过腹部、阴道检查明确子宫大小、形状、质地、压痛、活动度、肌瘤部位、活动度等。

【检查结果】

全身除贫血貌外无异常发现。妇科检查:外阴已婚已产式,阴道通畅,宫颈轻度糜烂,质中,无举痛,子宫如孕3个月大,活动度受限,表面不平,前壁明显突出,贴近耻骨后方,质硬,双侧附件处未及肿块及压痛。

【思维提示】

查体时应注意腹部肿瘤:若为大肌瘤,在腹部可触及肿块,质硬、位于下腹正中或稍有向左或右偏向;若肌瘤刚超出盆腔可触及耻骨联合上方有饱满感,或每于清晨醒后未解小便及未排空膀胱时在下腹可及包块,待排空后肿块又不能触及。阴道检查时子宫体部肌瘤可及子宫不同程度增大,肌瘤部位突起,质硬;若为浆膜下肌瘤则子宫表面可触及高低不平的结节或子宫某处突起;浆膜下子宫肌瘤有时易误诊为双子宫或卵巢实质性肿瘤;阔韧带子宫肌瘤则肿瘤活动受限,子宫被挤压到对侧;黏膜下子宫肌瘤则子宫可呈均匀性增大,有蒂肌瘤可脱出于宫颈内、宫颈口外,肿块表面粉红色,有感染可见脓苔、溃疡、坏死或脓血性分泌物;宫颈肌瘤可使宫颈增粗,宫颈不易暴露或弯曲变形,因宫颈肌瘤增大,宫体被抬举于肿瘤之上,宫颈及穹窿均难以暴露。子宫肌瘤分类示意图见图52-1。

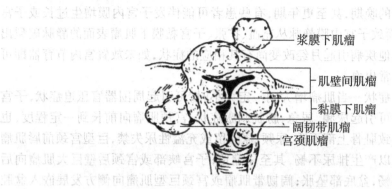

图 52-1　子宫肌瘤分类示意图

浆膜下肌瘤
肌壁间肌瘤
黏膜下肌瘤
阔韧带肌瘤
宫颈肌瘤

四、实验室和影像学检查

【重点检查内容】

1. 血常规、凝血功能、血型、尿常规、肝肾功能　明确有无贫血及感染征象。

2. 胸片和心电图　排除肺部和心脏疾病。

3. 宫颈细胞学检查　排除恶性肿瘤。

4. 盆腔 B 超　了解子宫内膜厚度、形态、与子宫肌层关系、血流变化等。

5. 静脉肾盂造影　必要时作 CT 或核磁共振等。

6. 必要时及时作诊断性刮宫明确内膜病理变化,制定正确的治疗方案。

【检查结果】

1. 血红蛋白 6.6 g/L、红细胞计数 $2.3×10^{12}$/L,凝血功能正常,血肝肾功能和电解质正常。

2. 胸片和心电图未见异常。

3. 宫颈细胞学检查未见异常。

4. B 超提示子宫如孕 3 个月大小,子宫多发性肌瘤,其中最大一个位于子宫前壁下部,大小 10 cm×8.04 cm×8.2 cm,如图 52-2。

5. 静脉肾盂造影显示双肾和输尿管无异常。

6. 反复与患者沟通患者仍拒绝刮宫。

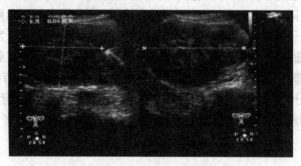

图 52-2　子宫多发肌瘤

【思维提示】

肌瘤常易与下列疾病混淆,应予以鉴别:①子宫腺肌病及腺肌瘤。②妊娠子宫。③卵巢肿瘤。④子宫恶性肿瘤。⑤子宫肥大症。⑥子宫内翻。⑦子宫畸形。⑧盆腔炎性包块。综合病史询问结果和体格检查及既往辅助检查结果,初步诊断为子宫多发性肌瘤,继发性贫血。

【临床诊断】

1. 子宫多发性肌瘤。

2. 中度贫血。

3. 慢性宫颈炎。

五、治疗方案

治疗应根据患者年龄、症状和生育要求,以及肌瘤的类型、大小、数目全面考虑。

1. 该患者经全面检查,入院后予输血,同时口服纠正贫血药物及多食含铁高的食物,血红蛋白回升至 8.3 g/L,尿频无明显改善,经全面评估无手术禁忌后,与患者充分告知病情和知情同意后接受了子宫次全切除术。

2. 术中双侧卵巢外观正常予以保留。术后 3 d 患者尿频症状即消失,术后病理报告为子宫多发性平滑肌瘤。术后 1 个月随访血红蛋白正常,无阴道流血,白带无异常,无手术并发症发生,无围绝经期症状出现。

六、病例思考

子宫肌瘤是女性发病率最高的良性肿瘤之一,多发生于生育期妇女,多数发生在30~50 岁,常见症状有子宫出血、腹部肿块、阴道流液、压迫症状、贫血等,根据病史体检及超声检查一般均能明确诊断,治疗原则应个体化全面考虑,手术仍是子宫肌瘤的主要治疗方法。目前有以下情况应予手术治疗(适应证):①肌瘤导致月经过多,致继发性贫血。②严重腹痛、性交痛或慢性腹痛、有蒂肿瘤扭转引起的急性腹痛。③肌瘤体积大压迫膀胱、直肠等引起相应症状。④肌瘤造成不孕或反复流产。⑤疑有肉瘤变。

病例五十三　卵巢子宫内膜异位囊肿

患者女性,32 岁,痛经 8 年,发现盆腔包块 1 年就诊入院。

一、主诉

痛经 8 年,发现盆腔包块 1 年。

二、病史询问及思维提示

【问诊主要内容】

1. 痛经的特点　询问痛经于月经的第几日为剧?疼痛的部位在哪里?有否放射痛?

痛经有没有逐年渐进性加重? 是否影响工作或需要服用止痛片吗? 有否与痛经相关的可能因素? 以及有否性交痛? 如果有渐进性的继发痛经应注意子宫内膜异位症可能。因为50% ~70%的子宫内膜异位症患者可伴有痛经。一般痛经多位于下腹部和腰骶部,可放射至阴道、会阴、肛门和大腿。需服止痛片的说明疼痛较剧,有性交痛的可能直肠子宫陷凹有病灶或卵巢粘连在盆底。

2. 有否月经失调和(或)不孕不育病史　15% ~30%的子宫内膜异位症患者有月经失调,并且不孕不育高发。子宫内膜异位症患者月经失调常表现为月经周期缩短、月经血量增多或经期延长,淋漓不净。也有在月经中期出现点滴阴道出血者。虽然对于诊断子宫内膜异位症没有特有的临床诊断价值,但也要详细询问月经情况,有助于子宫内膜异位症的诊断。

3. 有无非经期的慢性盆腔痛　近期或既往有没有急性盆腔感染或反复感染发作时,有无发热用于鉴别盆腔炎性包块(一般盆腔炎性包块除了有上述发作史,其疼痛不仅限于经期,平时亦有腹部隐痛,且可伴有发热。当然严重的子宫内膜异位症也可能有慢性盆腔痛。如果既往有反复盆腔感染发作时,还要询问抗感染治疗是否有效)。

4. 是否有转移性腹痛,抗感染治疗是否有效　用于鉴别是否可能存在阑尾脓肿。一般阑尾脓肿有转移性腹痛,可伴有发热。

5. 既往有否腹部手术史　用于鉴别是否由于手术或感染继发的肠管、大网膜粘连等引起的包裹性积液。

6. 是否有周期性的便秘、腹泻、便血等直肠刺激症状　用于鉴别有无肠道肿瘤或子宫内膜异位症病灶侵犯直肠或乙状结肠。详细了解大便次数,排便疼痛,经期便血以及外科疾病情况。

7. 有无水肿、腰痛、血尿、经期尿急尿频等膀胱刺激症状　用于鉴别泌尿系来源的肿瘤或子宫内膜异位症病灶压迫或侵犯输尿管、膀胱。在询问时须详细了解小便次数、排尿疼痛以及泌尿科疾病情况。

8. 是否有子宫内膜异位症的高危因素　要询问患者有无子宫内膜异位症家族史及患者自体免疫疾病史,有无宫腔操作等手术史,月经初潮是否出现早且有月经异常等。

【问诊结果】

8年前开始于经期第1 d有痛经,当时不能忍,疼痛位于腰骶部,有时伴肛门坠胀感,偶服用"布洛芬"能缓解,性交痛不明显,无发热、寒战,无腹痛、腹泻,无尿急、尿痛等不适,休息后能自行缓解,未治疗。此后上述症状反复,1年前于当地医院行B超检查发现左卵巢囊性肿块约3 cm×3 cm×4 cm,内液稠,考虑为"左卵巢内膜异位囊肿",后一直每3个月复查B超。既往月经规律,量中等,经期5 ~6 d,近半年来偶有经期延长至7 ~8 d,3月前查B超示囊肿增大至5 cm×5.5 cm×6 cm。曾服用中药治疗2月和口服抗菌药1周症状无明显好转。未用抗子宫内膜异位药物治疗,近期未做过腹部CT检查,发病以来患者无寒战、发热,无便秘、腹泻、便血,无水肿、血尿,无转移性腹痛。既往无腹部手术史。患者5年前结婚,顺产,育1女。婚育、月经史:G_1P_1,15岁初潮,3 ~6 d/27 ~30 d,量中,无痛经,末次月经时间为2019年06月07日,已婚,育有1女。

【思维提示】

对于一个有继发痛经史，又发现盆腔包块的患者应考虑的疾病有：子宫内膜异位症（卵巢子宫内膜异位囊肿）、盆腔炎性包块和卵巢恶性肿瘤等。继发性痛经是子宫内膜异位症的典型症状，但盆腔包块可来源于生殖道、肠道、泌尿道、后腹膜、腹壁等。而来源于卵巢的包块又有生理和病理性、良恶性之分。因此进一步询问病史应着重于疼痛性质、相关伴随症状、是否同时有其他疾病，以及上述几方面的鉴别。

三、体格检查

【重点检查内容】

患者有继发性周期性痛经，其痛经符合子宫内膜异位症的特点，需要进一步明确。病程中不伴有明显发热，曾服用抗菌药无效。也没有明显的慢性盆腔痛，所以盆腔感染性包块的可能性较小。近1年来定期检查卵巢包块一直存在，基本可以排除生理性的卵巢囊肿，尚需排除卵巢恶性肿瘤可能。没有转移性腹痛，无发热，否认腹部手术史，无便秘、腹泻、便血，所以阑尾脓肿、肠道肿瘤的可能性不大。无水肿、腰痛、血尿等，泌尿系来源的肿瘤或子宫内膜异位症病灶侵犯输尿管、膀胱的可能性不大。但仍需注意肿块与输尿管位置接近的可能，根据病中该患者首先考虑卵巢性子宫内膜异位囊肿的可能，但尚需排除卵巢恶性肿瘤可能，排除合并子宫腺肌病的可能性，因此在体格检查时要着重注意与此相关的体征。

【检查结果】

下腹部触诊未发现明显异常。妇科双合诊和三合诊检查示：外阴无畸形，阴道内无紫蓝色结节，宫颈光滑，无举痛；子宫后位，正常大，质中，活动度可，无压痛；右附件未见包块，无压痛；左附件可及约5 cm的囊性块，位于子宫后方，活动度一般，压痛可疑；左侧骶韧带略有增粗感，有触痛。

【思维提示】

在常规全身体格检查之后，首先要行下腹部触诊。检查下腹部有无肿块，有否腹水，有无压痛。卵巢恶性肿瘤或肠道、腹膜来源的肿瘤常常在腹部可触及肿块，可合并有腹水；炎症性的疾病可能腹部有压痛，所以下腹部的触诊也可作为鉴别诊断的重要依据。其次要行妇科双合诊和三合诊检查，对于子宫内膜异位症患者，三合诊检查尤其重要，因为很多病变及阳性体征都位于子宫后方，在经前或经期体征更明显，对于未手术患者是非常重要的诊断依据。检查时必须注意阴道、宫颈有无紫蓝色结节，子宫的大小、形状、质地和压痛，是否可触及在卵巢子宫囊肿，活动度如何，后穹隆是否存在结节和触痛。

四、实验室和影像学检查

【重点检查内容】

1. 经阴道彩色 B 型超声检查　明确子宫内膜异位囊肿的位置、大小和形状，并可发现盆腔检查时未能扪及的包块；彩超检查还可显示囊肿内有无血流；对其囊内液的性状也有很好的显示。

2. 盆腹腔 CT 扫描　CT 和阴道彩超对诊断卵巢异位囊肿同样敏感,对囊壁和囊腔的表现及病变与邻近脏器关系的显示 CT 优于阴道彩超。可对肿块与周边脏器的侵犯程度有较好的了解。它能发现小至 1 ~ 2 mm 的病灶,并能显示病灶的确切部位,病灶内部质地,形状,边界,与周围结构的关系。结合增强 CT 可了解病灶有无强化,盆腹腔淋巴结有无肿大,肿块与血管的关系等。

3. 血清 CA125 检测　血清 CA125 检测对于诊断盆腔子宫内膜异位症有一定的参考价值,对于盆腔子宫内膜异位症的疗效和复发的预测具有重要的临床意义。敏感性与子宫内膜异位症的分期相关,卵巢子宫内膜异位囊肿较大、病变浸润较深、盆腔粘连广泛者血清 CA125 多升高。CA125 阴性不排除子宫内膜异位症,CA125 在预测子宫内膜异位症严重程度上的价值大于诊断价值。如果血清 CA125 异常升高,常提示有卵巢子宫内膜异位囊肿恶变或卵巢上皮性癌可能。

4. 血常规、CRP、ESR　进一步明确是否存在感染。

5. 胸部平片、心电图、血生化检查　了解患者心肺贮备功能能否耐受手术,有无肝肾功能异常、凝血功能异常、盆腔 MRI 等。

【检查结果】

1. 该患者入院后阴道彩色 B 型超声检查提示子宫后方有囊性肿物约 5.1 cm×5.3 cm×6 cm,囊肿部分有分隔,呈多房性,囊肿壁较厚,毛糙,囊内呈密集细小强光点反射。

2. CT 检查结果示子宫左后方有较高密度囊性为主的类圆形肿块约 5.0 cm×5.5 cm×6.1 cm,与周围有粘连,CT 值较高(33 HU),未见明显淋巴结肿大、双肾未见积水。

3. 血清 CA125 46.1 U/mL(临界值 35 U/mL)。

4. 血常规 WBC 8.3×10⁹/L,N 0.678,红细胞、血红蛋白、血小板正常;ESR、CRP。

5. 血生化检查、胸部平片和心电图均正常。

【思维提示】

根据病史、体征和超声检查,子宫内膜异位症的诊断多无困难。超声检查能区分子宫肌瘤与其他盆腔肿块。磁共振检查可准确判断肌瘤大小、数目和位置。若需要,还可以选择宫腔镜、腹腔镜,子宫输卵管造影等协助诊断。

【临床诊断】

左卵巢子宫内膜异位囊肿。

五、治疗方案

治疗应根据患者年龄、症状和生育要求,以及肌瘤的类型、大小、数目全面考虑。

1. 结合本病例妇科检查及影像学检查显示盆腔粘连不剧,且患者年龄较轻,痛经等症状不剧,辅助检查显示盆腔粘连不剧,为初次腹部手术,故治疗方案选择保守性手术治疗:腹腔镜下左卵巢囊肿剔除术。

2. 手术结果　按预计方案顺利完成手术,行腹腔镜下左卵巢子宫内膜异位囊肿剔除术+盆腔子宫内膜异位病灶电凝+粘连分离术,术中发现:子宫正常大,双侧输卵管走行尚自然柔软,右卵巢外观无殊,左卵巢约 5 cm 大小巧克力囊肿,并有 1/3 与同侧阔韧带后叶粘连,双侧骶韧带和子宫直肠陷凹处可见多处红色火焰样子宫内膜异位病灶。病理诊断为:左卵巢子宫内膜异位囊肿。术后诊断为:盆腔子宫内膜异位症Ⅲ期(卵巢Ⅱc型)。

3. 术后常规抗感染治疗,鼓励多翻身、下床活动,防止术后粘连。术后抗子宫内膜异位药物治疗根据手术情况,该患者为盆腔子宫内膜异位症Ⅲ期,手术较彻底,但为保守性手术,既往有疼痛症状,所以在术后建议可用抗子宫内膜异位药物继续治疗 6 个月。治疗后定期随访观察内容包括临床症状尤其是疼痛症状、妇科三合诊、超声检查以及血清 CA125 测定。

4. 该患者术后恢复良好,接受 GnRHa(诺雷德)3.6 mg 皮下注射,1 次/28 d 治疗,共 6 个月。已经定期随访至今,患者术后痛经症状基本消失,血清 CA125 术后已降至正常范围,无严重并发症发生。

六、病例思考

子宫肌瘤是女性生殖器最常见的良性肿瘤,由平滑肌及结缔组织组成。常见于 30 ~ 50 岁妇女,20 岁以下少见。据尸检统计,30 岁以上妇女约 20% 有子宫肌瘤。因肌瘤多无症状或很少有症状,临床报道发病率远低于肌瘤真实发病率。子宫肌瘤常见的肌瘤变性有:玻璃样变、囊性变、红色变性、肉瘤样变及钙化。

子宫肌瘤应与注意下列疾病鉴别:

1. 妊娠子宫　肌瘤囊性变时质地较软,应注意与妊娠子宫相鉴别。妊娠者有停经史及早孕反应,子宫随停经月份增大变软,借助尿或血 hCG 测定、超声检查可确诊。

2. 卵巢肿瘤　多无月经改变,肿块多呈囊性,位于子宫一侧。注意实质性卵巢肿瘤与带蒂浆膜下肌瘤鉴别,肌瘤囊性变与卵巢囊肿鉴别。注意肿块与子宫的关系,可借助超声检查协助诊断,必要时腹腔镜检查可明确诊断。

3. 子宫腺肌病　可有子宫增大、月经增多等。局限性子宫腺肌病类似子宫肌壁间肌瘤,质硬。但子宫腺肌病继发性痛经明显,子宫多呈均匀增大,较少超过 3 个月妊娠子宫大小。超声检查及外周血 CA125 检测有助于诊断。但有时两者可以并存。

4. 子宫恶性肿瘤　①子宫肉瘤好发于老年妇女,生长迅速,多有腹痛、腹部包块及不规则阴道流血,超声及磁共振检查有助于鉴别,但通常术前较难明确诊断。②子宫内膜癌以绝经后阴道流血为主要症状,好发于老年女性,子宫呈均匀增大或正常。应注意围绝经期妇女肌瘤可合并子宫内膜癌。诊刮或宫腔镜检查有助于鉴别。③子宫颈癌有不规则阴道流血及白带增多或不正常阴道排液等症状,外生型较易鉴别,内生型宫颈癌应与宫颈黏膜下肌瘤鉴别。可借助于超声检查宫颈脱落细胞学检查、HPV 检测宫颈活检、宫颈管搔刮等鉴别。

5. 其他　卵巢子宫内膜异位囊肿、盆腔炎性包块子宫畸形等可根据病史、体征及超声等影像学检查鉴别。

病例五十四 异位妊娠

患者女性,28 岁,停经 62 d,阴道流血 8 d,右下腹剧痛 4 h 入院就诊。

一、主诉

停经 62 d,阴道流血 8 d,右下腹剧痛 4 h。

二、病史询问及思维提示

【问诊主要内容】

1.月经情况 平素月经是否规则? 末次月经日期? 停经后有无妊娠反应? 若平素月经不规则,无法分清月经周期,无法鉴别是否停经。因受精卵着床于输卵管的部位不同,输卵管妊娠破裂发生的时间也不同,峡部妊娠多在妊娠 6 周左右破裂,而间质部妊娠由于间质部外围子宫角肌层较厚,血供丰富,妊娠往往持续到 3 ~ 4 个月才发生破裂。卵巢黄体破裂或滤泡破裂与月经周期有一定的关系,滤泡破裂常发生于两次月经中间,黄体破裂多见,于月经的第 23 ~ 26 d,若阴道出血时间与月经时间相近,则应根据此次阴道出血的症状、伴随症状、血 hCG 水平、B 超等检查以明确。

2.腹痛情况 腹痛开始时间、部位、性质、持续时间、有无放射痛及转移性右下腹痛? 与进食的关系? 伴随症状? 输卵管妊娠破裂时,突感患侧下腹部撕裂样剧痛,疼痛为持续性或阵发性;血液积聚在直肠子宫陷凹而出现肛门坠胀感(里急后重);出血多时可流向全腹而引起全腹疼痛、恶心、呕吐;血液刺激横膈,出现肩胛部放射痛(称为 Danforth 征)。腹痛可出现于阴道流血前或后,也可与阴道流血同时发生。宫内妊娠流产腹痛常局限于下腹中央,多为阵发性,伴下腹坠胀感。消化系统疾病引起的腹痛多是食用不洁之物后,上腹部痉挛性疼痛,频繁吐泻(较重),随即出现脱水症状。已婚女性,出现腹痛伴食欲减退、恶心、呕吐、腹泻等消化道症状,除了考虑消化系统疾病外,还应结合月经史,甚至需要做妊娠试验,以排除妊娠相关疾病的可能。

3.阴道流血情况 阴道流血的量、颜色和持续时间。是否肉眼见到绒毛状组织。是否送病理检查? 有无贫血、晕厥、脉搏加快、休克等症状? 若阴道出血时间与本次月经时间相同,也不能排除停经史,仍需根据血 β-hCG 水平及 B 超确诊。

4.诊治情况及血 hCG 水平 了解发病以来有无就诊经历,追问检查及结果:有无检查血 hCG 或行盆腔 B 超检查,结果如何? 若当地医院考虑到妊娠相关疾病,则应予测血 hCG,因停经时间较短,尿妊娠试验假阴性可能性较大。单纯输卵管妊娠 B 超检查宫腔内无妊娠囊,因孕周较小,也不能忽略宫内孕合并宫外孕的可能性。有无进行治疗? 疗效如何? 输卵管妊娠破裂易误诊为消化系统及非妊娠相关疾病,而予抗感染治疗,治疗过程中如果出现患者症状及体征的突然改变,需要考虑输卵管妊娠破裂的可能。

5.性生活情况和避孕方式 停经以来有无性生活史? 采用什么避孕方式? 对宫内使用节育器以及服用避孕药有停经史者尤应重视。

6.生育史、流产史、异位妊娠史、盆腔炎病史及各种下腹部手术操作史 因为较多的盆腔操作增加了感染的机会,使输卵管周围易发生炎症,而盆腔炎或输卵管炎症可引起盆腔粘连和输卵管粘连、变形、瘢痕形成、蠕动障碍和内膜损伤,从而往往导致双侧输卵管不可逆的功能障碍,故输卵管的病理损害和功能障碍仍是导致输卵管妊娠发生的重要原因。

【问诊结果】

8 d 前出现阴道出血,以为月经来潮,但持续至今仍未净,4 h 前患者无明显诱因下出现右下腹剧痛,撕裂样,伴恶心、呕吐,呕吐物为胃内容物,肛门坠胀感,当地卫生院考虑"急性阑尾炎",建议转入院行手术治疗。平素体健,无下腹不适史,发病前无不洁进食,1 年前有人工流产史。婚育、月经史:G$_3$P$_2$,12 岁初潮,4~7 d/26~30 d,量中,无痛经,末次月经时间为 2018 年 5 月 7 日,已婚,育有 1 儿 1 女。

【思维提示】

由于导致"右下腹剧痛"的主要原因有:①输卵管妊娠破裂。②宫内妊娠流产。③急性阑尾炎。④卵巢滤泡或黄体破裂。⑤卵巢囊肿蒂扭转。⑥出血性输卵管炎。⑦消化道穿孔。在这些急腹症中,因患者伴有阴道流血,输卵管妊娠破裂首先考虑,进一步检查协助诊断。

三、体格检查

【重点检查内容】

妇科检查必须注意宫颈有无举痛,子宫的大小、形状、压痛、质地和双侧附件区包块、压痛等情况。正确的妇科检查结果对该患者的鉴别诊断有较大的帮助,但在检查过程中必须注意检查手势轻巧。

【检查结果】

急性病容,面色苍白,满身大汗,脉搏细速,血压 90/50 mmHg。腹部检查,见外形稍膨隆,右下腹压痛(+),伴轻度肌紧张,移动性浊音(±)。妇科检查为外阴、阴道少量血迹;宫颈举痛明显;子宫及双附件触诊不满意。

【思维提示】

该患者病史提示,此次阴道流血时间较平素经期长,故不能排除右侧输卵管妊娠破裂可能,因此在体格检查是要着重注意与此相关的体征。在常规全身体格检查的基础上,重点了解腹部触诊的情况。

四、实验室和影像学检查

【重点检查内容】

1. B 超检查 超声检查对异位妊娠诊断必不可少,还有助于明确异位妊娠部位和大小,经阴道超声检查较经腹部超声检查准确性高。异位妊娠的声像特点:宫腔内未探及妊娠囊。若宫旁探及异常低回声区,且见卵黄囊、胚芽及原始心管搏动,可确诊异位妊娠;若宫旁探及混合回声区,子宫直肠窝有游离暗区,虽未见胚芽及胎心搏动,也应高度怀疑异位妊娠;即使宫外未探及异常回声,也不能排除异位妊娠。由于子宫内有时可见到假妊娠囊(蜕膜管型与血液形成),应注意鉴别,以免误诊为宫内妊娠。子宫直肠窝积液也不能诊断异位妊娠。超声检查与血 hCG 测定相结合,对异位妊娠的诊断帮助更大。

2. hCG 测定　尿或血 hCG 测定为早期诊断异位妊娠的常用手段,胚胎或滋养细胞尚有活力时,血 hCG 呈阳性。虽然异位妊娠 hCG 时往往低于正常宫内妊娠,但超过 99% 的异位妊娠患者 hCG 阳性,除非极少数陈旧性宫外孕可表现为阴性结果。

3. 腹腔穿刺　包块经阴道后穹隆穿刺和经腹壁穿刺,为简单,可靠的方法,腹腔内出血时,血液积聚于直肠子宫陷凹,后穹隆穿刺可抽出不凝血。如抽出血液较红,放置 10 min 内凝固,表明误入血管,当有血肿形成或粘连时,抽不出血液也不能否定异位妊娠的存在。

4. 腹腔镜检查　腹腔镜检查不再是异位妊娠诊断的"金标准",且有 3% ～4% 的患者因妊娠囊过小而被漏诊,也可能因输卵管扩张和颜色改变而误诊为异位妊娠。目前很少将腹腔镜作为检查手段,而更多作为手术治疗。

5. 子宫内膜病理检查　诊断性刮宫见到蜕膜而无绒毛时可排除宫内妊娠。

6. 血常规、血生化、肝肾功等　明确有无贫血及贫血程度。

7. 心电图、胸片　排除相关手术禁忌证。

【检查结果】

1. 该患者血 hCG 值为 2735 IU/mL。

2. B 超提示右输卵管增粗,盆腔积液深 6.3 cm,结合病史,右侧输卵管妊娠破裂型诊断基本成立。

3. 腹腔穿刺后穹隆穿刺抽出不凝血。

4. 血常规 WBC $6.2×10^9$/L,RBC $5.0×10^{12}$/L,血生化、肝肾功均未见明显异常。

5. 心电图、胸片均未见异常。

【思维提示】

异位妊娠典型者易于诊断,若能重视病史及体征,结合 hCG 测定,B 超检查则诊断正确率明显提高,但症状不典型或病史未掌握或考虑问题片面,以及妊娠部位不同,病理过程不一,临床表现多样化,容易与其他疾病混淆。若病史询问不仔细,尤其首诊于内、外科者,医生重视了消化系统症状如恶心、呕吐、胃痛、右下腹痛、腹泻,或泌尿系症状如尿频、尿痛,而忽略了停经、阴道流血史。故对急腹症患者询问病史时,应对异位妊娠保持高度警惕,尤对未婚或对闭经史有的患者应仔细询问,根据阴道检查、后穹隆穿刺、hCG、B 超检查、血常规等全面分析诊断,必要时采用腹腔镜检查可提高诊断准确率。异位妊娠的鉴别诊断(表 54-1)。

表 54-1 异位妊娠的鉴别诊断

	输卵管妊娠	流产	急性输卵管炎	急性阑尾炎	黄体破裂	卵巢囊肿蒂扭转
停经	多有	有	无	无	多无	无
腹痛	发撕裂样剧痛,自下腹一侧开始向全腹部扩散	下腹中央阵发性坠痛	两下腹持续性疼痛	持续性疼痛,从上腹开始经脐周转至右下腹	下腹一侧突发性疼痛	下腹一侧突发性疼痛
阴道流血	量少,暗红色,可有蜕膜管型排出	开始量少,后增多,鲜红色,或有小血块或有绒毛排出	无	无	无或有如月经量	无
休克	程度与外出血不成正比	程度与外出血成正比	无	无	无或轻度休克	无
体温	正常,有时低热	正常	升高	升高	正常	稍高
盆腔检查	宫颈举痛,直肠子宫陷凹有肿块	无宫颈举痛,宫口稍开,子宫增大变软	举宫颈时两侧下腹疼痛	无肿块触及,直肠指检右侧高位压痛	无肿块触及,一侧附件压痛	宫颈举痛,卵巢肿块边缘清晰,蒂部触痛明显
白细胞计数	正常或稍升高	正常	升高	升高	正常或稍高	稍高
血红蛋白	下降	正常或稍低	正常	正常	下降	正常
阴道后穹窿穿刺	可抽出不凝血	阴性	可抽出渗出液或脓液	阴性	可抽出血液	阴性
hCG 检测	多为阳性	多为阳性	阴性	阴性	阴性	阴性
超声	一侧附件低回声区,其内有妊娠囊	宫内可见妊娠囊	两侧附件低回声区	子宫附件区无异常回声	一侧附件低回声区	一侧附件低回声区,边缘清晰,有条索状蒂

【临床诊断】

右侧输卵管妊娠破裂型。

五、治疗方案

异位妊娠的治疗包括手术治疗、药物治疗。

1. 输卵管妊娠破裂为妇科急腹症，需根据病情缓急，采取相应处理。大量内出血时的紧急处理，内出血多出现休克时，应快速备血、建立静脉通道、输血、吸氧等抗休克治疗，并立即进行手术。该患者入院后估计其失血量约 1000 mL，立即建立了两条静脉输液通路，予吸氧、输血、补液约 2000 mL，同时立即准备手术，患者及家属同意行患侧输卵管切除术。

2. 该患者行剖腹探查术，术中发现右侧输卵管增粗，峡部可见一约 2 cm×2 cm×1 cm 大小的破口，见活动性出血，予卵圆钳钳夹，清除腹腔内积血、血块约 800 mL，并在凝血块中找到绒毛样组织。

3. 术后仍应严密随访血 hCG，防止持续性异位妊娠的发生。对行保守治疗的患者，术后 3 个月可尽早受孕，若 6～12 个月内仍未受孕，则需不孕不育科就诊。

4. 该患者术后 5 d 出院，出院时血 β-hCG 下降到 17 IU/L，出院后 2 周内又复查 2 次，均在正常范围。

六、病例思考

受精卵在子宫体腔以外着床发育的异常妊娠过程，习惯称"宫外孕"。以输卵管妊娠最常见（占 94%），少见的还有卵巢妊娠、腹腔妊娠、宫颈妊娠、阔韧带妊娠。对于常见的输卵管妊娠治疗包括：①保守手术，适用于有生育要求的年轻妇女，特别是对侧输卵管已切除或有明显病变者。近年异位妊娠早期诊断率明显提高，输卵管妊娠在流产或破裂前确诊者增多，采用保守手术明显增多。根据受精卵着床部位及输卵管病变情况选择术式，若为伞部妊娠可行挤压将妊娠产物挤出；壶腹部妊娠行输卵管切开术，取出胚胎再缝合；峡部妊娠行病变节段切除及断端吻合。输卵管妊娠行保守手术后，残余滋养细胞有可能继续生长，再次发生出血，引起腹痛等，称为持续性异位妊娠（persistent ectopic pregnancy），发生率为 3.9%～11.0%。术后应密切监测血 hCG 水平，每周复查一次，直至正常水平。若术后血 hCG 不降或升高、术后 1 d 血 hCG 未下降至术前的 50% 以下或术后 12 d 未下降至术前的 10% 以下，均可诊断为持续性异位妊娠，可给予甲氨蝶呤治疗，必要时需再手术。发生持续性异位妊娠的有关因素包括：术前 hCG 水平过高、上升速度过快或输卵管肿块过大等。②输卵管切除术（salpingectomy），适用于无生育要求的输卵管妊娠、内出血并发休克的急症患者；目前的循证依据支持对对侧输卵管正常者行患侧输卵管切除术更合适。重症者应在积极纠正休克同时，手术切除输卵管，并酌情处理对侧输卵管。输卵管间质部妊娠，应争取在破裂前手术，避免可能威胁生命的大量出血。手术应作子宫角部楔形切除及患侧输卵管切除，必要时切除子宫。输卵管妊娠手术通常在腹腔镜下完成，除非生命体征不稳定，需要快速进腹止血并完成手术。腹腔镜手术具有住院日更短、术后康复更快等优点。③药物治疗，主要适用于病情稳定的输卵管妊娠患者及保守性手术后发生持续性异位妊娠者。全身用药常用甲氨蝶呤（MTX），治疗机制是抑制滋养细胞增生，破坏绒毛，使胚胎组织坏死、脱落、吸收。

病例五十五　急性盆腔炎

患者女性,34 岁,人工流产术后 15 d,下腹部疼痛 7 d 入院。

一、主诉

人工流产术后 15 d,下腹部疼痛 7 d。

二、病史询问及思维提示

【问诊主要内容】

盆腔炎性疾病(pelvic inflammatory disease,PID)多有诱因存在,因感染途径的不同可导致不同的病理改变,出现不同的临床表现,急性 PID 临床表现多样,常见典型表现如下。

1. 是否存在下腹痛　特点为持续性隐痛伴腰部酸痛,运动后加重,病情严重出现腹膜炎者疼痛剧烈,不能缓解。子宫内膜炎引起的腹痛为下腹中部坠痛,向大腿部放射;双侧输卵管炎为双侧下腹部剧痛;盆腔腹膜炎为全腹疼痛不适。

2. 有无阴道分泌物增多　子宫内膜出现炎症时分泌物增多,可为脓性。厌氧菌感染时阴道分泌物伴有恶臭,伴有细菌性阴道病的患者分泌物有鱼腥臭味。

3. 是否有月经改变　月经期感染者,月经可以表现为经量增多、经期延长、淋漓不尽,或出现异味。发生在产后、流产后可伴有恶露不止。

4. 有无其他全身表现　可有发热寒战、恶心呕吐、腹泻腹痛,如脓肿明显且位于子宫前方,可有膀胱刺激表现;如脓肿明显且位于直肠前方,可有直肠刺激表现。

【问诊结果】

半个月前于外院行"人工流产术",术中经过尚顺利,术后阴道出血较少,持续至今,术后 7 d 出现下腹部持续性隐痛,阴道少量血性分泌物,并伴腰部酸痛,发热,最高体温 38.2 ℃,无寒战,食欲差,无恶心、呕吐,无腹泻,无心悸、呼吸困难等不适,大小便正常。既往无特殊,婚育、月经史:G_3P_2,14 岁初潮 4 ~ 6 d/28 ~ 30 d,量中,无痛经,末次月经时间为 2018 年 07 月 07 日,已婚,育有 1 儿 1 女。

【思维提示】

PID 是妇科的多发病和常见病,包括上生殖道器官如子宫、输卵管、卵巢及其周围组织如盆腔腹膜的炎性改变,临床中有多种类型,表现为子宫内膜炎、输卵管炎、输卵管卵巢脓肿、盆腔腹膜炎,其中以子宫内膜炎和输卵管炎多见,也是导致女性不孕的原因之一。PID 发病的诱因主要有以下几方面:①产后、宫腔内操作后(人工流产、宫腔镜检查治疗、诊断性刮宫术、输卵管通液术等)、妇科手术后的感染。②下生殖道上行性感染,主要为性传播疾病(淋菌性宫颈炎、衣原体慢性宫颈炎、细菌性阴道病)。③盆腔其他器官感染直接蔓延,包括阑尾炎、腹膜炎。④PID 再次发作,对于怀疑 PID 的患者应详细询问其发病前的情况,有无以上诱因。

三、体格检查

【重点检查内容】

1. 全身体征　急性病容,可有被动体位,体温升高,呼吸、心率加快。

2. 腹部体征　可有下腹部压痛,炎症蔓延刺激腹膜时,出现反跳痛、肌紧张、腹胀。

3. 妇科检查　阴道可有脓性分泌物,后穹窿可饱满,触痛阳性;急性子宫内膜炎时宫颈充血水肿、有脓性分泌物流出,压痛阳性;宫体稍大,压痛阳性,活动可受限;急性输卵管卵巢炎时宫旁压痛阳性,可有增厚;盆腔结缔组织炎时宫旁组织片状增厚,宫骶韧带水肿、压痛阳性;有盆腔脓肿时可及肿块,并有波动感。

【检查结果】

全身常规检查:T 38.5 ℃,P 90 次/min,R 22 次/min,BP 120/70 mmHg,下腹部软,压痛(+),反跳痛(-),肠鸣音正常,妇科检查为外阴、阴道少量脓性淡血性分泌物,后穹窿略饱满,触痛不明显;宫颈充血、宫口闭合,无组织物堵塞,可见有脓性分泌物流出,举痛(+);子宫体稍大、压痛明显、质地软、活动尚可,两侧附件区未触及肿块、压痛(+)。

【思维提示】

该患者病史提示有盆腔炎发病的诱因——人工流产,流产后抵抗力低下,未能注意个人卫生预防感染,导致急性 PID。根据该患者的表现和体征,考虑 PID 的临床病理改变为急性子宫内膜炎,在常规全身体格检查的基础上,重点了解妇科检查的异常改变,注意阴道有无异常分泌物,后穹窿是否饱满,有无触痛;宫颈有无分泌物流出,有无宫颈举痛;子宫的大小、形状、压痛和质地、活动度;附件区有无增厚及压痛,盆腔是否可及波动感的肿块。

四、实验室和影像学检查

【重点检查内容】

1. 血常规、尿常规、血沉、血生化、C 反应蛋白及肝肾功　判断是否出现感染。

2. 病原体的检测　需要进行颈管分泌物及后穹窿积液穿刺的涂片镜检、免疫荧光检测及培养、药敏实验,可明确诊断及指导治疗。

3. 超声检查　是简便实用的常用方法,超声可见包括输卵管增粗、管腔积液、盆腔积液、附件区包块,多普勒检测显示输卵管充血。

4. 胸部 X 射线、心电图　排除胸部疾病。

【检查结果】

1. 血常规　WBC 13.0×10^9/L,中性粒细胞 79%,ESR 32 mm/60 min,C 反应蛋白 33 mg/L,血生化及肝肾功均未见明显异常。

2. 阴道分泌物生理盐水涂片见到大量白细胞,宫颈管分泌物培养为金黄色葡萄球菌。

3. B 型超声宫腔内未见异常光团回声,双侧输卵管增粗、后穹窿积液 30 mm。

4.胸部 X 射线、心电图均未见异常。

【思维提示】

诊断过程中,需要进一步进行如下的主要鉴别诊断:

1.急性阑尾炎 有不洁饮食史、有转移性右下腹痛病史,伴有恶心呕吐等消化道的异常表现,体检麦氏点有压痛,出现腹膜炎时反跳痛阳性。应警惕发生急性阑尾炎周围脓肿后又波及输卵管,引起输卵管炎。

2.卵巢囊肿破裂或蒂扭转 约10%的卵巢囊肿可以迸发蒂扭转,约3%的卵巢囊肿会发生破裂,但既往多有卵巢囊肿病史,且多有明显诱因,如突然的体位变动、妊娠分娩、腹部外伤、性交、妇科检查等,腹痛部位多为卵巢囊肿所在的一侧下腹部,蒂扭转发生时的腹痛剧烈,并常伴有恶心、呕吐或休克,囊肿多为中等大小、瘤蒂长且活动度良好;囊肿破裂时因破裂口大小、囊内容物性质的不同,导致腹痛症状表现不一,超声检查可以初步了解卵巢囊肿的大小、性质。

3.流产 流产时有腹部疼痛、阴道出血,伴发感染时可有宫颈或阴道异常黏液脓性分泌物、宫颈举痛、血沉加快、血白细胞增高,严重时发展为腹膜炎、败血症、感染性休克,实验室检测多为厌氧菌和需氧菌的混合感染。但患者有明确的停经史、早孕反应、宫腔排出物为妊娠产物,血绒毛膜促性腺激素增高、超声检查可见子宫增大,宫腔内有妊娠囊。

4.肠炎 可有不洁饮食史,多以腹泻为主,伴有呕吐,严重时有脱水症状,大便化验有白细胞,经抗菌药、补水、纠正体内酸碱平衡治疗后腹痛、腹泻会很快好转。

5.该患者便、尿常规均无异常发现,B 型超声检查未见盆腔肿物,宫腔内无异常回声,结合病史,可排除以上鉴别诊断。经过询问病史和妇科检查,初步考虑该患者为以腹痛为主的急性盆腔炎症。

根据病史、症状、体征及实验室检查可做出初步诊断,具体诊断标准见表55-1。

表 55-1 PID 的诊断标准(美国 CDC 诊断标准,2015 年)

最低标准
　子宫颈举痛或子宫压痛或附件区压痛

附加标准
　体温超过38.3 ℃(口表)
　子宫颈或阴道异常黏液脓性分泌物或脆性增加
　阴道分泌物生理盐水涂片见白细胞
　红细胞沉降率升高
　血 C-反应蛋白水平升高

特异标准
　子宫内膜活检证实子宫内膜炎
　阴道超声或核磁共振检查显示输卵管增粗,输卵管积液,伴或不伴有
　　盆腔积液、输卵管卵巢肿块,腹腔检查有盆腔炎性疾病征象

【临床诊断】

急性盆腔炎。

五、治疗方案

PID 主要为抗生素药物治疗,必要时手术治疗。

1. PID 的治疗原则为缓解症状、消除感染、避免远期后遗症。治疗关键是通过联合用药及时治疗多种病原微生物(包括淋病奈瑟菌、沙眼衣原体、厌氧菌和需氧菌等)的感染。联合抗生素治疗、支持疗法、中药治疗,必要时行手术治疗。该患者为流产后急性 PID,病情有发热表现,应住院静脉给予抗菌药治疗,同时给予综合治疗以对症处理发热等症状。

2. 该患者给予青霉素 800 万单位,分 3 次加入 50 g/L 葡萄糖中间歇快速点滴;阿米卡星 400 mg,2 次/d,肌肉注射;甲硝唑 500 mg,静脉滴注,3 次/d,共 10 d,同时给予支持疗法。

3. 该患者治疗后 3 d,临床症状明显好转,治疗结束后临床症状消失,妇科检查见外阴、阴道正常,后穹窿无触痛;宫颈正常,无分泌物,举痛(-);子宫体正常大小、无压痛,两侧附件区未触及肿块、压痛(-)。血常规检查各数据均在正常范围,B 超检查宫腔、盆腔内未见明显异常。治疗结束后 2 个月复查无异常发现。

六、病例思考

1. PID 是妇女最为常见的感染性疾病,并可反复发作,严重的盆腔炎可以导致感染性休克危及生命,急性发作后的输卵管梗阻可使不育及异位妊娠的发病危险性增加。在我国,除流产、分娩等宫腔内操作后发生的 PID 外,由淋病奈瑟菌、衣原体、支原体引起的 PID 也日益增多。诊断依靠病史、临床表现及辅助检查,治疗原则为缓解症状、消除感染、避免远期后遗症。治疗方案为联合用药及时治疗多种病原微生物(包括淋病奈瑟菌、沙眼衣原体、厌氧菌和需氧菌等)的感染,在急性 PID 患者的治疗后应进行必要的随访。

2. 对于抗生素治疗的患者,应在 72 h 内随诊,明确有无临床情况的改善。若抗生素治疗有效,在治疗后的 72 h 内患者的临床表现应有改善,如体温下降、腹部压痛、反跳痛减轻、子宫及附件压痛减轻、宫颈压痛减轻等。若此期间症状无改善,应住院进一步检查,重新评价,必要时腹腔镜或手术窥查。无论其性伴侣接受治疗与否,建议沙眼衣原体和淋病奈瑟菌感染的患者治疗后 3 个月复查上述病原体。若 3 个月时未复查,应于治疗后 1 年内任意 1 次就诊时复查。

3. 手术治疗主要用于抗生素控制不满意的输卵管卵巢脓肿或盆腔脓肿。手术指征有:①脓肿经药物治疗无效。输卵管卵巢脓肿或盆腔脓肿经药物治疗 48 ~ 72 h,体温持续不降,患者中毒症状加重或包块增大者,应及时手术,以免发生脓肿破裂。②脓肿持续存在。经药物治疗病情有好转,继续控制炎症数日(2 ~ 3 周),包块仍未消失但已局限化,可手术治疗。③脓肿破裂。突然腹痛加剧、寒战、高热、恶心、呕吐、腹胀,检查腹部拒按或有中毒性休克表现,应考虑脓肿破裂。若脓肿破裂未及时诊治,死亡率高。因此,一旦怀疑脓肿破裂,需立即在抗生素治疗的同时行手术治疗。

病例五十六 卵巢囊肿蒂扭转

患者女性,17 岁,突发右下腹痛 2 h 入院。

一、主诉

突发右下腹痛 2 h。

二、病史询问及思维提示

【问诊主要内容】

1. 最近有无发热病史 因为阑尾炎或急性输卵管炎患者,多数有发热病史。继而进一步询问腹痛性质,有无如恶心呕吐等伴发症状,白带最近有无异常。

2. 询问月经周期处于何期、腹痛发作前有无诱因,例如发作前有无剧烈运动等。因为女性在每个月经中期,卵巢内的卵泡发育成熟,排卵后,卵泡便发生塌陷、出血而形成血块,但卵泡内的颗粒细胞及卵泡膜细胞则肥大、增生(因里边含有黄色类脂质,称为"黄体细胞"),逐渐形成黄体,剧烈运动如性交冲击作用可致黄体破裂,继而导致腹痛甚至休克。

3. 在询问末次月经的基础上,进一步了解,月经是否规律,月经周期,月经量多少,末次月经有无改变以及其次月经情况。对于生育年龄的妇女,如有停经史,同时伴有厌食、恶心等早孕反应,提示已怀孕,但突然出现下腹痛,持续或反复发作,可伴有恶心、呕吐、肛门下坠等不适,严重时患者面色苍白,出冷汗,四肢发冷,甚至晕厥、休克,考虑流产可能性大,部分患者有不规则阴道出血,一般少于月经量,可能会误认为月经而否认停经,因此,询问上述问题至关重要。

4. 询问既往是否曾行妇科检查,有无妇科疾病如卵巢囊肿、盆腔肿物等。卵巢是肿瘤的好发部位,而卵巢肿瘤中约有 10% 患者会发生蒂扭转现象。这些肿瘤,大多系良性,蒂长,瘤体大,与周围组织无粘连,活动性大,从而容易扭转。尤其是囊性畸胎瘤,黏液性和浆液性囊腺瘤最易发生。因为这类肿瘤蒂较长,重心偏于一侧,瘤体易受肠蠕动或体位改变的影响而转动。一旦发生扭转,便会出现突然的下腹部剧烈疼痛,严重时伴有呕吐。如果扭转较慢且不严重,则疼痛便轻。

【问诊结果】

2 h 前突发右下腹痛,末次月经为 1 周前,平时月经规律,4 ~ 5 d/28 ~ 30 d,量中等,无痛经,前次月经为 2018 年 7 月 5 日,量同以往,无明显改变,无晨起恶心呕吐等症状,无发热、寒战,无转移右下腹痛,无恶心、呕吐,无腹痛、腹泻,无胸闷、心慌等不适。婚育、月经史:G_0P_0,13 岁初潮,4 ~ 7 d/28 ~ 30 d,量中,无痛经,末次月经时间为 2018 年 8 月 7 日,未婚未育,痛前无性生活史,无剧烈运动史,既往否认卵巢囊肿或盆腔肿物史。

【思维提示】

导致"突发右下腹痛"的主要原因有以下 5 种:①阑尾炎。②急性输卵管炎。③黄体破裂。④宫外孕。⑤卵巢囊肿蒂扭转。在这5种原因中,均需要积极处理,一旦确诊,必要时需要急诊手术。

三、体格检查

【重点检查内容】

该患者病史提示,不能排除卵巢囊肿蒂扭转,因此在体格检查时要着重注意与此相关的体征。在常规全身体格检查的基础上,重点了解腹部体征的改变,全腹压痛、反跳痛的集中点,有无肌紧张,妇科检查重点注意双附件区有无肿块,是否存在卵巢囊肿,如果有卵巢囊肿注意其大小、形状、压痛和质地等。正确的妇科检查结果对该患者的鉴别诊断有较大的帮助,但在检查过程中必须注意检查手势轻巧,以免引起囊肿破裂而导致大出血。

【检查结果】

全身常规检查除右下腹明显压痛、反跳痛外,无异常发现,妇科检查为外阴发育正常,阴道畅,无血迹;宫颈常大,光滑,无举痛;子宫正常大、无压痛、质地软、未触及宫旁血管搏动,左侧附件区未触及肿块。无压痛,右附件区可及一拳头大肿物,形态规整呈球形,质中,有压痛,似乎有蒂同子宫相连。

四、实验室和影像学检查

【重点检查内容】

1. 腹部B超和腹部平片　协助诊断排除其他急腹症鉴别。如宫外孕、急性阑尾炎穿孔、滤泡和黄体破裂等。

2. 肿瘤标志物　如CA125、CA19-9、AFP、CEA及hCG、性激素等有利于鉴别卵巢良、恶性肿瘤和卵巢肿瘤的性质。

3. 血常规、肝肾功、感染5项、凝血6项及血生化　可明确感染征象。

4. 心电图、胸片　排除手术禁忌证。

【检查结果】

1. 彩超提示右卵巢10.0 cm×8.5 cm×8.0 cm大小囊性占位,囊内常有散在高回声团,外形规则,边界清楚,囊肿基底部蒂扭转,根部无明显血流信号通过,腹部平片提示有卵巢10.0 cm×8.0 cm×7.0 cm占位,囊壁为密度增高的钙化层,囊内可见骨性结构,卵巢囊肿的性质倾向成熟畸胎瘤,但最终确诊靠病理诊断。

2. 肿瘤标志物无明显增高。

3. 血常规:WBC $16×10^9$/L,肝肾功、感染五项、凝血六项及血生化均未见明显异常。

4. 心电图示:窦性心律,正常心电图,胸片未见异常。

【思维提示】

卵巢成熟畸胎瘤可发生于任何年龄,最早可见于新生儿,也可发生于80~90岁的老人,但大多数均发生于30岁左右的育龄期妇女。北京协和医院曾报道695例成熟畸胎瘤患者,患者年龄 4 ~ 76 岁,平均年龄(32.4±10.2)岁,20 ~ 40 岁的病例占总数 72.3%。绝经后患者占总例数的 4.2%。由于肿瘤为良性,如无扭转或感染等并发症发生,常无特殊症状。

【临床诊断】

右卵巢畸胎瘤蒂扭转。

五、治疗方案

1. 卵巢囊肿蒂扭转一经确诊,应尽快手术。传统手术是开腹行患侧附件切除术,术时应在蒂根下方钳夹后再将肿瘤和扭转的瘤蒂切除,钳夹前不可将扭转肿物复位,以防囊肿内栓子脱落。有国外学者报道 27 例妊娠合并卵巢囊肿扭转患者中 22 例行肿物复位囊肿剔除术,无一例发生术后血栓栓塞。采取何种手术方式与囊肿性质。扭转的程度以及患者的年龄有关。对于年轻患者,良性肿物扭转松弛且肿物血运良好无坏死者,可以行单纯囊肿剔除术;良性囊肿坏死或者年龄大于 45 岁且无生育要求的妇女行患侧附件切除术,酌情行对侧卵巢探查术;病理证实为交界性或者恶性肿瘤者则根据患者年龄、生育要求、病理类型制定相应的手术方案。

2. 手术探查,右卵巢 10.0 cm×8.5 cm×8.5 cm 大小囊肿,右卵巢固有韧带、右骨盆漏斗韧带及右侧输卵管扭转 360°,右卵巢颜色新鲜,无明显坏死迹象。

3. 患者年轻,有生育要求,临床治疗应尽量保留患侧卵巢功能。但保留患侧卵巢手术中风险必须明确向患者家属交代。右卵巢囊肿蒂扭转,囊肿性质待切除后冰冻病理确定,暂按良性肿瘤处理。手术应采取患侧附件切除,但现右侧附件无明显坏死迹象,亦可选择行肿物复位囊肿剔除术,囊肿剔除后根据病理结果决定下一步治疗方案。但肿瘤复位过程如中有囊肿内栓子脱落,栓塞在重要部位,严重时会危及生命。患者家属选择肿物复位囊肿剔除术。术中行肿物复位囊肿剔除术,剔除肿瘤剖检其囊内见牙齿、毛发等结构,送冰冻病理。病例回报良性(成熟性)畸胎瘤。遂行对侧卵巢剖视,未及异常,术后病理诊断与冰冻一致。术后诊断:右卵巢畸胎瘤蒂扭转。

六、病例思考

卵巢成熟畸胎瘤(mature teratoma of the ovary)约占所有卵巢肿瘤 11%,又称卵巢良性畸胎瘤(benign ovarian teratoma)。人体胚胎发育过程中,有一种具有多能发展潜力的多能细胞,正常胚胎发育情况下,发展和分化成各胚层的成熟细胞。如果在胚胎不同开始时期,某些多能细胞从整体上分离或脱落下来,使细胞丰富基因发生突变,分化异常,则可发生胚胎异常。一般认为,这种分离或脱落发生于胚胎早期、则形成畸胎;而如发生于胚胎后期,则形成了具有内胚层、中胚层和外胚层三个胚层的异常分化组织,即形成了畸胎瘤。畸胎瘤的病理特征为肿瘤组织由外、中、内三个胚层组织构成,常含有成熟或未成熟的皮肤、牙齿、骨、软骨、神经、肌肉、脂肪、上皮等组织,少数亦可含有胃黏膜、胰、肝、肾、肺、甲状腺及胸腺等组织成分。

第四章 儿科学

病例五十七 单纯性肥胖症

患者男性,14 岁,进行性肥胖 1 年,伴头晕、头痛、胸闷 1 个月入院。

一、主诉

进行性肥胖 1 年,伴头晕、头痛、胸闷 1 个月。

二、病史询问及思维提示

【问诊主要内容】

1. 病程长短 病理性的肥胖一般较快发生,单纯性病史长,起病缓慢。

2. 家族史 父母双方是否肥胖。因肥胖有家族发病倾向,有研究指出父母双方肥胖者,子女发生肥胖的概率为70% ~ 80%;父或母单方肥胖者,子女发生肥胖的几率为40% ~50%。故需询问有无高血压、冠心病、脑卒中、糖尿病、肾脏疾病等疾病家族史。

3. 饮食习惯 家庭饮食是否以高脂饮食、肉食为主,有无食量大、喜食肉类、甜食、饮料和油炸食品。摄入过多高糖、高热量食物,或进食过快等都是导致肥胖的原因。

4. 生活方式 是否不爱运动,长时间学习、看电视和玩电脑游戏。体力活动少,久坐不活动的不健康的生活方式是肥胖发生的另一重要因素。

5. 有无生长减慢、智力低下、长期服用皮质激素史,以鉴别继发于其他疾病的病理性肥胖。

6. 需注意询问有无多汗、面色潮红、心悸、头晕、头痛、视物模糊、嗜睡、惊厥、意识障碍、水肿、血尿,以协助诊断有无高血压及其病因。

7. 有无多饮多尿伴体重减轻、有无呼吸困难、睡眠打鼾、夜间不能平卧入睡等,以协助诊断有无糖尿病、肥胖肺换气不良综合征等肥胖并发症。

【问诊结果】

患儿于 1 年前出现食量增加,喜食肉食、油腻、油炸、甜食,每餐约食 8 两米饭,每日 3 餐,无额外零食,活动量小,随即出现体重增加(未监测体重),家长未重视,未曾就诊。1 个月前逐渐出现头晕、头痛,胸闷、乏力,视物模糊,无恶心、呕吐,无心慌、心悸,无多汗、嗜睡、惊厥、意识障碍,在入院门诊就诊,考虑“高血压原因待查,肥胖症”,予呋塞米 60 mg,静推,卡托普利 25 mg,1 次/8 h,口服,血压波动在 133 ~ 160/80 ~ 90 mmHg,头晕。头痛、胸闷等症状稍有缓解。为求进一步诊治,今门诊以“肥胖、高血压原因待查”收入病房。自发病以来,患儿精神、食欲可,睡眠时偶有打鼾,无多饮、多尿,无水肿、血尿,二便正常。父亲肥胖,有2型糖尿病史3年。母亲体健,无高血压、冠心病、脑卒中、肾脏疾病等疾病家族史。既往体健。无肾脏、心血管、内分泌及颅脑疾病史,无长期服用皮质激素史,无铅、汞等毒物接触史。

【思维提示】

1. 患儿有摄入过多高糖、高热量食物不良饮食史,运动量小,且有父亲肥胖家族史,均支持单纯性肥胖。

2. 患儿有肥胖且有2型糖尿病家族史,故需注意有无合并2型糖尿病,但患儿无多饮、多尿、近期体重减轻等,不支持。

3. 患儿既往无长期服用皮质激素史。药物引起皮质醇增多症可除外。

4. 患儿既往体健。无肾脏、心血管、内分泌及颅脑疾病史,无铅、汞等毒物接触史。无水肿、血尿,无心悸,无嗜睡、惊厥、意识障碍。故不支持肾脏疾病、心血管病变、内分泌疾病、颅脑病变、中毒及药物等继发性高血压。

5. 对于一个肥胖儿童首先要考虑是单纯性肥胖还是病理性肥胖。单纯性肥胖是由于能量摄入长期超过人体的消耗,使体内脂肪过度积聚,体重超过了一定范围的一种慢性营养障碍性疾病。病理性肥胖是继发于其他疾病的肥胖,常见于其他内分泌、遗传代谢疾病,如皮质醇增多症、原发性甲状腺功能减退症及伴有肥胖的遗传综合征等。患儿头晕、头痛需注意有无儿童高血压。高血压也要考虑是原发性还是继发性的。原发性高血压病因未明,与遗传、肥胖、膳食、情绪等因素有关。家族成员中常有患肥胖、高血压、冠心病、脑卒中、糖尿病、肾脏疾病等。继发性高血压病因多为肾脏疾病、血管病变、内分泌疾病、颅脑病变、中毒及药物等。

三、体格检查

【重点检查内容】

测定身高、体重以计算体重指数,当体重指数≥同年龄、同性别的儿童体重指数95百分位线为肥胖;测定腰围、臀围,计算腰围臀围比值,比值增大为中心性肥胖。注意有无皮下脂肪增多,分布是否均匀,有无满月脸、水牛背、有无多血质面容和特殊面容,有无皮肤白纹和紫纹,以鉴别皮质醇增多症等病理性肥胖,注意颈部、腋下、肘后及膝部有无棕褐色色素沉着,皮肤增厚,毛囊角化过度,绒毛样疣状增生的黑棘皮病。黑棘皮病与胰岛素抵抗密切相关。注意性器官的发育,以鉴别肥胖生殖无能等肥胖综合征。测定血压需选择适宜的袖带宽度,应常规测四肢血压。注意腹部、锁带上、股部等有无血管杂音,注意周围血管搏动情况(足背动脉)及"无脉症"体征,有无水肿等除外继发性高血压。注意寻找高血压对靶器官损害的证据,如心、脑、眼、肾等。

【检查结果】

T 36.9 ℃,呼吸19次/min,脉搏90次/min,双上肢血压160/100 mmHg,双下肢血压180/120 mmHg,体重89.5 kg,身高176 cm,腰围98.5 cm,臀围107.4 cm,神志清楚,体型肥胖,全身皮下脂肪厚,无满月脸、水牛背,无多血质、鲤鱼嘴、小下颌等特殊面容,双眼睑无水肿,无突眼,双瞳孔等大等圆,对光反射灵敏。双眼集合反射、调节反射正常。无舌颤,颈部、双腋下可见黑棘皮,甲状腺不大,双肺呼吸音清,心率98 次/min,心律齐,心音有力,各瓣膜听诊区未闻及病理性杂音。腹软,腹部可见散在白纹,长 1~2 cm,无紫纹,肝脾肋下未及,腹部、锁骨上、股部等无血管杂音,双肾区无叩痛,双下肢无水肿。下肢足背动脉搏动对称明显,四肢末梢皮温无降低,四肢肌力、肌张力正常,无多指(趾)畸形,无手颤。神经系统查体未见异常。阴毛 Tanner I 期,阴茎长 6.5 cm,周径 6.5 cm,睾丸容积 10 mL。

【思维提示】

①患儿体重指数为28.9,大于同年龄、同性别儿童青少年97%,肥胖诊断成立。②患儿腰围骨围比值为0.92(>0.9),提示中心性肥胖或腹部脂肪增多,两者是胰岛素抵抗、心血管疾病、2 型糖尿病和血脂紊乱的危险因素,颈部、腋下的黑棘皮也与胰岛素抵抗、2 型糖尿病密切相关。③患儿无满月脸、水牛背、无多血质面容,皮肤无紫纹,皮质醇增多症可能性不大。④患儿无鲤鱼嘴、小下颌等特殊面容,四肢肌力肌张力正常,无多指(趾)畸形,睾丸已发育故不支持伴有肥胖的综合征。⑤患儿无突眼,双眼集合反射、调节反射正常。无舌颤、无手颤,甲状腺不大,故甲亢致高血压可除外。⑥双眼睑无水肿,心率98 次/min,心律齐,心音有力,各瓣膜听诊区未闻及病理性杂音,腹部、锁骨上、股部等无血管杂音,双肾区无叩痛,双下肢无水肿。下肢足背动脉搏动对称明显,四肢肌力、肌张力正常,神经系统查体未见异常不支持肾脏疾病、心血管病变、神经系统疾病致高血压。

四、实验室和影像学检查

【重点检查内容】

1. 口服葡萄糖耐量试验(OGTT)和糖化血红蛋白　协助诊断有无糖代谢异常。

2. 血生化　肝肾功能、电解质、心肌酶谱除外心、肝、肾脏等疾病。

3. 血脂4 项　协助除外有无高脂血症。

4. 眼科会诊　除外高血压眼底改变。

5. 腹部彩超、腹主动脉、双肾动脉、颈部血管、肾上腺、上下肢血管彩超　协助排除心血管,肝脏疾病,肾脏病变所致高血压。

6. 血皮质醇、ACTH　协助除外皮质醇增多症和肾上腺皮质增生症。

7. 脑血流图、头、颅 MRI+MRA+MRV　可协助除外中枢神经系统疾病致高血压。

8. 24 h 尿儿茶酚胺　协助除外嗜铬细胞瘤致高血压。

9. 立卧位肾素-血管紧张素-醛固酮　可协助排除原发性醛固酮增多症。

10. 地塞米松实验　了解下丘脑-垂体-肾上腺轴功能是否高于正常,其可能的病变在哪个器官的试验。

11. 甲功、心电图、心脏彩超、血、尿、便常规、ASO、MP 及感染五项。

【检查结果】

1. 糖耐量结果如表57-1。

表 57-1　糖耐量检查结果

时间(min)	血糖(mmol/L)	C 肽(μg/mL)	胰岛素(μIU/mL)
0	5.73	2.9	22.1
30	9.6	8.6	91.7
60	11.9	11.1	175
120	8.62	9.4	110
180	4.8	3.9	31.5

糖化血红蛋白 4.8%，正常范围。

2. 血生化　肝肾功能、电解质、心肌酶谱无异常。

3. 甘油三酯　1.8 mmol/L，高于正常。胆固醇、高密度和低密度脂蛋白均在正常范围。

4. 眼科会诊　视力 0.8，正常眼底，未见高血压眼底改变。

5. 腹部彩超显示脂肪肝，双肾实质回声及结构未见异常，余腹部实质脏器未见异常，未见肿大明显的淋巴结，腹主动脉、双肾动脉、颈部血管、上下肢血管彩超均示无明显异常。

6. ACTH 节律 8 am 29.50 μg/dL，4 pm 13.80 μg/dL，11 pm 22.30 μg/dL。皮质醇节律 8 am 13.60 μg/dL，4 pm 11.50 μg/dL，11 pm 5.70 μg/dL。

7. 脑血流图　①右侧 MLA、ILA、ALA、PLA 流速略低于正常。②双侧 VA 流速轻度减低，频谱正常。③双半球脑血管搏动指数均为正常高限水平，与其高血压后脑血流继发性改变有关。头颅 MRI+MRA+MRV 示无异常。

8. 24 h 尿儿茶酚胺 6.6 mg(正常范围)。

9. 立卧位肾素-血管紧张素-醛固酮在正常范围。

10. 过夜地塞米松抑制试验　皮质醇第 1 天 8 am 19.60 μg/dL，11 pm 口服地塞米松 1 mg 后，第 2 天 8 am 16.00 μg/dL。

11. 小剂量地塞米松抑制试验　抑制前血清皮质醇 12.80 μg/dL，抑制后血清皮质醇 5.4 μg/dL，较试验前降低 50% 以上。

12. 甲功、心电图、心脏彩超、血、尿、便常规、ASO、MP 及感染 5 项均未见明显异常。

【思维提示】

①腹部彩超、腹主动脉、双肾动脉、颈部血管、上下肢血管彩超、心电图、心脏彩超示无异常。目前可排除心脏疾病，肾脏疾病所致高血压。②脑血流围、头颅 MRI+MRA+MRV 示无异常，可除外中枢神经系统疾病致高血压。③24 h 尿儿茶酚胺正常，不支持嗜铬细胞瘤致高血压。④立卧位肾素-血管紧张素-醛固酮正常，可排除原发性醛固酮增多症。⑤皮质醇节律提示皮质醇升高和过夜地塞米松抑制试验皮质醇未被抑制、需除外皮质醇增多症的可能。但小剂量地震米松抑制试验，抑制后血清皮质醇较试验前降低，50% 以上可除外皮质醇增多症。结合病史和查体继发性高血压可除外，考虑为原发性高血压。甲状腺功能三项正常可除外甲状腺功能亢进症，心电图、心脏彩超未见异常不支

持心脏疾病,尿常规正常不支持肾脏疾病。患儿有高血压,血指示甘油三酯1.80 mmol/L,大于1.70 mmol/L,故存在高脂血症。OGTT试验空腹血糖>5.6 mmol/L,餐后2 h血糖>7.8 mmol/L,提示糖耐量降低。结合患儿腰臀比0.92,存在单纯性中心性肥胖,故考虑代谢综合征成立。

【临床诊断】

1. 单纯性肥胖症。

2. 原发性高血压3级(高危组)。

3. 代谢综合征。

五、治疗方案

1. 一般性治疗　控制理想体重,加强饮食指导,限制盐摄入量2 g/d,加强有氧运动,生活规律,消除紧张因素,保证充足睡眠。

2. 调整饮食　鉴于小儿正处于生长发育阶段以及肥胖治疗的长期性,故多推荐低脂肪、低糖类和高蛋白、高微量营养素、适量纤维素食谱。进一步了解患儿在家三天的饮食情况,计算出每天平均摄入的总热量,然后制订全日的总热量,在减肥期开始减少总热量的1/5或1/4,在满足生长发育需要的前提下,循序渐进。因患儿在家每天平均摄入的总热量约8400 kJ/d(2000 kcal/d)故每日起始热量定为6700 kJ/d(1600 kcal/d)膳食原则:应多摄入蔬菜、高纤维素和水分多的食物以增加饱腹感;每日应保证1个鸡蛋,250 mL牛奶,100～150 g鱼肉、鸡肉或其他瘦肉;严禁油炸、油脂食物和甜食。

3. 运动治疗　运动可增加机体热能的消耗,促使脂肪分解,减少胰岛素分泌,使脂肪合成减少,蛋白质合成增加,促进肌肉发育。每日坚持运动至少30 min,活动量以运动后轻松愉快、不感疲劳为原则。运动强度因人而异,要观察运动过程中有无不良反应如呼吸困难,面色苍白,恶心呕吐等。

4. 心理治疗　鼓励儿童坚持控制饮食及加强运动锻炼,增强减肥的信心,心理行为障碍使儿童失去社交机会,二者的恶性循环使儿童社会适应能力降低。应经常鼓励小儿多参加集体活动,改变其孤僻、自卑的心理,帮助小儿建立健康的生活方式,学会自我管理的能力。

5. 药物治疗　血管紧张素转换酶抑制剂卡托普利(开搏通)25 mg,1次/8 h口服降压。

六、病例思考

代谢综合征是由于胰岛素抵抗引发的一系列临床、生化、体液代谢失常,从而引起多种物质代谢失常的综合征,常包括肥胖、高血压、高血糖、血脂异常等。目前认为是环境因素和遗传因素相互作用的产物。

中华医学会糖尿病学分会建议的诊断标准:

1. 超重和(或)肥胖　BMI≥25。

2. 高血糖　空腹血糖(FPG)≥6.1 mmol/L(110 mg/dL)和(或)2 h PG≥7.8 mmol/L(140 mg/dL),和(或)已确诊糖尿病并治疗者。

3.高血压 收缩压/舒张压≥140/90 mmHg,和(或)已确诊高血压并治疗者。

4.血脂紊乱 空腹血甘油三酯≥1.7 mmol/L(150 mg/dL),和(或)空腹血 HDL-C <0.9 mmol/L(35 mg/dL)(男),<1.0 mmol/L(39 mg/dL)(女)。

具备以上 4 项组成成分中的 3 项或全部者可确诊为代谢综合征。

总之,单纯性肥胖发病率高,缺乏有效治疗,故应以预防、教育为主。单纯性肥胖的重点是并发症的预防和筛查。因此对单纯性肥胖特别是伴皮肤黑棘皮病的儿童需高度注意代谢综合征的可能,应定期监测血压、血脂和糖代谢。对于伴有高血压并发症者,首先需除外肾脏疾病、心血管疾病、内分泌疾病、颅脑疾病、中毒及药物等继发性高血压。治疗应该全面考虑,如已知本患者患高血压,运动强度受限制,减肥速度必须放缓。

病例五十八 贫血

患者女性,16 岁,头晕 1 周,再发加重 1 d 伴呕吐急诊来院。

一、主诉

头晕 1 周,再发加重 1 d 伴呕吐 1 次。

二、病史询问及思维提示

【问诊主要内容】

1.头晕、呕吐是否伴有发热。如果发热伴头晕、呕吐应注意神经系统感染。是否有头部外伤史、抽搐史,应注意除外颅内出血、癫痫等其他中枢神经系统病变。

2.头晕是否伴有乏力、心悸、胸闷、苍白、出血。注意除外感染性心肌炎等心血管疾病和贫血等血液系统疾病。

3.腹痛、呕吐是否伴有腹泻。大便性状、颜色等,注意除外胃炎、胃溃疡等消化系统疾病。

4.营养状况,生长发育情况,月经量,青春期后身高和体重增长情况,是否患有慢性疾病。

5.注意追问患者月经史,了解月经量,是否存在月经量过多。

【问诊结果】

1 周前无明显诱因出现头晕,自感乏力,不爱活动,偶有眼前发黑、耳鸣,无发热、寒战,无腹泻、腹泻,无心悸、晕厥,饮食及二便正常。未就诊。1 d 前上述症状再发加重,伴腹痛并呕吐 1 次,呕吐物为少量胃内容物,呕吐后腹痛略缓解,无发热、畏寒,无胸闷、气促,无心慌、气促等不适,为求进一步治疗,就诊于入院。既往体健。12 岁初潮,平素规律,5~7 d/28~30 d,量 300~400 mL,无痛经史。

【思维提示】

患儿为青春期女性,急性起病,病情进展。对于这样一位患者,临床以头晕,腹痛伴呕吐,为主诉,应考虑到以下 4 个系统的疾病:①神经系统疾病中的感染和非感染性疾病。②心血管疾病中的感染性心肌炎等。③消化系统疾病中的胃炎等炎症性疾病。④血液系统疾病的各类贫血等。因此进一步询问病史应围绕上述4方面。

三、体格检查

【重点检查内容】

了解患儿营养发育情况、面色和心肺，腹部体征，神经系统阳性和阴性体征，注意患儿毛发有无干枯、脱落；皮肤是否干燥、皱缩；指(趾)甲光泽情况。

【检查结果】

T 36.2 ℃，P 18 次/min，R 98 次/min，BP 100/70 mmHg，身高 165 cm，体重 50 kg，营养发育正常，略消瘦，神志清楚，精神反应可，呼吸平稳，左上臂可见卡疤 1 枚。面色、口唇苍白，毛发干枯、脱落；皮肤干燥、皱缩；指(趾)甲缺乏光泽，甲床和结膜苍白，全身皮肤无皮疹及出血点，气管居中，胸廓对称，双侧呼吸运动一致，双肺呼吸音清。心音有力，律齐，各瓣膜区未闻及杂音。腹软，无压痛，肝脾不大，肠鸣音正常。神经系统查体未见异常。

【思维提示】

①本病例患者病程中不伴有发热，但头晕逐渐加重，入院当日自感乏力，腹痛并呕吐1 次，应注意除外中枢神经系统感染可能。②患儿头晕，乏力，但无心悸、胸闷，需要进一步做心电图等以除外心血管系统疾病；患儿无出血征象，应做血液常规检查，除外血液系统疾病。③患儿大便颜色正常，但有上腹部疼痛，呕吐等不适，应注意急性胃肠道炎症。④患儿为青春期女孩，月经初潮12 岁，规律，5~7 d/月，月经量偏多，应特别注意估计失血量。⑤患儿无挑食情况，最初正常饮食，近 1 个月食欲欠佳，无异食癖，但患儿自诉经常感上腹部不适，未检查和治疗，应注意除外慢性胃肠道炎症。仍待进一步实验室和影像学检查协助诊断。

四、实验室和影像学检查

【重点检查内容】

1. 血常规、CRP、脑脊液常规生化　进一步除外中枢神经系统感染。

2. 心脏彩超和心电图　进一步除外心血管系统疾病。

3. 尿便常规检查　了解尿便性状及颜色。

4. 进一步询问患儿身高和体重增长情况。

5. 进一步询问患儿月经情况，并估计出血量。

6. 胸片了解肺部感染情况。

7. 末梢血涂片检查，骨髓常规检查了解细胞增生情况，红细胞形态、大小等。铁代谢检查进一步明确贫血原因，了解有无缺铁性贫血。

8. 胃镜　明确是否存在消化道炎症或溃疡。

【检查结果】

1. 血常规　WBC 6.4×10⁹/L，N 0.62，L 0.29，M 0.09，Hb 81 g/L，MCV 62fl，MCH

24.1 pg,Ret 3%,末梢血涂片可见红细胞中心淡染区扩大,血小板正常。

2. 脑脊液常规、生化均正常;CRP 正常,心脏彩超提示心脏结构及功能正常;心电图无异常。

3. 尿便常规正常。

4. 近两年身高每年增长 15 cm,体重无明显增长。

5. 患儿月经量每月 300 ~ 400 mL。

6. 门诊胸 X 射线正位片双肺纹理增多,心影大小正常。

7. 末梢血图片镜下可见红细胞大小不等,以小细胞为主,中心淡染区扩大,严重时红细胞可呈环状,并有多染性红细胞及点彩红细胞增多,偶尔有少数靶形红细胞出现,一般不见有核红细胞。血清铁(SI)降低(30 μg/dL)、总铁结合力(TIBC)升高(460 μg/dL)、血清铁蛋白(SF)降低(10 μg/L)。

8. 胃镜提示慢性胃炎,但无活动性出血灶。

【思维提示】

①本病例患儿体温、血压、心率均正常,精神反应可,神经系统查体未见异常,故心血管系统和中枢神经系统疾病可能性不大。②面色、口唇苍白,甲床和结膜苍白,结合门诊血液常规检查,诊断贫血成立。③腹软,无压痛,肠鸣音正常,故急性胃肠道感染可能性不大。④患儿贫血、但无出血,肝脾不大,血液系统肿瘤和再生障碍性贫血可能性不大。

【临床诊断】

营养性缺铁性贫血。

五、治疗方案

1. 病因治疗　本例患儿以治疗胃炎为主,而且青春期生长速度快,营养相对不足,应加强营养等。

2. 口服铁剂治疗　以口服铁剂为主,不论使用何种铁剂,一般每日剂量为元素铁 4 ~ 6 mg/kg。最常用硫酸亚铁片(每片 0.3 g,含铁元素 60 mg),多糖铁复合物(每胶囊含铁元素 75 mg)等。于两餐间分为 3 次服最易吸收,同时服用维生素 C 有利于铁剂的吸收。如有胃肠反应也可饭后服用。用药时间为血红蛋白恢复正常后继续用药 3 个月,以补足贮存铁。开始铁剂治疗后应观察治疗效果。一般网织红细胞于铁剂治疗后 48 ~ 96 h 开始上升,7 ~ 10 d 达到高峰,此后逐渐下降。两个月左右血红蛋白恢复正常。但恢复的速度和程度受多种因素的影响。只要诊断正确,去除吸收不良或丢失过多等病因,铁治疗效果应该良好。除铁指标全部恢复正常外,清除了缺铁的病因,才能算治愈。

六、病例思考

营养性缺铁性贫血是小儿贫血中最常见的一种类型,尤以婴幼儿的发病率最高。但青春期生长速度过快,铁的需要量增加,可能造成营养相对缺乏,而且青春期女孩月经量过多,可能为慢性缺铁的原因。因此,青春期女孩应特别注意营养性缺铁性贫血的发生。此例为贫血引起的头晕。本患儿造成缺铁性贫血的原因为生长速度过快,月经量过多以及慢性胃炎造成铁的丢失或消耗过多。

营养性缺铁性贫血,临床主要特点为小细胞低色素性贫血。铁是合成血红蛋白的原料。当体内缺铁或铁的利用发生障碍时,因正铁血红素的合成不足,使血红蛋白合成减少,明显缺铁时对血红蛋白造成明显的影响,从而形成小细胞低色素性贫血。缺铁的主要原因有:①体内贮铁不足:贮存铁及出生后红细胞破坏所释放的铁足够出生后3～4个月内造血之需。如贮铁不足,则婴儿期易较早发生缺铁性贫血。母患严重缺铁性贫血、早产或双胎致婴儿出生体重过低,以及从胎儿循环中失血,都是造成新生儿贮铁减少的原因。②铁的摄入量不足:饮食中铁的供给不足为导致缺铁性贫血的重要原因。由于长期腹泻、消化道畸形、肠吸收不良等引起铁的吸收障碍时也可导致缺铁性贫血。③生长发育因素:随体重增长血容量相应增加,生长速度愈快,铁的需要量相对愈大,愈易发生缺铁。青春期生长速度过快,铁的需要量增加,如果供给不足,可造成铁的相对缺乏。④铁的丢失或消耗过多:由于肠息肉、消化性溃疡、梅克尔憩室、钩虫病等也可引起慢性胃肠道失血。青春期男性痔疮,青春期女性月经量过多,造成的慢性失血等都是发生缺铁性贫血的重要原因。长期反复患感染性疾病,可因消耗增多而引起贫血。以上原因可单独或同时存在。临床表现有贫血一般表现和肝、脾、淋巴结常轻度肿大等骨髓外造血器官表现。消化系统症状常有食欲低下、异食癖,时有呕吐或腹泻。呼吸,脉率加快,心前区往往可听到收缩期杂音。主要诊断依据:有造成缺铁的原因、贫血的临床表现、小细胞低色素性贫血和铁代谢检查显示血清铁降低,总铁结合力升高和血清铁蛋白。主要治疗原则:根除病因和补足贮存铁。

病例五十九 手足搐搦症

患儿女性,6个月龄,以间断抽搐10 d就诊来院。

一、主诉

间断抽搐10 d。

二、病史询问及思维提示

【问诊主要内容】

1. 有无导致电解质紊乱的病史,有无慢性呕吐、腹泻、进食少,小婴儿有无长期摄入过度稀释的奶病史,以除外电解质紊乱致抽搐。

2. 母孕期是否有双下肢抽筋史,是否为北方冬季、春季出生,是否为早产儿,若有需注意母孕期维生素D缺乏致胎儿储备不足。是否规律服用钙剂和鱼肝油,是否为人工喂养,日照是否充足,生长是否过速,需注意钙或维生素D摄入不足。

3. 是否有胃肠道或肝、肾疾病,是否有特殊服药史慢性肝胆、胰腺、肾脏疾病影响维生素D代谢。抗癫痫药可使维生素D代谢加快。

4. 有无交感神经兴奋的临床表现,如软弱无力,出汗,颤抖,心动过速,面色苍白,恶心,呕吐或嗜睡,烦躁等低血糖症状,以除外低血糖所致的抽搐。

5.有无先天性代谢性疾病和癫痫等疾病家族史,有无各种中枢神经系统病变如先天畸形、外伤等病史。

【问诊结果】

患儿于入院前 10 d 无明显诱因出现抽搐 1 次,抽搐时不伴发热,表现为全身大发作,双眼凝视,面色及口唇发绀,头后仰,双上肢屈曲抖动,双下肢僵直,持续 1 min 后自行缓解,抽搐后反应弱,喜睡。30 min 后再次抽搐,表现同前,持续 30 s 左右缓解,间隔 5 ~ 10 min 发作 1 次,共 4 次,每次发作 T 均正常。到当地医院住院,查头颅 CT 未见异常,予地西泮、苯巴比妥、甘露醇及地塞米松等药物治疗,3 ~ 4 h 后患儿再次抽搐,表现为眼睑及口角抖动,四肢无强直,持续 1 min 左右自行缓解,间隔发作 1 次/30 min,共 7 次,均不伴发热。于入院前 9 d 转入当地市级医院 ICU 住院治疗,血生化示血糖、钾、钠、氯、镁均正常。骨代谢检查钙 1.41 mmol/L,磷 1.69 mmol/L,碱性磷酸酶 1155 U/L,诊断为"低钙血症",给予静脉补钙治疗,抽搐好转,患儿于入院前 1 d,血气游离钙 1.0 mmol/L,门诊以"抽搐待查"收入院。患儿自发病以来精神食欲欠佳,睡眠可,尿量可。无软弱无力、出汗、颤抖,无咳嗽,无面色苍白、恶心、呕吐、嗜睡和烦躁等。喂养史:母乳、奶粉混合喂养,未补钙及鱼肝油。母亲生产史及新生儿情况:G_1P_1,患儿母亲孕期无病毒感染史,母亲孕 6 ~ 7 月曾有小腿肌肉痉挛史,未规律补钙,孕 36 周因胎盘早剥而早产,出生体重 2.5 kg,生后无窒息、黄疸,新生儿期体健。健康状况:既往体健,无慢性呕吐、腹泻史。无先天畸形、头颅外伤病史。用药史:否认服用特殊药物史。家族史:无先天性代谢性疾病、癫痫等疾病家族史。

【思维提示】

1.对于一个反复抽搐的婴儿,首先需注意询问是否伴有发热。无热者常见于:①电解质紊乱疾病(如低钙、低钠、高钠、低钾、低镁等)。②低血糖症;③各种中枢神经系统病变(先天畸形、外伤、癫痫等)。此类疾病通常不发热,但有时因惊厥时间较长,也可以引起体温升高。发热者需考虑中枢神经系统感染性疾病。本患儿病程中无发热故按无热惊厥考虑。

2.根据患儿年龄小(2 个月女婴)急性起病,主要症状以无热惊厥为主要表现,抽搐时间短,发作较频繁,抽搐后无意识改变,多次查血总钙及游离钙明显降低,补钙后抽搐好转。分析原因如下:①低钙血症,根据起病年龄早,抽搐较频繁,多次查血钙均明显降低,故抽搐考虑为低钙血症所致。患儿为早产儿,出生体重仅 2.5 kg。患儿母孕期未规律补钙,曾有小腿肌肉痉挛史,患儿生后未服用钙及鱼肝油,外院查血钙低,血磷高,碱性磷酸酶明显增高,考虑低钙血症原因为维生素 D 缺乏性佝偻病或先天性甲状旁腺功能低下所致,待入院后查甲状旁腺素以协助诊断。②钾、钠、镁异常而致惊厥,患儿无慢性呕吐、腹泻史,无长期摄入过度稀释的奶病史,外院查血钾、钠、氯、镁均正常,可除外。③低血糖症,根据患儿起病年龄早,抽搐较频繁,应考虑本病可能,但其无软弱无力、出汗、颤抖,无面色苍白、恶心、呕吐、嗜睡和烦躁等。外院查血糖正常,不支持。④各种中枢神经系统病变,患儿无先天畸形、外伤等病史,无癫痫等疾病家族史。外院查头颅 CT 未见异常,可除外。

三、体格检查

【重点检查内容】

1. 注意神经兴奋性增高的体征 有无易激惹、烦躁、因多汗致枕秃,有无全身肌肉松弛,肌张力低下,腹部膨胀如蛙腹。注意有无声门及喉部肌肉痉挛而引起吸气困难。注意有无骨骼病变体征:①头部,颅骨软化,方颅等。②胸部,肋骨串珠,鸡胸及漏斗胸,肋膈沟等。③四肢,佝偻病手、足镯。④脊柱有无后凸畸形等以协助诊断有无活动性佝偻病。尚需注意咽有无充血、双肺呼吸音是否清晰、心音是否有力、肠鸣音是否活跃等征象,因佝偻病常易合并其他全身感染。

2. 注意有无维生素 D 缺乏性手足搐搦症的隐性体征 ①面神经征(Chvostek sign)用手指尖轻叩额弓与口角间的面颊部,如果出现眼睑及口角抽动即为阳性。②腓反射用叩诊锤击腓骨小头处的腓神经,足向外侧收缩为阳性。③陶瑟征(Trousseau sign)使用血压计袖带绑住上臂并充气,使上臂血压维持在收缩压与舒张压之间,若在 5 min 内出现手痉挛者为阳性。

【检查结果】

T 36.2 ℃,P 24 次/min,R 138 次/min,BP 80/50 mmHg,体重 2.5 kg,身高 52 cm,头围 36 cm。一般情况:发育正常,营养中等,神志清楚,呼吸平稳,无吸气困难,无明显易激惹、烦躁,无颤抖。面色无苍白。全身皮肤光滑,无皮疹及出血点,弹性尚好,前囟平软,有枕秃,无颅骨软化、无方颅及小头畸形,双眼窝无凹陷,双瞳孔等大等圆,对光反射灵敏。耳鼻无畸形,外耳道无异常分泌物。口唇及舌黏膜光滑,咽无充血,气管居中,吸气时无喉鸣音,无肋骨串珠、鸡胸、漏斗胸及肋膈沟等畸形,双肺呼吸音清,未闻及干、湿啰音。心率 138 次/min,律齐,心音有力,腹稍胀,肝肋下 2.0 cm,边钝质软,未及包块,肠鸣音4 次/min,双下肢无弯曲,无手、足镯,四肢肌力、肌张力正常。腓反射阳性、面神经征阳性,陶瑟征阳性。余神经系统查体无异常。

四、实验室和影像学检查

【重点检查内容】

1. 血常规、肝、肾功能 鉴别肾性佝偻病和肝脏疾病所致佝偻病。
2. 血气、生化、尿常规 鉴别肾小管酸中毒和范可尼综合征致佝偻病。
3. 铜蓝蛋白和眼科会诊 鉴别肝豆状核变性致佝偻病。
4. 甲状旁腺素(PTH)、骨代谢 鉴别有无先天性甲状旁腺功能低下。
5. 脑脊液、生化 鉴别脑部疾病。
6. 完善头颅 CT、MRI、腕骨 X 射线及胸片 排除脑和肺部疾病。

【检查结果】

1. 血常规、肝、肾功能均未见明显异常。
2. 尿常规正常,血气、血钾、钠、氯、镁、二氧化碳结合力、阴离子间隙和肝肾功能正常。

3. 铜蓝蛋白正常、尿筛查正常。

4. 骨代谢 血总钙 1.84 mmol/L（较前升高），碱性磷酸酶 911 IU/L（较前下降），血磷正常。PTH 652 pg/mL，明显升高。

5. 脑脊液常规、生化大致正常。

6. 头颅 CT、MRI 未见明显异常；胸片未见明显异常；左腕骨片部分长骨干骺端呈杯口状，临时钙化带消失，边缘可见毛刷样改变。印象：佝偻病。

【思维提示】

本病例患儿症状和各项检验结果，考虑①低钙惊厥患儿血总钙及游离钙均明显降低，可诱发惊厥、经补钙治疗后，抽搐症状缓解，故低钙惊厥诊断成立。腕骨片示部分长骨干骺端呈杯口状，临时钙化带消失，边缘可见毛刷样改变，故诊为佝偻病成立，根据患儿为早产儿，出生体重仅 2.5 kg。患儿母孕期未规律补钙，曾有小腿肌肉痉挛史，患儿生后未服用钙及鱼肝油，有枕秃，多次查血钙均明显降低，血磷稍高，碱性磷酸酶明显升高。面神经征。陶瑟征和腓反射均阳性，故考虑为维生素 D 缺乏性手足搐搦症可能性大，需进一步除外肝、肾疾病及代谢性疾病所致佝偻病。②化脓性脑膜炎根据患儿起病年龄小，生后 2 个月出现频繁抽搐，应考虑化脓性脑膜炎可能，但患儿无呼吸或消化系统症状，查体无呼吸或消化系统的阳性体征，神经系统体征阴性，化验血常规正常，胸片无异常，脑脊液常规、生化大致正常，头颅 CT、MRI 未见明显异常，单纯补钙治疗病情好转，故化脓性脑膜炎诊断可除外。③遗传代谢病根据患者起病年龄小，生后 2 个月出现频繁抽搐，应考虑遗传代谢病可能，如氨基酸、糖类及脂类代谢异常，但其否认家族遗传病史，目前智力体力发育大致正常，血乳酸、血氨正常，考虑遗传代谢病可能性不大，待尿筛查结果以协诊。④根据检查结果进一步明确或除外的疾病：患儿肝、肾功能正常可除外肾性佝偻病和肝脏疾病所致佝偻病；血气、生化、铜蓝蛋白正常、尿常规和尿筛查正常不支持肾小管酸中毒、肝豆状核变性和范可尼综合征等致佝偻病，且可进一步除外遗传代谢病。因甲状旁腺素明显代偿性升高，可除外先天性甲状旁腺功能低下所致低钙抽搐。

【临床诊断】

低钙血症，维生素 D 缺乏性手足搐搦症。

五、治疗方案

1. 急救处理

（1）氧气吸入：惊厥期应立即吸氧，喉痉挛者须立即将舌头拉出口外，并进行口对口呼吸或加压给氧，必要时做气管插管以保证呼吸道通畅。

（2）迅速控制惊厥或喉痉挛：可用 10% 水合氯醛，每次 40～50 mg/kg，保留灌肠；或地西泮每次 0.1～0.3 mg/kg 肌内或缓慢静脉注射。

2. 积极纠正低钙血症 补充钙剂：100 g/L 葡萄糖酸钙 5～10 mL 加入 100 g/L 的葡萄糖溶液 5～20 mL 中滴入，需仔细观察滴入部位，严禁液体渗出，并需密切监测心脏情况。反复抽搐时可重复使用钙剂 2～3 次，直至抽搐停止。以后口服 100 g/L 的氯化钙每次 5 mL，3 次/d，但此药久用后易引起高氯性酸中毒。

3. 维生素 D 治疗　急诊情况控制后,按维生素 D 缺乏性佝偻病给予维生素 D 治疗。

4. 合理喂养,避免感染。

六、病例思考

1. 维生素 D 缺乏性手足搐搦症又叫佝偻病型低钙惊厥。此病的发生是因为维生素 D 缺乏而甲状旁腺不能代偿,血清钙降低,引起中枢及周围神经兴奋性增高,主要表现为手足搐搦、喉痉挛甚至全身惊厥,骨骼变化不严重。多见于 4 个月～3 岁小儿。引起血钙降低的原因:①佝偻病初期血钙降低,此时甲状旁腺功能尚不能完全代偿,当血清总钙降低至 1.7～1.9 mmol/L 或游离钙降至 1.0 mmol/L 时可发生抽搐。②日照机会增多,或在维生素 D 治疗初期血钙大量沉积于骨骼,经肠道吸收钙亦相对不足,导致血钙浓度下降。③感染、饥饿、发热时组织分解,血磷增高导致血钙降低。

2. 对于一个无热反复抽搐的小婴儿需做全面检查,虽然近几年母婴补钙比较普遍,维生素 D 缺乏性佝偻病已经比较少见。但是仍然有部分没有常规补充而导致患病的案例发生,特别是早产儿。本患儿就是因为母婴均缺乏维生素 D 的补给,且早产,钙储备不足,造成低钙抽搐。故应仔细询问病史,考虑到维生素 D 缺乏性手足抽搐症的可能。

病例六十　毛细支气管炎

患儿女性,3 个月龄,以咳喘 3 d 就诊入院。

一、主诉

咳喘 3 d。

二、病史询问及思维提示

【问诊主要内容】

1. 是否伴有发热。如果发热伴咳喘应注意呼吸系统感染性疾病可能。

2. 咳喘持续存在,还是时轻时重,何时明显主要看是否符合毛细支气管炎的临床特点。毛细支气管炎多见于小婴儿,冬春季发病,起病急,病史短,咳嗽喘息为主要表现,常同时出现,伴发热或发热不明显,病程持续 1 周左右。

3. 发病以来有无烦躁、抽搐、尿量减少、水肿等表现用于判断是否存在急性心力衰竭、中枢神经系统感染等并发症。

4. 是否有异物吸入史。主要鉴别是否为支气管异物。

5. 既往是否有反复喘息史、湿疹史、有无哮喘及特应性体质家族史用于鉴别婴幼儿哮喘(一般婴幼儿哮喘表现为发作性咳嗽,晨起和夜间明显,呼吸道感染常为诱发因素,支气管扩张剂治疗有效,多有湿疹史、哮喘及特应性体质家族史)。是否曾患重症肺炎、毛细支气管炎。用于鉴别是否可能存在感染后闭塞性毛细支气管炎、透明肺等。

6. 是否有结核接触史,是否接种卡介苗用于鉴别是否有肺结核干酪物质阻塞气道或支气管淋巴结肿大,淋巴结压迫气道导致咳喘可能。

7. 是否为足月新生儿。新生儿期有无吸氧、机械通气病史用于鉴别有无支气管肺发育不良。

8. 生后是否有呛奶及吐奶。用于鉴别胃肠道疾病包括胃食管反流、气管食管瘘等。

9. 生后是否有青紫或哭闹后青紫。平时是否有水肿、少尿等表现,以前医生检查时是否发现心脏杂音。是否有喘憋、呼吸困难。是否有生长发育落后。是否有反复呼吸道感染用于鉴别先天性气管、支气管、肺及心血管发育畸形等。

【问诊结果】

患儿于入院前 3 d 受凉后出现流涕、咳嗽,伴呼吸急促、轻度喘息,于当地诊所测体温 37.5 ℃,查血常规示 WBC $5.4×10^9$/L,N 0.338,L 0.651,RBC、Hb、PLT 正常,诊断为"喘息性支气管炎",予"头孢呋辛"输液治疗 2 d,症状无缓解。患儿仍咳嗽,喘息逐渐加重,活动或哭闹后明显,喉部可听到痰鸣音,体温波动在 37.3 ~ 38 ℃,为进一步诊治来入院,门诊拍胸 X 射线正位片(图 60-1)示"双肺纹理增多,模糊毛糙,未见具体片影,两肺过度充气,心影正常大小,肺门轻度增宽。"发病以来精神反应可,无憋气、发绀、呛咳,无烦躁、抽搐,无腹痛、腹泻,食欲缺乏,尿量不少,睡眠可。湿疹史(−),无哮喘及特应性体质家族史,足月顺产,生后无窒息,新生儿期健康,7 个月前身体健康,生长发育良好,无重症肺炎、毛细支气管炎、麻疹、百日咳病史;接种卡介苗,无结核接触史。生后无吐奶及呛奶,无青紫、哭闹后青紫、水肿和少尿,无喘憋、呼吸困难。

【思维提示】

①婴幼儿,冬季首次喘息发病,起病急,病程短,伴有发热,喘息于哭闹活动后、加重,抗生素治疗无效符合呼吸道感染尤其病毒感染。②患儿发病以来无烦躁水肿、尿少等表现,不支持存在急性心力衰竭;无腹痛、腹泻,不支持存在消化系统并发症;无精神反应差、嗜睡、抽搐,不支持存在神经系统并发症。③患儿无湿疹史,无哮喘及特应性体质家族史,咳喘非反复发作性,不符合哮喘的特点,需要进一步观察病情明确。④小婴儿,无异物吸入史,无明显呛咳,不支持支气管异物继发感染。⑤接种卡介苗,无结核接触史,起病急,病史短,结核病可能性不大。⑥足月顺产,生后无窒息,新生儿期健康,新生儿期无吸氧、机械通气病史,既往身体健康,无重症肺炎、毛细支气管炎、麻疹、百日咳病史,支气管肺发育不良、感染后闭塞性毛细支气管炎、透明肺等疾病可能性不大。⑦患儿咳喘无夜间入睡后及进食、哭闹时加重,无呛奶及吐奶,不支持胃食管反流。⑧必要时进行相关检查除外先天性气管、支气管、肺、心血管的发育畸形。

三、体格检查

【重点检查内容】

1. 生长发育、有无缺氧表现,气管位置、呼吸系统体征(呼吸频率、节律,有无呼吸困难,肺部叩诊是否存在过清音、肺内有无啰音、喘鸣音)、是否存在杵状指(趾) 进一步明确是否存在先天发育问题、肺内病变的严重程度、是否存在长期慢性缺氧。

2. 心脏大小、是否有心脏杂音 明确是否存在先天性心脏病。

3. 心率、心音是否有力,触诊肝脏大小,四肢有无水肿 判断是否存在急性心力衰竭。

4.腹部查体　判断有无腹腔脏器并发症。

5.神经系统查体包括精神反应、脑膜刺激征、病理征　判断有无神经系统并发症。

6.是否有卡疤　进而明确是否接种卡介苗。

【检查结果】

T 36.5 ℃,P 56 次/min,R 156 次/min,BP 80/50 mmHg,体重 10 kg,营养发育良好,神志清楚,精神反应可,呼吸促,鼻翼煽动、三凹征(+)。左上臂可见卡疤 1 枚。面色口唇红润,无发绀,口周略发青,咽轻度充血,气管居中,胸廓对称,双侧呼吸运动一致双肺叩诊过清音,双肺呼吸音粗,可闻呼气相喘鸣音及少许痰鸣音,未闻及细湿啰音,心音有力,律齐,各瓣膜听诊区未闻及杂音,腹软,肝肋下 3 cm,质软边锐,四肢肌张力正常双下肢不肿,无杵状指(趾),神经系统查体未见异常。

【思维提示】

对于婴儿起病急、病史短、以咳喘为主要表现的病例首先考虑急性呼吸道感染的可能,特别是毛细支气管炎,分析病原是主要问题,同时要注意存在基础疾病的可能,如先天发育畸形、支气管哮喘等。

四、实验室和影像学检查

【重点检查内容】

1.血常规、CRP、ESR、呼吸道病毒抗原检测　进一步明确感染病原。

2.血气　进一步明确是否存在急性呼吸衰竭,及其严重程度。

3.PPD　帮助明确是否存在结核感染。

4.心脏彩超　进一步除外先天性心脏血管疾病。

5.IgE 测定、过敏原筛查试验　明确是否为过敏体质,协助哮喘诊断。

6.胸部正位片　明确肺部感染情况。

【检查结果】

1.血常规　WBC $4.6×10^9$/L,N 0.28,L 0.68,RBC、Hb、PLT 正常;ESR、CRP 均正常。呼吸道合胞病毒抗原阳性。

2.血气分析未见异常。

3.PPD 试验阴性。

4.心脏彩超提示心脏及相关血管结构及功能正常。

5.IgE 正常,过敏原筛查试验阴性。

6.门诊胸 X 射线正位片(图 60-1)双肺纹理增多,模糊毛糙,未见具体片影,两肺过度充气,心影正常大小,肺门轻度增宽。印象:支气管周围炎。

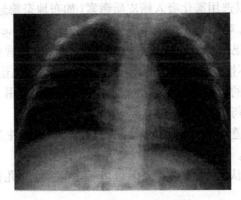

图 60-1 胸部 X 射线正位片

【思维提示】

①小婴儿,起病急,病史短,咳喘伴发热为主要表现,双肺呼吸音粗,可闻呼气相喘鸣音及少许痰鸣音,未闻及细湿啰音,门诊胸片双肺纹理增多,模糊毛糙,未见具体片影,两肺过度充气,血象不高,分类以淋巴细胞为主,初步诊断毛细支气管炎。②精神反应可,无烦躁、哭闹,尿量不少,R 56 次/min,P 156 次/min,心界无扩大,心音有力,肝脏不大,双下肢不肿,胸片心影正常大小,目前心力衰竭诊断不成立,进一步观察病情协助诊断。③患儿无湿疹史,无哮喘及特应性体质家族史,咳喘非发作性,不符合哮喘的特点,需要进一步观察病情明确。④7 个月小婴儿,无异物吸入史,无呛咳,双肺呼吸运动一致,双肺呼吸音对称,胸片未见局限性气肿和不张,支气管异物可能性不大。⑤无结核接触史,卡疤阳性,急性起病,病史短,胸片无肺结核征象,肺结核可能性不大。⑥生长发育良好,无反复呼吸道感染及持续咳喘症状,无口周发青和发绀,无杵状指(趾),不存在急、慢性缺氧表现,心音有力,律齐,各瓣膜听诊区未闻及杂音,不支持先天性心脏病及先天性支气管、肺及血管发育异常,必要时进行相关检查除外。⑦根据检查结果,血象及 ESR、CRP,呼吸道合胞病毒抗原阳性进一步支持毛细支气管炎诊断。⑧结合病史、查体及血气和胸片结果,不支持合并急性心力衰竭及急性呼吸衰竭。PPD 试验阴性,不支持肺结核。⑨根据心脏彩超检查结果初步除外先天性心血管疾病;IgE 正常,过敏原筛查试验阴性、结合病史不支持婴幼儿哮喘;结合病史及查体、胸片、不支持支气管异物。

【临床诊断】

毛细支气管炎。

五、治疗方案

毛细支气管炎的治疗主要为氧疗、控制喘息、病原治疗等。

1. 氧疗 海平面呼吸空气条件下,睡眠时血氧饱和和度持续低于 88%,或清醒时血氧饱和度低于 90% 者吸氧。可采用不同方式吸氧,如鼻前庭导管、面罩或氧帐等。

2. 控制喘息

(1)支气管舒张剂可雾化吸入 β_2 受体激动剂或联合应用 M 受体阻断剂。

（2）糖皮质激素可以选用雾化吸入糖皮质激素（如布地奈德悬液等）。不推荐常规使用全身糖皮质激素治疗，对于严重喘憋者，应用甲泼尼龙 $1 \sim 2$ mg/（kg·d）。

3.抗感染治疗　利巴韦林为广谱的抗病毒药物，毛细支气管炎多为呼吸道合胞病毒（RSV）感染所致，但并不推荐常规应用利巴韦林，包括雾化吸入途径给药，偶用于严重的RSV感染或有高危因素的RSV感染患儿。支原体感染者可应用大环内酯类抗生素。继发细菌感染者应用抗菌药物。

4.其他　保持呼吸道通畅，保证液体摄入量纠正酸中毒，并及时发现和处理呼吸衰竭及其他生命体征危象。

5.加强家长对疾病认识的宣教　提倡母乳喂养，避免幼儿被动吸烟，增强幼儿抵抗力。

六、病例思考

毛细支气管炎是婴幼儿较常见的下呼吸道感染，多数是 $1 \sim 6$ 个月小婴儿，发病与该年龄小儿支气管的解剖学特点有关，微小的管腔易由黏性分泌物、水肿及肌收缩而发生梗阻，并可引致肺气肿或肺不张。我国北方多发生于冬季和初春，广东、广西则以春夏及夏秋为多。毛细支气管炎可由不同的病毒所致，呼吸道合胞病毒（respiratory syncytial virus，RSV）是最常见的病原。RSV 是副粘病毒科肺病毒属成员，为非节段性单股负链RNA病毒，在我国主要流行 A 亚型。本病的特征为小气道上皮细胞的急性炎症、水肿和坏死，黏液产生增多，以及专气管痉挛。表现为卡他症状咳喊喘息。有时伴有低热。呼吸增快。肺过度充气，胸凹陷，肺部出现广泛的湿啰音、喘鸣音或二者并存。应当根据病史和体格检查诊断毛细支气管炎并评估其严重程度。发生重症毛细支气管炎的危险因素、年龄小于 6 周、早产婴儿、基础心肺疾病、免疫缺陷等。毛细支气管炎的鉴别诊断包括：支气管哮喘、异物吸入、先天性气管、支气管、肺发育畸形、先天性心脏病及心血管发育畸形、肺结核等。毛细支气管炎病程一般 $5 \sim 15$ d，平均为 10 d。在咳喘发生后 $2 \sim 3$ d内病情常较为严重，经正确治疗后大多迅速恢复、数日内见愈。近期预后多数良好，病死率约1%。但长期随访观察 RSV 毛细支气管炎的婴儿，22.1% ～53.2%患支气管哮喘。本例为一典型的毛细支气管炎临床病例，对于以咳喘为主要表现，尤其是反复喘息的小婴幼儿尚需注意与其他引起喊喘的疾病鉴别，如先天气管、支气管、肺及心血管发育畸形、支气管哮喘等。

病例六十一　支气管哮喘

患儿男性，6岁，因间断发作性喘息、气促 6 个月，加重 1 d 就诊入院。

一、主诉

间断发作性喘息、气促6个月，加重1 d。

二、病史询问及思维提示

【问诊主要内容】

1. 喘息发作是否有某种诱发因素(包括接触过敏原如花粉、宠物、尘螨等,呼吸道感染、冷空气、运动等)。喘息发生和持续的时间(白天或晚上)。发作时有无特殊的环境因素(室内或室外、特殊刺激气味)。既往发作时对何种治疗有反应(尤其支气管舒张剂类药物的治疗反应)。

2. 是否伴有间断或持续喷嚏、鼻痒、流涕、鼻塞等症状,尤其是清晨或春秋季节。主要用于了解有无合并过敏性鼻炎。

3. 是否伴有皮疹或皮肤痒。主要用于了解有无合并异位性皮炎。

4. 是否有食物及药物过敏史。主要用于判断是否为特应性体质。

5. 是否有家族性过敏以及哮喘病史。

6. 是否有异物吸入史。主要鉴别是否为支气管异物导致发作性喘息气促。

7. 是否伴有发热、咳嗽、咳痰、气促等症状。在喘息发作的间歇期症状能否完全缓解。主要鉴别支气管扩张、间质性肺疾病等所致喘息。

8. 是否伴有腹胀、反酸、嗳气等消化道症状。主要鉴别胃食管反流。

9. 是否有结核接触史。用于鉴别肺结核。

【问诊结果】

患儿于就诊前6个月内有3次出现发作性喘息、气促,症状均于夜间出现,且发病当日日间均有活动量加剧。发作时伴咳嗽,无发热,无腹胀、反酸、嗳气等症状。每次发作时家长自行给患儿吸入布地奈德气雾剂200 μg/d,同时限制患儿日常运动,症状持续1~2周内缓解遂停药。症状发作间期患儿日常活动正常。1 d前日间运动量加大,夜间再发喘息。家长自行给患儿吸入布地奈德气雾剂后症状仍无缓解遂来门诊就诊。患儿在就诊前1年半(当时4岁)因初次发作喘息曾经布地奈德气雾剂控制治疗2个月,症状缓解停药。于就诊前1年因反复喷嚏、鼻痒、流涕、鼻塞就诊,以过敏性鼻炎给予间断控制治疗。自幼患湿疹,间断皮肤瘙痒、皮疹至今。否认食物及药物过敏史。否认家族哮喘史及其他过敏性疾病史。否认异物吸入史及结核接触史。

【思维提示】

询问结果(病史)分析:①自幼患湿疹,至今仍有皮肤症状已长达6年,5岁初发喘息,5岁半始发鼻炎症状,该患儿在病史上表现为系统性过敏性疾病的年龄进程特点,及湿疹、咳喘、鼻炎,因此考虑本次就诊所主诉的6个月间断喘息和加重仍然是过敏性疾病进程中的表现,尤其是下气道炎症为主。②患儿除发作性喘息外,不伴有发热、咳痰等,且每次均与日间运动量加剧相关,症状发作均表现夜间加重的特点,考虑感染因素诱发喘息的可能性不大。③喘息表现为发作性特点,无呼吸道感染症状,发作间期无症状,无异物吸入史以及结核接触史、不伴有消化道症状,故可除外异物、其他非特异性和特异性慢性呼吸道疾病、胃食管反流所致反复喘息。④患儿曾间断应用布地奈德气雾剂进行对症治疗,喘息的间断缓解可能与此间歇性控制治疗有一定关系,综上考虑支气管哮喘诊断可能性大。

三、体格检查

【重点检查内容】

1. 生长发育、有无缺氧表现,呼吸系统体征(呼吸频率、节律,有无呼吸困难,肺部叩诊是否存在过清音,肺内有无喘鸣音、哮鸣音)、是否存在杵状指(趾)。帮助了解是否有慢性缺氧。

2. 全身皮肤是否有皮疹,尤其于肘窝、腘窝等部位皮肤,以判断其皮肤过敏现象。

【检查结果】

T 36.5 ℃,P 24 次/min,R 118 次/min,BP 90/60 mmHg。发育营养正常,神志清楚,精神反应可。全身皮肤未见皮疹,咽部无充血,呼吸略促,无发绀,轻度三凹征,胸廓对称,双侧呼吸运动一致,双肺叩诊呈过清音,听诊闻及广泛呼气相哮鸣音,心音有力,律齐,各瓣膜区未闻及杂音,腹部、四肢、神经系统查体未见异常,无杵状指(趾)。

【思维提示】

查体呼吸略促,无发绀,轻度三凹征,胸廓对称,双侧呼吸运动一致,双肺叩诊呈过清音,听诊闻及广泛呼气相哮鸣音,需进一步结合肺功能及其舒张试验协助诊断支气管哮喘。

四、实验室和影像学检查

【重点检查内容】

1. 完善肺功能及支气管舒张试验　明确是否为哮喘。

2. 变应原检测　明确过敏源。

3. 胸部 X 射线检查　早期在哮喘发作时可见两肺透亮度增加,呈过度充气状态;在缓解期多无明显异常。如并发呼吸道感染,可见肺纹理增加及炎症性浸润阴影。同时要注意肺不张、气胸或纵隔气肿等并发症的存在。

4. 血气分析　哮喘严重发作时由于气道阻塞且通气分布不均,通气/血流比值失衡,可致肺泡-动脉血氧分压差增大;可有缺氧,PaO_2 和 SaO_2 降低,由于过度通气可使 $PaCO_2$ 下降,pH 值上升,表现呼吸性碱中毒。如重症哮喘,病情进一步发展,气道阻塞严重,可有缺氧及 CO_2 潴留,$PaCO_2$ 上升,表现呼吸性酸中毒。如缺氧明显,可合并代谢性酸中毒。

5. 血尿常规及血生化检查　部分患者发作时可有嗜酸性粒细胞增高,但多数不明显,如并发感染可有白细胞数增高,分类嗜中性粒细胞比例增高。

【检查结果】

1. 肺功能及支气管舒张试验　第 1 s 用力呼气容积 FEV_1,占预计值 69.7%,呼气峰流速 PEF 占预计值 58.5%,中期呼气流速 MMEF 占预计值 30.2%,用力肺活量 FVC 占预计值 78.6% 结果提示以阻塞为主的混合型通气功能障碍。雾化吸入 0.5% 沙丁胺醇 0.5 mL 后 15 min,听诊肺部哮鸣音消失,肺功能测定值 FEV_1 98.8%,PEF 94.7%,MMEF

54.1%,FVC 92.2%,其中 FEV_1 增加的绝对值为 380 mL,FEV_1 改善率41.7%,MMEF 改善率79.2%,结果显示支气管舒张试验阳性。

2. 变应原检测 2018 年 8 月曾检测血清总 IgE 403 IU/mL,吸入性变应原筛查(Phadiatop)阴性,食物变应原筛查(fx5E)阳性;本次就诊复查血清总 IgE 251 IU/mL,Phadiatop 阴性,混合真菌变应原筛查(mx2)阳性Ⅲ级。

3. 胸部 X 射线 两肺透亮度增加,呈过度充气状态。

4. 血气分析示 pH 7.44,PO_2 93 mmHg,PCO_2 42 mmHg。

5. 血常规 嗜酸性粒细胞 E 0.10(参考值1% ~5%),WBC $12×10^9$/L,尿常规及血生化未见异常。

【思维提示】

体格及目前检查结果分析:①呼吸略促,无发绀,轻度三凹征,胸廓对称,双侧呼吸运动一致,双肺叩诊呈过清音,听诊闻及广泛呼气相哮鸣音,肺功能及其舒张试验显示典型的可逆性气流受限,故诊断支气管哮喘成立。②查体轻度呼吸困难,肺内广泛呼气相哮鸣音,肺功能 FEV_1 预计值百分比介于60% ~80%之间,经 1 次吸入支气管舒张剂后肺通气功能各项指标显著改善,其中 FEV_1 改善并达到预计值80%以上,故诊断支气管哮喘急性发作(轻度)成立。③近 1 年有间断喷嚏、鼻痒、流涕、鼻塞病史,2 年前和当前血清变应原检测显示总 IgE 增高、混合真菌变应原筛查阳性,即体外变应原检查显示真菌过敏,故诊断过敏性鼻炎成立。

【临床诊断】

1. 支气管哮喘急性发作(轻度)。

2. 过敏性鼻炎。

五、治疗方案

哮喘的控制治疗应尽早开始。治疗原则为长期、持续、规范和个体化治疗。急性发作期治疗重点为抗炎、平喘,以便快速缓解症状;慢性持续期应坚持长期抗炎,降低气道反应性,防止气道重塑,避免危险因素和自我保健。

1. 本病例哮喘急性发作严重度分级(见表61-1) 患儿喘息、气促症状加重 1 d,呼吸略促,轻度三凹征,双肺叩诊呈过清音,听诊闻及广泛呼气相哮鸣音,FEV_1 轻度减低,经吸入支气管舒张剂后 FEV_1 恢复正常且肺部听诊哮鸣音消失,根据哮喘急性发作严重度分级标准,评估为轻度急性发作。

2. 治疗前哮喘控制水平评估 患儿有间歇夜间喘息症状(6 个月中出现 3 次),日常活动受限,肺功能 FEV_1 低于80%预计值,根据哮喘控制水平分级标准,患儿目前有 3 项部分控制的表现(包括夜间喘息、活动受限和肺功能异常),以及本次就诊为哮喘急性发作(轻度),因此哮喘病情评估为未控制。

3. 初始治疗 根据哮喘控制治疗方案,在任何治疗级别,按需使用速效 β_2 受体激动剂缓解症状,本例患儿轻度哮喘急性发作,给予沙丁胺醇气雾剂按需吸入2.5 ~5.0 mg/次。关于控制治疗,患儿既往曾间断吸入布地奈德,当前评估哮喘病情未控制,肺功能中度减低,考虑从第 3 级治疗级别开始初始治疗,首选低剂量吸入性皮质激素联合长效 β_2 受体激动剂吸入剂型,给予布地奈德福莫特罗吸入剂,每次 4.5 μg,2 次/d 吸入进行控制治疗。同时进行哮喘发病因素以及用药指导的教育,以及针对真菌过敏的环境控制教育,减少因暴露变应原诱发和加重鼻炎及哮喘症状。

六、病例思考

1. 支气管哮喘(Bronchial asthma)是由多种细胞,包括炎性细胞(嗜酸性粒细胞、肥大细胞、T 淋巴细胞、中性粒细胞等)、气道结构细胞(气道平滑肌细胞和上皮细胞等)和细胞组分参与的气道慢性炎症性疾病。这种慢性炎症导致易感个体气道高反应性,当接触物理、化学、生物等刺激因素时,发生广泛多变的可逆性气流受限,从而引起反复发作的喘息、咳嗽、气促、胸闷等症状,常在夜间和(或)清晨发作或加剧,多数患儿可经治疗缓解或自行缓解。

2. 学龄期儿童哮喘诊断要点包括典型病史、肺功能和支气管舒张试验、过敏原分析等。治疗上以吸入糖皮质激素为主导的气道慢性炎症分级控制治疗为主,对于合并过敏性鼻炎者,要针对上下呼吸道整体炎症进行共同治疗和管理。在长期控制治疗中,对患儿进行持续监测管理,结合症状和肺功能等指标,综合评估哮喘控制水平,个体化调整控制治疗方案。同时对患儿及其家长应加强哮喘教育,指导环境控制。此例患儿经过控制治疗哮喘达到临床控制,但持续存在的小气道通气功能障碍提示哮喘慢性炎症长期存在。

表 61-1   <6 岁儿童哮喘急性发作严重度分级

症状	轻度	重度[c]
精神意识改变	无	焦虑、烦躁、嗜睡或意识不清
血氧饱和度(治疗前)[a]	≥0.92	<0.92
讲话方式[b]	能成句	说单字
脉率/(次/min)	<100	>200(0~3 岁) >180(4~5 岁)
发绀	无	可能存在
哮鸣音	存在	减弱,甚至消失

a:血氧饱和度是指在吸氧和支气管舒张剂治疗前的测得值。b:需要考虑儿童的正常语言发言过程。c:判断重度发作时,只要存在一项就可以归入该等级。

病例六十二   急性感染性喉炎

患者男性,5 岁,咳嗽、声音嘶哑并伴喘息 1 d 就诊入院。

一、主诉

咳嗽、声音嘶哑并伴喘息 1 d。

二、病史询问及思维提示

【问诊主要内容】

1. 是否伴有发热，以及发热的程度如果发热应注意感染性疾病。

2. 咳嗽伴声音嘶哑，应首先想到呼吸道病变，尤其是声嘶，病变应侵犯到喉部。询问病史时应注意咳嗽的性质，除一般地询问是干咳还是伴有咳痰以外，要特别询问患儿是否存在犬吠样咳，家长通常会以患儿咳嗽变音来表述，如果为犬吠样咳，则可确定病变涉及喉部。

3. 病前的诱因受凉、劳累一般是感染的诱因；异物吸入为喉部异物的病因；而传染病接触史则可协助白喉的鉴别诊断。

4. 家长往往诉患儿喘息、时应询问发出喘息声(如嘶嘶声)是在吸气时还是呼气时用以鉴别哮喘等下气道梗阻引起的喘息(询问既往有无哮喘病史)。

【问诊结果】

患儿于 1 d 前于受凉后出现发热、咳嗽,体温最高 38 ℃,咳嗽呈犬吠样,并伴声音嘶哑,吸气时呼吸困难、喘息,少许痰,无法咳出,自行给予抗生素、止咳药后病情进一步加重,哭闹、喘憋加重遂来诊。病前无明确异物吸入史,家长予服消炎及止咳药后无明显缓解。湿疹史(-),无哮喘及特应性体质家族史;足月顺产,生后无窒息,新生儿期健康,智力体力发育同正常同龄儿,无结核接触史、无白喉等传染病接触史。

【思维提示】

询问结果(病史)分析:①急性起病,病程中伴有发热,应考虑急性感染性疾病。②咳嗽,为犬吠样咳,应考虑喉部的病变。③主诉中有喘息,为吸气时,应注意与哮喘等下气道梗阻鉴别,下气道梗阻时表现为呼气相喘息,患儿无哮喘及特应性体质家族史,喘息的特点也不符合哮喘。④无异物吸入史,喉部异物的可能性不大。⑤无白喉接触史,传染病白喉的可能性不大。对于一个起病急、以咳嗽伴声音嘶哑的幼儿应首先考虑急性感染性喉炎,另外喉部异物以及下气道梗阻引起的喘息应与之鉴别。

三、体格检查

【重点检查内容】

患儿的一般情况,面色,有无缺氧表现,有无发绀,意识状态,有无烦躁不安或昏睡,这与喉梗阻的程度有关,气管位置、确定是吸气性呼吸困难还是呼气性呼吸困难,是否有呼吸系统体征(呼吸频率、节律,有无呼吸困难、肺部叩诊是否存在过清音、肺内有无喘鸣音),是否有心音低钝,如果出现心音低钝,则可能有较严重的喉梗阻。

【检查结果】

T 38.5 ℃,P 28 次/min,R 120 次/min,BP 90/60 mmHg,体重 10 kg,营养发育好,神

志清楚,精神反应可,闻犬吠样咳,安静时可闻吸气性喉鸣,吸气时胸骨上窝轻凹陷,面色、口唇红润,无口周发青,无发绀,咽充血,气管居中,胸廓对称,双侧呼吸运动一致,双肺叩诊清音,呼吸音清,可闻喉传导音,未闻及湿啰音及喘鸣音,心音有力,律齐,各瓣膜区未闻及杂音,腹部、四肢、神经系统查体未见异常,无杵状指(趾)。

四、实验室和影像学检查

【重点检查内容】

1. 血常规、CRP、ESR 检查　进一步明确是否存在感染。

2. 血气分析　进一步明确是否存在缺氧,及其严重程度。

3. 痰培养　确定有无细菌感染。

4. 呼吸道病毒抗原检测　明确有无病毒病原。

5. 胸片　明确肺部感染情况。

【检查结果】

1. 血常规　WBC $7.0×10^9$/L,N 0.27,L 0.65,RBC、Hb、PLT　均正常。

2. ESR、CRP、血气分析　均正常。

3. 痰培养　阴性。

4. 病毒抗原检测　副流感病毒 1 型。

5. 门诊胸 X 射线　正位片示双肺纹理增多,未见片影。

【思维提示】

体格及目前检查结果分析:①患儿起病急,发热、犬吠样咳,吸气性喉鸣和吸气性呼吸困难,双肺呼吸音清,未闻及湿啰音及喘鸣音,急性感染性喉炎诊断成立。②气管居中,胸廓对称,双侧呼吸运动一致,双肺叩诊清音,双肺呼吸音对称,支气管异物可能性不大。③咽部未见白色膜状物,可除外白喉。④安静时出现吸气性喉鸣和呼吸困难,双肺呼吸音清,心率稍快,可确定为Ⅱ度喉梗阻。体温正常,咳嗽有所减轻,在应用一次静脉激素后仍有呼吸困难。⑤实验室检查结果可确定为病毒感染引起的急性感染性喉炎。

【临床诊断】

急性感染性喉炎(Ⅱ度喉梗阻)。

五、治疗方案

1. 一般治疗　保持呼吸道通畅,防止缺氧加重,缺氧者给予吸氧。

2. 激素治疗　糖皮质激素有抗炎和抑制变态反应等作用,能及时减轻喉头水肿,缓解喉梗阻,病情轻者可口服泼尼松,Ⅱ度以上喉梗阻患儿应给予静脉滴注地塞米松、氢化可的松或甲泼尼龙。吸入型糖皮质激素,如布地奈德混悬液雾化吸入可促进黏膜水肿的消退。布地奈德混悬液吸入初始始剂量为 1～2 mg,此后可每 12 h 雾化吸入 1 mg,也可应 2 mg/次,1 次/12 h,最多用 4 次。

3. 控制感染　包括抗病毒药物和抗菌药物,如考虑为细菌感染,及时给予抗菌药物,一般给予青霉素、大环内酯类或头孢菌素类等。

4. 对症治疗 烦躁不安者要及时镇静;痰多者可选用祛痰剂;不宜使用氯丙嗪和吗啡。

5. 气管插管 经上述处理仍有严重缺氧征象或有Ⅲ度以上喉梗阻者,气管插管,呼吸机辅助通气治疗,必要时行气管切开。

六、病例思考

1. 急性感染性喉炎常见于1~3岁幼儿,大都为上呼吸道感染的一部分,由病毒或细菌引起,病原中常见病毒为副流感病毒、流感病毒和腺病毒,细菌为金黄色葡萄球菌、肺炎球菌和链球菌等。由于小儿喉腔的解剖生理特点,感染后易并发喉梗阻。属于小儿急症的一部分。起病急,可有不同程度的发热,突发声嘶、犬吠样咳嗽和吸气性喉鸣伴呼吸困难。查体可见吸气性呼吸困难、吸气性三凹征。一般白天症状轻,夜间症状重,喉梗阻若不及时抢救,可因窒息死亡,故对它的诊断应及时,并正确、快速地给予治疗。

2. 喉梗阻分度

分度	临床表现
Ⅰ	活动后出现吸气性喉鸣和呼吸困难,肺叩诊呼吸音及心率无改变
Ⅱ	安静时亦出现喉鸣和呼吸困难,肺部叩诊可闻喉传导音或管状呼吸音,心率增快
Ⅲ	除上述喉梗阻症状外,患者因缺氧而烦躁不安、口唇及指(趾)发绀,惊恐万状、头面部出汗,肺部呼吸音明显降低,心率快,心音低钝
Ⅳ	渐呈衰竭,呈昏睡状,由于无力呼吸,三凹征反而不明显,面色苍白发灰,肺部呼吸音几乎消失,仅有气管传导音,心律不齐,心音低钝、弱

将喉梗阻进行分度,是为了对病情进行判断,掌握气管切开的时机,否则可造成患儿死亡。Ⅳ度喉梗阻应立即进行气管切开,Ⅲ度喉梗阻经治疗无效也应进行气管切开。

病例六十三 支原体肺炎

患者女性,10岁,因发热、咳嗽10 d就诊入院。

一、主诉

发热、咳嗽10 d。

二、病史询问及思维提示

【问诊主要内容】

1. 咳嗽的特点 干咳多见于呼吸道感染早期或肿大的淋巴结压迫气管或支气管。阵发性痉挛性咳嗽多见于异物吸入、支气管内膜结核及支气管肿瘤等。连续性咳嗽多见于肺部炎症如支原体肺炎。若咳嗽有痰,应进一步询问痰量。痰的性状包括外观黏稠还是稀薄。脓性或血性,颜色,有无特殊气味,将有益于对病原的判断。

2. 是否伴有发热,发热的类型。伴有发热时,首先考虑感染性发热,发热的类型如稽留热、弛张热、不规则发热等有相应的临床意义,如稽留热可见于大叶性肺炎等,而败血症,类风湿性关节炎全身型常为弛张热。

3. 有无其他伴随症状如皮疹、关节痛、咯血、面色苍黄、皮肤或其他部位感染,主要鉴别全身性疾病引起的肺部损害。

4. 是否伴有胸痛或憋气。有助于判断是否合并胸膜炎。

5. 病前是否有诱因,是否接触过类似的患者。对于判断病原,病原毒力及传染性有益。

6. 是否有异物吸入史。主要鉴别是否为支气管异物继发感染。

7. 是否有密切结核病接触史。是否接种卡介苗。考虑是否有肺结核的可能。

8. 既往病史　有无反复呼吸道感染史,主要考虑是健康个体社区获得性肺炎还是有反复感染者免疫低下个体非常见病原体肺炎。有无咯血、面色苍黄史主要鉴别有无肺含铁血黄素沉着症反复发作。

【问诊结果】

患儿于入院前 10 d 受凉后出现咳嗽,咳白色泡沫样痰,无喘息,伴有发热,体温最高 39.7 ℃,每日热峰 3~4 次,口服布洛芬后体温可降至正常,不伴有寒战、头痛,皮疹等,自服止咳中药无明显好转。7 d 前,就诊于当地医院。查血常规 WBC 8.0×10^9/L,N 0.678,L 0.262,快速 CRP 9 mg/L;胸片示两肺纹理增多、模糊,右肺下见小片状阴影。诊断为"肺炎"给予头孢呋辛静脉用药 5 d,病情无明显好转,咳嗽发热同前,2 d 前来入院门诊,查血常规 WBC 9.9×10^9/L,N 0.749,L 0.189,快速 CRP 14 mg/L;胸片示两肺纹理增多,右中下肺纹理模糊,可见淡薄云絮状影,左下少许片影。印象:肺炎。给予阿奇霉素 0.3 g,1 次/d,静脉用药 2 d,咳嗽略有好转,体温热峰有所下降,38.5 ℃左右,2 次/d。今为进一步治疗入院。患儿足月顺产,生后无窒息,新生儿期健康。接种卡介苗,无结核接触史。既往体健。

【思维提示】

1. 对于一个以发热、咳嗽为主要表现,病程小于两周的儿童,应首先考虑呼吸道感染性疾病如气管炎、支气管炎、肺炎等,尽早明确病原是很重要的。另外应注意既往是否有反复呼吸道感染的情况,判断其是否存在基础疾病如支气管异物、免疫功能低下等;有无呼吸道非感染性疾病,如肺含铁血黄素沉着症、良恶性肿瘤等;有无全身疾病合并肺部损害的情况,如类风湿性关节炎等各种结缔组织病、败血症等。其中呼吸道感染最为常见。病史的询问应围绕上述几方面。

2. 询问结果(病史)分析　①病程中有咳嗽伴发热,首先考虑呼吸系统感染性疾病,患儿胸片提示右中下肺纹理模糊、可见淡薄云絮状影,左下少许片影,考虑肺炎。结合头孢类抗生素疗效欠佳、阿奇霉素治疗有效,支原体肺炎可能性大。②接种卡介苗,无结核接触史,无乏力、消瘦等结核中毒症状,结核病可能性不大。③无异物吸入史、反复呼吸道感染病史,故免疫缺陷、异物吸入的基础疾病可初步排除。

三、体格检查

【重点检查内容】

生长发育状况、有无缺氧表现，气管位置、呼吸系统体征（呼吸频率、节律，有无呼吸困难、肺部叩诊是否存在过清音。肺内有无啰音，喘鸣音），可以判断呼吸系统疾病的严重性；是否存在杵状指（趾），可以了解慢性缺氧的情况；其他系统的体征，如贫血貌、皮疹、关节红肿、肝脾淋巴结肿大等有助于全身性疾病的诊断。是否有卡疤，明确卡介苗接种情况。

【检查结果】

T 38.5 ℃，R 22 次/min，P 85 次/min，BP 105/60 mmHg，营养发育好，神志清楚，精神反应可，全身浅表淋巴结不大，未见皮疹，左上臂可见卡疤1枚。面色、口唇红润，无口周发青，无发绀，咽轻度充血，双扁桃体Ⅰ度肿大。呼吸平稳，气管居中，无三凹征，胸廓对称，双侧呼吸运动一致，双肺叩诊清音，呼吸音粗，双肺底可闻及细湿啰音。心音有力，律齐，各瓣膜区未闻及杂音。腹部、四肢关节、神经系统查体未见异常，无杵状指（趾）。

【思维提示】

无贫血貌，全身浅表淋巴结不大，未见皮疹，肝脾不大、四肢关节未见异常故初步排除全身性疾病的诊断；体温达 38.5 ℃，咳嗽有痰，为白色泡沫状，双肺呼吸音粗，双肺底可闻及细湿啰音，不排除肺炎；进一步完善实验室检查明确诊断。

四、实验室和影像学检查

【重点检查内容】

1. 血常规、CRP、ESR 进一步明确感染的程度。

2. 血气分析 进一步明确是否存在缺氧及其严重程度。

3. 支原体抗体 感染后第二个星期可检测到支原体抗体 IgM。

4. PPD 帮助明确是否存在结核杆菌感染。

5. 完善气管镜及胸片 明确肺部情况。

【检查结果】

1. 血常规 WBC $6.7×10^9$/L，N 0.593，L 0.247，RBC、Hb、PLT 均正常。

2. CRP、血气分析均正常。

3. ESR 68 mm/h，增快。

4. PPD 试验阴性。

5. 气管镜 气管内膜慢性炎症，未见结构异常。门诊胸 X 射线正位片（图 63-1）：双肺纹理增多，模糊，右肺中下见淡片状阴影，左下少许片影，肺门不大。

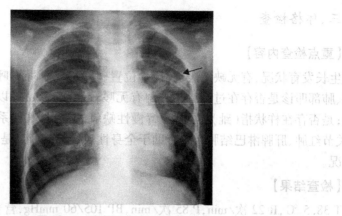

图63-1 胸部 X 射线正位片

【思维提示】

体格及目前检查结果分析:①门诊胸片两下肺见淡片状阴影,无肺门增大或钙化表现,可见卡疤,肺结核可能性不大。②无贫血貌,全身浅表淋巴结不大,未见皮疹,肝脾不大、四肢关节未见异常故初步排除全身性疾病的诊断。③双肺呼吸音粗,双肺底可闻及细湿啰音,门诊胸片示双肺纹理增多,模糊,两下肺见淡片状阴影,以右侧为主,诊断肺炎;外周血白细胞不高,快速 CRP 基本正常,符合支原体肺炎。④体温可达38.5 ℃,咳嗽有痰,为白色泡沫状,查体双肺底可闻及细湿啰音。实验室检查结果分析:支原体抗体1∶320。根据检查结果,进一步明确或除外的疾病:①根据支原体抗体阳性可明确支原体肺炎。②PPD 试验阴性,除外结核病。

【临床诊断】

支原体肺炎。

五、治疗方案

1.对症治疗 休息、降温、盐酸氨溴索雾化、口服肺炎合剂等。

2.抗感染 阿奇霉素,10 mg/(kg·d),每个疗程 3~7 d,间隔 3~4 d,共 3~4 个疗程。

六、病例思考

支原体肺炎是儿童常见的下呼吸道感染性疾病,诊断要点在于:①持续剧烈咳嗽,X射线所见远较体征为显著。②白细胞大多正常,或稍增高,血沉多增快。③血清特异性抗体测定具有诊断意义。近年重症病例增多,耐药情况日趋严重,合并远期并发症患儿比例增加。故应重视急性期患儿的及时诊断和有效的综合治疗,尽量减少严重的、不可逆的并发症出现。本病有时需要与肺结核、细菌性肺炎、百日咳、伤寒等病鉴别。

病例六十四　溃疡性结肠炎

患者女性,9个月,因反复腹泻7个月就诊入院。

一、主诉

反复腹泻7个月。

二、病史询问及思维提示

【问诊主要内容】

1. 是否伴有发热,发热与腹泻是否相关联。若伴随发热说明为感染性疾病或存在免疫反应。

2. 大便性状为黏液便、脓血便还是水样便。黏液便或脓血便说明肠黏膜存在糜烂或溃疡而且病灶多在结肠;水样便说明肠黏膜存在渗出或吸收障碍,病变多在小肠,黏膜破损较轻。

3. 腹泻时是否伴随呕吐、腹胀、腹痛(小婴儿表现为阵发性哭闹)。若存在应该注意与外科疾病鉴别,如肠套叠、坏死性小肠炎、先天性巨结肠合并感染等。

4. 腹泻出现或加重是否与某种特定饮食有关。食物过敏造成的腹泻表现多种多样,可以为黏液便、脓血便甚至血便。

5. 家族中有无慢性腹泻的患者。部分炎症性肠病患儿有腹泻家族史,如果存在,应该警惕这类疾病。

6. 发病后体重、身高增长情况。确定是否存在营养不良,可以借此间接判断疾病的严重程度。

7. 是否有反复鹅口疮。若存在提示真菌感染,进一步还应该注意免疫缺陷病的可能。

8. 抗生素治疗是否有效,有无长期应用广谱抗生素历史。抗生素有效提示感染性疾病可能性大;而长期应用广谱抗生素可以继发肠道真菌感染,造成腹泻迁延不愈。

9. 有无结核接触史,是否来自吸虫、钩虫等寄生虫疾病好发地区。用于鉴别有无肠结核以及肠道寄生虫感染可能性。

10. 是否同时存在其他部位的感染,并且反复出现。若存在提示免疫缺陷病可能性较大。

【问诊结果】

患儿于入院前7个月开始腹泻,排黄绿色稀水便,无黏液及脓血,量少,每日10余次,无发热、恶心及呕吐,无阵发性哭闹,自服中药治疗,腹泻症状无明显改善。3个月前大便性状转为黏液便,带有鲜红色血丝,就诊于当地医院,诊断为"急性肠炎",予以静脉用药(具体不详)治疗共6 d,腹泻无好转,轻时4~5次/d,重时10余次/d,仍混有鲜红色血丝,量不多。1个月大便转为脓血便,并开始发热,体温38~39 ℃,就诊于当地医院,发现患儿存在肛周脓肿,查血常规 WBC 18.31×10^9/L,N 0.474,L 0.444,CRP 65 mg/L,ESR 110 mm/h,Hb 80 g/L;便常规脓细胞及红细胞满视野。诊断为"急性细菌性痢疾",间断给予第三代头孢菌素抗感染,盐酸小檗碱灌肠治疗,并行脓肿切开引流。患儿体温不降,大便性状及次数同前。3 d 前又出现便血,排鲜红色血水样便,大便 10 余次/d,为进一步诊治入院,以"慢性腹泻病"收入院。发病来,食欲欠佳,无反复呼吸道感染史,小便无异常,入院前 2 月开始出现反复口腔溃疡,最近两个月体重不增。患儿出生后母乳喂养,2 个月前停母乳,改为水解蛋白奶粉喂养,腹泻情况无改善。患儿足月顺产,出生体重 3.2 kg,2 个月抬头,3 个月翻身,6 个月会坐,已接种卡介苗。否认结核等传染病接触史;否认食物、药物过敏史,无湿疹史;否认家族类似疾病史;在北方城市居住,家庭经济卫生条件较好。

【思维提示】

1. 对于长期慢性腹泻病主要分感染、非感染两方面来进行病因分析。细菌、病毒、真菌、寄生虫为肠道感染常见的病原,慢性腹泻常见的非感染性疾病包括炎症性肠病、食物过敏、结缔组织疾病如白塞病。外科疾病如肠息肉。先天性巨结肠合并感染等。先天免疫缺陷病本身属于非感染性疾病,但可以造成肠道反复感染。

2. 询问结果(病史)分析:①大便性状为脓血便、鲜血便,提示肠黏膜病变较重、病变部位可能在结肠。②母乳喂养时患儿已经开始腹泻,且使用水解蛋白奶粉后腹泻情况无改善,结合病程中有发热表现,食物过敏因素可能性不大。③发病年龄小且为城市居住,目前分析寄生虫疾病可能性不大。④腹泻伴发热,肠道感染应该考虑。⑤发热、腹泻同时伴有皮肤感染(肛周脓肿),需要注意先天免疫缺陷病。⑥发热、腹泻同时伴有反复口腔溃疡以及肛周疾病,需要警惕炎症性肠病及白塞病可能。

三、体格检查

【重点检查内容】

1. 生长发育有无落后 以判断是否存在营养不良。

2. 卡介苗是否接种成功 以便与肠结核进行鉴别。

3. 有无肛裂、痔疮、肛周脓肿等肛周疾病 既可以是脓血便等症状的病因,也可以是免疫缺陷病、炎症性肠病等疾病的并发症。

4. 反复口腔溃疡多见于炎症性肠病以及白塞病患儿,查体应予以注意,球结膜充血为血管炎表现,如存在应考虑白塞病可能性。

5. 腹部检查应该着重进行,要注意有无腹胀、腹部压痛以及腹部包块,肝脾是否肿大以及质地情况,肠鸣音是否活跃或减弱,有无腹水。通过腹部检查一方面可以了解患儿有无外科疾病,另外一方面要根据腹部情况选择相应的检查和治疗方法,例如严重腹胀、肠鸣音减弱时需要禁食并胃肠减压,此时不宜进行消化道造影以及结肠镜等检查,否则容易诱发肠穿孔而危及生命。

6. 注意外生殖器有无溃疡 判断有无白塞病可能。

【检查结果】

T 36.7 ℃,P 92 次/min,R 24 次/min,BP 85/50 mmHg。体重 6 kg,身长 60 cm,发育

正常,营养欠佳,烦躁哭闹,面色苍白。全身皮肤黏膜无黄染、皮疹及出血点,无水肿,皮下脂肪少,弹性可,左上臂卡疤阳性。浅表淋巴结未触及肿大。前囟平软 1.56 cm×1.5 cm。口唇苍白,口腔颊侧黏膜以及舌面可见大小不等溃疡数枚。球结膜无充血。双肺呼吸音粗,未闻及啰音。心音有力,律齐,心率 92 次/min,各瓣膜区未闻及杂音。腹部稍胀,无静脉显现,无胃肠型及蠕动波,触软,未触及包块,全腹轻压痛,无固定压痛点,肝肋下 2 cm,质软边锐,脾未及,全腹叩诊呈鼓音,移动性浊音阴性,肠鸣音较活跃。神经系统检查未见异常。正常女婴外阴,无红肿,无明显分泌物。肛周无红肿破溃,肛门截石位 6 点、12 点可见炎性息肉 2 枚,大小约为 0.5 cm×0.8 cm×0.5 cm,息肉表面无糜烂。

【思维提示】

患儿有口腔溃疡、曾有发热和肛周脓肿等表现,抗感染治疗效果不佳,故炎症性肠病、免疫缺陷病等非感染性疾病均应考虑。进一步完善实验室及影像学检查协助诊断。

四、实验室和影像学检查

【重点检查内容】

1. 反复行血细菌、真菌培养,大便细菌、真菌培养以及大便寄生虫检查　寻找感染的病原体。

2. PPD、胸片检查　除外结核病。

3. 免疫功能检查　Ig 系列、CD 系列,必要时行 NBT 试验除外吞噬细胞功能障碍。

4. 消化道造影及腹 B 超　包括全消化道钡餐以及钡灌肠了解全消化道及腹腔脏器情况。

5. 食物过敏原、血嗜酸细胞计数、IgE　明确有无过敏性因素造成慢性腹泻可能。

6. 眼科会诊　炎症性肠病与白塞病均可以出现发热、腹泻、口腔溃疡以及葡萄膜炎、虹膜睫状体炎等眼部病变,临床不易区分。针刺试验阳性是白塞病与炎症性肠病鉴别的关键。

7. 监测血电解质、血糖、血气分析、尿筛查　了解有无代谢紊乱,除外遗传代谢性疾病。

8. 结肠镜检查　协助诊断。

【检查结果】

1. 多次血细菌、真菌培养,大便细菌、真菌培养,大便寄生虫检查均阴性。

2. PPD 阴性、胸片未见结核病灶。

3. Ig 系列、CD 系列、NBT 试验大致正常。

4. 钡灌肠(气钡对比)显示全结肠呈激惹状态,袋形消失,黏膜呈颗粒样改变(图 64-1)。腹部 B 超显示结肠黏膜水肿,管壁形态僵硬,系膜肿胀。

5. 过敏原检查阴性、IgE 及嗜酸细胞计数正常。

6. 针刺试验阴性、眼科检查未见异常。

7. 血电解质、血糖、血气分析、尿筛查大致正常。

8. 结肠镜下全结肠黏膜充血、水肿,血管网模糊,并可见散在多发大小不等的溃疡及糜烂灶,伴增生样小息肉形成,触之易出血。结肠黏膜病理检查显示结肠黏膜固有层见大量中性粒细胞以及少量淋巴细胞、嗜酸细胞浸润,可见表浅溃疡以及隐窝脓肿形成。

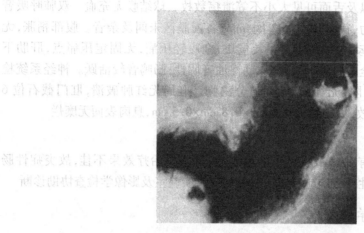

图64-1　钡灌肠(气钡对比)影像结果

【思维提示】

体格检查及目前检查结果分析:①患儿腹泻超过两个月,营养不良及贫血属于慢性腹泻病的伴随表现。②首先应注意是否为感染性疾病,患儿大便为黏液脓血便,炎性指标明显升高,故痢疾杆菌、沙门菌、侵袭性大肠杆菌、小肠耶尔森菌等以侵袭力致病的细菌要首先考虑。当多种抗生素治疗无效时,要特别注意少见病原感染,如结核杆菌;患儿腹泻时间较长、反复使用广谱抗生素,应警惕肠道菌群紊乱所致真菌感染。因患儿年龄小而且无流行病学史,寄生虫感染如阿米巴病、吸虫病或钩虫病可能性不大。病毒感染多为自限性、病史短、大便性状为水样便,与该例不符。③非感染性疾病,患儿有口腔溃疡,曾有发热和肛周脓肿等表现,抗感染治疗效果不佳,故炎症性肠病、免疫缺陷病等非感染性疾病均应考虑。但结合患者的检查结果分析:感染性疾病、免疫缺陷病、食物过敏、遗传代谢性疾病、白塞病可能性均不大。④结肠黏膜病理,结肠黏膜固有层见大量中性粒细胞以及少量淋巴细胞、嗜酸细胞浸润,可见表浅溃疡以及隐窝脓肿形成。

【临床诊断】

1. 溃疡性结肠炎。

2. 营养不良。

3. 中度贫血。

五、治疗方案

儿童溃疡性肠炎治疗目标与成人一致,诱导并维持临床缓解及黏膜愈合,防治并发症,改善患儿生存质量,并尽可能减少对患儿生长发育的不良影响。主要包括营养支持、药物治疗及必要时行手术治疗。

1. 任何因素引起的慢性腹泻病都可以继发乳糖不耐受现象而加重腹泻,故饮食以去乳糖为宜,婴儿可以使用去乳糖奶粉,如果考虑有牛奶过敏,可以选用水解蛋白奶粉。

2.患儿大便以脓血便为主,炎性指标明显升高,感染为首要考虑因素,肠道感染细菌多为革兰氏阴性杆菌,故抗生素宜选用第三代头孢菌素,同时强调微生态制剂和黏膜保护剂的使用。患儿腹泻时间较长,存在贫血和营养不良,营养和支持疗法非常重要,包括输血、补充多种维生素、补充必需氨基酸,适当补液,保持水电解质平衡等。

3.采用5-氨基水杨酸(5-ASA)口服以及对症治疗,2周后大便黏液脓血明显减少,体温逐渐降至正常,精神食欲好转,带药出院。3个月后复诊情况:患儿体温一直正常,大便次数减少至2~3次/d,体重增加约2 kg;复查结肠镜,黏膜病变较前明显好转,目前继续服药巩固治疗中。

六、病例思考

溃疡性结肠炎是一种肠道非特异性慢性炎性疾病,与克罗恩病一起统称为炎症性肠病。病因不清,目前研究认为与遗传、免疫、感染等因素有关。溃疡性结肠炎需要长期甚至终身用药,治疗目的不但要控制症状,还要维持缓解、改善生活质量。轻中度的患者可以仅予柳氮磺吡啶(SASP)或5-ASA,重症患者可以考虑加用激素和免疫抑制剂。药物无效或者合并严重并发症如肠出血、中毒性巨结肠时可以考虑进行结肠切除。抗生素、胃肠营养、微生态制剂等对症治疗亦非常重要。溃疡性结肠炎在儿童属于少见疾病,容易被误诊和漏诊,对于长期腹泻伴有较多胃肠道外表现的患儿要仔细询问相关病史、认真查体,及时采取消化道造影、结肠镜等检查手段做出正确诊断。由于溃疡性结肠炎在儿童相对少见,上面谈到的相关鉴别诊断非常重要。

病例六十五　癫痫

患者男性,7岁,因间断抽搐半年就诊入院。

一、主诉

间断抽搐半年。

二、病史询问及思维提示

【问诊主要内容】

1.是否每次发作均伴有发热。是先发热后抽搐还是先抽搐后发热。前者应考虑热性惊厥,后者应考虑癫痫发作继发感染。

2.抽搐时的表现

(1)双眼位置:上吊、直视或斜视,斜视的方向。全面性发作眼为直视或上吊,部分性发作眼球多向病灶侧偏斜。

(2)肢体情况:单肢体、半侧或全身,单肢或半侧肢体异常见于部分性发作,病灶多位于肢体对侧大脑;是肢体无力还是发紧,无力多为失张力发作,发紧多为强直发作,是节律性抖动还是猛抖一下,节律性抖动多为阵挛性发作,肢体猛抖一下多为肌阵挛发作。

（3）意识状况：清楚、障碍或意识丧失，部分性发作意识清楚或障碍，也可由清楚逐渐转为意识丧失，全面性发作于发作开始时即意识丧失。

（4）抽搐的频率及持续时间：短时间内频繁发作应考虑代谢因素导致代谢毒物体内蓄积致发作加重和各种感染因素诱发癫痫发作。发作持续时间较长者应注意诱发因素（如感染、药物中毒或戒断等）及脑部器质性病变。

（5）抽搐后状态：如常，疲乏、困倦。抽搐后是否有单肢体或半侧肢体无力。全面性发作或部分性发作泛化常有发作后状态如疲乏、困倦等，而部分性发作可无发作后状态，而且部分性发作可出现发作侧肢体的短暂性无力。

（6）抽搐时的伴发症状：是否有发作先兆。是否有自主神经症状如恶心、呕吐、尿便失禁、面色改变。有先兆者多为部分性发作，以自主神经症状为主的患者多见于复杂部分性发作患者及晚发性枕叶癫痫患者。

3. 抽搐发作是否有诱因如声响、闪光、击打，多见于反射性癫痫。

4. 抽搐发作的好发时间？是夜间、日间还是均有。是困倦时还是睡醒时。某些类型癫痫好发于夜间（如小儿良性癫痫伴中央颞区棘波），某些类型癫痫好发于清晨刚醒时（如觉醒期强直阵挛性癫痫）。

5. 抽搐发作后智力、体力发育状况是否有倒退，有者多数癫痫类型不好且多见于脑退行性或变性疾病患者。

6. 围生期状况是否足月生产，生后是否有患病及抢救史（早产和围生期缺氧是导致儿童日后出现癫痫发作最常见的病因之一）。

7. 智力体力发育是否和同龄儿相仿良性癫痫患者智力多正常，恶性瘤癫痫及脑发育不良患儿智力体力发育落后于同龄正常儿，脑部有病变患儿可有肢体活动异常。

8. 发作间期一般状况（如进食、二便情况）。经常进食呕吐者应考虑颅内占位性病变，呕吐伴有发育不良、腹泻者应考虑代谢性疾病。

9. 既往史是否有严重中枢神经系统疾病及严重全身性疾病，是否有颅脑外伤用于寻找原因。

10. 家族史有家族史者遗传因素为主。

【问诊结果】

患儿于半年前无明显诱因出现清醒时发愣，目光呆滞伴头向右侧缓慢转动，口部有咀嚼动作，动作中止，不抖，意识障碍，持续 7~8 s 缓解，1 次/1~2 周，发作后困倦，感觉肢体发冷。不伴发热、头痛及恶心、呕吐。当地给予丙戊酸钠治疗 1 个月，仍发作较多，改为卡马西平，服用后发作无缓解。平时进食好，二便正常。足月顺产，围生期可疑产程延长，生后会哭，新生儿期体健。1 岁会走，2 岁主动叫人，现上小学 2 年级，功课欠佳。既往体健。家族史：其兄长 17 岁，9 岁起出现抽搐，智力较同年龄儿童差，当地按癫痫予以丙戊酸钠治疗仍然间断发作，16 岁时走失。患儿大姨及其 1 子 1 女均有抽搐史且"面部痤疮"较多，1 子 1 女目前仍在服药（已 2 年余）。

【思维提示】

1. 对于长期反复抽搐的年长患儿最常见到的疾病是癫痫。其中较为常见的是以遗传因素为主的原发性癫痫及由皮层发育不良、脑部占位性病变和血管性病变如发育畸形等脑部病变引起的继发性抽搐发作(即症状性癫痫),全身病变如代谢性疾病引起的抽搐相对少见,但也应提高警惕。

2. 询问结果分析:①发作时不伴发热且病史较长,除外热性惊厥及少见类型中枢神经系统感染,考虑癫痫可能性大。②发作时表现为愣神、转头、意识障碍,数秒缓解,考虑为失神发作,但究竟是儿童典型失神还是其他部分性发作所引起的不典型失神尚不能确定。③围生期可疑产程延长,智力较同龄儿稍差,考虑患儿发作可能为继发性、但不能确定是否存在围生期脑损伤或脑发育异常或其他原因(如染色体异常)。④有癫痫家族史,应考虑遗传性疾病。

三、体格检查

【重点检查内容】

1. 精神反应状况,发育状况,皮肤毛发是否异常,是否有异常体味,五官情况(是否有特殊容貌),腹部查体肝脾是否肿大。骨骼有否异常。帮助鉴别染色体病及代谢性疾病。

2. 神经系统查体 肢体活动状况,四肢肌力、肌张力,生理及病理反射。帮助确定中枢神经系统病变大致部位及程度。

【检查结果】

T 36.5 ℃,R 24 次/min,P 78 次/min,BP 100/70 mmHg,神志清,精神好,反应较同龄儿慢,营养佳,步态正常,五官未见异常。颜面部鼻翼两侧可见数个点状血管纤维瘤,躯干部可见 3 处 1 cm×2 cm 大小色素脱失斑,甲床未见异常。心肺腹查体无异常。四肢活动好,左手通贯手,四肢肌力、肌张力正常,生理反射正常引出,病理反射阴性。

【思维提示】

患儿虽然反应较同龄儿童慢,左手通贯手,但不伴有特殊面容。骨骼发育正常,染色体疾病可能性极小;患儿神经系统查体无特殊,肝脾不大,结合病史无智体力发育倒退,先天遗传代谢性疾病可基本除外;有皮肤特征性表现:颜面部血管纤维瘤,躯干部色素脱失斑,结合抽搐病史、阳性家族史不排除遗传性神经皮肤综合征。

四、实验室和影像学检查

【重点检查内容】

1. 视频或动态脑电图 明确脑放电部位及发作分型。
2. 头部核磁共振 了解脑发育及是否存在脑实质病变。
3. 智力测定 明确是否智力低下。
4. 血常规,肝功能、肾功能,血生化,血氨,乳酸是否存在代谢异常及药物所致不良反应。
5. 血液卡马西平浓度测定 了解目前卡马西平用量是否合适。
6. 头颅 CT、心脏、腹部 B 超、眼底检查是否存在错构瘤。

【检查结果】

1. 动态脑电图 脑电图背景活动正常,睡眠周期及睡眠波未见异常。监测中无临床发作清醒及睡眠期右侧前额、中颞、后颞散在中高幅棘波、棘慢波(图65-1)。

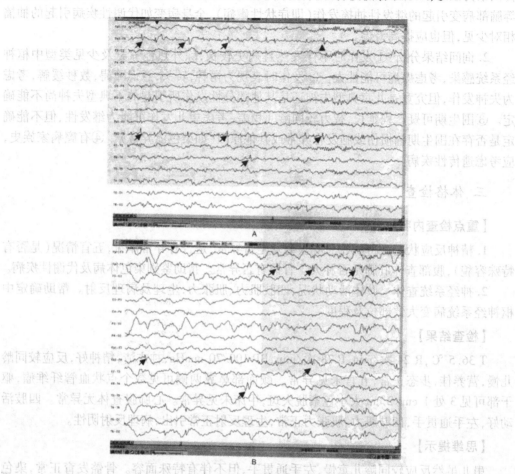

图65-1 动态脑电图

脑电图背景活动正常,睡眠周期及睡眠波未见异常。监测中
无临床发作;清醒及睡眠期右侧前额、中颞后颞散在中高幅棘波、
棘慢波

2.脑部 MRI 双侧大脑半球皮层及皮层下可见散在斑片状稍长 T2 信号影,FLAIR 像上呈高信号,右额及右侧半卵圆中心可见小囊状低信号,DWI 上大脑皮层及皮层下信号欠均匀。双侧脑室三角区及枕角增宽,边缘不规则,周围白质内见片状长 T2 信号影,FLAIR 像上呈高信号,双侧侧脑室管膜下可见多个短 T1 短 T2 信号小结节影。双侧小脑半球脑沟增深。脑室系统未见扩张。小脑及脑干结构未见异常。中线结构无移位。胼胝体全程均薄。印象:结节性硬化如图(图65-2)。

3.学龄韦氏智力测定 75。

4.血常规,肝功能、肾功能,血生化,血氨,乳酸均正常。

5.血卡马西平浓度 5.37 mg/L,正常。

6.心脏、腹部 B 超、眼底检查均未见异常。头颅 CT 显示脑沟比正常时明显,双侧脑室管膜下多个结节状高信号,考虑结节性硬化。

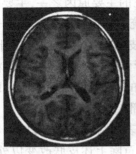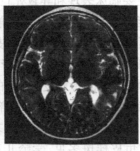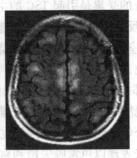

图 65-2　脑部 MRI

【思维提示】

患儿有皮肤特征性表现:颜面部血管纤维瘤,躯干部色素脱失斑,结合抽搐病史、阳性家族史及特异性头颅 CT 结果考虑遗传性神经皮肤综合征。

【临床诊断】

1.症状性癫痫(部分性发作泛化)。

2.结节性硬化症。

五、治疗方案

癫痫的治疗原则首先应该强调以患者为中心,在控制癫痫发作的同时,尽可能减少不良反应,并且应强调从治疗开始就应该关注患儿远期整体预后,即最佳的有效性和最大的安全性的平衡。

1.病因治疗　应该尽可能努力进行癫痫的病因学诊断,根据病因进行针对性治疗,例如梅粉治疗苯丙酮尿症,癫痫外科手术切除局灶性皮层发育不良,免疫抑制剂治疗免疫性癫痫等。

2.药物治疗　抗癫痫药物治疗是癫痫的最主要治疗方法治疗主要为对症治疗。本患儿应用卡马西平后随访 3 月仍有发作,加用丙戊酸钠联合治疗法作控制至今。

3.癫痫外科治疗　有明确的癫痫灶(如局灶皮层发育不良等),抗癫痫药物治疗无效或效果不佳频繁发作影响患儿的日常生活者,应及时到专业的癫痫中心进行癫痫外科治疗评估,如果适合,应及时进行外科治疗。癫痫外科主要治疗方法有癫痫灶切除手术(包括病变半球切除术)、姑息性治疗(包括胼胝体部分切开、迷走神经刺激术等)。

4.其他疗法　如生酮饮食,免疫治疗(大剂量免疫球蛋白糖皮质激素等)。

六、病例思考

1.结节性硬化症(TSC)是一种常染色体显性遗传性神经皮肤综合征。临床上可累及多个系统和器官,表现出复杂多样的症状。约 96% 的患者有皮肤病变。TSC 的皮肤表现包括色素脱失斑、面部血管纤维瘤、鲨鱼皮样斑、咖啡牛奶斑、下垂的软纤维瘤、额部纤维性斑块、confetti 样斑(碎纸屑样白斑)、白发症等。TSC 患者可同时具有两种及以上的皮肤损害。其中色素脱失斑、面部血管纤维瘤、鲨鱼皮斑及甲周纤维瘤对 TSC 有诊断价值。神经系统的受累是引起 TSC 的主要临床表现和导致死亡的主要原因之一，主要临床表现是癫痫、反应迟钝、认知和行为能力受损。TSC 神经系统的临床症状主要是由于大脑皮层结节、室管膜下结节和室管膜下星形细胞瘤所致。皮层结节主要位于顶叶和额叶。TSC 其他系统受累包括肾脏病变（肾血管肌脂肪瘤、肾囊肿、肾细胞癌、嗜酸粒细胞瘤等）、肺部病变（淋巴管平滑肌瘤病）、心血管病变（心脏的横纹肌瘤、动脉瘤）、眼的病变（视网膜错构瘤、眼睑的血管纤维瘤、非麻痹性斜视和眼部结构的缺损）。

2. TSC 是较为常见的神经皮肤综合征之一，除临床表现为癫痫发作以外，年龄较小儿童皮肤表现以色素脱失斑和鲨鱼皮样斑多见，学龄儿童除上述皮肤改变以外，面部的血管纤维瘤较为明显，容易和皮肤痤疮相混，但结合病史及影像学检查不难得出诊断。本例患者临床症状、体征及影像学表现典型，家族中有多人有类似症状，但却是家族中首例确诊结节性硬化症者，提示临床医生应加强对本病的认识。另外，因本病为遗传性疾病而且可以累及多个系统，目前尚无特异性治疗方法，早期诊断和正确的治疗并及时给予患者及家庭生育咨询能够大大改善患者及家庭的生活质量。

病例六十六　白血病

患者男性，22 个月，因面色苍白 15 d，就诊入院。

一、主诉

面色苍白 15 d。

二、病史询问及思维提示

【问诊主要内容】

1. 是否伴有发热　如有发热需注意感染性疾病及血液系统恶性疾病引起的发热。

2. 是否伴有黄疸、尿色是否有改变　如果有黄疸伴有尿色的改变（茶色尿），需考虑溶血性贫血的可能。

3. 母亲孕期情况　是否为足月新生儿。生后辅食添加情况，是否挑食。用于鉴别营养不良性贫血。

4. 大便情况　有无黑便，用于鉴别有无消化道畸形、有无消化道失血。

5. 是否伴有鼻出血、皮肤出血点　用于鉴别有无失血性贫血、再生障碍性贫血、血液系统恶性疾病等。

6. 是否伴有骨痛、关节疼痛　用于鉴别血液系统恶性肿瘤、结缔组织疾病。

【问诊结果】

患儿于入院前 15 d 无明显诱因出现发热，体温最高达 39.4 ℃，不伴咳嗽、腹泻等症状，在当地医院考虑为"上呼吸道感染"，给予抗感染治疗（具体不详），效果不佳，仍间断发热，体温波动于 38～39 ℃，同时出现面色苍白，在当地医院考虑"缺铁性贫血"给予铁剂补铁治疗,效果不佳,患儿面色苍白进行性加重,同时伴有乏力、鼻出血 1 次,量不多。足月顺产,生后 4 个月开始添加辅食,饮食合理。尿便正常,无黑便、血便表现,无尿色改变。无关节疼痛。

【思维提示】

1. 对于一个面色苍白幼儿,应考虑以下 3 方面疾病:血液系统疾病、慢性感染性疾病、结缔组织疾病。其中血液系统疾病是引起幼儿面色苍白的主要原因。因此进一步询问病史应围绕上述 3 方面。

2. 询问结果(病史)分析:①该患儿发热,予抗生素治疗无效,需考虑非感染性疾病可能。②患儿为 1 岁 10 个月的幼儿,病程中以面色苍白为主,需首先考虑有无营养不良性贫血的可能,但该患儿自生后 4 个月开始添加辅食,饮食合理,且在外院经补铁治疗,效果不佳,面色苍白进行性加重,故营养不良性贫血可能性不大。③患儿发热伴面色苍白,且面色苍白进行性加重,需注意溶血性贫血的可能,但患儿无黄疸、茶色尿的表现,不支持溶血性贫血。④患儿无血尿、黑便的表现,仅鼻出血 1 次,量不多,不支持失血性贫血。⑤患儿起病急,无关节疼痛的表现,不支持结缔组织疾病。

三、体格检查

【重点检查内容】

1. 生长发育、营养状况,贫血的体征(面色、睑结膜、口唇、甲床情况)。

2. 是否存在黄疸(巩膜、皮肤是否黄染)帮助鉴别是否存在溶血。

3. 皮肤是否存在出血点帮助鉴别有无出血倾向。

4. 是否存在胸骨压痛、关节肿痛帮助鉴别血液系统恶性疾病。

5. 周身浅表淋巴结是否肿大,腹部是否膨隆,肝脾触诊结果协助明确有无非感染性疾病,尤其血液系统恶性疾病。

【检查结果】

T 38.5 ℃,R 30 次/min,P 116 次/min,BP 90/60 mmHg,体重 13 kg,营养发育可,神志清楚,精神反应可,呼吸平稳,面色、口唇苍白,全身皮肤散在出血点,颈部及腹股沟可触及数枚肿大的淋巴结,最大者达 3 cm×3 cm,巩膜无黄染,睑结膜苍白,咽轻度充血,胸骨无压痛,双肺呼吸音粗,未闻及干、湿啰音,心音有力,律齐,各瓣膜区未闻及杂音,腹部略膨隆,腹软,肝肋下 6 cm,剑突下 5 cm,质韧,无压痛,脾肋下 4 cm,质韧,表面光滑,四肢、神经系统查体未见异常,甲床苍白。

【思维提示】

该患儿面色苍白进行性加重,查体面色口唇苍白,全身皮肤散在出血点,颈部及腹股沟淋巴结肿大,肝脾增大,不排除血液疾病及骨髓增生异常综合征,需进一步完善实验室及影像学检查协助诊断。

四、实验室和影像学检查

【重点检查内容】

1. 骨髓常规　了解患儿骨髓情况。

2. 胸腹 CT　了解患儿有无其他脏器的浸润。

3. 肝、肾功能　了解有无肝脏及肾脏受损。

4. 血常规及腹部 B 超　协助诊断。

5. 骨髓组化、免疫分型、融合基因、染色体　进一步明确分型。

【检查结果】

1. 骨髓常规　骨髓增生活跃,粒系及红系增生受抑制,淋巴系统增生活跃,可见原幼淋巴细胞占 95%。

2. 胸腹 CT　显示双下肺有少量实质浸润,肝脾增大,腹腔内多个肿大淋巴结。

3. 肝功能　ALT 104 IU/L,肾功能正常。

4. 血常规　WBC $3.5×10^9$/L,N 0.10,L 0.84,M0.05,幼稚细胞 1%,Hb 67 g/L,PLT $21×10^9$/L,CRP 120 mg/L,MCV 84 fl,Ret 1%。

5. 腹部 B 超　肝大、脾大、腹腔内可见多个肿大的淋巴结。

6. 免疫分型　普通 B 淋巴细胞白血病。

【思维提示】

体格及目前检查结果分析:①该患儿发热,给予抗感染治疗效果不佳,故需首先考虑非感染性疾病可能;该患儿面色苍白进行性加重,查体面色口唇苍白,全身皮肤散在出血点,颈部及腹股沟淋巴结肿大,肝脾增大,查血常规示 3 系减低,以淋巴细胞为主,可见1% 的幼稚细胞,需注意急性白血病、恶性肿瘤骨髓转移以及骨髓增生异常综合征的可能。②该患儿查体肝脾增大,外周血可见到 1% 的幼稚细胞,可除外再生障碍性贫血。③营养发育好,既往 4 个月添加辅食,营养合理,无偏食的病史,查血常规无小细胞低色素贫血的表现,既往补铁治疗无效,故可除外缺铁性贫血。④无黄疸的表现,无尿色的改变,网织红细胞不高,不支持溶血性贫血。⑤该患儿有发热、贫血的表现,查体:浅表淋巴结肿大,肝脾大;血常规:查血常规示 3 系减低,以淋巴细胞为主,可见 1% 的幼稚细胞;腹部 B 超示腹腔内可见多个肿大的淋巴结,高度怀疑血液系统恶性肿瘤。⑥该患儿骨髓常规示骨髓增生活跃,可见原幼淋巴细胞占 95%,故诊断急性淋巴细胞白血病成立。⑦胸腹 CT 显示未见到占位性病变,无骨质破坏,故可除外恶性肿瘤骨髓转移(如淋巴肉瘤白血病)。⑧生化提示谷丙转氨酶增高,提示肝细胞损伤。⑨急性淋巴细胞白血病可根据免疫分型分为 T 淋巴细胞白血病、B 淋巴细胞白血病,不同的分型评定的危险度不同。

【临床诊断】

急性淋巴细胞白血病。

五、治疗方案

1. 该患儿血常规示 3 系减低,在外院给予抗感染治疗效果不佳,入院后给予三代头孢抗感染治疗,同时给予止鼻血等对症治疗。

2. 依据患儿诊断为普通 B 淋巴细胞表型,年龄 22 个月,在 1~6 岁之间,初治时 WBC <20×10⁹/L,故评为标危,给予 VDLP 方案诱导缓解治疗。

具体方案:

Pre(泼尼松)15 mg/m² D1(即第 1 d,下面以此类推),30 mg/m² D2,45 mg/m² D3,60 mg/m² D4~D28,从 D29 开始减量,9 d 内减停。

VCR(长春新碱)1.5 mg/m²,1 次/周,共 4 次;DNR(柔红霉素)30 mg/m²,1 次/周,共 4 次。

L-ASP(左旋门冬酰胺酶)5000 IU/m²(从第 8 d 开始 1 次/3 d,共 8 次)D8、D11、D14、D17、D20、D23、D26、D29。

IT(单联)MTX(甲氨蝶呤)10 mg D1。

IT(三联)MTX 10 mg,Dex(地塞米松)4 mg,Ara-C(阿糖胞苷)25 mg,D15、D33。

D22、D33 复查骨髓常规。

本患儿经 VDLP 诱导缓解治疗后,D22、D33 复查骨髓常规示完全缓解,给予化疗治疗,总疗程 30 个月。

六、病例思考

急性淋巴细胞白血病是小儿最常见的白血病类型,主要临床表现为发热、贫血、出血以及白血病细胞所致脏器浸润症状。外周血白细胞的改变是本病的特点。白细胞可高于 100×10⁹/L,亦可小于 1×10⁹/L,末梢血片出现未成熟细胞,贫血为正细胞正色素性,程度轻重不一。血小板大多减少,约 25% 在正常范围,骨髓检查是确诊及评定疗效的重要依据,骨髓增生活跃或极度活跃,分类中原始+幼稚细胞>30% 可诊断,根据免疫学检查可分为 B 淋巴细胞表型(CD10、CD19、CD22)及 T 淋巴细胞表型(CD3、CD5、CD7)。对于不明原因的发热、贫血、出血、肝脾淋巴结肿大的患儿应提高警惕,考虑到白血病的可能,及早做骨髓穿刺检查以明确诊断。

病例六十七 麻疹

患者女性,8 个月龄,以发热咳嗽 5 d,皮疹 2 d 就诊入院。

一、主诉

发热咳嗽 5 d,皮疹 2 d。

二、病史询问及思维提示

【问诊主要内容】

1. 出疹时间 麻疹前驱期 2~4 d,一般在发热 2~4 d 后出疹,风疹、猩红热、水痘发热 1 d 即可出疹,幼儿急疹发热 3~5 d 出疹,热退疹出。

2. 出疹顺序、皮疹特点 以鉴别各种出疹性疾病。

3. 其他伴随症状 麻疹有咳嗽、流涕、流泪等卡他症状,合并喉炎可有声嘶、犬吠样咳嗽,川崎病具有眼睛红,但无分泌物、口唇皲裂、指(趾)端硬肿、脱皮等表现;猩红热具有明显咽痛,不伴咳嗽流涕等卡他症状;EB 病毒感染具有咽峡炎、浅表淋巴结肿大等表现;药疹有服用过敏药物史。

4. 是否有传染病接触史,如麻疹、猩红热、风疹、水痘等患者接触史。

5. 是否服用能引起过敏的药物。

【问诊结果】

患儿于入院前 5 d 无明显诱因出现发热,体温 38.5 ℃左右,伴打喷嚏、流涕,轻微咳嗽,发热时不伴寒战,就诊于当地医院,诊断"感冒",给予"对乙酰氨基酚缓释片""小儿感冒颗粒"口服 3 d,体温升至 39 ~ 39.5 ℃,口服退热药体温可暂时下降,咳嗽渐加重,痰多,流涕、流泪,无喘息及呼吸困难,无腹泻、呕吐,无抽搐,2 d 前颜面部出现红色皮疹,压之褪色,渐蔓延至全身,不伴痒感,予抗过敏治疗无好转,今来入院,查血常规"白细胞低",考虑"麻疹",于隔离门诊给予予静脉用药"利巴韦林""头孢孟多"治疗。否认药物食物过敏史,未接种麻疹疫苗、风疹疫苗,否认麻疹、猩红热、风疹等传染病接触史。

【思维提示】

1. 对于一个发热皮疹的婴幼儿主要应考虑以下疾病。

(1)感染性疾病:①病毒感染,麻疹、风疹、幼儿急疹、肠道病毒感染(如手足口病)、水痘、EB 或巨细胞病毒(CMV)感染。②细菌感染,如猩红热、金黄色葡萄球菌感染。③其他病原感染,如支原体感染、斑疹伤寒等。

(2)非感染性疾病如药物疹、川崎病等,病史比较长的患儿还应注意血液系统疾病、结缔组织病等。因此进一步询问病史应围绕上述疾病的鉴别诊断。

2. 询问结果(病史)分析:①发热 3 d 出现皮疹,伴有明显卡他症状,不符合风疹、猩红热出疹特点。②尚未接种麻疹疫苗,存在麻疹易患因素。③无特殊服药史,抗过敏治疗无效,不考虑药物疹。④非热退疹出,幼儿急疹可除外。

三、体格检查

【重点检查内容】

1. 皮疹分布、形态 典型麻疹的皮疹首先在发际、颈侧部和耳后开始出现,然后大约在 24 h 内首先向面部、颈部、上肢及胸部蔓延,自上至下逐步出现,包括掌跖部,暗红色充血性斑丘疹,于第 2 天或第 5 天出透,通常于第 4 天隐退,伴有色素沉着。风疹出疹从面部开始,自上而下,24 h 出齐,但手掌、足底大都无疹,为淡红色斑丘疹,疹退后无色素沉着。猩红热皮疹于发病 24 h 内出现,先见于耳后、颈、胸,1 d 内可蔓延至全身,皮疹呈红色充血性粟粒样疹或鸡皮样疹,皮肤潮红,疹间无正常皮肤,面部皮肤充血但无疹,口、鼻周围不充血,形成"环口苍白"征,在腋下、肘部及腹股的皮肤皱褶处,皮疹密集,色深红,间或有出血点,称为"帕氏线",全身皮疹消退后伴有糠麸样或膜状脱皮。水痘皮疹呈向心性分布,最初为红色斑疹,伴痒感,继之发展为充满透明液体的水疱疹,渐破溃结痂,分批出现,同时存在不同期皮疹。手足口病夏季多见,皮疹分布于手、足、口腔、臀部。

2.浅表淋巴结是否肿大 风疹可伴有耳部、枕部淋巴结肿大,猩红热可有颌下、颈部淋巴结肿大。

3.有无呼吸困难、缺氧表现 麻疹合并肺炎、喉炎时可有呼吸困难、缺氧表现。

4.结膜是否充血、口唇是否皲裂 川崎病可有结膜充血、口唇皲裂,但眼睛无分泌物;有无杨梅舌,猩红热有杨梅舌;有无麻疹黏膜斑,麻疹黏膜斑在皮疹出现之前出现,对于麻疹早期诊断有重要意义。

5.肺部体征 若有固定细湿啰音,提示合并肺炎。

6.指(趾)端有无硬肿脱皮 用于鉴别川崎病,猩红热后期也可有指(趾)端脱皮。

【检查结果】

T 38.5 ℃,R 30 次/min,P 125 次/min,BP 90/60 mmHg,体重 10 kg,营养发育正常,神清,精神反应稍弱,呼吸略促,口周青,无鼻翼煽动及三凹征,颜面、颈部、躯干、四肢、手足心可见充血性暗红色斑丘疹,部分融合成片,左上臂可见卡疤 1 枚,双颈部各可及 2~3 枚 0.5 cm×0.5 cm 大小淋巴结,质软,无粘连,活动度好,余浅表淋巴结未触及,前囟平软,睑结膜、球结膜充血,有分泌物,口唇红,无皲裂,杨梅舌阴性,颊黏膜粗糙柯氏斑阳性,咽充血,双扁桃体不大,双侧呼吸运动一致,双肺叩诊清音,双肺呼吸音粗,双下肺可闻及散在细湿啰音,未闻及喘鸣音,心音有力,律齐,心率 125 次/min,各瓣膜听诊区未闻及杂音,腹部、四肢、神经系统查体未见异常,指(趾)端无硬肿及脱皮,双下肢无水肿。

【思维提示】

临床表现发热、流鼻涕、咳嗽、眼结合膜充血、畏光、流泪等上呼吸道卡他症状,即应疑为麻疹,如发现科氏斑,则可基本确诊。出疹后根据皮疹特点、分布情况也易作出诊断。

四、实验室和影像学检查

【重点检查内容】

1.血常规、血生化,快速 CPR 协助检查。

2.行胸片、心电图检查,进一步明确是否合并肺炎及心脏疾病。

3.重症患者应查血气、血生化了解有无缺氧、酸中毒、电解质紊乱。具备以下三项中任何一项均可确诊麻疹:①麻疹抗体 IgM 检测,一个月内未接种过麻疹减毒活疫苗而在血清中查到麻疹 IgM 抗体。②恢复期患者血清中麻疹 IgG 抗体滴度比急性期有 4 倍或 4 倍以上升高,或急性期抗体阴性而恢复期抗体阳转。③从鼻咽部分泌物或血液中分离到麻疹病毒或检测到麻疹病毒核酸。

【检查结果】

1.血常规 WBC $3.6×10^9$/L,N 0.45,L 0.53,M 0.02,Hb 116 g/L,PLT $256×10^9$/L,快速 CRP<8 mg/L。

2.胸片提示肺纹理粗多、模糊,两下肺可见斑片状阴影,心、肺、膈阴性,支持麻疹合并肺炎。心电图未见异常。

3.麻疹 IgM 抗体阳性,该患儿近 1 个月未接种过麻疹疫苗,故麻疹诊断明确。

【思维提示】

发热 3 d 出疹，有明显卡他症状，查体全身皮肤可见充血性暗红色斑丘疹，部分融合成片，同时伴有睑结膜、球结膜充血，有分泌物，颊黏膜粗糙，柯氏斑阳性，符合麻疹特点；呼吸略促，口周青，双肺呼吸音粗，双下肺可闻及散在细湿啰音，临床考虑合并肺炎；无口唇皲裂，结膜虽有充血，但有分泌物，浅表淋巴结不大，指（趾）端无硬肿及脱皮，血小板、CRP 正常，不考虑川崎病；血常规白细胞正常，CRP 正常，皮疹特点亦不符合猩红热特点，故猩红热除外。

【临床诊断】

麻疹合并肺炎。

五、治疗方案

麻疹没有特异性治疗方法，主要为对症治疗、加强护理和预防并发症。没有并发症的患儿大多在发病后的 2~3 周内康复。

1. 一般治疗　卧床休息，保持室内适当的温度、湿度和空气流通，避免强光刺激。注意皮肤和眼、鼻、口腔清洁。鼓励多饮水，给予易消化和营养丰富的食物。

2. 对症治疗　高热时可酌情使用退热剂，但应避免急骤退热，特别是在出疹期。烦躁可适当给予镇静剂。频繁剧咳可用镇咳剂或雾化吸入。WHO 推荐给予麻疹患儿补充大剂量维生素 A，20 万~40 万单位，1 次/d 口服，连服 2 d，可减少并发症的发生，有利于疾病的恢复。

3. 并发症的治疗　有并发症者给予相应治疗。继发细菌感染可给予抗生素。

六、病例思考

麻疹是由麻疹病毒引起的呼吸道传染病，传染性强，在麻疹减毒活疫苗普遍应用后，不但存在症状典型的麻疹，而且存在症状不典型的患者，前者可根据临床表现结合流行病学作出诊断，后者需根据血清麻疹抗体的检测或麻疹病毒的分离阳性作出诊断。麻疹的免疫预防中对易感儿童实行麻疹减毒活疫苗普种，是预防本病的首要措施。常规免疫（初免）定为 8 月龄进行，根据人群对麻疹免疫力的监测，当免疫力减低时应进行疫苗再免疫。为提高麻疹疫苗免疫接种的成功率应保证活疫苗的冷链保藏和运输，并接种足够的剂量。

第五章　急诊科

病例六十八　晕厥

患者男性,46 岁,因晕倒 4 h 急诊入院。

一、主诉

晕倒 4 h。

二、病史询问及思维提示

【问诊主要内容】

1. 为何晕倒? 首先要注意有无外伤、中毒、体位改变等诱因。了解晕倒的原因或诱因有助于判断病情的严重程度、诊断晕厥的病因。

2. 晕倒前有何不适　发病时有头晕、胸痛、腹痛、咳嗽、呕吐等症状常可提示病因。

3. 晕倒时是否确实有意识丧失　询问是否有意识丧失判断患者是否真为"晕厥",同时要了解意识丧失的时间。

4. 晕倒后是否有抽搐、大小便失禁、外伤等伴随症状　常需要除患者外的旁观者提供病史,有助于与癫痫鉴别。并要注意有无摔倒后的继发损伤。

5. 在患者意识恢复后有何不适表现　意识清醒后仍存在的症状可提示病因及病情严重程度。

6. 有无基础疾病既往有无类似症状发生　有助于判断病因,鉴别心脑源性疾病。

【问诊结果】

患者 4 h 前进餐后感腹部不适,呕吐 1 次即晕倒在地,呕吐物为胃内容物,量少,无抽搐、大小便失禁。呼之不应 7~8 min,后神志转清,仍头晕、恶心、呕吐,胸闷不缓解,无胸痛,无腹痛、腹泻,无发热、寒战等不适,救护车送至急诊,近期体重无慢性变化,睡眠及饮食一般,大小便未解。既往体健,否认手术外伤史,否认过敏史,否认家族遗传病史。

【思维提示】

通过问诊明确患者确实存在晕厥,晕厥后没有抽搐,既往也没有癫痫病史,故可除外癫痫病。发病初有胃肠道症状,清醒后仍存在并有头晕与胸闷。考虑胃肠道疾病和心脑血管疾病都可能是此次晕厥的原因。

三、体格检查

【重点检查内容】

问诊结果并没有提示明确的晕厥原因,全面细致的体格检查是必要的。同时,为了判断晕厥患者的危险程度,生命体征不容忽视。

【检查结果】

T 37.4 ℃,P 110 次/min,R 22 次/min,BP 98/78 mmHg,SpO₂ 97%。神志清,对答正常;瞳孔等大等圆,光反射存在;额部可见瘀血;未见颈静脉怒张,双肺呼吸音粗,未闻及干湿啰音,心律齐,各瓣膜区未闻及明显杂音;腹平软,无压痛,肝脾肋下未及,MurpHy征(−),移动性浊音(−),肠鸣音正常存在;双下肢无水肿;四肢肌力正常,双巴氏征阴性,脑膜刺激征未引出。

【思维提示】

患者体格检查无明显阳性发现,但患者存在低热、心率快、血压偏低的表现,需进一步完善实验室及影像学检查明确病因。

四、实验室和影像学检查结果

【重点检查内容】

1. 心电图、心脏彩超和腹部B超   明确有无心脏病变及腹腔脏器疾病。
2. 血常规、生化检查   了解肝肾功能及电解质结果。
3. 心肌损伤标志物、D-二聚体   除外心血管病变。
4. 头颅CT   除外脑血管病。
5. 床旁胸片   明确肺部感染。
6. 必要时行胸部CT   进一步明确胸闷原因。

【检查结果】

1. 血常规   WBC 21.84×10⁹/L,N 85.7%,Hb 155 g/L,MCV 86.8%,HCT 44.6%,PLT 203×10⁹/L。

2. 血生化   TP 68 g/L,ALB 37 g/L,AST 97U/L,ALT 72U/L,GGT 104 U/L,CK 79 U/L,BUN 10.35 mmol/L,Cr 191.7 μmol/L,Na⁺ 139.6 mmol/L,K⁺ 3.0 mmol/L,Glu 10.8 mmol/L。

3. 心肌损伤标志物   CKMB 1.6 μg/mL,MYO 86.5 μg/mL,TNI <0.05 μg/mL。D-二聚体 1570 μg/mL(<500)。

4. 头部CT   未见明显异常。

5. 床旁胸片   右下肺炎伴右侧胸膜反应,右侧叶间胸膜增厚(图68-1)。

6. 胸部CT   由于患者肾功能不全,未行增强CT检查(图68-2)。显示:患者扫描过程未屏气,图像跳跃显示,部分图像模糊;胸廓对称,纵隔居中,双肺支气管血管束增粗、模糊,右侧中间段支气管狭窄,右中叶部分实变,纵隔内可见多发肿大淋巴结,升主动脉明显增宽,心包大量积液,双侧胸腔大量积液,双下肺叶膨胀不全;腹腔积液。

7.心电图显示窦性心动过速;腹部 B 超示肝淤血;心脏彩超显示中量心包积液。

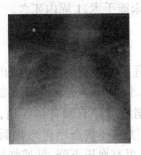

图 68-1　床旁胸片

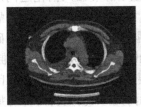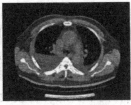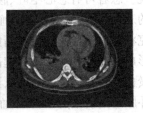

图 68-2　胸部 CT

【思维提示】

患者心电图提示窦性心动过速、心肌酶正常,故暂不支持急性冠脉综合征导致的晕厥。白细胞升高有感染的可能。患者未提供既往疾病史,生化中肝肾功能异常,是此次疾病导致还是既往隐匿起病需进一步检查。D-二聚体明显升高,结合患者症状需除外肺血管疾病。胸部 CT 显示升主动脉明显增宽,心包大量积液,双侧胸腔大量积液,双下肺叶膨胀不全;腹腔积液。

【临床诊断】

主动脉夹层/主动脉瘤破裂。

五、治疗方案

对于伴明显失血的开放型与限制型破裂性腹主动脉瘤,不言而喻,紧急手术治疗是最有效的诊疗方法。鉴于破裂性腹主动脉瘤的手术死亡率明显高于择期性腹主动脉瘤手术,对于高度怀疑此诊断者亦应尽快剖腹探查。Darling 曾报道仅 10% 存在破裂性腹主动脉瘤症状的腹主动脉瘤患者可存活 6 周,但未见存活 3 个月以上者,对于限制型破裂者,随时有病情恶化可能,故亦应急诊手术。有人提出,对于此类患者若来诊时存在明显心肺、肾等疾病,可在 ICU 监护条件下尽快改善全身状态后急诊手术,一旦出现病情恶化则随时立即手术治疗。另有研究表明,存在腹主动脉瘤破裂前驱症状者,其手术疗效与择期腹主动脉瘤基本相同。故对此类患者亦成尽早手术治疗。破裂性腹主动脉瘤的治疗关键在于积极有效的复苏,快速控制出血,合理选择手术与精细的围术期监护。

1. 反复与患者家属沟通,拟急行手术治疗,家属拒绝。

2. 由于患者病情逐步恶化,未能手术,1 周内死亡。

六、对本病例的思考

腹主动脉瘤破裂临床表现危重而复杂,对于短期内有明显大出血者可存在"三联征",即:剧烈腹痛或腰背部疼痛、低血压甚至休克及腹部搏动性肿块。80% ~90% 的腹主动脉瘤破裂时有突发的腹部剧痛可伴有腰背部疼痛,疼痛常向侧腹部或腹股沟部放散,多见于左侧患者因大出血可使循环状态迅速恶化而呈休克状态,出现头晕、意识丧失、口渴、手足湿冷、尿量减少等,可有血压下降,脉搏细数,结膜苍白等表现,如破入腹膜后腔可因血肿的填塞作用,血压一度下降后可有恢复,因而需注意,少数病人初诊时可无休克表现。患者可有恶心呕吐、腹胀、呕血及便血,是腹主动脉瘤破入消化道内形成主动脉肠瘘的表现,通常先有少量出血(亦称先兆出血)继而大量呕血和(或)便血,病人迅速进入休克状态而死亡。若大量新鲜血便,应考虑破入结肠的可能。腹主动脉瘤破入下腔静脉内形成主动脉腔静脉瘘引起高搏出量心功能不全,出现心动过速、呼吸困难、下肢水肿静脉淤血、曲张等表现。此外,当腹膜后血肿累及髂腰肌时可有股神经痛;封闭型破裂压迫肝外胆道出现梗阻性黄疸;血肿向下扩展可在腹股沟处形成肿块,需与有痛性腹股沟疝相鉴别。

约 70% 的破裂性腹主动脉瘤病人可触及腹部搏动性肿块,多位于左侧,可有压痛,但不甚剧烈,若腹主动脉瘤瘤径不大、肥胖者或腹胀明显时则不能触及搏动性肿物。有人将突发的剧烈腹痛和(或)血压降低或休克、腹部搏动性肿块作为破裂性腹主动脉瘤的三联征,但同时出现的只有 50% 左右。70% 病人可有腹部压痛,但肌紧张较轻,病人可有腹胀腹部膨隆(是由于腹腔内出血或腹膜后血肿引起继发性麻痹性肠梗阻所致)。如腹部听到连续性血管杂音,应考虑腹主动脉瘤有破入下腔静脉、髂静脉、左肾静脉的可能;如同时有充血性心力衰竭的表现则更有助于诊断。此外,腹膜后血液向侧腹部腰背部外渗可出现瘀斑,类似急性胰腺炎时的 Grey-Turner 征。

病例六十九 感染性休克

患者男性,46 岁,因下颌肿痛 3 d,呼吸困难 1 d 急诊入院。

一、主诉

下颌肿痛 3 d,呼吸困难 1 d。

二、病史询问及思维提示

【问诊主要内容】

1. 呼吸困难发生的诱因,包括有无引起呼吸困难的基础病因和直接诱因,如心、肺疾病,肾病,代谢性疾病,有无药物、毒物摄入史及头痛、意识障碍、颅脑外伤史。

2. 呼吸困难发生的快与慢,询问起病是突然发生、缓慢发生,还是渐进发生或者有明显的时间性。

3. 呼吸困难与活动、体位的关系,如左心衰竭引起的呼吸困难。

4. 有无伴随症状,如发热、咳嗽、咳痰、咯血、胸痛等的发生。

【问诊结果】

患者于 3 d 前剃须刮伤下颌皮肤后渐出现下颌肿痛,伴发热,于外院外科就诊,给予抗生素输注,疗效欠佳,下颌肿痛逐渐加重,体温不退。1 d 前感呼吸困难,就诊于口腔医院,诊断为口底间隙感染,拟行手术治疗。但患者呼吸困难明显,伴发热,最高温度 38.9 ℃,大汗,血压测不到,无恶心、呕吐,急转来入院。既往有糖尿病史 6 年,自行饮食控制,未治疗,生于江西,久居本地,否认疫区疫水接触史。否认吸烟史、饮酒史。适龄结婚,育有一女,配偶及女儿体健。

【思维提示】

1. 患者的主诉以呼吸困难为主,因此我们主要询问患者是否伴有如下的症状的发生:①发作性呼吸困难伴哮鸣音,多见于支气管哮喘,心源性哮喘;突发性重度呼吸困难,见于急性喉水肿、气管异物、大面积肺栓塞、自发性气胸等。②呼吸困难伴发热,多见于肺炎、肺脓肿、肺结核、胸膜炎、急性心包炎等。③呼吸困难见于一侧胸痛,见于大叶性肺炎、急性渗出性胸膜炎、肺栓塞、自发性气胸、急性心肌梗死、支气肺癌等。④呼吸困难伴咳嗽、咳痰,见于慢性支气管炎、阻塞性肺气肿继发肺部感染、支气管扩张、肺脓肿等,伴大量泡沫痰,可见于有机磷中毒;伴粉红色泡沫痰,见于急性左心衰。⑤呼吸困难伴意识障碍,见于脑出血、脑膜炎、糖尿病酮症酸中毒、尿毒症、肺性脑病、急性中毒、休克性肺炎等。

2. 通过问诊可知,患者由于口底间隙感染诱发的感染性休克的可能性比较大。休克早期多数患者表现为交感神经兴奋症状;患者神志尚清,但烦躁、焦虑、神情紧张,面色和皮肤苍白,口唇和甲床轻度发绀,肢端湿冷。但也有少数患者表现为皮肤暖和,即高排低阻型休克(暖休克)。可有恶心、呕吐,尿量减少,心率增快,呼吸深而快,血压尚正常或偏低、脉压小。随着休克发展,患者烦躁或意识不清,呼吸浅速,心音低钝,脉搏细速,按压稍重即消失,表浅静脉萎陷,血压下降,收缩压降低至 80 mmHg 以下,原有高血压者血压较基础水平降低 20%~30%,脉压小、皮肤湿冷、常明显发绀。尿量更少甚或无尿。休克晚期可出现弥散性血管内凝血(DIC)和重要脏器功能衰竭等。

三、体格检查

【重点检查内容】

问诊结果提示感染性休克可能性大,因此体温、血压、脉搏等体征应为重点查体内容。

【检查结果】

T 38.5 ℃,P 120 次/min,R 35 次/min,BP 60/40 mmHg,神清,面色潮红,四肢厥冷,端坐呼吸,下颌红肿,触痛(+),心率 120 次/min,律齐,双肺呼吸音粗,未闻及干湿啰音。

腹软,肋下肝脾未及,全腹无压痛及反跳痛。脊柱四肢无畸形,脑膜刺激征未引出,双下肢无水肿。

【思维提示】

患者诊断感染性休克的诊断基本成立:①有明确感染灶。②有全身炎症反应存在。③收缩压低于 90 mmHg,或较原来基础值下降 40 mmHg,经液体复苏后 1 h 不能恢复或需血管活性药维持。④伴有器官组织的低灌注。我们应该进一步与其他的休克进行鉴别诊断:如低血容量性休克多因大量出血(内出血或外出血)、失水(如呕吐,腹泻,肠梗阻等)、失血浆(如大面积烧伤等)等使血容量突然减少所致;心源性休克多因心脏泵血功能低下所致,常继发于急性心肌梗死,急性心包填塞、严重心律失常、各种心肌炎和心肌病、急性肺源性心脏病、感染引起的心肌抑制等;过敏性休克常因机体对其此药物或生物制品发生过敏反应蚊虫,蜜蜂叮咬过敏及花粉、化学气体过敏所致;神经源性休克由高度紧张、恐惧、外伤、剧痛、脑脊髓损伤、脑疝、颅高压等引起因神经作用使外周围血管扩张,有效血管量相对减少所致。

四、实验室和影像学检查

【重点检查内容】

1. 血常规　血细胞压积和血红蛋白增高为血液浓缩的标志,并发 DIC 时血小板进行性减少。

2. 肾功能检查　判断有无肾功能不全的发生。

3. 酸碱平衡的血液生化检查　判断有无呼吸衰竭的发生,血乳酸含量测定有预后意义。

4. 血清酶的测定　反映肝、心等脏器的损害情况。

5. 血液流变学和有关 DIC 的检查　检测是否有 DIC 的发生。

6. 病原学检查　在抗菌药物治疗前常规进行血(或其他体液、渗出物)和脓液培养(包括厌氧菌培养),明确有无败血症的发生。

7. 心电图和胸片　排除肺部感染和心脏疾病。

【检查结果】

1. 血常规　WBC $25.9×10^9$/L,N 94%,Hb 147 g/L,PLT $192×10^9$/L。

2. 肾功能　Cr 476 mmol/L;血糖 22 mmol/L。

3. 血气分析　pH 7.46,$PaCO_2$ 34.6 mmHg,PaO_2 49.6 mmHg,BE 4.4 mmol/L(氧浓度45%);Na^+ 140 mmol/L,K^+ 3.2 mmol/L。

4. 血清酶的测定　ALT 85 U/L,AST 94 U/L,Glu 11.4 mmol/L;CK 176 IU/L,CK-MB 95 U/L,TnT 0.66 ng/L。

5. 病原学结果　阴性。

6. 心电图　窦性心动过速,胸片未见明显异常。

【思维提示】

根据目前的实验室检查和影像学结果,患者的诊断是口底间隙感染;感染性休克,

MODS,急性肾衰,急性呼吸衰竭,心肌损害等。应该进一步行积极的抗感染治疗和全力纠正感染性休克的发生。

【临床诊断】

1. 口底间隙感染。

2. 感染性休克。

3. MODS。

4. 急性肾衰。

5. 急性呼吸衰竭。

6. 心肌损害。

7. 2 型糖尿病。

五、治疗方案

1. 在积极抗感染治疗的同时,要积极进行感染性休克的治疗,包括早期液体复苏,病原学诊断和抗感染药物治疗,手术处理原发灶,对循环、呼吸等重要器官功能的支持措施,针对炎症介质的抑制或调理治疗。

2. 给予多巴胺静滴,亚胺培南–西司他丁钠(泰能)抗感染,地塞米松静推,同时输入羟乙基淀粉扩容,2 h 内已补液达 4000 mL,患者血压在多巴胺维持下可达 90/60 mmHg,仍无尿,$SO_2$90% 左右。口腔科、耳鼻喉科、麻醉科会诊,决定急诊手术干预。全麻下行气管切开及下颌脓肿切开引流术,引出少量血性分泌物,并置入引流条 2 枚。术后返回急诊抢救室,患者神志不清,经气切套管呼吸机辅助呼吸。血压在多巴胺[5 ~ 8 μg/(kg · min)]维持下波动于 90/60 mmHg 左右,仍无尿。继续快速补液,联合亚胺培南西司他丁钠及奥硝唑抗感染治疗,间断给予呋塞米静推。患者神志渐转清,仍发热,少尿并出现水肿。随后复查肾功能示:Cr 798 mmol/L,K^+ 5.3 mmol/L,于当日行 CBP,模式 CVVH,置换量 3000 mL/h,超滤率(UF)100 ~ 300 mL/h,持续约 30 h。患者水肿消退,Cr 波动于 400 mmol/L左右,K^+3.8 mmol/L。停用血滤后,加强营养支持。给予呋塞米利尿,患者尿量逐渐增多,体温渐降至正常,下颌切口引流量逐渐减少,引流条拔除。

六、病例思考

严重感染特别是革兰阴性菌感染常可引起感染性休克。感染性休克亦称脓毒性休克,是指由微生物及其毒素等产物所引起的脓毒病综合征伴休克。感染灶中的微生物及其毒素、胞壁产物等侵入血循环,激活宿主的各种细胞和体液系统,产生细胞因子和内源性介质,作用于机体各种器官、系统,影响其灌注,导致组织细胞缺血缺氧、代谢紊乱、功能障碍,甚至多器官功能衰竭。除少数高排低阻型休克(暖休克)病例外,多数患者有交感神经兴奋症状,患者神志尚清,但烦躁、焦虑、神情紧张,面色和皮肤苍白,口唇和甲床轻度发绀,肢端湿冷。可有恶心、呕吐,尿量减少,心率增快,呼吸深而快,血压尚正常或偏低、脉压小,眼底和甲微循环检查可见动脉痉挛。随着休克发展,患者烦躁或意识不清,呼吸浅速,心音低钝,脉搏细速,按压稍重即消失。表浅静脉萎陷,血压下降,收缩压降低至 10.6 kPa(80 mmHg)以下,原有高血压者,血压较基础水平降低20% ~30%,脉压小。皮肤湿冷、发绀,尿量更少、甚或无尿。休克晚期可出现 DIC 和重要脏器功能衰竭等,常有顽固性低血压和广泛出血(皮肤、黏膜和/或内脏、腔道出血)。多脏器功能衰竭主要症状表现为:①急性肾衰竭。②急性心功能不全。③急性肺功能衰竭(ARDS)。④脑功能障碍。⑤胃肠道功能紊乱。⑥肝衰竭引起昏迷、黄疸等。除积极控制感染外,应针对休克的病理生理给予补充血容量、纠正酸中毒、调整血管舒缩功能、消除血细胞聚集以防止微循环淤滞,以及维护重要脏器的功能等。治疗的目的在于恢复全身各脏器组织的血液灌注和正常代谢。在治疗过程中,必须严密观察,充分估计病情的变化,及时加以防治。

病例七十　下消化道穿孔

患者男性,62 岁,突发上腹痛半日急诊入院。

一、主诉

突发上腹痛半日。

二、病史询问及思维提示

【问诊主要内容】

1. 注意询问诱发因素　对于怀疑心绞痛的患者要注意询问有无剧烈运动、情绪、饮食、环境变化及其他如体位、运动、咀嚼吞咽、深呼吸、排尿便、月经、咳嗽、喷嚏、排便用力等。

2. 疼痛部位和疼痛的程度　可以让患者指出。

3. 放射　此时不要问诱导式问题,如疼痛是否起源于胸部中并放射到左臂内侧等,有些患者此时会给出假阳性的回答。

4. 疼痛性质、持续时间、发作频率、缓解因素及伴随症状,伴发的其他阳性症状,如发热寒战,恶心呕吐,呼吸困难等。

5. 既往病史及诊疗经过。

【问诊结果】

患者男性,62 岁,1 d 前突发上腹痛,伴恶心,呕吐,腹胀,无反酸、烧心,无腹泻、便血,无腰痛及肉眼血尿。于当地医院就诊,行立位腹平片,上腹部平扫 CT 等检查,考虑上消穿孔,食管裂孔疝不除外。经胃肠减压、抗炎、补液等治疗,症状无好转,为进一步诊治转来入院急诊(8 pm)。既往史自诉有"胃病"史,具体情况不详。

【思维提示】

该患者由外院转来,曾经过外院相对系统的检查和治疗。关键仍在问清发病及治疗经过,除考虑外院的初步诊断外,应进一步明确腹痛原因。

三、体格检查

【重点检查内容】

1. 腹部视诊 急性腹膜炎时,腹式呼吸减弱或消失。全腹膨胀是肠梗阻、肠麻痹或腹膜炎晚期的表现。不对称的腹胀可见于闭袢性肠梗阻、肠扭转等。急性胃扩张可见上腹部蠕动波。小肠梗阻可见阶梯样蠕动波。注意双侧腹股沟区有无包块,患者咳嗽时出现腹痛的部位是腹膜刺激征的重要体征。

2. 腹部触诊 是腹部最为重要的检查方法。检查时应当从非疼痛区域开始,最后检查病变部位。应当着重检查腹膜刺激征,即腹部压痛、反跳痛和肌紧张的部位、范围和程度。压痛最重的部位常提示病变所在之处。腹肌紧张是腹膜炎的重要客观体征。轻度肌紧张是早期炎症或腹腔出血刺激引起的。明显的肌紧张见于较重的细菌性感染炎症刺激,如化脓坏疽性阑尾炎、肠穿孔等。高度肌紧张时腹壁呈"板状腹",主要见于胃、十二指肠穿孔或胆道穿孔的早期,腹膜受到胃液、胰液、胆汁的强烈化学性刺激所致。结核性腹膜炎触诊呈揉面感。

3. 叩诊 叩痛最明显的部位往往是病变存在的部位。肝浊音界消失提示有消化道穿孔致膈下存在游离气体。移动性浊音提示腹腔积液,说明腹腔内有渗出或出血。

4. 听诊 一般情况选择右下腹近脐部听诊。主要听肠鸣音的有无、频率和音调。肠鸣音活跃、音调高、音调较强、气过水声伴腹痛多提示机械性肠梗阻。肠鸣音消失多见于急性腹膜炎、小肠缺血、绞窄性肠梗阻。幽门梗阻或胃扩张时上腹部有振水音。

【检查结果】

T 38 ℃,P 104 次/min,R 22 次/min,BP 142/95 mmHg。神志清,步入病房,查体合作,皮肤黏膜无黄染,颈部淋巴结无肿大,胸廓对称,心肺查体大致正常。腹略膨隆,全腹肌紧张,呈"板状",可触及广泛压痛,反跳痛(+),未扪及肝脏和脾脏,叩诊呈鼓音,肾区叩痛阴性,移动性浊音(−),肠鸣音减弱,0~1 次/min,双侧腹股沟区未见明显包块,脊柱四肢无畸形,脑膜刺激征未引出。

【思维提示】

患者为典型急腹症,查体重点在确认疼痛的部位及腹膜炎的存在与否。前者有助于确认疾病诊断,后者有助于确认治疗方案。该患者有典型的弥漫性腹膜炎体征,不管病因如何,手术治疗均应作为首选。

四、实验室和影像学检查

【重点检查内容】

1. 急查血尿常规、凝血 6 项、感染 5 项、肝肾功,进一步明确感染征象。
2. 急查床旁胸片,心电图排除心肺疾病。
3. 全腹部 CT 平扫,明确腹部感染情况。

【检查结果】

1. 血常规 WBC $14.75×10^9$/L,NE 95.6%,Hb 149 g/L,PLT $188×10^9$/L,尿常规、凝血

6 项、感染 5 项、肝肾功均未见明显异常。

2. 急查床旁胸片,可见膈下游离气体。

3. 心电图提示窦性心动过速。

4. 全腹部 CT(图 70-1)平扫 可见食管下段至胃食物潴留,结肠积气,轻度滑动性裂孔疝不除外。

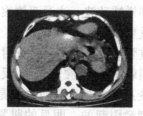

图 70-1 全腹部 CT 平扫

【思维提示】

外科急腹症的诊疗过程与急诊内科疾病有显著的差异。内科很多疾病需要全面的完善检查才能完善诊断和治疗;而外科急腹症,尤其是像本例患者在外院有过医疗干预,经过了一定时程的病情发展,想要在第一时间明确诊断不太容易,而且由于病情的急迫性,实际上不需要也不允许更完善的实验室检查结果。病史中提示有消化道穿孔可能,体格检查提示有腹膜炎,化验检查又提示严重细菌感染,即使影像学上无明确支持,手术探查、治疗的决定应尽快做出。

【临床诊断】

1. 轻度滑动性裂孔疝。

2. 消化道穿孔。

3. 慢性胃溃疡。

五、治疗方案

1. 全腹部 CT 因考虑患者有明确的弥漫性腹膜炎,有急诊手术探查的指征,为进一步探寻病因,从而指导手术操作的进行,决定行全腹部 CT 平扫。通过 CT 检查,患者消化道穿孔诊断明确,考虑下消化道穿孔可能性大,行急诊手术。

2. 患者术中情况 腹腔内有较多脓性渗液,肝下及盆腔渗液较多。胃体、十二指肠未见异常。探查空、回肠,发现距回盲部 60 cm 及 80 cm 处回肠粘连成团,充血水肿,其中后一处探查可见直径约 0.8 cm 大小穿孔,肠液及食物残渣渗出。行小肠部分切除术加小肠吻合术。

3. 再次追问病史,患者有右腹股沟包块病史,但因可以自行回复,不影响生活,故未至专科就诊。再次查看腹部 CT 图像,可见右侧腹股沟积气肠管影。

【思维提示】

患者最终的治疗虽然并未贻误,但最终的术中发现提示我们应对术前诊断加以修正。患者实际是下消化道穿孔,而原因则与之前的疝气病史有关。而这一点是问诊中遗漏的重要内容。

六、病例思考

急腹症是指腹腔内、盆腔和腹膜后组织和脏器发生了急剧的病理变化,从而产生以腹部为主要症状和体征,同时伴有全身反应的临床综合征。常见的急腹症包括急性阑尾炎、溃疡病急性穿孔、急性肠梗阻、急性胆道感染及胆石症、急性胰腺炎、腹部外伤、泌尿系结石及异位妊娠子宫破裂等。

治疗原则:对于病情较轻、周身情况好的病人,首选中西医结合非手术治疗。凡病变严重、病情复杂及周身情况不佳者,均应在经过必要的术前准备后,及时采用手术或其他介入治疗。具体有以下3种情况:①感染及中毒症状明显、已有休克或先兆休克表现的急腹症,如各种原因引起的腹膜炎、绞窄性肠梗阻等。②难于用非手术疗法治愈者,如各种外疝及先天性畸形所引起的肠梗阻、肿瘤所致的各类急腹症、胆囊结石引起的梗阻性或坏疽性胆囊炎,以及胆总管下端结石引起的梗阻性及胆道感染等。③反复发作者,局部病变虽不严重,但由于反复发作,需经手术切除病变以防止复发者,如复发性阑尾炎、反复发作的胆囊结石等。

病例七十一　汞中毒

患者女性,51 岁,头晕伴行走不稳,上肢震颤 1 个月,言语不利 1 周急诊入院。

一、主诉

头晕伴行走不稳,上肢震颤 1 个月,言语不利 1 周。

二、病史询问及思维提示

【问诊主要内容】

1. 患者的主诉不排除脑血管病的可能,脑血管病的临床症状复杂,与脑损害的部位、脑缺血性血管大小、缺血的严重程度、发病前有无其他疾病,以及有无合并其他重要脏器疾病等有关,轻者可以完全没有症状,即无症状性脑梗死;也可以表现为反复发作的肢体瘫痪或眩晕即短暂性脑缺血发作,特别是无症状脑梗死,进一步的问诊应该围绕脑血管病的各个方面进行,询问有无诱发因素,如情绪波动、过度疲劳、用力过猛等。无症状脑梗死并不是什么症状都没有,根据仔细询问病史,多数患者是有症状的,如头痛、头晕、肢体麻木、记忆力下降、睡眠障碍、头外伤周围性面神经麻痹、三叉神经痛精神异常或其他症状和疾病,其中头痛伴头晕发病率较高。抑郁情绪是无症状脑梗死的主要表现之一,通常认为是因梗死灶小或位于脑的不易出现症状的部位而不易被发现,无症状脑梗死不引起明确的神经系统症状和体征,因此有无抑郁情绪应该作为问诊的一个方面,同时注意询问有无运动性或感觉性失语,肢体偏瘫或轻度偏瘫,偏身感觉减退,步态不稳,肢体无力,大小便失禁,饮水呛咳,吞咽困难等这些主要用来对病变部位进行定位。比如基底动脉因部分阻塞引起脑桥腹侧广泛软化,则临床上可产生闭锁综合征,表现为患者四肢瘫痪,面无表情,缄默无声,不能讲话,但神志清楚,能听懂人们的讲话,并以眼球活动示意理解。

2.患者的主诉主要是以神经系统病变改变为主,因此我们的问诊应该围绕神经系统的各个方面进行,头晕的部位,时间及性质;有无喷射性呕吐、失眠、嗜睡、记忆力改变、意识障碍、痉挛、瘫痪、视力障碍、感觉及运动异常、有无躁狂、抑郁、幻觉(幻听、幻视、幻想)、自杀念头及定向障碍。同时注意询问是否有就诊,诊疗经过既往史尤其注意既往有危险因素史,高血压、糖尿病、高脂血症、房颤、TSA、颈动脉狭窄、吸烟等;有无过敏,个人史(有无特殊职业史),家族史等一般情况。

【问诊结果】

1月余前食用不洁食物后出现呕吐、腹泻、发热,在社区医院急诊诊断为"急性胃肠炎",给予左氧氟沙星输液治疗后,症状缓解,但数日后出现头晕,伴走路不稳和双上肢震颤,醉酒步态,遂去当地医院就诊,诊断为"缺血性脑血管病",给予活血化瘀输液治疗1周,并给口服药物继续治疗。半月余后症状未见明显缓解,患者偶有出现幻视,幻听,在治疗过程中出现言语不利,思维迟缓,烦躁不安,易怒,患者要求出院,为进一步诊治来入院急诊,门诊以"急性脑血管病"收入我科,发病以来精神查,睡眠饮食可,近期体重无明显变化。既往史有牛皮癣病史20余年,一直治疗未愈,3个月前使用偏方治疗后,出现症状明显缓解。否认肝炎、结核病史,否认高血压、心脏病史,否认重大手术外伤史,否认药物过敏史。生于北京,久居本地,否认疫区疫水接触史。否认嗜酒史;有20余年的吸烟史,每天10支。适龄结婚,育有一女,配偶及女儿体健。

【思维提示】

通过问诊发现患者的脑血管病的症状不是完全可靠的,许多症状是不能完全通过脑血管病可以充分解释的,我们进一步的检查应该注意围绕震颤的问题进行,注意与下面的疾病相鉴别。①帕金森病帕金森病多在老年发病,此时期也是特发性震颤的多发年龄,因此许多特发性震颤被误诊为帕金森病。特发性震颤患者合并帕金森病概率高于普通人群。帕金森病震颤以静止性为主,可合并动作性震颤,常伴动作迟缓、强直、步态异常和表情少等。②甲亢和肾上腺功能亢进生理亢进性震颤,对肢体施加较大惯性负荷时,震颤频率可减少1次/s以上,特发性震颤无此表现,可伴食欲亢进、多汗、心率加快、体重减轻、神经兴奋性增高和甲状腺肿大等甲亢表现,伴满月脸、向心性肥胖,高血压和多血质等肾上腺功能亢进表现。③小脑传出通路病变:主要是小脑基底核及结合臂病变,表现上肢和下肢意向性震颤,常伴其他小脑体征,如共济失调等。④中毒或药物引起震颤通常为姿势性震颤合并运动性震颤,也可出现静止性震颤和意向性震颤,取决于药物种类和中毒严重程度。多数震颤累及全身,节律不规则,可出现扑翼样震颤,伴肌阵挛。⑤皮质震颤为不规则高频(>7次/s)姿势性和运动性震颤,常伴运动性肌阵挛。电生理检查可发现巨大体感诱发电位及体感反射增强。

三、体格检查

【重点检查内容】

问诊的结果,考虑患者神经系统病变的可能性比较大,查体应该围绕神经系统检查为主,包括高级神经活动,颅神经的检查,运动和感觉系统检查,病生理检查,脑膜刺激征和自主神经检查,以进一步与其他神经系统疾病相鉴别。

【检查结果】

T 36.6 ℃,P 87 次/min,R 21 次/min,BP 120/72 mmHg,神志清楚,醉酒步态,言语不利,双侧瞳孔等大等圆,间直接对光反射存在,伸舌居中,心肺检查未见异常,腹软,无压痛、反跳痛及肌紧张,肝脾肋下未及,MurpHy 征阴性,肠鸣音 6 次/min,双上肢震颤,四肢肌力,肌张力正常,腱反射亢进,病理反射未引出,指鼻试验(+),共济失调(+),双下肢无水肿。

【思维提示】

查体显示患者脑血管病的患病可能性越来越小,应该进一步进行系统性的神经系统检查,排除其他疾病的可能,特别注意患者共济失调和姿势、步态的问题。首先观察患者日常活动。如吃饭、穿衣、系纽扣、取物、书写、讲话、站立及步态等是否协调,有无动作性震颤和语言顿挫等。重点检查指鼻试验和闭目难立征试验,是否出现异常步态这些,多见于小脑和感觉性共济失调,弥漫性脑血管病变和额叶病变等。

四、实验室和影像学检查

【重点检查内容】

1. 血、尿常规、甲功、电解质和生化检查 一般常规检查。
2. 肝胆脾超声 除外肝脏疾病的可能,比如肝硬化。
3. 脑 CT 和 MRI 除外脑血管病的发生,如脑出血、脑梗死。
4. 脑电图和肌电图检查 判断脑和肌力。
5. 毒物检测 明确是否吸入有毒物质。

【检查结果】

1. 血常规 WBC $9.44×10^9$/L,NE 72.3%,Hb 139 g/L,PLT $240×10^9$/L。尿常规酮体 5 mg/L,尿蛋白定性(±)。血气分析 pH 7.36,$PaCO_2$ 39 mmHg,PaO_2 99 mmHg。生化 ALB 383 g/L,AST 27U/L,ALT 14U/L,BUN 5.21 mmol/L,CREA 52 μmol/L,K^+ 3.6 mmol/L,Na^+ 139 mmol/L,Cl^- 97 mmol/L,Glu 5.4 mmol/L。甲状腺功能正常,FT3 2.1 pg/mL,FT4 1.23 ng/dL,sTSH 0.702 μIU/mL。血氨未见异常。

2. 肝胆脾超声示 肝脏未见异常。
3. 脑 CT 和 MRI 示 未见任何异常(图71-1)。

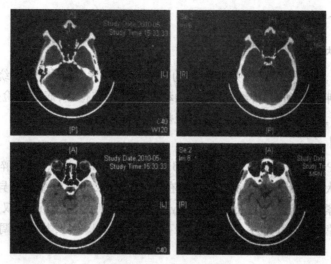

图71-1　脑 CT 和 MRI

4.脑电图和肌电图检查示　未见异常(图71-2)。

5.毒物检测　尿汞原子吸收法 0.15 mg/L。

【思维提示】

通过上述的检查基本排除了甲亢、肝性脑病等疾病,确定了患者慢性汞中毒的诊断。后追问病史,患者治疗牛皮癣病的偏方中含有汞制剂。汞中毒的诊断标准:急性汞中毒的诊断多无困难,尿汞明显增高具有重要的诊断价值。慢性汞中毒的诊断必须具备明确的长期汞接触史。轻度中毒为具备下列表现之 3 项者:①脑衰弱综合征。②口腔-牙龈炎。③眼睑、舌或手指震颤。④尿汞增高。中度中毒为具备下列表现之 2 项者:①出现精神性格改变。②粗大震颤。③明显肾脏损害。重度中毒为具备下列表现之一者:①小脑共济失调。②精神障碍。

【临床诊断】

急性汞中毒。

五、治疗方案

1.慢性汞中毒治疗　采用 3 d 疗法,即用二巯基丙醇磺酸钠(DMPS)肌内注射,0.5 g,1 次/d,连用 3 d 间隔 4 次为 1 个疗程。

2.DMPS 其巯基可与汞离子结合成巯-汞复合物,随尿排出,使组织中被汞离子抑制的酶得到复能。急性中毒时的首次剂量为 5% 溶液 2~3 mL,肌内注射;以后 1 次/4~6 h,每次 1~2.5 mL。1~2 d 后,1 次/d,每次 2.5 mL。一般治疗 1 周左右。必要时可在 1 个月后再行驱汞。慢性汞中毒治疗目前多采用 3 d 疗法,即用上药注射 1 次/d,连用 3 d,间隔 4 次为 1 个疗程,根据病情及驱汞情况决定疗程数。

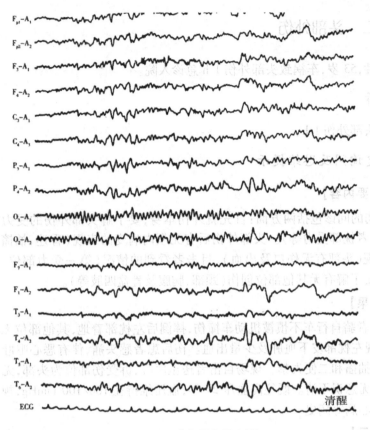

清醒

图71-2 脑电图和肌电图

六、病例思考

汞为银白色的液态金属,常温中即有蒸发。汞中毒以慢性为多见,主要发生在生产活动中,长期吸入汞蒸气和汞化合物粉尘所致。以精神-神经异常、齿龈炎、震颤为主要症状。大剂量汞蒸气吸入或汞化合物摄入即发生急性汞中毒。对汞过敏者,即使局部涂抹汞油基质制剂,亦可发生中毒。经食物摄入人体的汞量如今已达到 20～30 μg/d,严重污染地区甚至高达 200～300 μg/d,这给人类健康构成严重威胁,故汞中毒防治已成为世界各国共同面临的重要课题。

根据病史和典型的症状体征,急性汞中毒的诊断多无困难;尿汞明显增高具有重要的诊断价值。慢性汞中毒的诊断必须具备明确的长期汞接触史;可根据诊断标准分为轻、中、重三级。轻度中毒已具备汞中毒的典型临床特点,如神经衰弱、口腔炎、震颤等,程度较轻;若上述表现加重,并具有精神和性格改变,可诊为中度中毒;若再合并有中毒性脑病,即可诊为重度中毒。尿汞多不与症状体征平行,仅可作过量汞接触的依据;若尿汞不高,可行驱汞试验,以利确诊。

病例七十二　头部外伤

患者女性,53 岁,车祸致头部外伤 1 h 急诊入院。

一、主诉

车祸致头部外伤 1 h。

二、病史询问及思维提示

【问诊主要内容】

头部外伤的问诊包括两方面:首先就外伤本身,要了解头部外伤的受力方向及机制(前额受力或者枕部受力等)。头部外伤后有无颅内病变的表现(昏迷、抽搐、恶心、呕吐等)、颅外表现(头部有无伤口及出血)、目击者看到的情况(第一受力部位、第二受力部位等);其次要了解有无其他部位创伤(颈部、胸腹及骨盆四肢等)。

【问诊结果】

1 h 前患者骑自行车不慎被机动车撞伤,摔倒后左枕部着地,其他部位无明显撞击过程。伤后出现左枕部皮下血肿及少量出血。伤后患者感头痛,伴有恶心呕吐,无呕血,无昏迷,无肢体抽搐和二便失禁。现场目击者送至医院,诉受伤部位为头部,无二次创伤过程,来院路途无意识不清。既往高血压 24 年,血压维持在 160/100 mmHg,规律服药。否认糖尿病、冠心病等病史。

【思维提示】

通过问诊,可知患者受伤部位为头部,受伤机制为钝性撞击;同时患者出现头痛,呕吐症状(虽无昏迷及抽搐),这也提示有颅内损伤的可能;虽然目击者未见到二次受伤及其他部位创伤,但仍需高度警惕多发伤或复合伤的可能。

三、体格检查

【重点检查内容】

问诊结果提示颅脑创伤的可能,神经系统体征应为重点查体内容。同时,创伤患者因不能除外多发伤,因此不能忽略颈部、胸腹部、骨盆及四肢的体征。

【检查结果】

T 36.7 ℃,P 72 次/min,R 19 次/min,BP 189/90 mmHg。神志躁动状态,查体不合作;头左枕部直径 4 cm,皮下血肿伴皮挫伤。双侧瞳孔等大等圆,直径 3 mm,对光反射存在。脑膜刺激征(-),四肢肌力正常、肌力 5 级、双侧对称,双侧病理征阴性。胸部无压痛,双肺呼吸音粗,未闻及明显干湿啰音,心律齐,各瓣膜区未闻及杂音;腹软,全腹无压痛,肝脾肋下未及,MurpHy 征(-),移动性浊音(-),肠鸣音正常存在;双下肢无水肿。

【思维提示】

患者体格检查时神志躁动,血压升高,不能除外颅内损伤。但可初步除外其他部位外伤,仍需进一步完善实验室及影像学检查明确诊断。

四、实验室和影像学检查结果

【重点检查内容】

1. 头部 CT 头部创伤急诊室首选检查,明确有无颅脑病变。

2. 胸部 X 射线 了解胸部损伤情况。

3. 腹部 B 超 了解腹部损伤情况。

4. 心电图 排除心脏病变。

5. 血常规及生化急查 排除失血性休克。

6. 血气分析及电解质 评价患者全身情况及创伤后危险因素。

【检查结果】

1. 头部 CT 未见明显出血及骨折(图72-1)。

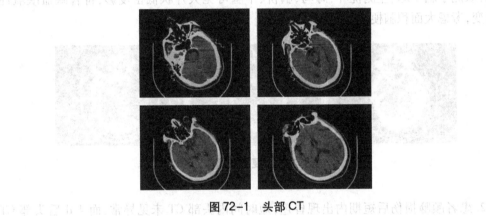

图72-1 头部CT

2. 胸部 X 射线 未见肺挫伤及肋骨骨折。

3. 腹部 B 超 未见脏器破裂征象及腹腔积液。

4. 颈部 CT 可见枢椎左侧基底部骨折(图72-2)。

5. 心电图示 窦性心电图。

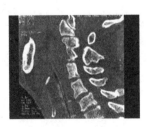

图72-2 颈部CT

6. 血常规 WBC 12.46×10^9/L, N 84.5%, RBC 3.41×10^{12}/L, HB 149 g/L, HCT

41.6%,PLT 209×10^9/L。

7. 凝血 4 项　APTT 3270 s(正常参考值 21~34 s),TT 1600 s(正常参考值 11~14 s), Fb 295.80 mg/dL(正常参考值 170~400 mg/dL),PT 11.8 s(正常参考值 12~16 s)。

8. 血气及电解质　pH 7.404,PaO$_2$ 80.4 mmHg,PaCO$_2$ 34.2 mmHg,Na$^+$ 141.4 mmol/L, K$^+$ 3.3 mmol/L,Ca^{2+} 0.99 mmol/L,Glu 8.90 mmol/L,D-二聚体 356 μg/L(正常参考值 0~324 μg/L)。

【思维提示】

1. 患者来院后 2 h,突发昏迷及呼吸骤停,予气管插管呼吸机辅助通气。根据患者病情突然加重的情况,重点考虑可能为颅内迟发性病变,首先复查头部 CT,结果为小脑半球陈旧梗死灶;老年性脑改变;脑动脉硬化。仍未见明显创伤性颅脑病变。但患者病情变化迅速,高度警惕蛛网膜下腔出血、弥漫性轴索损伤或继发缺血性脑血管病可能。同时应考虑到颈第 2 椎体骨折有无对呼吸及循环影响的可能。4 d 后复查头部 CT(图 72-3)结果:双侧小脑半球、左侧枕叶、海马、脑桥、中脑可见大片状低密度影,符合缺血缺氧性脑改变,考虑大面积脑梗死。

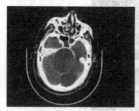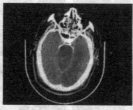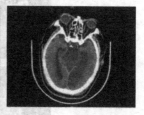

图 72-3　复查头部 CT

2. 患者颅脑损伤后短期内出现昏迷,短时间内头部 CT 未见异常,而 4 d 后头部 CT 出现大面积脑梗死。结合患者颈椎骨折病变及高血压病史,可以考虑患者诊断为创伤后脑梗死。因缺血性脑血管病早期头部 CT 无明显征象,故昏迷早期头部 CT 无异常。此患者的诊断也可以解释患者头部创伤在 CT 无明显异常的情况下出现昏迷及呼吸骤停的原因。

【临床诊断】

1. 创伤后脑梗死。

2. 老年性脑改变。

3. 脑动脉硬化。

4. 高血压 2 级极高危。

五、治疗方案

1. 患者入急诊后予心电监护、吸氧完善检查。但在 2 h 后,患者突发昏迷及呼吸骤停,于气管插管呼吸机辅助通气。同时予醒脑,改善微循环治疗。4 d 后诊断为创伤后大面积脑梗死后,给予甘露醇脱水治疗,同时给予维生素 E 和维生素 C、糖皮质激素、尼莫地平静脉滴注治疗。

2. 患者考虑创伤后大面积脑梗死,诊断后的治疗主要为改善脑梗死,降低颅内压。应用小剂量甘露醇有脱水治疗的效果,维生素 E 和维生素 C、糖皮质激素等有减少氧自由基生成及清除氧自由基的作用,地塞米松或氢化可的松亦有脱水治疗的效果,尼莫地平等还能通过阻滞 Ca^{2+} 通道、减少 Ca^{2+} 在细胞内聚积,减轻血管痉挛,扩张脑血管,缓解脑缺氧,改善梗死区供血。

3. 对颅内血肿、脑挫裂伤合并大面积脑梗死、颅内高压症状明显甚至脑疝形成者,应立即行手术治疗。结合患者病情,考虑应用非手术治疗。

4. 患者治疗期间,神志始终处于昏迷状态,予呼吸机辅助通气、改善循环,减轻脑水肿治疗。患者入院治疗 2 周后,仍昏迷,无自主呼吸,出现肺部感染及多脏器功能衰竭而死亡。患者创伤后,大面积脑梗死,直接影响呼吸及神志,病情难以逆转。同时大面积脑梗死也无法行相关手术治疗。病情发展迅速,早期诊断困难,死亡率高。

六、病例思考

外伤性脑梗死(post-traumatic infarction, PTI)是患者在外伤后出现的脑缺血和脑梗死表现。由于患者机体凝血功能异常等因素,可能导致外伤后继发性脑梗死,因而进一步加重脑损伤程度,影响患者预后。主要病因有以下几点:①血管病变包括:脑血管损伤(颈动脉损伤,穿支动脉系统损伤),脑血管受压,脑血管痉挛。②脑血液流变学异常重型脑外伤后脑血流灌注先下降后恢复正常,或代偿性升高,血液流变学呈高凝或低凝状态,导致脑梗死。③外伤后自由基反应外伤后脑血管痉挛、高颅压均可引起病灶及周围组织发生过氧化反应,产生大量过氧化脂质(LPO),同时使抑制过氧化反应的超氧化物歧化酶(SOD)活性降低,引起血管收缩和凝血,从而形成局部梗死灶。④神经递质的影响交感-肾上腺髓质系统兴奋性增加,使血浆儿茶酚胺水平增高,可发生脑梗死。由于外伤性脑梗死的症状大多出现在伤后 24 h 或更长时间,早期 CT 表现常为阴性,当出现梗死症状时,应及时复查 CT,必要时行 MRI 检查。原有动脉硬化、高血压、嗜酒等自身因素引起的脑血管弹性差的患者,在严重颅脑外伤时,易出现大面积梗死。

PTI 治疗包括手术治疗及非手术治疗。手术适应证:颅内血肿、脑挫裂伤合并大面积脑梗死、颅压高症状明显,甚至脑疝形成者。局灶状梗死以内科治疗为主,可采用以下综合治疗:①血液稀释疗法。②减少氧自由基的形成。③高压氧治疗。④甲泼尼龙治疗。⑤其他治疗,如神经营养药、理疗、亚低温脑保护、早期过度通气、巴比妥昏迷治疗。对外伤性脑梗死患者,溶栓治疗时机宜在发病后 3~6 h 内。外伤后的急性脑梗死患者,在除外颅内出血时,6 h 内行溶栓治疗。外伤后的迟发性脑梗死患者如能及时发现,24 h 内行溶栓治疗也可改善症状。采用溶栓治疗外伤性脑梗死应十分慎重,特别是对溶栓过程中必须动态监测患者的凝血机制,观察意识状态、颅内压和神经系统症状体征变化,及时发现出血倾向,同时要维持人体内环境的稳定。

病例七十三　狂犬病

患者男性,47 岁,头晕伴呕吐 16 h 急诊入院。

一、主诉

头晕伴呕吐 16 h。

二、病史询问及思维提示

【问诊主要内容】

问诊时注意患者对症状的描述,如是否视物重影或视物旋转,有无耳鸣及听力下降,有无意识改变及肢体运动感觉障碍等,特别是注意有无其他合并症状,如有无外伤、发热、二便失禁等。

【问诊结果】

患者 16 h 前患者无诱因出现头晕,伴呕吐,呕吐物为淡黄色胃内容物,症状不随体位改变而加重,不伴视物旋转及视物重影,无头痛及意识不清,无言语不利及肢体运动感觉障碍;无胸闷胸痛及心悸,无腹痛腹泻,无发热。于当地医院就诊,予以川芎、丹参酮等静脉滴注,症状有所减轻,初步诊断为"脑血管病",为进一步诊治转入院急诊。否认高血压、冠心病、糖尿病及脑血管病史。20 d 前被自家养宠物狗咬伤,已于防疫站规范注射进口狂犬疫苗。长期饮酒,100～150 mL 白酒。

【思维提示】

1. 患者中年男性,以头晕为主症,问诊时应注意分辨诱发原因,即是否为中枢神经系统疾病所引起其次在问诊时注意患者其他合并症状,以进一步缩小诊断范围。

2. 患者头晕症状,与典型的脑血管病和眩晕症的表现不一致,且按照脑血管病予以活血、通络,抗凝治疗症状无明显缓解。此时疑问患者头晕是否为脑血管疾病,如脑血栓等;治疗后症状为缓解是否由于入液量不足致脑灌注不足;下一步治疗方案。

三、体格检查

【重点检查内容】

问诊结果不能帮助缩小诊断范围,临床症状不典型,此时查体至关重要,特别是神经系统查体结果和阳性体征有助于接诊医师确定或排除中枢神经系统疾病。此外应注意其他生命体征,以寻找有利于诊断的证据。

【检查结果】

T 39 ℃,P 98 次/min,R 16 次/min,BP 112/78 mmHg。伴躁动不安,双眼发直,口角流涎,无意识丧失及肢体抽搐,无二便失禁,无明显畏水畏光,查体不能合作。神经系统查体:神清,不语,躁动,可见口角流涎;双侧瞳孔等大等圆,对光反射灵敏;双眼向上凝视,眼球左右运动充分,无眼震;鼻唇沟左侧略浅,伸舌不合作;四肢肌力 5 级,肌张力偏高,左侧腱反射活跃;双侧巴氏征未引出;感觉共济不合作;颈软无抵抗。

【思维提示】

神经系统查体未见阳性体征,诊断急性脑血管病的依据不足,但仍不能除外前庭功能障碍等诱发原因,需进一步进行辅助检查。

四、实验室和影像学检查

【重点检查内容】

1. 头部 CT 明确有无出血及占位。应注意的是,梗死病灶早期不能在 CT 影像上显影,因此即使未见到梗死灶也不能除外脑梗死可能,如必要应查 MRI 等。

2. 血、尿常规及肝肾功能、生化、感染 5 项、D-二聚体 主要辨别有无血栓发生,对脑血栓的判断有一定的参考价值。

3. 胸片和心脏彩超 有助于排除脑外的一些疾病诱因。

4. 腰椎穿刺明确病因。

【检查结果】

1. 头部 CT 示 脑动脉硬化。

2. 血常规 WBC 12.52×10^9/L,N 81.7%,L 11.3%,Hb 120 g/L,PLT 230×10^9/L。

3. 血气 pH 7.505,$PaCO_2$ 24.6 mmHg,PaO_2 86.3 mmHg,HCO_3^- 19.6 mmol/L,BE 3.8 mmol/L。

4. 尿常规 无异常。

5. 凝血功能 正常。

6. HIV 及 TP 阴性;肝炎检查 Anti-HBs(+),Anti-HBe(+),HBcAb(+),Anti-HCV(-)。

7. D-二聚体 527.00 μg/L(正常参考值 0 ~ 300 μg/L)。

8. 生化 CHOL 7.9 mmol/L,LDL 5.09 mmol/L,PCT 1.05 μg/mL,余基本正常。

9. 彩超结果示 EF 69%,主动脉窦,升主动脉增宽。胸片显示双肺纹理重。

10. 腰椎穿刺 符合病毒性脑炎改变。

【思维提示】

目前的辅助检查结果不能对诊断有明确的提示,初步考虑为中枢性统疾病,因此下一步的目的则是给予患者对症治疗或经验性治疗。先适当缓解患者的临床症状,力争改善预后,同时注意观察患者的症状、体征变化,及时发现新的临床证据。

【临床诊断】

头晕待查。

五、治疗方案

1. 给予活血、通络及营养神经治疗,补液改善脑灌注。治疗过程中发现患者出现发热,体温 38.5 ℃,不伴寒战,无头痛大汗,余查体同前。

2. PCT 1.05 μg/mL,支持细菌感染,治疗中加用阿莫西林舒巴坦钠,并给予物理降温,患者持续发热(37.5 ~ 37.8 ℃),继而出现口角向左侧歪斜,间断有口角抽动,伴流涎,无明显畏光畏水,自觉面部有轻微麻痒感,余查体同前(距发病约 22 h)。请神经内科医师会诊,考虑椎-基底动脉供血不足,继续补液治疗,但症状未缓解。

3.患者家属在提供病史时曾提到,20 d 前患者曾被宠物犬咬伤,后立即注射狂犬疫苗,在急诊留观期间曾自行到传染病院就诊,接诊医师考虑其已接受疫苗注射,暂不考虑狂犬病,因此患者重新返回急诊留观。

4.患者在留观约 10 h 后(发病约 30 h)收入神经内科病房。入院后完善检查,给予抗血小板治疗,活血化瘀,改善循环,降脂,降压等治疗。

5.患者在入院后 5 h(发病 35 h)出现突发呼吸心搏骤停,立即予以心肺复苏后,心跳恢复,自主呼吸及神志始终未恢复,送入重症监护室。约 70 h 后患者死亡,此时距发病约 5 d。最终诊断为"狂犬病"。

六、病例思考

狂犬病(rabies)是狂犬病毒所致的急性传染病,人兽共患,多见于犬、狼、猫等肉食动物,人多因被病兽咬伤而感染。临床表现为特有的恐水、怕风、咽肌痉挛、进行性瘫痪等。因恐水症状比较突出,故本病又名恐水症(hydropHobia)。狂犬病病毒属于弹状病毒科狂犬病毒属,单股 RNA 病毒,动物通过互相间的撕咬而传播病毒。我国的狂犬病主要由犬传播。对于狂犬病尚缺乏有效的治疗手段,人患狂犬病后的病死率几近 100%,患者一般于 3~6 d 内死于呼吸或循环衰竭,故应加强预防措施。

附:狂犬病暴露分级和预防处置原则接触方式暴露分级表

暴露分级	接触方式	暴露后预防处置
I	完好的皮肤接触动物及其分泌物或排泄物	清洗暴露部位,无需进行其他医学处理
II	符合以下情况之一:	
	(1)无明显出血的咬伤、抓伤	(1)处理伤口
	(2)无明显出血的伤口或已闭合但未完全愈合的伤口接触动物及其分泌物或排泄物	(2)接种狂犬病疫苗
		(3)必要时使用狂犬病被动免疫制剂
III	符合以下情况之一:	
	(1)穿透性的皮肤咬伤或抓伤,临床表现为明显出血	(1)处理伤口
		(2)使用狂犬病被动免疫制剂
	(2)尚未闭合的伤口或黏膜接触动物及其分泌物或排泄物	(3)接种狂犬病疫苗
	(3)暴露于蝙蝠	

注:当判断病例存在严重免疫功能缺陷等影响疫苗免疫效果的因素时,II 级暴露者也应该给予狂犬病被动免疫制剂

病例七十四　溺水

患者男性,11 岁,溺水后呼吸困难 2 h 急诊入院。

一、主诉

溺水后呼吸困难 2 h。

二、病史询问及思维提示

【问诊主要内容】

根据典型的病史、诱因、主要体检和辅助检查,要重点关注呼吸系统。

【问诊结果】

2 h 前在游泳时突发右腿抽搐,沉入水底。约 1 min 后被同伴救起。当时有短暂意识丧失,约 30 s。救起后神志转清,但不能言语,面色及口唇发青,伴有咳嗽、咳痰,痰中带血,呼吸困难。于当地医院给予吸氧及抗感染治疗无好转,为进一步诊治由 120 转送入院。否认肝炎、结核、伤寒等传染病史,否认糖尿病、冠心病等慢性病史。否认食物,药物过敏史。

【思维提示】

通过问诊,患者溺水约 1 min,伴有意识障碍,神清后一过性不语,并出现窒息表现,随后出现呼吸困难,考虑和吸入性肺炎有关。

三、体格检查

【重点检查内容】

问诊结果提示吸入性肺炎可能性大,肺部体征应为重点查体内容。同时,因为患者存在窒息,神经系统查体也要足够重视。

【检查结果】

T 37.1 ℃,P 144 次/min,R 36 次/min,BP 100/55 mmHg,SpO_2 70%(FiO_2 50%)。神智淡漠,推入病房,查体不合作,呼吸急促,36 次/min,颜面、口唇、指端发绀,面部肿胀,双眼结膜充血,口鼻充满泡沫,气管居中,双侧双肺呼吸音粗,可闻及散在干湿性啰音,四肢冰冷,腹部鼓胀,P 144 次/min,律齐,各瓣膜心音听诊未闻及病理性杂音,腹部膨隆,肝脾肋下未及,无压痛反跳痛,双下肢无水肿,双巴氏病理征未引出。

【思维提示】

患者体格检查提示肺部明显阳性发现,但基本可除外急性神经系统损害,仍需完善实验室及影像学检查,进一步明确呼吸困难病因。

四、实验室和影像学检查

【重点检查内容】

1.心电图 急诊室首选检查明确有心动过速的类型,注意与外院心电图对比。

2.血常规、D-二聚体、凝血 6 项及感染 5 项 协助诊断。

3.血气分析及电解质 明确呼吸困难的性质与程度。

4. 心肌损伤标志物、血生化　明确有无心肌损伤。

5. 胸片　了解肺内病变情况。

【检查结果】

1. 心电图示　窦性心动过速、ST 段和 T 波改变、室性心律失常。

2. 血常规　WBC $11.1×10^9$/L, N 51.4%, RBC $3.41×10^{12}$/L, Hb 176 g/L, PLT $200×10^9$/L, D-二聚体>5000 μg/mL。凝血 6 项及感染 5 项未见明显异常。

3. 血气及电解质　pH 7.08, PaO_2 52.9 mmHg, $PaCO_2$ 63.6 mmHg。

4. 生化　K^+ 2.2 mmol/L(正常参考值 3.5 ~ 5.5 mmol/L), Na^+ 139 mmol/L(正常参考值 135 ~ 155 mmol/L), TP 61.6 g/L(正常参考值 65.0 ~ 82.0 g/L), ALB 34.1 g/L(正常参考值 32.0 ~ 55.0 g/L), CK 308 U/L(正常参考值 38 ~ 174 U/L), MMB 3.3 μg/mL(正常参考值 0.0 ~ 3.6 μg/mL), cTnI 0.90 μg/mL(正常参考值 0.00 ~ 0.05 μg/mL), AST 128 U/L(正常参考值 10 ~ 42 U/L), ALT 57 U/L(正常参考值 10 ~ 40 U/L), LDH 431 U/L(正常参考值 85 ~ 250 U/L)。

5. 胸片示密度增高, 模糊不清(图 74-1)。

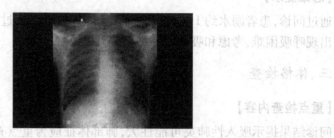

图 74-1　胸片

【思维提示】

淹溺患者表现神志丧失、呼吸停止及大动脉搏动消失, 处于临床死亡状态。近乎淹溺患者临床表现个体差异较大, 与溺水持续时间长短、吸入水量多少、吸入水的性质及器官损害范围有关。本例患者动脉血气分析存在有明显混合性酸中毒; 胸片示斑片状浸润, 以上结果显示根据患者典型的病史、症状、体征, 最终诊断: 溺水; 吸入性肺炎; 急性肺损伤(ALI); 支气管哮喘; 低钾血症。

【临床诊断】

1. 溺水。

2. 吸入性肺炎。

3. 急性肺损伤(ALI)。

4. 支气管哮喘。

5. 低钾血症。

6. 心律失常。

五、治疗方案

1. 治疗患者入院后于抢救室予心电监护、吸氧，必要时行机械通气。

2. 补充血容量，维持水、电解质和酸碱平衡。

3. 防治急性肺损伤早期、短程、足量应用糖皮质激素防治淹溺后发生的炎性反应、急性肺损伤及急性呼吸窘迫综合征。

4. 本患者吸入性肺炎病原学要考虑细菌(阳性菌、阴性菌)以及真菌，给予亚胺培南-西司他丁钠(泰能)、阿奇霉素、联合两性霉素 B 脂质体抗感染。

5. 患者病情进展迅速，虽然积极抗感染，仍然发展到机械通气，痰培养为毛霉菌，家属最终放弃治疗。

六、病例思考

淹溺又称溺水，是人淹没于水或其他液体介质中并受到伤害的状况。水充满呼吸道和肺泡引起缺氧窒息；吸收到血液循环的水引起血液渗透压改变、电解质紊乱和组织损害；最后造成呼吸停止和心脏停搏而死亡。淹溺的后果可以分为非病态、病态和死亡，其过程是连续的。淹溺发生后患者未丧失生命者称为近乎淹溺。淹溺后窒息合并心脏停搏者称为溺死，如心脏未停搏则称近乎溺死。

人体溺水后数秒钟内，本能地屏气，引起潜水反射(呼吸暂停、心动过缓和外周血管剧烈收缩)，保证心脏和大脑血液供应。继而，出现高碳酸血症和低氧血症，刺激呼吸中枢，进入非自发性吸气期，随着吸气水进入呼吸道和肺泡，充塞气道导致严重缺氧、高碳酸血症和代谢性酸中毒。根据淹溺水的性质，分为淡水淹溺和海水淹溺。①淡水淹溺：江、河、湖、池中的水一般属于低渗，统称淡水。水进入呼吸道后影响通气和气体交换；水损伤气管、支气管和肺泡壁的上皮细胞，并使肺泡表面活性物质减少，引起肺泡塌陷，进一步阻滞气体交换，造成全身严重缺氧；淡水进入血液循环，稀释血液，引起低钠、低氯和低蛋白血症；血中的红细胞在低渗血浆中破碎，引起血管内溶血，导致高钾血症，导致心室颤动而致心脏停搏；溶血后过量的游离血红蛋白堵塞肾小管，引起急性肾功能衰竭。②海水淹溺：海水含 3.5% 氯化钠及大量钙盐和镁盐。海水对呼吸道和肺泡有化学性刺激作用。肺泡上皮细胞和肺毛细血管内皮细胞受海水损伤后，大量蛋白质及水分向肺间质和肺泡腔内渗出，引起急性非心源性肺水肿；高钙血症可导致心律失常，甚至心脏停搏；高镁血症可抑制中枢和周围神经，导致横纹肌无力、扩张血管和降低血压。

第六章 神经内科

病例七十五 短暂性脑缺血发作

患者女性,52 岁,反复发作性左侧肢体无力 2 个月入院就诊。

一、主诉

反复发作性左侧肢体无力 2 个月。

二、病史询问及思维提示

【问诊主要内容】

主要询问患者现病史,此外既往病史的询问也有非常重要的鉴别价值。患者是否有高血压、糖尿病、高脂血症、吸烟等脑血管病常见的危险因素,以前是否有类似的发作。家族中是否有类似患者。

【问诊结果】

2 个月前患者在活动中突然出现左侧肢体无力,持物不能,站立需扶持,上下肢无力程度相近,症状持续十余分钟后完全缓解,无意识障碍和肢体抽搐。当时测血压高,160/90 mmHg。此后 3 d 相同症状反复发作 3 次,未遗留后遗症,无发热、畏寒,无腹痛、腹泻,无心悸、气促等不适,为求进一步治疗就诊入院,近期体重无明显变化,精神、饮食及睡眠一般。既往史:高血压、高脂血症 10 年,吸烟史,1 包/d,20 年。个人史及家族史无特殊。

【思维提示】

1. 临床上发作性半身无力最常见的是短暂性脑缺血发作(TIA)和癫痫,在询问病史的时候就要做到有的放矢,便于两种疾病的鉴别。当然,有时并不能将两种疾病截然分开,因为部分脑血管病也可导致继发性癫痫。在询问病史的时候还要注意到以前的脑血管病史以及症状发生的时间先后顺序。

2. 本病例患者主诉有两个特点:发作性和肢体无力(偏瘫),询问病史的时候就应围绕这两个重点来进行。对于发作性的症状,需要关注的是发作的形式,是突然快速起病还是缓慢进展,发作前是否存在诱发因素,症状持续多长时间或症状在多长时间内缓解,症状发作的频率如何等,对于左侧偏瘫的症状,应关注症状的程度,有无其他伴随症状,如意识障碍、肢体强直阵挛等,每次发作是否为同一种形式,症状是否完全缓解等。

三、体格检查

【重点检查内容】

因为患者每次发作后完全恢复,均未留下后遗症状,因此在查体前应充分考虑到这一点,一方面在查体时注意是否存在患者没有留意到的体征,例如某些患者往往忽略视野缺损的症状,另一方面则要留意是否有导致症状的结构性病变,如对脑血管病患者应重点检查外周血管是否存在狭窄改变,有时通过听诊颈部动脉血管杂音、检查双侧外周动脉血压等方法可以发现颈总动脉、锁骨下动脉狭窄的线索。

【检查结果】

T 36.6 ℃,P 94 次/min,BP 150/75 mmHg(左右上肢),皮肤黏膜无黄染,双侧瞳孔等大,对光反射灵敏。角膜透明。心、肺未见异常阳性体征。腹软,移动性浊音可疑阳性,肠鸣音 3 次/min,未扪及肝肾脾,无压痛、反跳痛。专科情况:神清,语利,查体合作,计算力、记忆力、定向力、理解力、判断力正常,双侧额纹对称,双侧瞳孔等大等圆,直径 3 mm,双侧瞳孔对光反射灵敏。双眼眼球各向运动正常,无眼震,右眼裂缩小,右侧鼻唇沟对称,口角无歪斜,伸舌居中,悬雍垂居中,双侧咽反射正常,饮水Ⅰ级,右侧面部及肢体感觉较左侧减弱。四肢肌张力正常,腱反射正常,四肢肌力 5 级,下双下肢 Babinski 征、Oppenheim 征、Gordon 征、Chaddock 征(-)。颈软,双侧 Kernig 征、Brudzinski 征(-)。双侧指鼻试验、快速轮替试验、跟膝胫试验稳准,ABCD 评分 4 分。

【思维提示】

体格检查未见明确神经系统定位体征,但并不意味着没有病灶,根据患者的症状,左上下肢无力,提示病变可能累及颈内动脉系统颅内段,症状系大脑中动脉深穿支分布区受累可能大,为进一步辅助检查提供线索。

四、实验室和影像学检查

【重点检查内容】

1. 血胆固醇、甘油三酯、低密度脂蛋白、空腹血糖和餐后 2 h 血糖、肝肾功能等 进一步确定病因。

2. TCD 和颈部血管彩超 明确病因和了解血管的情况。

3. 脑部 MRA 病因诊断和了解颅内血管情况。

4. EEG 排除癫痫等。

【检查结果】

1. TG 5.6 mmol/L,CHO 7.48 mmol/L,LDL-C 4.34 mmol/L,肝肾功能和糖未见异常。

2. TCD 右颈内动脉虹吸段重度狭窄,右眼动脉呈颅外向颅内反向血流频谱。

3. 脑部 MRA 右颈内动脉虹吸段重度狭窄。

4. EEG 正常范围。

5. 定位 左侧肢体发作,性无力,病变部位在右侧大脑半球,血管来源是右侧颈内动脉系统。与 MRA 等提示的右颈内动脉虹吸段重度狭窄有关。

6.定性 患者急性起病,脑血管病高危因素明确,症状和体极短时间内恢复,无后遗体征,考虑为 TIA 可能性大,而不是癫痫发作。

【思维提示】

TIA 应注意与以下疾病鉴别:①局灶性癫痫,表现为发作性肢体抽搐或感觉异常,持续时间仅数秒至数分钟,脑电图多有典型改变。②美尼埃病,表现为发作性眩晕呕吐但持续时间较长,多超过 24 h 且常发生于年轻人,常有耳鸣和听力减退。

【临床诊断】

1. TIA。
2. 颈内动脉系统。
3. 高脂血症。
4. 高血压 2 级,极高危组。

五、治疗方案

1.患者目前诊断明确,入院后给予络活喜、立普妥、波立维和拜阿司匹林联合治疗。告诫患者戒烟。同时,向患者及家属交代病情,获知情同意后,行脑 DSA 检查及颈内动脉虹吸段支架植入术。

2.治疗过程 脑血管造影显示右颈内动脉虹吸段重度狭窄>90%,遂在全麻下行支架置入术。支架置入顺利,TCD 示:眼动脉血流方向恢复正常,呈颅内至颅外流向频谱。10 min 后患者血压升高,180/110 mmHg,即时查体,右瞳孔散大,4 mm,光反射迟钝,左瞳 2 mm,静脉泵入压宁定,10 min 后血压降至 120/80 mmHg,麻醉复苏后患者述右眼胀痛,视物模糊,查体:粗测视力减退,右眼睑下垂,右瞳 4 mm,光反射迟钝,眼球外展露白 4 mm,右三叉神经眼支分布区针刺觉减退,角膜反射消失,未见眼球充血突出,余神经系统查体正常。急诊头颅 CT 未见颅内出血改变。术后眼科会诊:右眼视力 0.03,右眼视野缺损,眼底可见胆固醇结晶。术后给予葛根素箭萄糖注射液静脉滴入,继续阿司匹林、波立维、立普妥、尼膜同口服治疗。2 d 后患者瞳孔缩小至与左瞳等大,2 mm,光反射存在;3 d 后眼睑睁闭如常,眼球外展无露白;4 周后出院时视力恢复至 0.1,视野缺损范围缩小,角膜反射恢复,针刺觉减退程度减轻。3 个月后随诊 CTA 示支架置入处无血管狭窄,临床上无 TIA 发作,视力缓慢好转,余症状平稳后出院。出院后随诊半年内未再有类似的发作。

六、病例思考

评估 TIA 的风险。TIA 患者出现急性脑梗死的风险明显增加,根据目前广泛运用的 ABCD2 评分,即 A(age):年龄 60 岁,1 分;B(blood):血压,发病时血压 140/90 mmHg,1 分;C(clinical features):临床症状,偏瘫,2 分,言语障碍无偏瘫,1 分;D(duration):持续时间,超过 60 min,2 分,10~59 min,1 分,小于 10 min,0 分;D(diabetes):糖尿病,1 分。总评分为 0~7 分,0~3 分低危险,4~5 分中度危险,6~7 分高度危险。本患者最终评分为5分,属于中度危险。临床研究显示,联合运用抗血小板药物波立维和阿司匹林可显著降低 TIA 患者微栓子的产生,推荐无禁忌的患者短期联合使用抗血小板药物。脑卒中与血胆固醇水平尤其是 LDL-C 水平密切相关,如果患者出现 TIA,并有颅内动脉粥样硬化病变证据,则属于卒中极高危患者,如 LDL-C 大 80 mg/L,应立即启动强化降脂治疗,LDL-C目标值80 mg/L,或 LDL-C 降低 30% ~40%。该患者接受立普妥 20 mg/d 治疗。高血压是卒中独立危险因素,70%的卒中患者均有高血压。降低血压可显著降低卒中风险。因此,临床上应根据患者情况实施降压治疗。但如果存在双侧颈内动脉严重狭窄的患者,降压治疗应慎重。

病例七十六　动脉粥样硬化性脑梗死

患者男性,56 岁,发作性头晕 1 周,再发伴言语不利、左侧肢体无力 2 h 急诊入院。

一、主诉

发作性头晕 1 周,再发伴言语不利、左侧肢体无力 2 h。

二、病史询问及思维提示

【问诊主要内容】

1. 对于脑血管病,明确发病时间十分重要,甚至需要精确到几小时几分,因为一旦诊断脑梗死,发病时间是否在时间窗内关系到能否进行超早期的溶栓治疗。对于在睡眠中起病的病例,发病时间从其正常的最后时间算起。

2. 详细询问伴随症状,有无大脑半球病变的症状(失语、肢体无力、麻木),有无枕叶-脑干-小脑病变的症状(视野缺损、头晕、复视、吞咽困难、饮水呛咳、肢体活动准确性差)。症状有助于病变部位的初步判断。

3. 进一步询问有无其他伴随症状(头痛、肢体抽动、意识障碍、大小便失禁),这些症状多提示脑出血、脑栓塞、大面积梗死。

4. 询问病情发展情况,是迅速达到高峰后稳定或逐渐好转,还是逐渐加重(往往提示大血管血栓形成),有助于判断预后和进一步治疗。

5. 询问近期有无类似发作,症状是否相同,当时的诊断结果、评估、治疗及缓解情况等。很多急性脑梗死患者近期均有短暂脑缺血发作,特别注意是否完全缓解,如果仅为部分缓解,提示已经有梗死形成。如果未完全缓解,发病时间需要从未缓解的那次发作开始计算。

6. 询问既往史、家族史、个人史也很重要,不仅可以明确危险因素(高血压、糖尿病、冠心病、偏头痛、家族脑血管病情况、抽烟、饮酒、口服避孕药、药物滥用等),还有助于判断发病机制(房颤、肿瘤、血液系统疾病等)。

【问诊结果】

患者 1 周前无明显诱因出现发作性头晕、四肢无力,左侧肢体明显发作 4 ~5 次,每次持续 10 min 左右可自行缓解,于当地医院查头 CT 无异常,考虑短暂性脑缺血发作 (TIA),予中药治疗,4 h 前午睡时一切正常,2 h 前家人发现其左侧肢体不能活动,言语不清,当时神志清楚,无恶心呕吐,无二便失禁,无头晕、头痛。既往史:哮喘、慢性萎缩性胃炎、高血压史,否认糖尿病、冠心病。个人史与家族史,吸烟约 10 支/d,40 余年,不饮酒。否认脑血管病家族史。

【思维提示】

本例患者发病急,病情迅速发展至高峰,且此次发作前有过短暂脑缺血发作的病史,病程特点符合脑血管病表现。临床表现为不能言语,左侧肢体无力,似乎应考虑颈内动脉系统供血区缺血,但是"不能言语",是失语,还是构音障碍,需要进一步查体确定。而患者既往的短暂脑缺血症状为头晕、四肢无力,提示应警惕椎-基底动脉系统的急性缺血性脑血管病。

三、体格检查

【重点检查内容】

1. 本例患者临床症状似乎符合颈内动脉系统表现,但是近期 TIA 为椎基底动脉系统缺血症状,查体时更应着重注意是否存在脑干小脑体征,如偏瘫对侧的凝视麻痹、眼震、其他眼球活动障碍、周围性面瘫、真性延髓性麻痹、共济失调、交叉性感觉障碍等,有利于定位时准确鉴别前后循环系统。

2. 椎-基底动脉系统主要供血区为小脑-脑干-枕叶-丘脑,查体时可见如眩晕、共济失调、瞳孔缩小、四肢瘫痪等。

3. 颈内动脉系统的脑梗死,往往存在偏瘫、偏身感觉障碍,皮质支受累的情况,会出现失语、失认、失读、失写等高级智能活动能力下降。

【检查结果】

神清、烦躁,不能言语,但可以理解,查体基本合作,脑神经检查发现双眼向左侧凝视,偶有向下凝视活动,有不持续细小水平震颤,双侧瞳孔等大,对光反射灵敏,左侧鼻唇沟浅,伸舌偏右,左侧肢体肌力 0 级,肌张力低,右侧肢体肌力近 5 级,腱反射活跃,双侧 Babinski 征及 Chaddock 征(+)。

【思维提示】

患者临床起病急,查体见左侧中枢性面舌瘫、左侧肢体瘫痪,似乎提示右侧大脑半球病变,但患者出现双眼向左侧凝视,水平眼震,提示脑干病变体征,还应进一步检查明确病变部位。

四、实验室和影像学检查

【重点检查内容】

1. 血常规、肝肾功能、尿常规、大便常规及肝肾功能 明确是否存在感染。

2. 脑部 MRI 及弥散加权像可以很快鉴别出血性和缺血性脑血管病,脑部 MRI 及弥散加权像有助于明确新近出现的梗死部位。

3. 经颅彩色多普勒脑血管超声（TCD），颈部血管彩超、脑血管磁共振成像、斑块分析。

4. 凝血时间、血同型半胱氨酸等 了解凝血机制，除外先天凝血机制异常造成的血栓形成。

5. 心电图、超声心动图、24 h 动态心电图 排除心脏疾病。

6. 血沉、CRP、ANA、ENA、ANCA，狼疮抗凝物、ACL 等。

7. 脑血管造影 明确脑部血管栓塞情况。

【检查结果】

1. 肝功、肾功 CHO 5.75 mmol/L，TG 2.2 mmol/L，LDL－C 4.05 mmol/L，ApoB 1.22 mmol/L，Lp(a) 523 mg/L，血常规、肝肾功能、尿常规、大便常规均正常。

2. 头颅 CT 未见明显异常。

3. 脑部 MRI+DWK 复查 脑桥、小脑左侧半球亚急性期脑梗死。

4. TCD 左侧颈内动脉起始部血流增快；基底动脉血流减慢。脑部 MRA 右侧椎动脉纤细迂曲，有基底动脉狭窄的可能，小脑下动脉未见明确显示。基底动脉斑块评估：基底动脉起始部狭窄，斑块形态欠规则，信号大致均匀，未见明显血栓信号。动脉超声：双侧颈动脉粥样硬化伴血块形成；右侧椎动脉细，流速减低，阻力增高；双侧锁骨下动脉粥样硬化，右侧伴斑块形成。

5. 凝血 功能未见异常。

6. 心电图、超声心动图、24 h 动态心电图 提示心脏结构未见明显异常

7. 血沉、血 Hcy 39.08 nmol/L，CRP、ANA、ENA、ANCA，狼疮抗凝物、ACL 均未见明显异常。

8. 全脑血管造影 基底动脉近端闭塞，双侧颈内动脉多发斑块影，前交通动脉开放、左侧大脑前交通由右侧大脑前动脉系供血，双侧大脑后交通动脉开放。颈内动脉造影时双侧大脑启动脉显影。

9. 定位 患者有左侧中枢性面舌瘫、左侧偏瘫，存在右侧皮质脑干束、皮质脊髓束受损，双侧病理征阳性，且既往无脑梗、颈椎病史，考虑存在双侧锥体束受损。双眼右侧凝视麻痹，结合右侧锥体束受损明显，考虑脑桥凝视中枢受损，定位于脑桥水平，双侧眼球有向下凝视动作，考虑有上丘受累的可能，患者严重构音障碍，考虑假性延髓性麻痹可能大，亦不除外延髓受损造成的真性延髓性麻痹，综合考虑定位于脑干脑桥水平。

10. 定性 患者病前曾出现临床症状，反复发作，此次起病急，局灶定位体征明确，考虑急性缺血性脑血管病可能大。

【思维提示】

综合以上分析及检查结果，诊断为：脑桥、小脑左侧半球急性脑梗死；基底动脉起始段狭窄；动脉粥样硬化；高血压 3 级（极高危）；高脂血症。诊断依据：患者有高血压、高龄、同型半胱氨酸升高、高脂血症的危险因素，未发现心源性栓塞的证据，溶栓后再次评价血管情况，基底动脉起始段仍有狭窄，斑块核磁评估未见血栓的信号，所以考虑本患者

为动脉粥样硬化造成的基底动脉起始端狭窄,原位血栓形成。

【临床诊断】

1. 脑桥、小脑左侧半球急性脑梗死。

2. 基底动脉起始段狭窄。

3. 动脉粥样硬化。

4. 高血压3级(极高危)。

5. 高脂血症。

五、治疗方案

起病后5.5 h行全脑血管造影并给予选择性动脉溶栓治疗,18 mg(0.3 mg/kg)在基底动脉血栓近端分别予r-tPA 5 mg,5 mg,5 mg,3 mg(共18 mg)泵入,造影显示基底动脉完全再通,术后患者凝视麻痹、肢体无力等体征恢复,溶栓后24 h给予低分子肝素(速碧林0.4 mL皮下注射,1 次/12 h)抗凝、维持血压在150～160/70～80 mmHg,补液2000 mL/d治疗,复查头颅CT未见异常,加用抗血小板聚集治疗(波立维75 mg/d),他汀类药物(辛伐他汀20 mg/d)降脂并稳定斑块,改善微循环治疗,速碧林与波立维合用3 d后,停用速碧林。斑块分析显示基底动脉近端狭窄为稳定性斑块,未给予介入治疗。

六、病例思考

脑血管病的急诊处理快速诊疗是关键,尽管目前影像学手段已经广泛应用,但是熟记各种临床综合征、准确定位,仍然非常重要。在准确诊断的基础上,才能选用适当的治疗方案。超早期的溶栓治疗,应该严格把握适应证、禁忌证,才能给患者真正带来帮助。溶栓治疗是经过临床随机对照实验证实过的有效的治疗,在时间窗内及时溶栓可以起到挽救半暗带的作用。目前具有循证医学证据的治疗措施是经静脉溶栓(r-tPA或尿激酶),而动脉溶栓或者动静脉联合溶栓尚在探索阶段,不过溶栓也存在出血等可能危及生命的副作用。因此,在选择溶栓治疗之前,一定要明确溶栓的适应证与禁忌证。尤其是明确溶栓治疗的时间窗。目前,有关多途径、扩大溶栓时间窗的试验正在进行中。

本例患者选择动脉溶栓,主要考虑动脉溶栓血管再通率高,血管再通是改善预后的必要条件,文献报道动脉溶栓再通率达63%。由于基底动脉血栓病情凶险,所以有条件的医院可考虑动脉溶栓。

溶栓治疗后24 h内一般不用抗凝、抗血小板药,24 h后复查头CT,无禁忌证者可用抗血小板聚集药物(阿司匹林或波立维)。急性期治疗主要是调控血压、控制血糖、降脂稳定斑块、防治并发症。

病例七十七　左侧横窦、乙状窦血栓形成

患者女性,39岁,产后头痛4 d,加重伴意识障碍1 d,就诊入院。

一、主诉

产后头痛 4 d,加重伴意识障碍 1 d。

二、病史询问及思维提示

【问诊主要内容】

本例患者是一名产妇。对于孕、产妇,应仔细询问产科相关病史。因为孕、产妇的生理特殊性,使得她们容易罹患一些疾病,比如本例患者在产后出现头痛症状,应该想到当时处于高凝期。还有贫血、高血压等情况与孕期的关系等。同时,在诊疗过程中需要格外谨慎,避免不必要的用药以及放射线暴露等损害。

【问诊结果】

9 d 前于当地医院顺产一名健康男婴,产后即出现尿频、尿急、尿痛等症状,当时不伴发热,于当地医院静脉注射抗生素治疗。4 d 前出现头痛,左侧额颞部胀痛明显,伴有恶心呕吐,头痛持续无好转,就诊于当地医院,测 BP 163/90 mmHg,T 37.3 ℃,血红蛋白 65 g/L。给予降压、抗生素治疗后,病情无明显好转,1 d 前出现嗜睡,头颅 CT 发现左侧颞叶及小脑半球出血遂转入入院。既往史,13 岁发现血小板减少,于当地医院应用激素后,血小板升至正常,具体应用剂量不详。产前检查即发现贫血。1 年前有自然流产史。个人史与家族史无特殊。

【思维提示】

1. 关于急性头痛,首先应该询问头痛的部位和性质,与体位变化的关系,其他伴随的体征,以及发展过程。最常见的病因是颅内高压,其基础病因包括脑血管意外(其中不但包括出血性,也包括梗死性质的),中枢神经系统感染,占位性病变等。如果突发头痛,血压升高明显,需要警惕颅内出血。如果先发热,数日后出现头痛恶心呕吐,则需要警惕脑膜炎。如果患者搏动性头痛,伴有动眼神经麻痹,需要警惕后交通动脉动脉瘤。同时,也需要排除其他系统病变导致的头痛,如患者虽然以头痛就诊,但发现眼部红,则询问是否伴眼部疼痛、畏光明显,警惕青光眼发作等。

2. 对于急性意识障碍的患者,在急诊工作中其本人并不能提供什么病史。询问家属则应更多偏重于客观的事实而非主观不适。比如发热的时间,发热与意识水平下降的关系,一般情况如饮食、睡眠、二便等。主要的既往病史也是有帮助的。但是一旦患者经过诊治后意识水平有所恢复,一定要再次询问病史,随时补充。因为患者曾经于外院诊治,询问外院给予的检查、治疗以及对于该治疗的反应。这有助于判断疾病的性质。

三、体格检查

【重点检查内容】

1. 体格检查时,应注意神经系统的表现可能是全身疾病的一部分,首先应做全身系统查体。

2. 贫血的患者,除贫血本身的体征之外,注意检查有无皮肤的黄染、瘀斑、皮疹等,有无肝脾肿大。

3. 而神经系统的体征则是定位诊断的关键。患者主要表现为头痛伴意识障碍,应该注意检查脑膜刺激征、意识障碍的程度等。当患者因意识障碍不能配合体格检查时,难以得到准确的肌力等体征,需注意观察患者四肢是否有自主活动,面纹等是否对称等,帮助判断是否存在脑实质的受累。

4. 本例患者有体温升高,那么可能的感染源包括中枢神经系统本身的感染、尿路感染、产褥期感染以及肺部感染等,需要对上述各系统进行详细的体格检查来区别。

【检查结果】

T38.5 ℃,P 100 次/min,BP 166/100 mmHg,体型偏胖,贫血貌,嗜睡,查体不能合作,双侧瞳孔 3.5 mm,光反应存在。双侧眼位居中。双侧额纹、鼻唇沟对称。双肺呼吸音粗,肺底部可闻及细小水泡音。腹部触诊发现宫底位于脐下 2 指,恶露正常范围。嗜睡,呼之可应,问话偶然可以回答,双侧肢体可见自主活动,可疑右侧活动较少,轻微力弱。四肢腱反射对称偏低,双侧 Babinski 征阴性。颈强,脑膜刺激征阳性,眼底检查未发现明显异常。

【思维提示】

通过体征可以进一步验证临床的初步判断。该患者神经系统较突出的体征是急性意识障碍,脑膜刺激征阳性,伴有可疑的右侧肢体受累。考虑可能存在大脑皮质、脑干网状激活系统、脑膜以及左侧脑实质的受累。需要结合进一步辅助检查的结果。鉴别是脑血管意外,还是中枢系统感染。全身检查发现明显的贫血貌,但是没有溶血的体征。体温高于正常,肺部听诊闻及杂音,提示存在肺部感染的可能。腹部触诊子宫恢复可,恶露正常范围,可以基本排除产褥期的感染,目前没有全身其他系统受累的证据。

四、实验室和影像学检查

【重点检查内容】

1. 血、尿、便常规,血生化,凝血及感染 5 项等协助诊断。

2. 胸片,腹部 B 超,心电图等。

3. 进一步筛查 Coombs 试验,排除血液系统疾病。

4. 应筛查血沉、补体、抗核抗体、自身抗体等,结合患者血小板减少史排除自身免疫疾病。

5. 患者有自然流产史,需警惕抗磷脂抗体综合征,筛查抗心磷脂抗体,狼疮抗凝物,RPR 等。

6. 头颅影像学检查,对于中枢神经系统的病变,影像检查是目前最为直观的无创检查,急诊行头颅 CT 检查可以立即判断是否存在出血和占位性病变。头颅磁共振可以进一步明确病灶的性质。

7. 腰穿检查、脑脊液检查,可以帮助诊断疾病的性质,特别是对于感染性疾病更有意义,但是对于急性颅内高压的患者,腰穿需要谨慎。

8. 血管造影。本患者是产妇,需警惕静脉系统血栓形成。必要时可急诊行全脑血管造影,以尽早明确病变,并积极治疗。

【检查结果】

1. 血常规 Hb 85 g/L、MCV 50 fl(正常参考值 80~97 fl),WBC $12×10^9$/L,尿、便常规、血生化,凝血及感染 5 项未见明显异常。

2. 胸片 显示双肺纹理粗,双下肺散在斑片影。

3. 心电图示 窦性心律,正常心电图,腹部 B 超未见明显异常。

4. Coombs 试验阴性。

5. 血沉、补体、抗核抗体、自身抗体、ANA 核点型 1:320 均为阴性。

6. ACL(++),LA(-),ENA 抗体谱未见异常。

7. 头颅 CT 示显示左侧颞叶、小脑半球出血,伴有水肿(图 77-1)。头颅 MRI 显示左侧小脑半球颞叶出血。左侧横窦、乙状窦闭塞(图 77-2)。

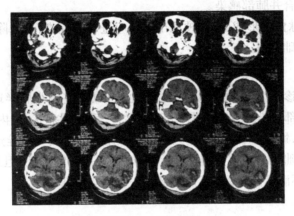

图 77-1 头颅 CT

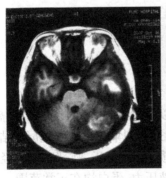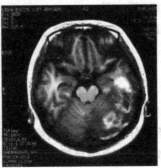

图 77-2 头颅 MRI

8. 腰穿病程早期腰穿,脑脊液压力大于 350 mmH$_2$O。白细胞数正常,蛋白轻度升高。病原学均无异常。

9. 头颅血管造影显示左侧横窦、乙状窦未显示,左侧颈静脉显影欠佳(图 77-3)。

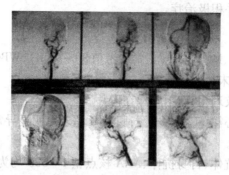

图 77-3　头颅血管造影

10.定位　根据上述检查结果,定位于左侧颞叶和小脑半球的病变,符合左侧横窦、乙状窦引流区域。合并肺部感染。

11.定性　静脉血栓形成、继发梗死出血。应进一步检查,查找除产后高凝状态外,是否存在潜在的基础病因。

【思维提示】

综合以上结果诊断为:左侧横窦、乙状窦血栓形成;左侧小脑半球,颞叶出血;高血压;缺铁性贫血;肺部感染。诊断依据:患者女性,产后出现症状,颅内高压,高度怀疑颅内静脉窦血栓形成,影像学提供了直接证据,左侧横窦、乙状窦血栓形成的诊断是明确的。对于潜在的基础病因,我们要警惕是否有抗磷脂抗体综合征,但是患者的抗磷脂抗体滴度较低,目前不满足诊断标准。仍需要进一步的观察随诊。

【临床诊断】

1.左侧横窦、乙状窦血栓形成。

2.左侧小脑半球,颞叶出血。

3.高血压 2 级(极高危)。

4.缺铁性贫血。

5.肺部感染。

五、治疗方案

1.静脉窦血栓形成的治疗主要有抗凝,以及对症和支持治疗等。该患者入院当日即明确诊断,并开始低分子肝素抗凝治疗,随后过渡到华法林口服抗凝。结合脱水降颅压,病情很快好转稳定,颅内血肿已吸收。其他贫血、高血压、肺部感染等经过对症处理,也很快有所改善。恢复期复查,腰椎穿刺脑脊液压力、蛋白均在正常范围。

2.患者在治疗过程中,发现血小板进行性减少,遂行诊断性骨穿。考虑血小板减少,当时考虑血小板减少的主要病因有特发性、肝素相关性、消耗性。结合患者既往血小板减少的病史,以及其他免疫指标异常,首先考虑特发性可能大。另外从本次低分子肝素抗凝治疗的时间和血小板变化的关系来看,不符合肝素诱发的血小板减少症(HIT)。同时已经没有新鲜血栓形成的过程,没有消耗。最后诊断为特发性血小板减少性紫癜可能性大。

六、病例思考

脑静脉的血栓形成较少见,其病因有炎性和非炎性两种,大多数因静脉窦血栓蔓延所致。炎性颅内静脉系统血栓形成,好发于海绵窦和乙状窦。乙状窦血栓形成主要由化脓性中耳炎、乳突炎侵及乙状窦的骨壁,形成血栓,或先导致通向乙状窦的静脉发生血栓,再蔓延至乙状窦。上矢状窦血栓形成常由额窦、鼻腔炎症,脑炎或脑脓肿引起。或由横窦、海绵窦、岩窦、翼丛等诸静脉血栓扩散至上矢状窦所致。上矢状窦血栓形成多为非炎性血栓,与妊娠、消耗和恶病质等因素有关,多见于幼儿、老年人及产妇。主要临床表现有颅内压增高、额顶上部皮质受损及头皮静脉怒张,乙状窦血栓形成。本组疾病治疗首先是脱水降颅压、控制痫性发作,可应用广谱抗生素治疗脓毒性血栓形成,抗凝剂和溶栓药可用于治疗无菌性血栓形成,可能促使静脉再通和改善临床预后,但疗效未完全证实;因可能诱发颅内出血,应严格选择病例,密切观察和监测病情。

病例七十八　急性脑干梗死

患者男性,72岁,突发左侧肢体无力、言语不利4 d,意识障碍1 d急诊入院。

一、主诉

突发左侧肢体无力、言语不利4 d,意识障碍1 d。

二、病史询问及思维提示

【问诊主要内容】

患者很快出现意识障碍,要考虑是否有严重的大脑半球梗死、脑干梗死、急性的代谢紊乱和感染等可能,要询问患者的病情演变过程,吞咽功能状况和体温变化状况以及是否有腹泻、呕吐等症状。

【问诊结果】

患者4 d前睡醒后,自觉左侧肢体无力伴言语不利,伴恶心、呕吐胃内容物一次,量少,呈非喷射性,无呕血、黑便,无头痛、头晕。1 d后,患者言语障碍进一步加重,仅能发声,伴右侧肢体活动障碍,无二便失禁,与外界接触不良。既往史:发现血压高20余年,收缩压最高150 mmHg,平时口服"洛汀新、蒙诺",血压控制在118/78 mmHg左右。8年前患"脑梗死",否认糖尿病及冠心病史。个人史与家族史:生于原籍,久居本地,否认毒物射线接触史。吸烟40余年,1包/d。饮酒40余年,50 mL/d。

【思维提示】

患者急性起病,出现局灶体征,要仔细询问患者是否有脑血管病的高危因素如高血压、糖尿病、吸烟、高脂血症等疾病。脑血管病患者常并发心脏疾病,死亡风险很大,有时来源于心脏的栓子也可导致脑栓塞,所以要注意患者是否有心前区疼痛、心衰等临床表现。

三、体格检查

【重点检查内容】

内科查体需要注意患者的体温、肺部啰音、双下肢是否肿胀,这些评估有利于了解患者的一般状况,需要重视脑血管病相关体征的检查如颈动脉杂音和心脏杂音等。神经系统检查则要求通过体征寻找患者出现意识障碍的病变定位,如凝视伴对侧严重偏瘫,则倾向于严重的半球梗死导致的意识水平下降,若为双侧锥体束征伴脑干体征,则要怀疑脑干梗死。

【检查结果】

发育正常,体型偏胖,查体不合作,问话不语,能睁眼及手势示意。肺呼吸运动度对称。双肺叩诊清音,听诊双肺呼吸音清,可闻及散在痰鸣,未闻干湿啰音及哮鸣音。心界不大,心率 60 次/min,律齐,$A_2 > P_2$,心音正常。各瓣膜区未闻及病理性杂音。双下肢不肿。颈部血管未闻及病理性杂音。神经系统检查:嗜睡,左鼻唇沟略浅,示齿口角稍右偏,构音障碍,左侧软腭上抬力差,咽反射迟钝。余脑神经(−)。左侧肢体肌力 0 级,右侧肢体肌力 3+级,肌张力可。未见不自主运动。双上肢、下肢腱反射偏活跃。感觉检查未见明显异常。共济检查不合作。双侧 Babinski 征(+),双侧 Chaddock 征(+)。颈软,无抵抗。

【思维提示】

患者在病程过程中依次出现的双侧锥体束征少见于单侧颈部动脉系统梗死,但是可以见于脑干梗死和心源性梗死,也要考虑患者在既往临床单侧锥体束征基础上新发另一侧锥体束征的可能。因而,心脏的检查和后循环的检查尤为重要,同时要行 DWI 和常规MRI 检查,以便明确新、旧病灶对本次发病的作用。

四、实验室和影像学检查

【重点检查内容】

1. 评价患者一般状态的检查　血尿常规、电解质、肝肾功能、血生化、血糖等。
2. 头颅 MRI+MRA、TCD、颈部血管彩超　判断脑部血管情况。
3. 心脏彩超、心电图和 Holter 检查　排除心脏疾病。
4. 胸片,必要时行胸部 CT 检查　评价患者肺部是否有炎症。
5. 定位　结合患者的临床症状和体在分析,考虑病变定位在脑干。
6. 定性　患者急性起病,脑血管病高危因素明确,首先考虑脑血管病,缺血性脑血管病可能性大。

【检查结果】

1. 血常规、肝肾功、血糖、空腹和三餐后 2 h 血糖正常。
2. 头颅 MRI　T2(A)可见脑桥腹部双侧有轻度增高信号,基底动脉管腔内可见高信号,提示急性血栓形成或动脉斑块内急性出血;DWI(B)提示脑干腹侧双侧高信号,提示脑干梗死(见图78-1)。TCD 提示基底动脉狭窄。

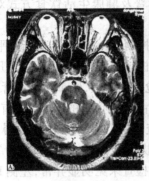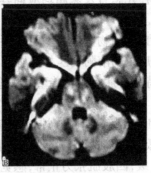

图78-1　头颅 MRI(A:T2;B:DWI)

3.心电图　窦性心动过缓,电轴左偏。心脏超声和 Holter 未见异常。

4.胸部 X 射线片　未见明显异常,必要时再行肺 CT。

【思维提示】

患者急性起病,查体:嗜睡,左鼻唇沟略浅,示齿口角稍右偏,构音障碍,左侧软腭上抬力差,咽反射迟钝。左侧肢体肌力 0 级,右侧肢体肌力 3+级,共济检查不合作。双侧 Babinski 征(+),双侧 Chaddock 征(+)。辅助检查:头颅 MRI T2 可见脑桥腹部双侧有轻度增高信号,基底动脉管腔内可见高信号,提示急性血栓形成或动脉斑块内急性出血;DWI 提示脑干腹侧双侧高信号,提示脑干梗死。TCD 提示基底动脉狭窄。综合上述初步诊断为:急性脑干梗死;高血压。急性脑干梗死应注意与以下疾病鉴别:①脑出血发病更急,数分钟或数小时内出现神经系统局灶定位症状和体征,常有头痛、呕吐等颅内压增高症状及不同程度的意识障碍,血压增高明显。但大面积脑梗死和脑出血,轻型脑出血与一般脑血栓形成症状相似。可行头颅 CT 以鉴别。②脑栓塞起病急骤,数秒钟或数分钟内症状达到高峰,常有心脏病史,特别是心房纤颤、细菌性心内膜炎、心肌梗死或其他栓子来源时应考虑脑栓塞。③颅内占位某些硬膜下血肿、颅内肿瘤、脑脓肿等发病也较快,出现偏瘫等症状及体征,需与本病鉴别。结合患者 CT 检查及 MRI 可排除。

【临床诊断】

1.急性脑干梗死。

2.高血压 1 级(极高危)。

五、治疗方案

本病的治疗原则是争取超早期治疗,在发病 4.5 h 内尽可能静脉溶栓治疗,在发病 6~8 h 内有条件的医院可进行适当的急性期血管内干预;确定个体化和整体化治疗方案,依据患者自身的危险因素、病情程度等采用对应针对性治疗,结合神经外科、康复科及护理部分等多个科室的努力实现一体化治疗,以最大程度提高治疗效果和改善预后。具体治疗措施如下。

1.一般治疗　主要包括维持生命体征和预防治疗并发症。其中控制脑血管病危险因素,启动规范化二级预防措施为重要内容。戒烟限酒,调整不良生活饮食方式,对所有有此危险因素的脑梗死患者及家属均应向其普及健康生活饮食方式对改善疾病预后和预防再发的重要性。

2.规范化二级预防药物治疗　主要包括控制血压、血糖和血脂水平的药物治疗。

3.本患者入院后予肠溶阿司匹林抗血小板治疗,同时注意调控血压、抗炎、维持水电解质平衡、营养支持及对症治疗。着重防止呛咳和误吸,给予经鼻饲管胃肠营养。

4.患者在住院1个月后,可经口进食,约占总进食量的70%,偶有饮水呛咳,无吞咽困难,言语较前流利,无声音嘶哑。神经科查体:神志清楚,构音障碍,左侧软腭抬举稍差,咽反射较前灵敏,余脑神经(−)。左侧上肢肌力3+级,左下肢肌力3+级,右上肢肌力4级,右下肢肌力3级,四肢肌张力正常,感觉检查未见明显异常,左侧Babinski征(+),双侧Chaddock征(+),遂出院。

六、病例思考

脑梗死又称缺血性卒中,中医称之为卒中或中风。本病系由各种原因所致的局部脑组织区域血液供应障碍,导致脑组织缺血缺氧性病变坏死,进而产生临床上对应的神经功能缺失表现。脑梗死依据发病机制的不同分为脑血栓形成、脑栓塞和腔隙性脑梗死等主要类型。其中脑血栓形成是脑梗死最常见的类型,约占全部脑梗死的60%,因而通常所说的"脑梗死"实际上指的是脑血栓形成。由于脑血栓形成的病因基础主要为动脉粥样硬化,因而产生动脉粥样硬化的因素是发生脑梗死最常见的病因。近期在全球范围内进行的INTERSTROKE研究结果显示:脑梗死风险中的90%可归咎于10个简单的危险因素,它们依次是高血压病、吸烟、腰臀比过大、饮食不当、缺乏体育锻炼、糖尿病、过量饮酒、过度的精神压力及抑郁、有基础心脏疾病和高脂血症。需要指出的是,以上大多数危险因素都是可控的。

病例七十九　颅内高压

患者女性,69岁,因双耳鸣1年,头痛10个月,视物模糊半年,就诊入院。

一、主诉

双耳鸣1年,头痛10个月,视物模糊半年。

二、病史询问及思维提示

【问诊主要内容】

1.耳鸣首先应询问单耳还是双耳,有无明显诱因或者前驱症状,如药物、外伤、发热等,有无伴有听力减退、眩晕等伴随症状,可初步判断是否由耳部结构局部病变引起。

2.了解有无运动、感觉系统、脑神经等其他神经系统的局灶症状。

3.询问有关的系统症状如脱发、皮疹、光过敏、口眼干、口腔溃疡、肌肉关节疼痛及雷诺现象等,该患者无上述表现。

4. 了解患者的一般情况,如精神、食欲、睡眠、体重变化、二便情况。

5. 要仔细询问患者头痛的部位、程度、性质以及加重或缓解因素等。

【问诊结果】

1 年前无明显诱因出现双耳鸣,无眩晕,左耳明显,听力正常,未在意。10 个月前开始出现头胀痛,顶枕部为主,阵发性加剧,不伴有恶心、呕吐,无肢体活动障碍,无发热、寒战,无腹痛、腹泻等。精神差,休息后头痛可稍缓解,自服"止痛片"头痛有好转。6 个月前开始出现双眼视物模糊,发作性黑蒙,数秒缓解,并逐渐出现后颈僵。5 个月前逐渐出现恶心,呕吐胃内容物,伴左眼视力下降。2 个月前出现间断发热,多午后体温高,最高体温 39 ℃,无咳嗽、咳痰,无尿少、尿痛,无腹痛、腹泻。否认脱发、皮疹、光过敏、口眼干、口腔溃疡、肌肉关节疼痛及雷诺现象。发病以来觉精神食欲睡眠可,近来大便秘结,半年来体重下降 5 kg。既往史:高血压病史 4 年,最高血压 167/103 mmHg,长期服"卡托普利"。血脂偏高。余无特殊。

【思维提示】

患者以"双耳鸣 1 年,头痛 10 个月,视物模糊半年"为主诉入院,伴有头痛、恶心、呕吐、视物模糊的典型表现,既往高血压病史 4 年,考虑中枢系统疾病的可能性大,但本例患者伴近期体重下降 5 kg,仍需警惕颅内肿瘤,进一步完善体格检查及实验室检查明确诊断。

三、体格检查

【重点检查内容】

神经系统疾病多和全身其他系统的关系密切,首先应进行全面系统的全身查体。而神经系统查体是进行定位分析的关键。患者有视物模糊的症状,应仔细检查患者视力、视野眼底的情况,可初步判断病变的范围及部位,有耳鸣的症状,故还应详细检查患者听力、有无眼震、共济运动是否正常等,其他脑神经的检查也可提示病变的定位,和头痛相关,应注意有否脑膜刺激征。另外运动系统、感觉系统有否受累及分布可以协助病变的定位。

【检查结果】

一般情况可,神清,语利,高级智能活动正常,粗侧视力、视对正常,双眼视乳头水肿,边界欠清,眼动充分,双瞳孔等大,对光反射敏,余脑神经(−),四肢肌力 5 级,肌张力正常。四肢腱反射对称引出,共济运动深浅感觉正常。病理征、脑膜刺激征(−)。

【思维提示】

眼底检查提示双眼视乳头水肿,提示存在颅内压升高。脑神经、运动、感觉、反射、病理征等检查均未发现异常,故可初步判断患者无神经系统局灶病变。

四、实验室和影像学检查

【重点检查内容】

1. 完善血常规、血生化、常见风湿免疫指标、肝肾功能及粪便常规 排除免疫系统疾病及明确感染征象。

2. 肿瘤标志物筛查 排除颅内肿瘤。

3. 内分泌系统包括甲状腺功能及肾上腺功能检查 排除甲亢或肾上腺疾病引起的继发性颅内高压症状。

4. 心电图、胸部CT和心脏彩超 排除肺部及心脏疾病。

5. 颅内CT、TCD、MRI等影像学检查 可明确颅内有无占位性病变以及血管系统的异常。

6. 脑脊液检查 测脑脊液压力,以及脑脊液常规、生化、细胞学检查、感染指标等均对定性诊断有重要的意义。

【检查结果】

1. 血常规 WBC $16.91 \times 10^9/L$, NEUT 75.1%。

2. 血肝功、肾功、血脂 ALb 34 g/L, GGT 258U/L, ALP 153U/L, TG 2.73 mmol/L。

3. 凝血 APTT 19.9 s, Fbg 4.41 g/L。

4. 免疫补体 CH50 62.8 U/mL。Ig定量正常。蛋白电泳Alb白蛋白50.7%,α1球蛋白6.3%,α2球蛋白16.2%。ESR 58 mm/h, CRP 3.6 mg/L, ANA、dsDNA、ANCA、ENA、自身抗体(-)。

5. 肿瘤 肺癌筛查 PA 1.33 ng/m1 稍高。AFP、CEA、CA系列均为阴性。

6. 内分泌 T3、T4和THS正常,抗甲状腺过就化物酶抗体和抗甲状腺球蛋白抗体正常。PTH、血总皮质醇等均正常。

7. 胸部CT 双肺下叶细条索,双侧少量胸腔积液;心脏彩超:左室松弛功能减低;心电图示:窦性心律,正常心电图。

8. TCD未见明显异常。头MRI+增强+MRV未见明显异常。

9. 脑脊液检查 腰穿脑脊液压力>330 mmH_2O,常规、生化检查无异常。

10. 定位诊断 综合以上结果诊断颅内压增高待查。依据如下:临床上表现为头、恶心、呕吐、视物模糊;查体可见视乳头水肿;腰穿证实脑脊液压力增高,故诊断颅内压增高明确。定位于脑脊液循环系统。

11. 定性诊断 关于颅内压增高的病因,根据患者病程较长,隐袭起病,缓慢进展,为慢性,其常见病因有颅内占位性病变、外伤、颅内感染、脑水肿等。根据该患者有发热、血WBC偏高,但全身无明确的感染灶,脑脊液病原学检查,无脑膜刺激征,故颅内感染可能性不大,另外患者无明显的受伤病史,影像学检查脑实质、脑膜、颅内血管均无明显异常,故颅内外伤、脑脓肿等病因诊断依据均不足。颅内静脉或静脉窦血栓形成:无癫痫发作,且头MRI+MRV未发现异常,不支持。肿瘤:影像学未发现肿瘤证据,病程偏良性,不支持。综上所述,诊断为良性颅内高压。

【思维提示】

注意鉴别诊断:①颅脑损伤(craniocerebral injury),任何原因引起的颅脑损伤而致的脑挫裂伤、脑水肿和颅内血肿均可使良性颅内压增高。颅脑 CT 能直接地确定颅内血肿的大小、部位和类型,以及能发现脑血管造影所不能诊断的脑室内出血。②脑血管性疾病(cerebrovascular disease),主要为出血性脑血管病,高血压脑出血最为常见。多数患者脑膜刺激征阳性。脑脊液压力增高并常呈血性。脑 CT 可明确出血量的大小与出血部位。③高血压脑病(hypertensive encep halopathy),是指血压骤然剧烈升高而引起急生全面性脑功能障碍。参诊 CT 检查可见脑水肿、脑室变窄。脑电图显示弥漫性慢波,α 节律丧失,对光刺激无反应。一般不做腰椎穿刺检查。④颅内肿瘤(intracranial tumor),可分为原发性颅内肿瘤和由身体其他部位的恶性肿瘤转移至颅内形成的转移瘤。脑肿瘤引起颅内压的共同特点为慢性进行性的典型良性颅内压增高表现。头颅 CT 可明确肿瘤生长的部位与性质。⑤脑脓肿(brain abscess),常有原发性感染灶、如耳源性、鼻源性或外伤性。CT 扫描常显示圆形或卵圆形密度减低阴影,静注造影剂后边缘影像明显增强,呈壁薄而光滑之环形密度增高阴影,此外脓肿周围的低密度脑水肿带较显著。⑥脑部感染性疾病(brain infections diseases),脑部感染是指细菌、病毒、寄生虫、立克次体、螺旋体等引起的脑及脑膜的炎症性疾病。脑脊液常有炎性改变,如脑脊液白细胞增多,蛋白量增多,或有糖或氯化物的降低,补体结合试验阳性等。头颅 CT 可见有炎性改变。⑦脑积水(hydrocepHalus),由于各种原因所致脑室系统内的脑脊液不断增加,同时脑实质相应减少,脑室扩大并伴有颅压增高时称为脑积水,也称为进行性或高压力性脑积水。脑室造影可见脑室明显扩大。CT 检查可发现肿瘤、准确地观察脑室的大小并可显示脑室周围的水肿程度。

【临床诊断】

良性颅内高压。

五、治疗方案

患者有明确颅内压增高的伴随症状:头痛、恶心、呕吐、视物模糊、视力下降,故应给予降颅压脱水治疗,可给予高渗脱水剂如 20% 甘露醇或利尿脱水剂如呋塞米,若呕吐频繁,加之脱水剂的使用,需要监测电解质和酸碱平衡。若头痛显著,也应对症给予止痛治疗。由于患者未发现明确的病因,故不能去除病因、对因治疗,需要密切监测病情变化。

六、病例思考

良性颅内压增高(increased intracranial pressure,ICP)指侧卧位测量成年人平均脑脊液压力超过 1.96 kPa(相当 200 mm 水柱)时,称为良性颅内压增高。良性颅内压增高是临床常见的许多疾病共有的一组症候群。良性颅内压增高有两种类型,即弥漫性良性颅内压增高和先局部性良性颅内压增高,再通过扩散波及全脑。弥漫性良性颅内压增高通常预后良好,能耐受的压力限度较高,可以通过生理调节而得到缓冲,压力解除后神经功能恢复较快,而局部性良性颅内压增高调节功能较差,可耐受的压力限度较低,压力解除后神经功能恢复较慢。引起良性颅内压增高的原因甚多,诸如颅腔狭小,颅骨异常增生、颅内炎症、脑积水、脑水肿、高血压、颅内血管性疾病、脑出血、脑脓肿、脑寄生虫及颅内肿瘤等。在疾病情况下,通过生理调节作用以取代颅内压的代偿的能力是有限度的,当颅内病变的发展超过了这一调节的限度时,就可以产生良性颅内压增高。其主要机理有:①生理调节功能丧失。②脑脊液循环障碍。③脑血液循环障碍。④脑水肿。

病例八十　癫痫

患者男性,16岁,阵发性意识障碍2年半就诊入院。

一、主诉

阵发性意识障碍2年半。

二、病史询问及思维提示

【问诊主要内容】

对于发作性症状患者,临床问诊尤为重要,尤其是发作间期无异常症状和体征的患者。要重点询问:起病时情况、具体内容、症状演变过程、持续时间、诱因、频率、发作时意识状态、终止因素,注意发作症状是否存在刻板性、反复性,发作间期完全正常者,常提示发作性症状是由于非进展性病因引起的。若发作以头痛为主要表现,要考虑偏头痛的可能;若以抽搐、意识障碍为主要表现,要考虑癫痫发作的可能;以难以抵抗的入睡、猝倒为主要症状者要考虑发作性睡病;如果发作前多有明确精神应激刺激、发作症状多变、暗示有效,要考虑假性(心因性)发作;睡眠中出现的发作性症状,要考虑睡眠障碍性疾病及癫痫发作的可能。

【问诊结果】

据患者母亲回忆,2年前常发现患者在白天清醒状态时,不明原因出现"脑子反应慢、糊涂伴双眼无神",呈阵发性,每次持续10 min～1.5 h左右,发作起始及结束均较隐秘,母亲基本不能准确判断出何时出现及何时结束发作。在发作期间,患者或对问话不作答,或可以进行简单对答,但发应较平时慢,回答切题或不切题,可以听懂并执行简单命令。例如,在听到"到里屋去拿自己的杯子"后,可以自己走到屋内,但进屋后却想不起来要做什么。事后患者基本不能回忆发作过程,偶有零散且基本符合事实的记忆。不发作时患者表现一切正常。患者和家人否认发作前有任何前驱症状或先兆,无紧张焦虑、精神刺激等诱因。从未出现过面部、肢体的抽搐。发病初期发作最多时可达每天10～20次,在服用丙戊酸钠(1 g/d)后,发作减少至3～4次/d,后加用托吡酯(100 mg/d)无明显效果。1年前出现学习成绩下降。既往史:精神智能发育正常。4岁时发现双眼内斜视(11岁时行校正术),余无特殊。出生时正常。

【思维提示】

本例患者似乎以发作性意识障碍为主要表现,要询问发作前患者有无前驱症状和发生背景：如果发作前有头晕、全身无力、眼前模糊等，在站立位时出现意识障碍，要考虑晕厥发作。应激环境中，如果先有较明显的焦虑恐惧感、心慌气短等症状，随后发生的意识障碍，要考虑惊恐发作的可能。有精神因素刺激下，无前驱症状的意识障碍，要考虑假性（心因性）发作可能；无前驱症状，由运动诱发的意识障碍，要考虑心脏相关性疾病（如长QT综合征）。过度换气中反复突然出现的短暂（小于30 s）愣神、动作停止，考虑失神发作。先有胃部不适感，随后愣神伴口部或肢体的刻板性动作等，则以颞叶癫痫发作可能性大。

三、体格检查

【重点检查内容】

体格检查前分析任何神经系统症状（有可能作为全身系统性疾病的一部分表现出来），所以应该进行全身系统查体。对于怀疑有癫痫发作的患者，应注意皮肤有无受累等，对神经系统更应仔细检查，查看有无定位体征。

【检查结果】

1. 发作间期神志清楚，全身皮肤浅表淋巴结未见异常。心肺正常，肝脾不大。脑神经正常，四肢感觉运动正常，腱反射对称适中，病理征阴性。简易智能量表测定（MMSE）30分。

2. 在病房出现母亲指认的发作时，进行 MMSE 测定（7分），表现为意识水平、高级皮质功能不同程度减退。在发作期，未见任何形式的面部及肢体抽搐搐表现，无明显的自主神经症状和体征。

【思维提示】

发作间期精神智能、内科及神经系统检查完全正常，仅表现为发作期的意识及认知功能障碍，初步验证了前期考虑的非进展性的发作性疾病，从发作时的表现看，似乎主要累及与意识相关神经网络–大脑皮质–脑干网状结构。

四、实验室和影像学检查

【重点检查内容】

1. 脑电图检查，尤其是发作期检查　有助于明确发作性症状是否为电生理异常。
2. 头颅 CT、MRI、MRA 检查　有助于发现结构性改变。
3. 血、尿常规、血生化、心肌酶、肝肾功、电解质等检查　血生化代谢检查有助于排除全身性因素（如代谢紊乱等）。
4. ECG、超声心动图、腹部 B 超　排除心脏疾病和腹腔脏器疾病。
5. 染色体检查　排除遗传性疾病。

【检查结果】

1. 发作期脑电图　行长程视频脑电图时共抓到两次发作。包括发作前清醒闭目时脑电图所见（正常）。发作起始时脑电图可见双侧前部导联（双额著）见高幅慢波节律；

发作期的脑电图可见双侧半球基本对称同步、弥漫性高波幅慢波节律活动,波幅及波形会出现波动性变化,发作呈长时程持续状态(在静脉推注地西泮终止发作前已持续近1 h)。对应脑电图异常所见,测试发现患者有相应的临床表现,主要表现为高级皮质功能减退、意识水平下降。未见任何形式的抽搐表现。静脉推注地西泮后脑电图由异常转为正常的过程。

2. 头颅 CT、MRI、MRA 未见异常。

3. 血尿便常规、肝肾功能、肌酶谱、免疫筛查均无异常。

4. ECG、超声心动图、腹部 B 超均正常。

5. 染色体检查正常。

【思维提示】

临床发作与脑电图异常放电在时间上明显相关,异常放电在应用抗癫痫药物后很快消失,均提示该患者的发作性症状是癫痫性发作,发作持续时间长(>30 min),符合癫痫持续状态,发作时无明显的抽搐发作,可以考虑为非惊厥性癫痫发作。从病因方面筛查结果看,未发现有明确的病因。综合上述检查结果诊断为:癫痫(隐源性?);非惊厥性癫痫持续状态(NCSE)。诊断依据:反复出现两次的非诱发性癫痫发作(广泛使用的癫痫定义)。NCSE 的诊断依据:①明确、持续的临床行为改变(主要为情感、意识、认知、记忆、视觉等层面),临床及神经心理测试证实确有上述改变。②发作时,EEG 显示持续性或近乎持续性的脑电活动。③临床没有持续性的、明显的惊厥样发作。④如果应用抗癫痫药物后,临床和脑电图改善则支持癫痫诊断,反之不能排除。本例患者均符合上述 4 条。

癫痫的鉴别诊断:临床上存在多种多样的发作性事件,既包括癫痫发作,也包括非癫痫发作。非癫痫发作在各年龄段都可以出现,包括多种原因,其中一些是疾病状态,如晕厥、短暂性脑缺血发作(TIA)、发作性运动诱发性运动障碍、睡眠障碍、多发性抽动症、偏头痛等;另外一些是生理现象,如屏气发作、睡眠肌阵挛、夜惊等。鉴别诊断过程中应详细询问发作史,努力寻找引起发作的原因。此外,脑电图特别是视频脑电图监测对于鉴别癫痫性发作与非癫痫性发作有非常重要的价值。

【临床诊断】

1. 癫痫(隐源性?)。

2. NCSE。

五、治疗方案

目前癫痫的治疗包括药物治疗、手术治疗、神经调控治疗等。抗癫痫药物使用指征:癫痫的诊断一旦确立,应及时应用抗癫痫药物控制发作。但是对首次发作、发作有诱发因素或发作稀少者,可酌情考虑。

1. 考虑到托吡酯无效,停用托吡酯,在保留丙戊酸钠(1000 mg/d)的基础上,逐渐加用氯硝西泮至 2 mg/d 维持,患者发作次数减少,最多时每天仅发作 1 次,每次发作持续的时间较前明显缩短(约 10 min)。

2. 抗癫痫治疗 需持续用药,不应轻易停药。目前认为,至少持续 3 年以上无癫痫发作时,才可考虑是否可以逐渐停药。停药过程中,每次只能减停一种药物,并且需要1年左右时间逐渐停用。

六、病例思考

癫痫(epilepsy)即俗称的"羊角风"或"羊癫风",是大脑神经元突发性异常放电,导致短暂的大脑功能障碍的一种慢性疾病。据中国最新流行病学资料显示,国内癫痫的总体患病率为 7.0‰,年发病率为 28.8/10 万,1 年内有发作的活动性癫痫患病率为 4.6‰。据此估计中国约有 900 万左右的癫痫患者,其中(500~600)万是活动性癫痫患者,同时每年新增加癫痫患者约 40 万,在中国癫痫已经成为神经科仅次于头痛的第二大常见病。由于异常放电的起始部位和传递方式的不同,癫痫发作的临床表现复杂多样,可表现为发作性运动、感觉、自主神经、意识及精神障碍。引起癫痫的病因多种多样。癫痫患者经过正规的抗癫痫药物治疗,约 70% 的患者其发作是可以得到控制的,其中 50%~60% 的患者经 2~5 年的治疗可以痊愈,患者可以和正常人一样地工作和生活。

癫痫患者经过正规的抗癫痫药物治疗,约 70% 患者其发作是可以得到控制的,其中 50%~60% 的患者经 2~5 年的治疗是可以痊愈的,患者可以和正常人一样地工作和生活。手术治疗和神经调控治疗可使部分药物难治性癫痫患者的发作得到控制或治愈,从一定程度上改善了难治性癫痫的预后。

第七章 传染病学

病例八十一　细菌性痢疾

患者男性,42 岁,以腹泻 6 d,意识不清 5 h 于 2018 年 9 月 2 日就诊入院。

一、主诉

腹泻 6 d,意识不清 5 h。

二、病史询问及思维提示

【问诊主要内容】

1. 腹泻的特点。起病与病程,持续性或间断性腹泻,大便次数与性状、诱因或原因等。

2. 伴随症状。有无发热、腹痛,腹痛与大便的关系,腹痛的部位,有无便秘与腹泻交替,有无里急后重及便血,有无明显消瘦。

3. 既往史。有无急性肠道细菌性感染或寄生虫感染,有无慢性内脏器质性疾病,有无腹部手术史,有无慢性接触毒物史,有无习惯应用泻剂,过敏史等。

【问诊结果】

患者无诱因出现腹泻,每日排黏液稀水便 4～5 次,量较多,有腹痛伴里急后重,恶心、呕吐数次,体温正常。曾接受静脉注射氧氟沙星、口服呋喃唑酮(痢特灵)治疗 3 d,腹泻减轻,每日便次减少至 1～2 次,但腹痛无好转。发病第 6 天逐渐出现意识不清,昏睡状态,问话不答。发病以来无头痛及喷射性呕吐,无抽搐及躁动。既往健康。近 1 年在郑州市,无外地久居史及旅游史。无明确不洁食物进食史。近期周围有类似患者发病。否认药物及食物过敏史。既往饮酒 15 年,平均 100 mL/d。

【思维提示】

该病例应用氧氟沙星与呋喃唑酮治疗,腹泻次数明显减少,体温始终正常,说明抗菌治疗有效。但是,为何腹痛无好转? 为何感染中毒症状不重,体温一直正常,而在发病后第 6 天出现意识不清,符合脑型中毒型菌痢吗? 需进一步检查。

二、体格检查

【重点检查内容及检查结果】

T 36.6 ℃,P 68 次/min,R 22 次/min,BP 130/87 mmHg。意识不清,浅昏迷状态,无

躁动,对外界刺激有反应,不能回答问题,无颈强。双侧瞳孔等大,对光反射灵敏。无球结膜水肿。皮肤弹性佳,无脱水貌。心、肺未见异常阳性体征。腹部压之有痛苦表情,反跳痛,轻度肌紧张。移动性浊音可疑阳性,肠鸣音正常。四肢可自主活动。腱反射无亢进,病理反射阴性。

【思维提示】

该病例为何有腹膜炎体征而且有可疑腹水?虽然严重的急性细菌性痢疾(简称菌痢)可有腹膜炎、休克、败血症、心肌炎、肺炎等并发症,但是否还有其他的原因呢?应该开阔思路地分析一下,既然在有效的抗菌治疗后菌痢得到了很好的控制,腹痛也应该随之好转。该病例腹痛持续存在,说明病因仍持续存在。

四、实验室和影像学检查

【重点检查内容】

为明确腹部情况,必须做腹部B超、腹部X射线平片,检测血、尿淀粉酶,以明确有无常见的急腹症,如化脓性胆管炎、胰腺炎、胃肠道穿孔、胃炎、肠梗阻等。另外,有必要进行腹水化验了解腹水性质(如渗出性腹水、漏出性腹水、血性腹水、乳糜样腹水等),这对明确腹膜炎的病因很重要。关于昏迷,用现有的临床资料无法解释时,应尽早做头部CT扫描和腰穿取脑脊液进行化验,以明确有无中枢神经系统疾病,如中枢神经系统感染、脑卒中及颅内占位性病变。

【检查结果】

1. 血常规 WBC 13.0×10^9/L, N 77.0%。血清电解质 Na^+ 124 mmol/L, K^+ 3.3 mmol/L, Cl^- 83.0 mmol/L,血糖12.50 mmol/L。血气分析提示代谢性碱中毒。便常规(院外、院内两次结果)WBC 18~20个/HP。

2. 腹部X射线平片 显示未见膈下游离气体,肠管轻度胀气,未见液平面。

3. 腹部B超 显示肝体积正常,肝表面尚光滑,肝实质回声增强较细,脾面积43.40 cm^2,腹水最大液性暗区6.65 cm,提示脂肪肝,脾面积大,腹水。血、尿淀粉酶正常。

4. 肝功能 ALT 10 U/L, AST 21 U/L,总胆红素30.2 μmol/L,结合胆红素14.5 μmol/L,总蛋白55.0 g/L,白蛋白26.2 g/L,胆碱酯酶1842 U/L,γ球蛋白14.68%。

5. 免疫球蛋白测定 IgG 16.1 g/L,IgM 2.9 g/L,IgA 9.2 g/L。

6. 乙、丙型肝炎病毒血清学标志物阴性。血酮体、血浆渗透压正常。血氨65 mmol/L。

7. 腹水常规 细胞总数380/mm^3,分叶60%,李凡他试验阴性。腹水生化学检查总蛋白10.0 g/L,葡萄糖12.87 mmol/L。

8. 头部CT平扫 未见异常。

9. 脑脊液化验 外观清亮透明,压力150 mmH$_2$O,细胞数0/mm^3,葡萄糖10.03 mmol/L,蛋白0.16 g/L。脑脊液涂片革兰氏染色、墨汁染色、抗酸染色均阴性。

【思维提示】

1. 细菌性痢疾的鉴别诊断:由于引起脓血便的疾病有很多种,患者出现脓血便不一定是由志贺菌属病原体感染所致。引起脓血便的疾病一般可分为两类：一类是肠道或肠道外的感染性疾病，另一类是肠道非感染性疾病。感染性疾病中有细菌性痢疾、细菌性胃肠型食物中毒（如沙门菌、变形杆菌、大肠杆菌、金黄色葡萄球菌等）、阿米巴痢疾、其他病原菌引起的肠道感染（如侵袭性大肠杆菌、空肠弯曲菌、假邻单胞菌、气单胞菌等）、急性坏死性出血性肠炎。个别败血症或腹膜炎也可出现少量脓血便。在非感染性疾病中有结肠癌、慢性非特异性溃疡性结肠炎、肠息肉及缺血性肠炎等。在诊断菌痢之前必须与这些疾病进行认真地鉴别。

2. 菌痢的诊断标准：具备下述前 3 项之一和后 2 项之一者即可诊断。①病前 1 周内有明确的菌痢患者接触史；②里急后重；③左下腹明显压痛；④粪便镜检 10 个高倍镜视野，平均每个视野白细胞 10 个以上，或连续 2 次镜检白细胞 5 个以上；⑤粪便培养痢疾杆菌阳性。本病例符合①②③④项，故可诊断为菌痢。

【临床诊断】

细菌性痢疾。

五、治疗方案

入院后给予头孢哌酮抗感染，补充氯化钠、氯化钾，控制血糖，很快纠正了低钠、低氯、低钾等离子紊乱，血糖也降至正常，未再复查血气。入院 8.5 h 后，患者意识转清，自述仍有腹痛与腹胀。入院后体温始终正常，于入院第 3 天排黄色不成形大便 1 次，留取标本化验示便常规正常，复查血氨 21 mmol/L，血常规恢复正常。急性菌痢多于 1 周左右痊愈。患者肝炎病毒血清标志物阴性，因不除外酒精性肝硬化，应进一步检查，包括做胃镜、肝脏 CT 扫描，必要时做肝脏活检以明确是否存在肝硬化，遗憾的是患者拒绝进一步检查。患者意识转清较快，可能与低钾低氯性碱中毒纠正后氨吸收减少有关。

六、病例思考

本病例细菌性痢疾诊断较容易做出，但对菌痢分型方面有一定困难。但若能熟练掌握中毒型菌痢的临床特点，做好脑型中毒型菌痢的鉴别诊断，尤其通过详细询问个人史，如长期大量饮酒时，就应考虑到如酒精性肝病等合并疾病的并发症（如肝性脑病），至于肝性脑病的诱因就要归因于肠道感染（细菌性痢疾）以及电解质紊乱了。还有一点值得指出，肝病患者一定要避免肠道感染，否则很容易并发自发性细菌性腹膜炎。

细菌性痢疾（bacillary dysentery）简称菌痢，是由志贺菌属引起的肠道传染病，是国内外夏秋季常见的疾病之一。我国多数地区多年来一直以 B 组福氏菌为主要流行菌群。但近年来少数地区有 A 组痢疾志贺菌的流行。临床上危重病例发生有所增加。菌痢的预后受着许多因素的影响，及早发现、正确诊断，合理治疗是降低死亡率的关键。

病例八十二 病毒性肝炎

一、主诉

患者女性,35岁,以反复肝功能异常2个月,皮肤、巩膜黄染6 d就诊入院。

二、病史询问及思维提示

【问诊主要内容】

1. 黄疸的起病,急起或缓起,病程长短。

2. 是否有明确诱因。黄疸波及的范围,是否皮肤、巩膜均黄染,皮肤黄染的范围。黄疸的颜色特点,黄疸的持续时间,波动情况。

3. 伴随症状 是否有皮肤瘙痒,尿色如何,粪便颜色如何。有无胃肠道症状,有无发热、腹痛,及黄疸与发热、腹痛的关系。

4. 诊疗经过 是否查血胆红素,尿胆红素,尿胆原,是否查肝功能,是否行腹部B超、CT,是否行ERCP、PTC、MRCP检查。是否服药治疗,药物名称,剂量,时间,疗效如何。

【问诊结果】

患者于1个月前在当地医院因"左侧乳腺癌"住院治疗,住院期间发现乙型病毒性肝炎表面标志物阳性,并伴有肝功能轻度异常,当地医院诊断为"左侧乳腺癌,慢性乙型病毒性肝炎(轻度)",予护肝治疗后行左乳区段切除术。术后患者病情平稳。1个月前在当地医院进行化疗一次,化疗前后肝功能情况不详。入院前11 d患者出现乏力,食欲减退,再次到当地医院就诊,检查示肝功能异常,给予甘草酸二铵(甘利欣)、还原型谷胱甘肽(阿托莫兰),腺苷蛋氨酸(思美泰)等保肝退黄治疗,6 d前患者病情加重,出现皮肤巩膜黄染,有时候进食后出现恶心呕吐,乏力明显,皮肤静脉穿刺处可见瘀斑。无明显少尿,无呕血黑便,无发热,无神志改变。既往体检,否认急性肝炎病史,否认食物药物过敏史,否认输血史,否认不洁饮食史,否认家族中有遗传病史,其母有乙肝表面标志物阳性史。

【思维提示】

乙型肝炎病毒最主要通过血液传播,因而最重要的传播方式是母婴垂直传播和医源性感染。

三、体格检查

【重点检查内容及检查结果】

T 36.8 ℃,P 76次/min,R 21次/min,BP 94/52 mmHg,神志清,精神差,皮肤巩膜重度黄染,未见肝掌及蜘蛛痣,浅表性淋巴结未扪及肿大,气管居中,双肺呼吸音清,未闻及干湿性啰音,心音有力,心率76次/min,无杂音,腹稍膨隆,移动性浊音阳性,脐周有轻压痛,无反跳痛,肝脾肋下未及,肝区有叩击痛,双下肢无水肿,神经系统检查阴性。

【思维提示】

有明显或持续的肝炎症状,如乏力、纳差、腹胀、便溏等,可伴有肝病面容、肝掌、蜘蛛痣或肝脾肿大,而排除其他原因且无门脉高压症者。实验室检查血清,谷丙转氨酶反复或持续升高,白蛋白减低或 A/G 比例异常,丙种球蛋白明显升高,凡白蛋白≤32 g/L,胆红素>85.5 μmol/L,凝血酶原活动度60% ~40%,3 项检测中有一项者,即可诊断为慢性肝炎重度。

四、实验室和影像学检查

【重点检查内容】

1. 建议查肝炎病毒系列排除甲型、戊型和其他肝炎病毒重叠感染可能。
2. 查 HBV-DNA 观察病毒复制情况。
3. 查尿葡萄糖醛酸排除药物性肝炎可能。
4. 行腹腔穿刺术检查腹水常规及培养,明确有无腹腔感染。
5. 行腹部 B 超及胃镜检查明确空腔脏器疾病。

【检查结果】

1. 血常规　WBC $6.8×10^9$/L,N 75.2%,Hb 96 g/L,PLT $123×10^{12}$/L。
2. 肝功能　ALT 263U/L,AST 329U/L,总胆红素(TB)219.6 μmol/L,结合胆红素(CB)114.3 μmol/L,总蛋白(TP)56.2 g/L,白蛋白(A)27.1 g/L。凝血酶原时间(PT)29.6 s。
3. 肾功能　Cr 33 μmol/L,Bun 3.67 μmol/L。
4. 电解质　K^+ 3.74 μmol/L,Na^+ 130 μmolL,Cl^- 103 μmol/L。
5. 乙肝标志物　HBsAg 阳性,HBeAg 阳性,HBcAb 阳性,余肝炎指标均阴性。HBV-DNA $1.47×10$ 拷贝/mL。
6. 尿葡萄糖醛酸　正常范围内。
7. 腹水常规　WBC 80/μL,N 30%。腹水培养阴性。
8. 胃镜　慢性浅表性胃炎。
9. 腹部 B 超　右肝囊肿,胆囊壁水肿伴胆汁淤积,腹水。

【思维提示】

慢性乙型病毒性肝炎或慢性 HBsAg 携带者肝炎发作时要具体分析,应除外由药物或甲型、戊型和其他肝炎病毒引起的重型肝炎。该患者有化疗病史,需排除化疗药物引起的肝损伤。但此患者化疗前即有肝功能反复异常,化疗后加重,故应首先考虑在慢性乙型病毒性肝炎基础上,病毒活动导致肝炎加重。

【临床诊断】

病毒性肝炎。

五、治疗方案

1. 患者入院 1 个月,先后予复方甘草酸苷(美能)、腺苷蛋氨酸、苦黄等护肝降酶退黄治疗,核苷类似物抗病毒治疗,并先后两次行人工肝支持治疗。治疗后,患者自觉症状好转,恶心、呕吐缓解,黄疸曾一度消退至 TB 125 μmol/L,CB 89 μmol/L,凝血酶原时间27.0 s。

2.治疗期间,应最少每隔3个月监测 ALT、HBeAg 和(或)HBV DNA。对于应用阿德福韦酯的患者,应检测肾功能。应用干扰素的患者必须检测干扰素的副作用。

3.口服抗病毒治疗 HBeAg 阳性患者,如出现 HBeAg 血清学转换后,相隔至少6个月的两次 HBV DNA 检查均为阴性可以停药。HBeAg 阴性患者,口服抗病毒药物疗程尚不清楚,但如果连续3次相隔6个月检测 HBV DNA 均为阴性,可以考虑停药。

六、病例思考

重型肝炎患者因自身免疫功能低下,常易合并各种感染。常见感染有菌血症、肺炎、腹膜炎等。患者的感染症状常不典型,不规则发热,周围血白细胞轻度增高。原发性细菌性腹膜炎多见,近半数患者有腹部压痛、反跳痛,腹水培养细菌阳性率较低。重型肝炎患者病情复杂,易出现多种并发症,故需全面掌握肝炎的诊治措施,如抗病毒治疗的指征、并发症的预防和处理等。在这个病例中,早期、及时地人工肝支持治疗,对于改善患者症状、提高患者生存率起了关键的作用。

病例八十三　结核性脑膜炎

患者女性,45 岁,以呕吐、剧烈头痛5 d 于 2018 年 10 月 22 日就诊入院。

一、主诉

呕吐、剧烈头痛5 d。

二、病史询问及思维提示

【问诊的主要内容】

首先应详细询问病史,注意鉴别头痛的原因十分重要。病史的重点:头痛的部位、性质、时间、变化过程、诱因以及先兆症状、其他伴随症状、精神因素以及睡眠情况等等。

1.头痛部位　头痛的部位对病灶的诊断有参考价值。头颅深部病变或颅内病变时,头痛部位与病变部位不一定符合,大脑半球的病变疼痛多位于病变的同侧,以额部为多,并向颞部放射。小脑幕以下肿瘤头痛多位于后枕部。一般颅外病变头痛与病灶一致,或位于病灶附近,如鼻源性和齿源性头痛。青光眼引起的头痛多位于眼的周围或眼上部。

2.头痛性质　根据头痛的性质可以判断头痛的病因。例如原发性三叉神经痛表现为颜面部发作生、短暂的电击样疼痛。舌咽神经痛的特点是咽后部发作性疼痛向耳及枕部放射常。血管性头痛则为搏动跳动样头痛。

3.头痛时间性以及变化过程　头痛发作的时间,对诊断头痛有重要参考价值。例如额窦炎也是上午重下午轻,但鼻塞不通时加重。而屈光不正、眼疲劳等引起的头痛则是用眼过多时开始,尤其是近距离费眼的细致工作时头痛加重。紧张性头痛往往下午或者傍晚发作。肿瘤引起头痛一般早上起床时较重。

4. 头痛的诱因 紧张性头痛往往遇到劳累、睡眠差时诱发。偏头痛在月经期时容易发作。焦虑性头痛往往在遇到不愉快的事情时发作。运动性头痛由于剧烈的体育运动诱发。

5. 减轻和加重的原因 颅内压增高引起的头痛一般大小便、用力时加重等。

【问诊结果】

患者 5 d 前开始无明显诱因出现呕吐,呕吐物为胃内容物,量少,伴头痛,为全头痛,剧烈,无发热、抽搐、肢体麻木或无力。至当地医院,查外周血 WBC $8.7×10^9$/L,N 88.3%。头颅 CT 示左放射冠区腔隙性梗死,左内囊区出血可疑。入院后予脱水、抗感染处理(具体不详),无好转,收入院。病程中无咳嗽、咳痰,无尿频、尿急、尿痛,无腹痛、腹泻等,无明显消瘦,无盗汗等。患类风湿关节炎史 20 余年,常年服用泼尼松 15 mg,1 次/d,双氯芬酸(扶他林)75 mg,1 次/d。

【思维提示】

患者为中年女性,急性起病,以呕吐伴头痛为主要症状,虽然无发热,仍需考虑中枢神经系统感染。在病史采集中,需注意询问关于中枢感染鉴别诊断的线索,如起病的急缓(化脓性脑膜炎、病毒性脑膜炎以急性起病多见,而结核性脑膜炎、真菌性脑膜炎多为亚急性或慢性起病),季节(如冬春季节为流行性脑脊髓膜炎好发,而 7~9 月份为流行性乙型脑炎好发),伴随症状(有无发热、皮肤黏膜瘀点、瘀斑),发病前有无上呼吸道感染、中耳炎、鼻窦炎,有无颅脑外伤,是否合并脑脊液渗漏等或有脾切除、慢性肝病,糖尿病、恶性肿瘤、风湿性疾病或其他免疫缺陷,有无结核病史或接触史、发病前及病程中有无低热、消瘦、盗汗等结核中毒症状,有无咳嗽、咳痰,略血等呼吸系统感染症状及泌尿系统尿路刺激症状或消化系统症状,以寻找肺外结核的证据,这对中枢感染的病原有提示作用。有无脑神经麻痹症状,如视力障碍、吞咽困难、声音嘶哑、听力障碍等,有无肢体瘫痪及失语(炎症累及颅内血管或脑实质时)。患者有呕吐伴头痛,考虑为颅高压引起,可能的原因有中枢感染(脑膜炎、脑炎、脑脓肿等)、颅内血管性疾病、颅内肿瘤、寄生虫等。

三、体格检查

【重点检查内容及检查结果】

T 38.2 ℃,P 84 次/min,R 18 次/min,BP 105/70 mmHg。神志清,略烦躁,对答切题,颈项强直,全身浅表淋巴结无肿大,皮肤黏膜无黄染。双肺呼吸音清,未闻及干湿啰音,心率 84 次/min,律齐。腹平软,肝脾肋下未及,无压痛及反跳痛。双手指呈天鹅颈样畸形改变。双膝屈曲不能伸直。布氏征阳性,克氏征阳性。

【思维提示】

体检中需要注意检查有无脑膜刺激征:颈项强直、克氏征和布氏征。由于慢性脑膜炎往往是全身疾病的一部分,可以为诊断提供线索,查体时需要注意有无局灶性病变,如脓肿或皮肤损害、皮下结节,有无流清涕(提示脑脊液鼻漏)、外耳道流脓(提示脑脊液耳漏,中耳炎)等,有无脑神经瘫痪(常见为Ⅲ、Ⅳ、Ⅶ、Ⅷ脑神经),表现为视力下降、听力下降、复视、眼球活动障碍等,多为慢性脑膜炎的表现。

三、实验室和影像学检查

【重点检查内容及检查结果】

1. 血常规　WBC $16.9×10^9$/L,N 88.1%,Hb 138 g/L,PLT $358×10^{12}$/L。

2. 脑脊液　LDH 46U/L,ADA 5U/L(正常参考值 4 ~ 44 U/L,下同),ANA,ENA,dsDNA 均阴性。抗环瓜氨酸多肽抗体即 CCP(+),RF IgG 683 U/L(0 ~ 110 U/L),RF IgA >3200 U/L(0 ~ 120 U/L),RF IgM>1280 U/L(0 ~ 40 U/L)。

3. 肝肾功能、电解质正常。

4. 全胸片及腹部 B 超阴性。

5. 心电图示窦性心动过速。

6. 脑脊液真菌涂片(-),隐球菌乳胶凝集试验(-)。脑脊液常规及生化结果见表 83-1。

表 83-1　患者入院后脑脊液检查结果

入院天数	细胞数 (/mm³)	糖 (mmol/L)	氯 (mmol/L)	蛋白 (mg/L)	细菌培养	抗酸染色	真菌涂片
第1天	正常	2.5	113	1251	阴性	阴性	阴性
第4天	92 (多核细胞71)	1.7	111	1967	阴性	阴性	阴性
第14天	102 (多核细胞70)	1.7	106	2141	阴性	阴性	阴性
第21天	正常	1.7	129	1960	阴性	阴性	阴性

【思维提示】

中枢神经系统感染患者有发热伴头痛、呕吐,查体有颈项强直、克氏征和布氏征阳性等脑膜刺激征,结合患者起病急,血象高,考虑化脓性脑膜炎可能性大,建议给予抗感染治疗。颅内血管病变:头颅 CT 结果示左放射冠区腔隙性梗死,左内囊区出血可疑。但不能解释整个病情,可合并有蛛网膜下出血,可行脑脊液检查进行鉴别,可以排除。结缔组织疾病颅内表现患者有类风湿关节炎 20 年,但类风湿关节炎颅内表现的可能性小,可以查自身抗体以除外其他结缔组织疾病。颅内占位:此类疾病多起病缓,呈慢性病程,可压迫功能区,引起麻木、无力、肢体瘫痪等感觉、运动障碍,CT 结果不支持。类风湿关节炎:患者有多年病史,双手手指典型畸形表现,CCP 及 RF 阳性,诊断明确。

【临床诊断】

1. 化脓性脑膜炎。

2. 类风湿关节炎。

五、治疗方案

入院后给予甘露醇脱水、降颅压治疗及青霉素 720 万 U(2 次/d)+头孢曲松钠 2.0 g (2 次/d)抗感染治疗,同时仍给予 MTX(甲氨蝶呤)+SASP(柳氮磺胺吡啶)+泼尼松进行类风湿关节炎的治疗。患者经治疗一周余,头痛症状无明显好转,仍有发热,体温波动在 38.5～39 ℃,复查脑脊液无改善。请传染科会诊,给予行 TSPOT-TB 试验为强阳性,结合患者的临床表现及实验室检查,考虑为结核性脑膜炎,予异烟肼、利福平、乙胺丁醇、吡嗪酰胺四联诊断性治疗。经过一周的抗结核治疗后,患者体温渐平,头痛症状缓解,复查脑脊液细胞数恢复正常,糖和氯化物上升,蛋白呈下降趋势,病情好转中。出院时继续维持抗结核治疗,同时类风湿关节炎治疗不变。

六、病例思考

结核性脑膜炎(tuberculous meningitis, TBM)是由结核杆菌引起的脑膜和脊膜的非化脓性炎症性疾病。在肺外结核中大约有 5%～15% 的患者累及神经系统,其中又以结核性脑膜炎最为常见,约占神经系统结核的 70% 左右。近年来,因结核杆菌的基因突变、抗结核药物研制相对滞后和 AIDS 病患者的增多,国内外结核病的发病率及病死率逐渐增高。

疾病早期由于脑膜、脉络丛和室管膜炎性反应,脑脊液生成增多,蛛网膜颗粒吸收下降,形成交通性脑积水,颅内压轻、中度增高。晚期蛛网膜、脉络丛粘连,呈完全或不完全性梗阻性脑积水,引起颅内压明显增高。脑底处破裂的结核结节周围结核性渗出物在蛛网膜下腔中扩散,至基底池和外侧裂。光镜下渗出物由纤维蛋白网络中带有不同数量细菌的多形核白细胞、巨噬细胞、淋巴细胞和红细胞组成。随着疾病的进展,淋巴细胞和结缔组织占优势。渗出物经过的小动脉和中动脉,以及其他一些血管(毛细血管和静脉)可被感染,形成结核性血管炎,导致血管堵塞,引起脑梗死。慢性感染时,结核性渗出物可使基底池,第四脑室流出通路阻塞,引起脑积水。

病例八十四　艾滋病

患者男性,45 岁,以反复发热 9 个月,头痛 6 个月于 2018 年 10 月 8 日就诊入院。

一、主诉

反复发热 9 个月,头痛 6 个月。

二、病史询问及思维提示

【问诊主要内容】

1.注意询问患者一般症状　是否有持续发热、乏力、盗汗,持续广泛性全身淋巴结肿大。特别是颈部、腋窝和腹股沟淋巴结肿大更明显。体重下降在 3 个月之内可达 10% 以上,最多可降低 40%,患者消瘦特别明显。

2.是否有呼吸道症状　如长期咳嗽、胸痛、呼吸困难、严重时痰中带血。

3.是否有消化道症状　如食欲下降、厌食、恶心、呕吐、腹泻、严重时可便血。通常用于治疗消化道感染的药物对这种腹泻无效。

4.是否有神经系统症状　如头晕、头痛、反应迟钝、智力减退、精神异常、抽搐、偏瘫、痴呆等。

5.是否出现皮肤和黏膜损害　如单纯疱疹、带状疱疹、口腔和咽部黏膜溃烂、白色念珠菌感染、皮肤痒疹样丘疹及难治性湿疹卡波济病等。

6.追问患者输血、献血史及性生活史。

【问诊结果】

患者于半年前无诱因出现发热，最高 38.2 ℃，无其他伴随症状，间断静脉使用抗生素 1 个月后体温降至正常。5 d 前再次发热，伴头痛，就诊于某医院，查脑脊液压力 330 mmH$_2$O(1 cmH$_2$O=98.07 Pa)，考虑"脑膜炎"，予脱水及抗感染治疗后，症状无好转。复查脑脊液发现隐球菌，查血 HIV-Ab(+)。追问病史，2005 年有输血史。

【思维提示】

患者为成年男性，因发热、头痛就诊。发热、头痛时应警惕神经系统感染的存在，这时查体应注意神经系统体征，尤其是脑膜刺激征，需行腰穿及头颅 CT 检查。脑脊液需查常规、生化、细菌培养、真菌培养、抗酸染色、墨汁染色、乳胶凝集试验，细胞学。

三、体格检查

【重点检查内容及检查结果】

T 38.6 ℃，P 74 次/min，R 20 次/min，BP 112/80 mmHg。神志清，略烦躁，对答切题，颈项强直，全身浅表淋巴结有肿大，以颈部、腋窝和腹股沟淋巴结肿大更明显。淋巴结直径在 1 cm 以上，质地坚实，可活动，无疼痛。皮肤黏膜无黄染。双肺呼吸音粗，未闻及干湿啰音，心率 74 次/min，律齐。腹平软，肝脾肋下未及，无压痛及反跳痛。双手指呈天鹅颈样畸形改变。双膝屈曲不能伸直。布氏征阳性，克氏征阳性。

【思维提示】

由于 HIV 是一种能攻击人体免疫系统的病毒。它把人体免疫系统中最重要的 CD4$^+$ T 淋巴细胞作为主要攻击目标，大量破坏该细胞，使人体丧失免疫功能。体检中需要注意检查皮肤有无白色念珠菌感染，如皮肤、黏膜出现白念珠菌感染，出现单纯疱疹、带状疱疹、紫斑、血疱、淤血斑等，可以为诊断提供线索。

四、实验室和影像学检查

【重点检查内容及检验结果】

1.血常规　WBC 11.86×10^9/L，RBC 2.64×10^{12}/L，Hb 64 g/L，PLT 334×10^9/L，NE 90.5%，LY 3.6%。

2.生化　ALT 9U/L，TB 10 μmol/L，DB 5.0 μmol/L，Alb 26.3 g/L，AST 25 U/L，LDH

383 U/L,K$^+$ 4.77 mmol/L,Na$^+$ 133.91 mmol/L,PT 17.3 s。CRP 112 mg/L。

3. CD4$^+$ 54 个/μL。ESR 55 mm/h。

4. 上腹 CT 腹膜后多个肿大淋巴结。

5. 脑脊液检查 脑脊液中发现隐球菌。

【思维提示】

根据患者有无机会性感染,需要再做相关的检查,比如做 X 射线的检查,了解肺部的情况,还需要做痰以及支气管分泌物检查或者肺活检等。有的患者如果怀疑隐孢子虫感染,还需要做粪便涂片,隐球菌性脑膜炎的患者需要检查脑脊液。还有一部分需要检查弓形虫、肝炎病毒、巨细胞病毒感染等,查抗原或者抗体。有一些感染的患者需要做血或者分泌物的培养,如果怀疑淋巴瘤或者卡波西肉瘤,还需要做组织活检。脑脊液中发现隐球菌,考虑隐球菌脑膜炎诊断明确。目前患者诊断明确:艾滋病合并隐球菌脑膜炎。

【临床诊断】

艾滋病合并隐球菌脑膜炎。

五、治疗方案

1. HIV 感染合并隐球菌脑膜炎的抗真菌治疗指南:两性霉素 B 0.7~1.0 mg/(kg·d)联合氟胞嘧啶 100 mg/(kg·d)治疗 2 周,之后改为氟康唑(400 mg/d)治疗 10 周,并根据患者临床状况决定是否维持治疗。

2. 目前 AIDS 抗病毒治疗多采用联合用药,称为高效抗反转录病毒治疗(high active anti-retroviral therapy,HAART)。其组成可以 2 种核苷类反转录酶抑制剂为骨架并联合 1 种非核苷类反转录酶抑制剂或蛋白酶抑制剂。

成人及青少年开始抗反转录病毒治疗的指征和时机见表 84-1。

表 84-1 抗反转录病毒治疗的指征和时机

临床分期	CD4$^+$T 细胞计数/(个/mm^3)	推荐意见
急性感染期	>350,无论病毒载量多少	定期复查,暂不治疗
无症状感染期	200~350	定期复查,出现下列情况之一即开始治疗:CD4$^+$T 细胞计数 1 年内下降大于 30%;血浆病毒载量>100000 拷贝/mL;患者迫切要求治疗,且保证有良好的依从性
艾滋病	无论 CD4$^+$T 细胞计数为多少	进行治疗

3. 抗真菌治疗 30 d 后再开始抗反转录病毒治疗。若抗反转录病毒在诊断隐球菌脑膜炎 30 d 内开始,30% 患者易出现免疫重建炎性综合征。免疫重建炎性综合征为:患者在抗病毒治疗的前数周或数月,由于 CD4$^+$T 细胞计数增高,可能对机会性感染的病原体的免疫反应增高,这种情形可以表现为一种新的或更恶化的临床疾病。在开始抗病毒治疗后,患者可能出现下列 2 种类型:①"治疗矛盾反应",抗病毒治疗开始后出现与治疗相

关的病情矛盾性变得更加严重。②"暴露型",免疫功能恢复后使原先隐匿的感染出现明显临床表现。

4.隐球菌脑膜炎免疫重建炎性综合征是指 AIDS 患者开始 HAART 治疗后 8 周内,迟至半年内,发生类似隐球菌脑膜炎复发或加重的临床表现,如再次出现发热、头痛、颈抵抗等。此时脑脊液压力增高,细胞数增多,但隐球菌培养阴性。这是由于患者 HAART 治疗后免疫缺陷逐渐达到恢复重建,即 $CD4^+T$ 细胞计数逐渐回升,HIV 病毒载量不断下降,特异性免疫反应开始恢复,由此诱导的炎症反应得到强化而导致免疫重建炎性综合征发生,易与隐球菌脑膜炎复发或加重混淆。因此应在抗真菌治疗 4～8 周后开始 HAART 治疗。

六、病例思考

隐球菌病作为一种深部真菌病,主要侵犯中枢神经系统,约占隐球菌感染的80%,预后严重,死亡率高。隐球菌属包括17种和8个变种,在真菌分类学上归入半知菌亚门、芽孢菌纲、隐球酵母目、隐球酵母科。致病菌主要是新生隐球菌,已报道可引起人类疾病的还有浅黄隐球菌、浅白隐球菌和罗伦隐球菌等,但很少见。新生隐球菌有 3 个变种,即新生变种(varneoformans)、格特变种(vargattii)和上海变种(shanghaiensis)。按血清学分类可分为 A、B、C、D 及 AD 型 5 型,此外尚有少量不确定型。

新生隐球菌的新生变种广泛分布于世界各地,且几乎所有艾滋病患者伴发的隐球菌感染都是由该类变种引起。鸽粪被认为是最重要的传染源,感染途径可能是:①吸入空气中的孢子,此为主要途径,隐球菌孢子经肺到脑部。②创伤性皮肤接种。③吃进带菌食物,经肠道播散全身引起感染。正常人常暴露于新生隐球菌的环境中,但发病者极少,人体对隐球菌的免疫包括细胞免疫与体液免疫。巨噬细胞、中性粒细胞、淋巴细胞、自然杀伤细胞起着重要作用。体液免疫包括:抗荚膜多糖抗体以及补体参与调理吞噬作用,协助吞噬细胞吞噬隐球菌。只有当机体抵抗力降低时,病原菌才易于侵入人体而致病。

参考文献

[1] GULATI M, LEVY PD, MUKHERJEE D, et al. 2021 AHA/ACC/ASE/CHEST/SAEM/SCCT/SCMR guideline for the evaluation and diagnosis of chest pain: executive summary: a report of the American College of Cardiology/American Heart Association Joint Committee on Clinical Practice Guidelines[J]. Circulation, 2021. doi: 10.1161/CIR.0000000000001030.

[2] CHIAPPINI E, SANTAMARIA F, MARSEGLIA GL, et al. Prevention of recurrent respiratory infections: inter-society Consensus[J]. Ital J Pediatr, 2021, 47(1): 211.

[3] REYES-SOFFER G, GINSBERG HN, BERGLUND L, et al. Lipoprotein(a): a genetically determined, causal, and prevalent risk factor for atherosclerotic cardiovascular disease: a scientific statement from the American Heart Association[J]. Arterioscler Thromb Vasc Biol, 2021. doi: 10.1161/ATV.0000000000000147.

[4] GENNARI A, ANDRÉ F, BARRIOS CH, et al. ESMO clinical practice guideline for the diagnosis, staging and treatment of patients with metastatic breast cancer[J]. Ann Oncol, 2021. doi: 10.1016/j.annonc.2021.09.019.

[5] 中华医学会放射学分会传染病学组,中国医师协会放射医师分会感染影像专业委员会,中国研究型医院学会感染与炎症放射专业委员会,等. 获得性免疫缺陷综合征相关肺结核影像诊断标准专家共识[J]. 中华医学杂志, 2021, 101(37): 2962.

[6] SPINELLI A, BONOVAS S, BURISCH J, et al. ECCO guidelines on therapeutics in ulcerative colitis: surgical treatment[J]. J Crohns Colitis, 2021. doi: 10.1093/ecco-jcc/jjab177.

[7] JUNG HK, TAE CH, SONG KH, et al. 2020 Seoul consensus on the diagnosis and management of gastroesophageal reflux disease[J]. J Neurogastroenterol Motil, 2021, 27(4): 453.

[8] EVANSL, RHODES A, ALHAZZANI W, et al. Surviving sepsis campaign: international guidelines for management of sepsis and septic shock 2021[J]. Intensive Care Med, 2021, 47(11): 1181.

[9] 吴秋萍,郑若姬,王静. 全科医学临床诊疗思维研究:白带异常[J]. 中国全科医学, 2021, 24(17): 2236.

[10] 柴栖晨,王静. 全科医学临床诊疗思维研究:腹痛[J]. 中国全科医学, 2021, 24(17): 2241.

[11] 潘珊珊,王静. 全科医学临床诊疗思维研究:小儿发热伴皮疹[J]. 中国全科医学, 2021, 24(11): 1441.

[12] 周雅,王静. 全科医学临床诊疗思维研究:排尿困难[J]. 中国全科医学, 2021, 24(11): 1436.

[13] 黄素素,王静. 全科医学临床诊疗思维研究:口角歪斜[J]. 中国全科医学, 2021, 24(5): 633.

[14] 王力,王静. 全科医学临床诊疗思维研究:意识不清[J]. 中国全科医学, 2020, 23(32): 4146.